Paciente Grave Pediátrico

SÉRIE SBP | SOCIEDADE BRASILEIRA DE PEDIATRIA

EDITORES
DIRCEU SOLÉ
CLÓVIS FRANCISCO CONSTANTINO
LUCIANA RODRIGUES SILVA
EDSON FERREIRA LIBERAL

Paciente Grave Pediátrico

COORDENADORES
José Roberto Fioretto
Paulo Ramos David João

manole
editora

sociedade
brasileira
de pediatria

Editora: Cristiana Gonzaga S. Corrêa
Projeto gráfico: Departamento Editorial da Editora Manole
Diagramação e ilustrações: Luargraf Serviços Gráficos Ltda. ME
Capa: Ricardo Yoshiaki Nitta Rodrigues

CIP-BRASIL. CATALOGAÇÃO NA PUBLICAÇÃO
SINDICATO NACIONAL DOS EDITORES DE LIVROS, RJ

P124

Paciente grave pediátrico / coordenação José Roberto Fioretto, Paulo Ramos David João ; editor Dirceu Solé ... [et al.]. - 1. ed. - Barueri [SP] : Manole, 2025. (SBP ; 5)

Inclui bibliografia
ISBN 9788520453438

1. Tratamento intensivo pediátrico. I. Fioretto, José Roberto. II. João, Paulo Ramos David. III. Solé, Dirceu. IV. Série.

25-95887 CDD: 618.920028
CDU: 616-083.98-053.2

Gabriela Faray Ferreira Lopes - Bibliotecária - CRB-7/6643

Edição – 2025

Editora Manole Ltda.
Alameda Rio Negro, 967 – cj. 717 – Alphaville
06454-000 – Barueri – SP – Brasil
Fone: (11) 4196-6000
www.manole.com.br | https://atendimento.manole.com.br/

Impresso no Brasil
Printed in Brazil

Sobre os editores, os coordenadores e os autores

EDITORES

Dirceu Solé
Professor Titular e Livre-docente da Disciplina de Alergia, Imunologia Clínica e Reumatologia, Departamento de Pediatria da Universidade Federal de São Paulo (Unifesp). Diretor Científico da Sociedade Brasileira de Pediatria (SBP) e Diretor de Pesquisa da Associação Brasileira de Alergia e Imunologia (ASBAI).

Clóvis Francisco Constantino
Médico Especialista em Pediatria e Bioética. Doutor em Bioética pela Faculdade de Medicina da Universidade do Porto (FMUP), Portugal. Convalidação pela Universidade de Brasília (UnB). Presidente da Sociedade Brasileira de Pediatria (SBP). Professor de Ética Médica e Bioética do Curso de Medicina da Universidade Santo Amaro (UNISA). Professor de Ética Médica e Bioética da Pós-graduação do Mestrado em Direito Médico do Curso de Direito da UNISA. Gerente/Assessor Técnico/Ética Médica-Bioética-Pediatria da Associação Paulista para o Desenvolvimento da Medicina (OSS/SPDM), microrregião RASTS-VMVG. Membro do Centro Pluridisciplinar de Bioética da Faculdade de Medicina da Universidade do Porto. Ph.D. in Bioethics Division da International Chair in Bioethics. Membro da International Forum of Teachers (IFT) da I C Bioethics. Coordenador (*Head*) da Unidade de São Paulo da International Chair in

Bioethics (World Medical Association Cooperation Center) do Departamento dos Países de Língua Portuguesa (Portuguese Language Countries Division Chair in Bioethics) – sendo hospedeira (*host*) a UNISA.

Luciana Rodrigues Silva
Professora Titular, Mestre e Doutora em Pediatria da Universidade Federal da Bahia (UFBA). Chefe do Serviço de Gastroenterologia Pediátrica da UFBA. Vice-Presidente da Associação Médica Brasileira (AMB). Presidente da Sociedade Brasileira de Pediatria (SBP) em 2016-2022. Diretora Científica Adjunta da SBP. Membro do Conselho do Instituto Pensi Fundação JLS. Membro da Academia Brasileira de Pediatria. Membro da Academia de Medicina da Bahia.

Edson Ferreira Liberal
Vice-presidente da Sociedade Brasileira de Pediatria (SBP). Professor de Pediatria da Universidade Federal do Estado do Rio de Janeiro (UNIRIO). Mestre e Doutor em Medicina pela Universidade Federal do Rio de Janeiro (UFRJ).

COORDENADORES

José Roberto Fioretto
Professor Titular em Medicina Intensiva Pediátrica e Emergências Pediátricas do Departamento de Pediatria da Faculdade de Medicina de Botucatu da Universidade Estadual Paulista (FMB-Unesp). Responsável pela Disciplina de Medicina Intensiva e Emergências Pediátricas do Departamento de Pediatria da FMB-Unesp. Chefe da UTI Pediátrica do Hospital das Clínicas da FMB. Presidente do Departamento Científico de Medicina Intensiva Pediátrica da Sociedade Brasileira de Pediatria (SBP). Membro do Comitê de Ventilação Mecânica da Associação de Medicina Intensiva Brasileira (AMIB).

Paulo Ramos David João
Chefe das UTI Cirúrgica e Pediátrica do Hospital Pequeno Príncipe. Professor de Pediatria da Universidade Positivo. Membro do Departamento Científico de Medicina Intensiva Pediátrica da Sociedade Brasileira de Pediatria (SBP).

AUTORES

Carlos Orlando Carraro
Médico Diarista da UTI Pediátrica da Faculdade de Medicina de Botucatu (FMB) da Universidade Estadual Paulista (Unesp). Título de Especialista em Pediatria pela Associação Médica Brasileira (AMB) e Sociedade Brasileira de Pediatria (SBP). Membro Efetivo da SBP.

Claudia Mei
Especialista em Terapia Intensiva Pediátrica. Preceptora do Centro de Terapia Intensiva Pediátrica do Hospital Santo Antônio (HSA)/Obras Sociais Irmã Dulce (OSID). Coordenadora da Semi-Intensiva Pediátrica do Hospital Aristides Maltez – Oncologia Pediátrica.

Daniella Gimenez Caniato
Especialista em Medicina Intensiva Pediátrica pela Faculdade de Medicina da Universidade de São Paulo (FMUSP). Título de Especialista em Medicina Intensiva Pediátrica pela Associação de Medicina Intensiva Brasileira (AMIB). Pediatra pelo Hospital Infantil Cândido Fontoura.

Débora Garcia Gasperini
Título de Especialista em Pediatria e em Cancerologia Pediátrica. Oncologista Pediátrica da Disciplina de Oncologia Pediátrica do Departamento de Pediatria do Hospital das Clínicas de Botucatu.

Dirceu Solé
Professor Titular e Livre-docente da Disciplina de Alergia, Imunologia Clínica e Reumatologia do Departamento de Pediatria da Universidade Federal de São Paulo (Unifesp). Diretor Científico da Sociedade Brasileira de Pediatria (SBP) e Diretor de Pesquisa da Associação Brasileira de Alergia e Imunologia (ASBAI).

Eduardo Mekitarian Filho
Pós-doutor e Doutor em Ciências (Área de Concentração – Pediatria) pela Faculdade de Medicina da Universidade de São Paulo (FMUSP). Mestre em Pediatria e Ciências Aplicadas à Pediatria pela Universidade Federal de São

Paulo (Unifesp). Médico Pediatra e Intensivista, especializado pela Sociedade Brasileira de Pediatria (SBP). Médico Intensivista do Centro de Terapia Intensiva Pediátrica do Instituto do Tratamento do Câncer Infantil (ITACI) da FMUSP e do Hospital Estadual Mário Covas, Santo André. Professor Doutor do Curso de Graduação em Medicina da Universidade Nove de Julho.

Emmerson Carlos Franco de Farias
Título de Especialista em Pediatria pela Sociedade Brasileira de Pediatria (SBP) e em Medicina Intensiva Pediátrica pela Associação de Medicina Intensiva Brasileira (AMIB). Doutor em Pediatria e Ciências Aplicadas à Pediatria pela Escola Paulista de Medicina da Universidade Federal de São Paulo (EPM-Unifesp) e em Neurociências e Biologia Celular pela Universidade Federal do Pará (UFPA).

Evelynne Maria Gomes Galvão da Trindade
Pediatra pela Faculdade de Medicina de Jundiaí. Pós-graduada em Emergências Pediátricas pelo Hospital Israelita Albert Einstein (HIAE).

Fabiana Andrade Nunes Oliveira
Mestre em Ciências e Doutoranda do Curso de Pós-Graduação em Pediatria e Ciências Aplicadas à Pediatria pela Escola Paulista de Medicina da Universidade Federal de São Paulo (EPM-Unifesp). Especialista em Alergia e Imunologia.

Fábio Joly Campos
Título de Especialista em Pediatria pela Associação Médica Brasileira (AMB) e em Terapia Intensiva com Área de Atuação em Terapia Intensiva Pediátrica. Mestre e Doutor em Fisiopatologia em Clínica Médica pela Faculdade de Medicina de Botucatu da Universidade Estadual Paulista (FMB-Unesp).

Fátima Rodrigues Fernandes
Especialista em Pediatria, com MBA de Gestão em Saúde e Pós-graduação em Pesquisa Clínica. Mestre em Imunologia e Alergia. Presidente da Associação Brasileira de Alergia e Imunologia (ASBAI).

Francisco Bruno
Médico Pediatra Intensivista Titulado pela Associação de Medicina Intensiva Brasileira (AMIB). Doutor em Pediatria pela Universidade Federal do Rio

Grande do Sul (UFRGS). Médico Rotineiro da UTIP do Hospital de Clínicas de Porto Alegre.

Gustavo Falbo Wandalsen
Professor Associado da Disciplina de Alergia, Imunologia Clínica e Reumatologia do Departamento de Pediatria da Universidade Federal de São Paulo (Unifesp).

Haroldo Teófilo de Carvalho
Professor do Departamento de Pediatria da Faculdade de Medicina de Botucatu (FMB) da Universidade Estadual Paulista (Unesp).

Helena Muller
Médica Pediatra Intensivista Titulada pela Associação de Medicina Intensiva Brasileira (AMIB). Mestre em Pediatria pela Universidade Federal do Rio Grande do Sul (UFRGS). Pediatra Intensivista do Hospital de Clínicas de Porto Alegre e do Hospital Moinhos de Vento.

Herberto José Chong Neto
Professor Associado II de Pediatria da Universidade Federal do Paraná (UFPR). Pós-doutor em Saúde da Criança e do Adolescente pela UFPR. Coordenador da Residência em Alergia e Imunologia Pediátrica do Complexo Hospital de Clínicas da UFPR. Presidente do Departamento Científico de Alergia da Sociedade Brasileira de Pediatria (SBP).

Jandrei Rogerio Markus
Pediatra e Infectologista Pediátrico. Professor Titular de Medicina da ITPAC Porto Nacional. Infectologista Pediátrico do Hospital Geral de Palmas e do Hospital e Maternidade Dona Regina. Presidente do Departamento Científico de Dermatologia da Sociedade Brasileira de Pediatria (SBP). Mestre e Doutor em Saúde da Criança e do Adolescente pela Universidade Federal do Paraná (UFPR).

Jesuino Ramos Filho
Título de Especialista em Pediatria e Terapia Intensiva com Especialização em Pediatria. Membro do Comitê de Emergência e Terapia Intensiva da Sociedade de Pediatria do Estado do Rio de Janeiro (SOPERJ). Instrutor do Curso PALS e de Suporte Básico e Avançado de Vida pelo American Safety and Health Institute

(ASHI). Mestre em Ciências Biológicas (Doenças Parasitárias) pela Universidade Iguaçu. Professor da Faculdade de Medicina na Universidade Iguaçu.

Joelma Gonçalves Martin
Professora Assistente Doutora da Disciplina de Medicina Intensiva e Emergências Pediátricas do Departamento de Pediatria da Faculdade de Medicina de Botucatu da Universidade Estadual Paulista (FMB-Unesp). Chefe do Pronto-socorro do Hospital das Clínicas da FMB. Secretária do Departamento de Emergências da Sociedade de Pediatria de São Paulo (SPSP). Diretora Científica da Regional da Sociedade Paulista de Terapia Intensiva (SOPATI-Botucatu).

José Oliva Proença Filho
Médico Especialista em Pediatria e Medicina Intensiva Pediátrica Titulado pela Associação de Medicina Intensiva Brasileira e Sociedade Brasileira de Pediatria (AMIB/SBP). Coordenador da Unidade de Terapia Intensiva Pediátrica do Hospital e Maternidade Brasil – Rede D'Or São Luiz, e da Residência em Terapia Intensiva Pediátrica do Hospital e Maternidade Brasil – Centro Formador da AMIB.

José Roberto Fioretto
Professor Titular em Medicina Intensiva Pediátrica e Emergências Pediátricas do Departamento de Pediatria da Faculdade de Medicina de Botucatu da Universidade Estadual Paulista (FMB-Unesp). Responsável pela Disciplina de Medicina Intensiva e Emergências Pediátricas do Departamento de Pediatria da FMB-Unesp. Chefe da UTI Pediátrica do Hospital das Clínicas da FMB. Presidente do Departamento Científico de Medicina Intensiva Pediátrica da Sociedade Brasileira de Pediatria (SBP). Membro do Comitê de Ventilação Mecânica da Associação de Medicina Intensiva Brasileira (AMIB).

Juang Horng Jyh
Doutor em Pediatria, Mestre em Farmacologia, Especialista em Medicina Intensiva Pediátrica, Nutrição Parenteral e Enteral, e Toxicologia Clínica. Coordenador Nacional do Programa de Medicina Intensiva Pediátrica e Neonatal da Associação de Medicina Intensiva Brasileira (AMIB). Coordenador do Núcleo Hospitalar de Epidemiologia (NHE) e Gerência de Riscos e da Equipe Multiprofissional de Terapia Nutricional (EMTN) e Preceptor da Residência Médica em Pediatria do

Hospital Municipal do Tatuapé. Membro da Comissão de Farmacoterapia da SMS/SP.

Karina Nascimento Costa
Professora Associada da Área de Medicina da Criança e do Adolescente da Faculdade de Medicina da Universidade de Brasília (UnB). Doutora em Ciências Médicas pela Faculdade de Medicina da UnB. Especialista em Medicina Intensiva Pediátrica pela Associação de Medicina Intensiva Brasileira (AMIB).

Kathia de Oliveira Harada
Médica Intensivista Pediátrica pela Associação de Medicina Intensiva Brasileira (AMIB). Coordenadora e Responsável Técnica da UTI Pediátrica e UTI Neonatal do Hospital Regional do Baixo Amazonas. Coordenadora da UTI Neonatal do Hospital de Clínicas Gaspar Vianna, Belém do Pará. Membro do Departamento Científico de Terapia Intensiva Pediátrica da Sociedade Brasileira de Pediatria (SBP).

Laila Mahmud Karim
Graduanda do curso de Medicina da Universidade Nove de Julho.

Larissa Mariane Amorim Silva
Médica do Serviço de Pronto Atendimento do Hospital da Criança de Fortaleza. Médica do Serviço de Pronto Atendimento do Hospital Infantil Filantrópico Sopai.

Leonardo Calil Vicente Franco de Souza
Médico Intensivista da UTI Cirúrgica do Hospital Pequeno Príncipe.

Lucas Berbert Pulcheri
Intensivista Pediátrico. Coordenador Médico do Setor de Pediatria do Hospital Niterói D'Or. Rotina Médico da UTI Pediátrica do Hospital Universitário Pedro Ernesto da Universidade do Estado do Rio de Janeiro (HUPE-UERJ). Membro do Departamento Científico de Terapia Intensiva da Sociedade Brasileira de Pediatria (SBP) e do Departamento Científico de Emergência da Sociedade de Pediatria do Estado do Rio de Janeiro (SOPERJ). Segundo Diretor Científico da Sociedade de Terapia Intensiva do Estado do Rio de Janeiro (SOTIERJ) 2024-2025.

Manuella Pacífico de Freitas Segredo
Doutora em Fisiopatologia em Clínica Médica pela Universidade Estadual Paulista (Unesp). Chefe do Serviço de Oncologia Pediátrica do Hospital das Clínicas da Faculdade de Medicina de Botucatu (FMB).

Marcelo Barciela Brandão
Mestre e Doutor em Pediatria pelo Departamento de Pediatria da Faculdade de Ciências Médicas da Universidade Estadual de Campinas (FCM-Unicamp). Coordenador da Unidade de Terapia Intensiva Pediátrica do Hospital de Clínicas da Unicamp. Vice-presidente da Sociedade Paulista de Terapia Intensiva (SOPATI). Membro do Departamento de Pediatria da Associação de Medicina Intensiva Brasileira (AMIB) e do Departamento Científico de Medicina Intensiva da Sociedade Brasileira de Pediatria (SBP).

Marco Antonio Valadares Oliveira
Título de Especialista em Pediatria pela Sociedade Brasileira de Pediatria (SBP) e em Medicina Intensiva Pediátrica pela Associação de Medicina Intensiva Brasileira (AMIB)/SBP. Mestre e Doutor em Ciências da Saúde pela Universidade Federal de Sergipe (UFS). Professor Associado do Departamento de Medicina da UFS. Chefe da Divisão Médica/Diretor Técnico do Hospital Universitário da UFS/EBSERH. Pediatra da Unidade de Terapia Intensiva Pediátrica do Hospital São Lucas, Aracaju.

Marina Bortoni
Médica Contratada da UTI Pediátrica do Hospital das Clínicas de Botucatu.

Nilzete Liberato Bresolin
Pediatra Especialista em Nefrologia e Terapia Intensiva Pediátrica. Mestre em Ciências Médicas pela Universidade Federal de Santa Catarina (UFSC). Professora Adjunta de Nefrologia Pediátrica da UFSC. Presidente do Departamento Científico de Nefrologia da Sociedade Brasileira de Pediatria (SBP). Conselheira da Associação Internacional de Nefrologia Pediátrica e da Associação Latinoamericana de Nefrologia Pediátrica. Vice-Presidente da Associação de Medicina Intensiva Brasileira (AMIB).

Patrícia Barbosa de Carvalho
Mestre em Doenças Tropicais pelo Núcleo de Medicina Tropical da Universidade Federal do Pará (UFPA). Especialização em Pediatria, com subespecialização em Medicina Intensiva Pediátrica.

Patrícia Rute Moutinho
Médica Diarista da UTI Pediátrica do Hospital Santa Catarina de São Paulo.

Paulo Ramos David João
Chefe das UTI Cirúrgica e Pediátrica do Hospital Pequeno Príncipe. Professor de Pediatria da Universidade Positivo. Membro do Departamento Científico de Pediatria da Sociedade Brasileira de Pediatria (SBP).

Regina Grigolli Cesar
Doutora em Pediatria pela Faculdade de Ciências Médicas da Santa Casa de São Paulo (FCMSCSP). Professora da FCMSCSP. Coordenadora da UTI Pediátrica do Sabará Hospital Infantil. Coordenadora da UTI Pediátrica da Santa Casa de São Paulo. Coordenadora do Programa de Residência Médica em Medicina Intensiva Pediátrica do Sabará Hospital Infantil e Santa Casa de São Paulo. Membro do Departamento Científico de Medicina Intensiva da Sociedade Brasileira de Pediatria (SBP). Professora da Pós-graduação Sensu Lato da Associação de Medicina Intensiva Brasileira (AMIB).

Ricardo Maria Nobre Othon Sidou
Professor de Pediatria do Departamento de Saúde da Mulher, da Criança e do Adolescente da Universidade Federal do Ceará (UFC). Mestre em Ciências Fisiológicas pela Universidade Estadual do Ceará (UECE). Especialista em Terapia Intensiva Pediátrica pela Associação de Medicina Intensiva Brasileira (AMIB) e Associação Médica Brasileira (AMB). Especialista em Pediatria pela Sociedade Brasileira de Pediatria (SBP)/AMB. Diretor Técnico do Hospital Infantil Filantrópico Sopai. Médico do Pós-operatório Cardiológico Pediátrico do Hospital de Messejana Dr. Carlos Alberto Studart Gomes.

Roberto Augusto Plaza Teixeira
Médico Assistente do Instituto do Tratamento do Câncer Infantil do Hospital das Clínicas da Faculdade de Medicina da Universidade de São Paulo

(ITACI-HCFMUSP). Professor e Coordenador da Área Oncologia e Hematologia Pediátrica da Faculdade IBCMED. Mestre em Pediatria pela Faculdade de Ciências Médicas da Santa Casa de São Paulo (FCMSCSP). Doutor em Pediatria pela FMUSP.

Tatiana de Campos Melo
Médica Pediatra e Intensivista Pediátrica pela Faculdade de Medicina de Botucatu da Universidade Estadual Paulista (FMB-Unesp). Título de Especialista em Pediatria pela Sociedade Brasileira de Pediatria (SBP) e em Medicina Intensiva Pediátrica pela Associação de Medicina Intensiva Brasileira (AMIB). Doutora em Pesquisa e Desenvolvimento (Biotecnologia Médica) pela FMB-Unesp. Coordenadora Médica dos Pronto-socorros Pediátricos do Hospital das Clínicas da Faculdade de Medicina de Botucatu (HCFMB).

Toshio Matsumoto
Ex-Médico Preceptor da UTI Pediátrica do Hospital Municipal Infantil Menino Jesus/Prefeitura Municipal de São Paulo. Ex-vice-presidente da Sociedade Paulista de Terapia Intensiva (SOPATI).

Vânia Oliveira de Carvalho
Médica Pediatra. Professora Associada do Departamento de Pediatria da Universidade Federal do Paraná (UFPR). Coordenadora do Curso de Especialização em Dermatologia Pediátrica do Hospital de Clínicas da UFPR. Secretária do Departamento Científico de Dermatologia da Sociedade Brasileira de Pediatria (SBP). Mestre e Doutor em Saúde da Criança e do Adolescente pela UFPR.

Veronica Indicatti Fiamenghi
Médica Pediatra Intensivista Titulada pela Associação de Medicina Intensiva Brasileira (AMIB). *Fellowship* em *Pediatric Critical Care Medicine* pela Universidade British Columbia, Canadá. Mestre em Pediatria pela Universidade Federal do Rio Grande do Sul (UFRGS). Pediatra Intensivista do Hospital de Clínicas de Porto Alegre.

Werther Brunow de Carvalho
Professor Titular de Neonatologia e Terapia Intensiva do Departamento de Pediatria da Faculdade de Medicina da Universidade de São Paulo (FMUSP). Chefe da Linha Pediátrica do Hospital Santa Catarina, São Paulo.

Sumário

Apresentação

Prezados (as) colegas pediatras,

Não restam dúvidas que Atenção Primária à Saúde (APS) e Urgências e Emergências são ícones fundamentais na atenção à saúde em todo o planeta.

A Sociedade Brasileira de Pediatria (SBP), em parceria com a Editora Manole, dentro da já bem-sucedida Série Pediatria SBP lançada nesta gestão, coloca à disposição de todos o livro *Paciente Grave Pediátrico*.

São discutidas situações críticas nos pacientes de nossa área de abrangência assistencial, trazendo atualizações que certamente serão alicerces seguros para aliviar sofrimentos e salvar vidas.

Basta que direcionemos nossa atenção para o sumário da obra para percebermos que estamos diante de temas do cotidiano, não só dos emergencistas pediátricos, como de todos os especialistas em Pediatria, com a finalidade de tomadas de decisões em tempo hábil em situações graves.

Quero lembrar que em 2026 teremos em São Paulo o I Congresso Mundial de Urgências e Emergências Pediátricas e certamente este livro ora lançado será também um guia para o que será discutido no evento.

Congratulo-me com os brilhantes colegas José Roberto Fioretto e Paulo Ramos David João, e com a Diretoria Científica da SBP, na pessoa do diretor Dirceu Solé, bem como com a Editora Manole, que sempre sabe identificar iniciativas de grande importância científica, como esta.

Colegas pediatras, meus melhores cumprimentos e desfrutem da obra.

Clóvis Francisco Constantino
Presidente da SBP

Prefácio

A Medicina Intensiva Pediátrica é uma das mais recentes especialidades da Pediatria e que apresenta não apenas crescimento de postos de trabalho, mas também tem sido uma das áreas mais procuradas por jovens pediatras que desejam completar sua formação na residência médica.

É com grande prazer que apresentamos a obra *Paciente Grave Pediátrico*. O livro conta com 39 capítulos com alguns dos temas mais frequentes e importantes que acarretam situações ameaçadoras da vida de crianças e adolescentes. Os capítulos foram escritos de forma objetiva e ao mesmo tempo completa, com evidências científicas atualizadas, buscando fornecer importantes subsídios aos profissionais que atendem crianças com doenças graves em prontos-socorros, unidades de terapia intensiva, enfermarias, unidades de pronto atendimento etc.

Foram incluídos temas cardiorrespiratórios, hemodinâmicos, gastrintestinais, renais, entre outros. Com certeza o livro será de grande auxílio na tomada de decisões frente ao atendimento das situações clínicas descritas.

Os coordenadores

1

Avaliação da criança/adolescente grave

José Roberto Fioretto

DESTAQUES

- Na avaliação do paciente grave, o exame cuidadoso associado à observação sequencial dos sinais vitais e exames complementares leva à determinação da gravidade em significativa porcentagem.
- O Triângulo Pediátrico de Avaliação é bastante útil para observar três dos mais importantes elementos marcadores da desestabilização dos pacientes, a saber, cardiovascular, respiratório e comportamento.
- Na emergência, o Escore de Alerta Precoce Pediátrico (PEWS) pode ser útil para a triagem da deterioração clínica.
- Os dois principais determinantes da desestabilização são a insuficiência respiratória e o choque.

INTRODUÇÃO

A avaliação inicial da criança/adolescente grave objetiva rever os aspectos do exame físico (EF) que se relacionam com a rápida avaliação dos pacientes, discutir como o EF está relacionado com as diferenças anatômicas e fisiológicas entre adultos e crianças e focar o reconhecimento precoce da falência respiratória e do choque, os dois principais problemas que podem desestabilizar as crianças e levar a parada cardiorrespiratória.

A avaliação clínica rápida é essencial na prática da terapia intensiva, por isso a importância do EF não deve ser subestimada ou negligenciada.[1]

A realização do EF em unidade de terapia intensiva (UTI) pode ser muito desafiadora, particularmente em UTI pediátrica (UTIP). O EF de beira de leito pode ser dificultado por várias condições, que incluem alarmes de monitores, sedação e analgesia, incapacidade de mudar a posição da criança, ferimentos, roupas e múltiplos dispositivos de monitorização (sondas e linhas vasculares). Acrescenta-se que a avaliação deve ser rápida e precisa.[2]

AVALIAÇÃO INICIAL DA CRIANÇA GRAVEMENTE ENFERMA

A história clínica e o EF detectam doenças graves com sensibilidade de 90%. O Triângulo Pediátrico de Avaliação (TPA)[3] pode ser utilizado como forma de observar rapidamente as alterações da aparência, trabalho respiratório e circulação na criança grave (Figura 1).

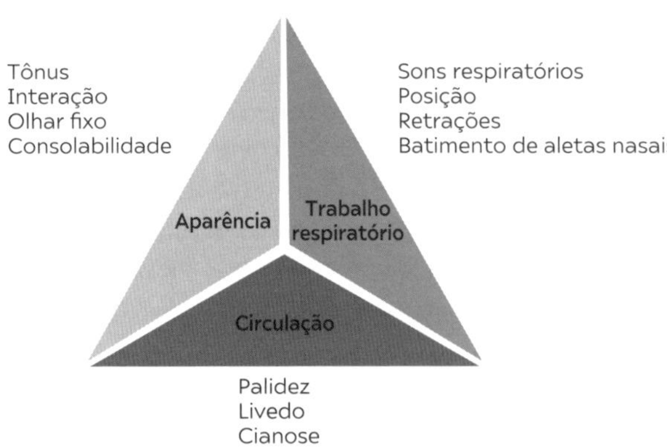

FIGURA 1 Triângulo Pediátrico de Avaliação.
Fonte: Fernandez et al.[3]

No TPA, observa-se que a avaliação da aparência inclui dados como:

- Tônus muscular.
- Interação da criança com o meio ambiente.
- Olhar e consolabilidade.

Quanto ao trabalho respiratório, devem ser observados:

- Sons respiratórios (sibilos, estridor, gemência etc.).
- Posição preferencial do paciente.
- Sinais de trabalho respiratório aumentado (retrações costais, batimentos de aletas nasais).

Finalmente, quanto à circulação, observam-se:

- Coloração da pele e mucosas (palidez, cianose, livedo reticulado).
- Cianose central ou periférica.

O PAPEL DO EXAME FÍSICO

Antes do EF geral propriamente dito, o médico precisa rever as anotações a respeito do paciente, obter a história, juntar informações da criança, pais, estafe médico e de enfermagem e rever todas as anotações. Em ambiente de terapia intensiva, é fácil desviar a atenção do paciente e fixar-se em alarmes e máquinas. Dessa forma, o foco principal deve ser a apresentação clínica do paciente, enquanto se integram informações a partir dos monitores e dos testes diagnósticos.[3,4]

As perguntas "a criança está bem" e "qual seu grau de instabilidade" devem nortear o início do procedimento de avaliação. Tem crescido o número de evidências a respeito da utilidade de escores para servir como alerta de que o grau de instabilidade está aumentado. Um desses escores é o Escore de Alerta Precoce Pediátrico (PEWS; Figura 2).[5] Elaborado para triagem em unidades de emergência, realizado por enfermeiros, o PEWS também pode ser utilizado em UTIP, pois, em essência, exige avaliação clínica do paciente em alguns aspectos fundamentais, como sistema cardiovascular, respiratório e comportamento (Quadro 1). Quando o Escore PEWS confere ao paciente uma pontuação maior ou igual a 3, o sistema de cuidados deve gerar aumento de observações sequenciais do paciente para informar a equipe de emergência sobre uma provável deterioração clínica.

As duas principais causas de descompensação de crianças graves e que podem levar à parada cardiorrespiratória são a descompensação respiratória e a cardíaca (Figura 3).

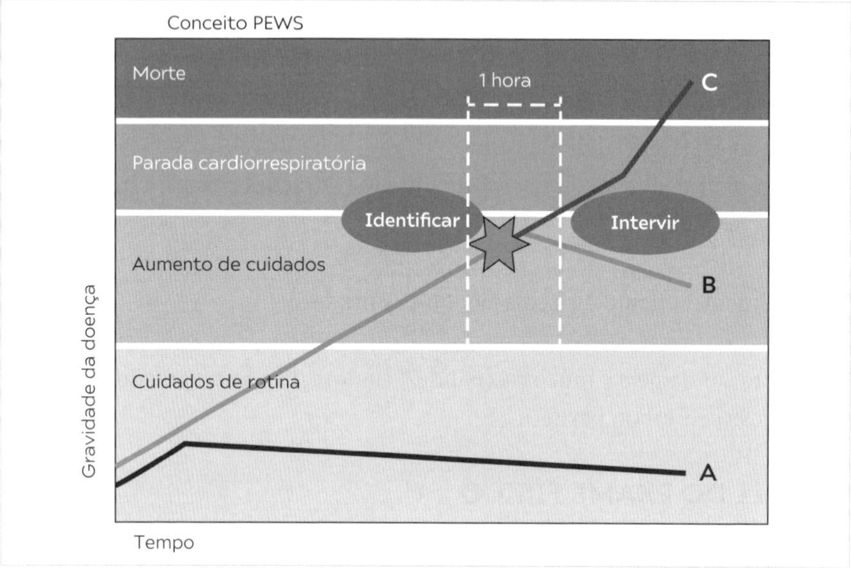

FIGURA 2 O conceito do Escore Pediátrico de Alerta Precoce (PEWS) exemplificado na evolução de três crianças hospitalizadas. Criança A: admitida no hospital, passa por estabilização inicial e tem evolução sem intercorrências, recebendo alta. Crianças B e C: após admissão, continuam a deteriorar. Criança B é identificada pelo Escore PEWS, recebe terapia preventiva e melhora, enquanto a Criança C não teve seu quadro clínico devidamente avaliado e desenvolveu parada cardiorrespiratória.

Fonte: adaptada de Duncan et al.[5]

No padrão respiratório deve-se escutar os sons anormais, por exemplo, sibilos, roncos e sinais de aumento no trabalho respiratório; avaliar a adequação da via aérea, oxigenação e ventilação. Na avaliação da circulação, deve-se observar a cor da pele, a cor da mucosa, cianose e palidez, lembrando que a cor da pele e das mucosas reflete a adequação de débito cardíaco (DC) e a perfusão de órgãos vitais.

Doença pulmonar parenquimatosa, doença de via aérea e esforço respiratório inadequado, entre outros, levam à diminuição da função respiratória, aumento do trabalho ou respiração superficial, e isso determina a insuficiência respiratória. No caminho cardiovascular, anormalidades cardíacas e hipovolemia levam a choque compensado, taquicardia e taquipneia, com potencial para descompensação. Ambos, insuficiência respiratória e choque, levam à falência cardiopulmonar. Esses são principais determinantes da parada cardiorrespiratória em pediatria.

QUADRO 1 O Escore Pediátrico de Alerta Precoce (PEWS)*

	0	1	2	3	Escore
Cardiovascular	Rosado ou tempo de enchimento capilar 1-2 segundos.	Pálido ou tempo de enchimento capilar de 3 segundos.	• Cinza ou tempo de enchimento capilar de 4 segundos. • Taquicardia ou 20 acima da frequência normal.	• Cinza e rendilhado ou tempo de enchimento capilar > 5 segundos. • Taquicardia ou 30 acima da frequência normal ou bradicardia.	
Respiratório	Padrão basal. Sem retrações com ar ambiente.	10 acima do padrão normal. Retrações leves, com O_2 2 L/min ou 30%.	• 20 acima do padrão normal. • Retrações moderadas, com O_2 4 L/min ou 40%.	• > 30 acima do padrão normal. • Retrações graves, gemidos, O2 até 5 L/min ou 50%.	
Comportamento	Brincando ou sono apropriado	Irritabilidade, inconsolável.	• Irritabilidade, inconsolável. • Inquieto ou com dor.	• Letárgico ou confuso. • Resposta reduzida aos comandos de voz ou dor.	
Marque 2 pontos adicionais para uso de nebulizador, aspiração, vômito persistente após cirurgia.					
				Total	

* Esse escore avalia o sistema cardiovascular, respiratório e o comportamento, atribuindo-se pontos de 0 a 3 conforme o estado do paciente. Marcar 2 pontos extras para toda nebulização de duração de 15 minutos ou vômitos pós-operatórios persistentes. Utilizar L/min para uso regular de cânula nasal e fração inspirada de oxigênio para marcar a cânula nasal de alto fluxo.
Fonte: adaptada de Society of Critical Care Medicine.[4]

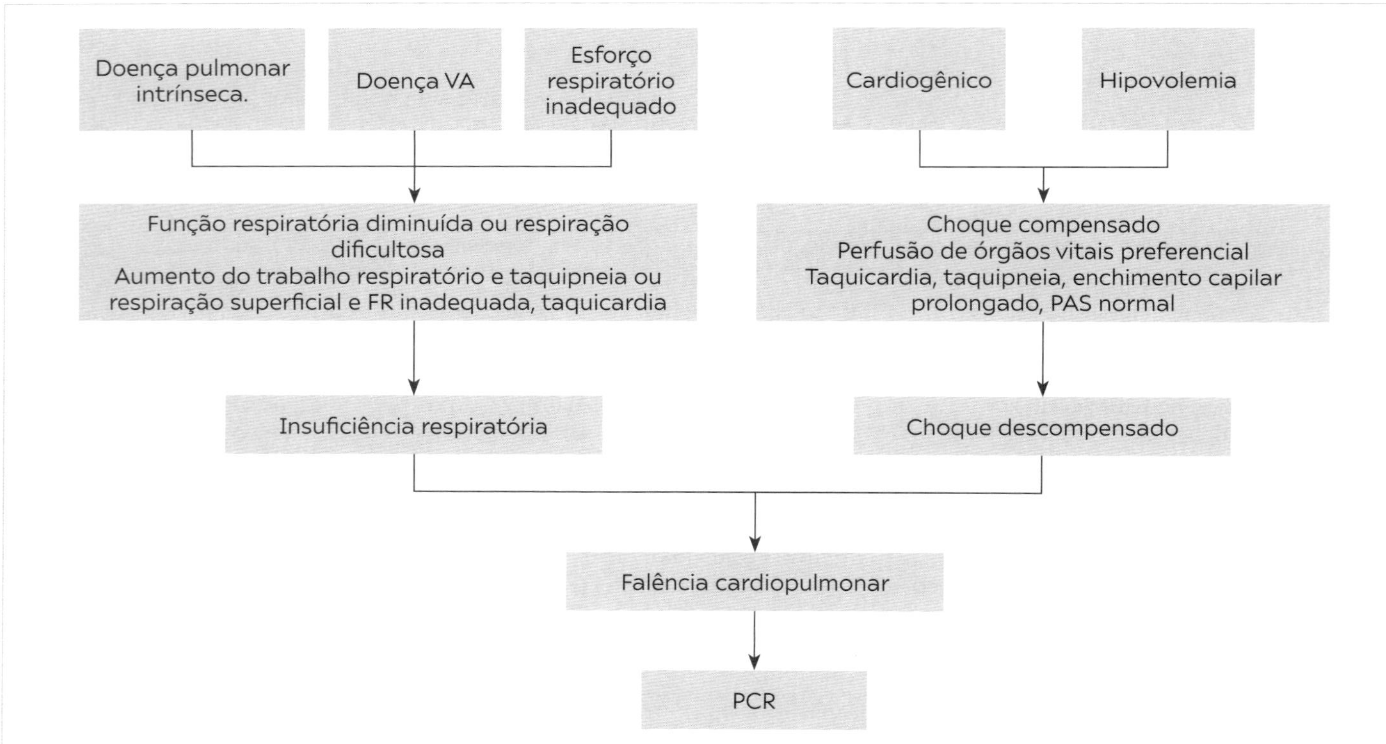

FIGURA 3 Caminhos de deterioração na criança grave.

FR: frequência respiratória; PAS: pressão arterial sistêmica; PCR: parada cardiorrespiratória; VA: vias aéreas.

Fonte: adaptada de Hammer.[6]

ASPECTOS ANATÔMICOS E FISIOLÓGICOS DOS SISTEMAS RESPIRATÓRIO E CIRCULATÓRIO

- Crianças apresentam parede torácica mais cartilaginosa e complacente, retrações subcostais e intercostais mais profundas, menos reservas respiratórias e vias aéreas de condução de menor calibre, com aumento da resistência.
- A excursão diafragmática é diminuída na criança, com comprometimento respiratório, em casos de distensão abdominal e gástrica e cirurgias abdominais.
- Os arcos costais também podem exibir movimentos torácicos assimétricos como no pneumotórax, em aspiração de fístulas, atelectasia, rolhas de muco no brônquio fonte. Se a criança tiver uma obstrução de via aérea alta, a evolução pode ser catastrófica[6] (Figura 4).
- A área de troca gasosa/m² de superfície corporal é menor em crianças por alveolização incompleta. Na criança, o número de alvéolos será igual ao número de alvéolos do adulto só quando ela atingir 8 anos, e o tamanho dos alvéolos somente será igual ao tamanho dos alvéolos do adulto quando ela for adulta.
- A volemia absoluta é menor em crianças, levando à menor capacidade de tolerar perda sanguínea.
- O índice cardíaco é mais alto, porém o consumo de oxigênio é maior nas crianças que em adultos.

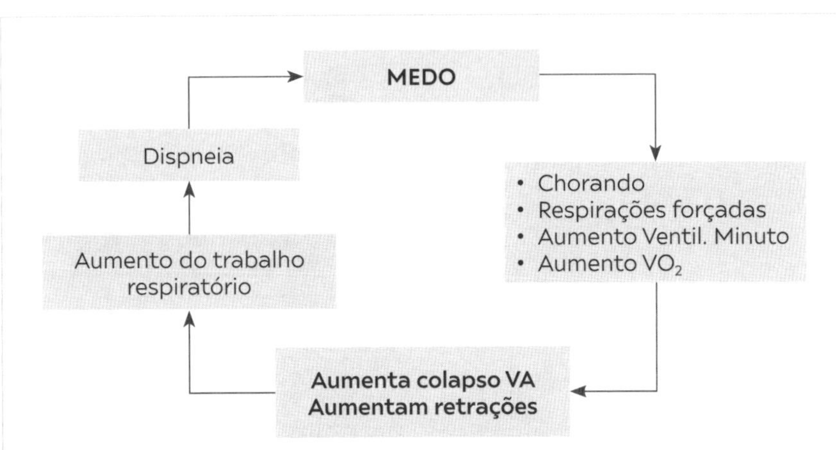

FIGURA 4 Círculo vicioso da obstrução de vias aéreas em crianças.
VA: via aérea.
Fonte: adaptada de Hammer.[6]

- A habilidade para aumentar o volume sistólico é limitada, fazendo com que o DC seja altamente dependente da frequência cardíaca (FC) e do tempo de enchimento diastólico
- O miocárdio neonatal tem resposta limitada a catecolaminas.

MONITORIZAÇÃO BÁSICA

Para monitorização não invasiva de pacientes graves é útil a saturação de pulso de oxigênio (SpO_2), a capnografia (menos disponível), nível de hemoglobina, raio X, gasometria etc. Lembrar que a gasometria não dá diagnóstico de insuficiência respiratória. Na Figura 5 observa-se a evolução da PaO_2 e da $PaCO_2$ do paciente no estado normal. Depois de uma lesão pulmonar, há queda da oxigenação, mas não há tempo para o cérebro "perceber", e a $PaCO_2$ fica normal por um tempo, após o qual começa a hiperventilação. A hiperventilação pode até reverter a queda da oxigenação. Sequencialmente, essas inclinações são difíceis de predizer e podem mudar rapidamente nas crianças.

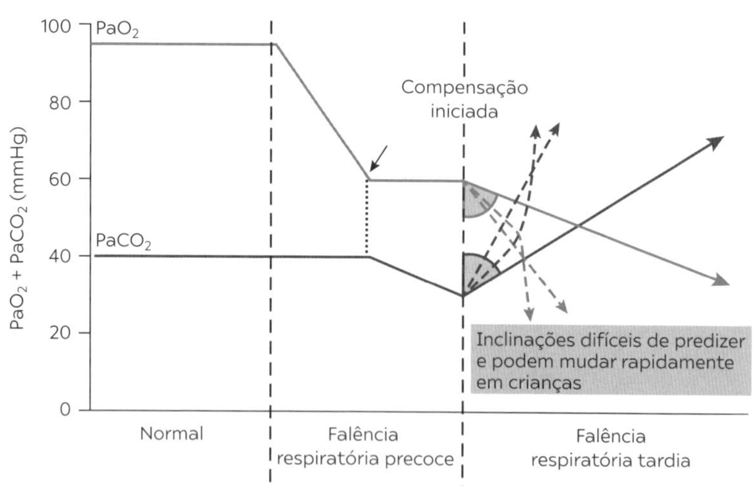

FIGURA 5 Gráfico ilustrativo da evolução dos níveis da pressão parcial do oxigênio (PaO_2) e CO_2 ($PaCO_2$) em situação normal e falência respiratória precoce e tardia.

Fonte: adaptada de Hammer.[6]

É preciso estar atento para a evolução gasométrica; tanto a PaO_2 quanto a $PaCO_2$ podem ser mantidas virtualmente até o ponto de exaustão durante o curso de falência respiratória aguda.

AVALIAÇÃO DA GRAVIDADE BASEADA NAS DISFUNÇÕES ORGÂNICAS

A síndrome de disfunção de múltiplos órgãos e sistemas (SDMOS), condição comum e potencialmente fatal, é frequentemente observada em UTIP. A síndrome pode ser definida como a disfunção de dois ou mais sistemas de órgãos simultaneamente.[7] SDMOS nova ou progressiva (SMODS-NP) é definida como o desenvolvimento de SDMOS ou disfunção orgânica adicional em pacientes já portadores de SDMOS e está associada com taxa de mortalidade mais elevada, aumento do tempo de internação na UTIP e piora das condições gerais do paciente.[8]

A identificação clínica da SDMOS é realizada pela observação sequencial dos diversos parâmetros clínicos em associação com indicadores laboratoriais. De forma esquemática, Runcie e Dougall[9] publicaram um quadro que resume as avaliações pertinentes para detectar as disfunções nos diversos órgãos (Quadro 2).

QUADRO 2 Guia de variáveis primária e secundária do exame físico de crianças gravemente enfermas, avaliando-se os diversos sistemas orgânicos

Sistema	Variável primária	Variável interveniente ou secundária
Geral	Aparência geral, interação com o ambiente, consolabilidade, tônus; desconforto agudo, nível de consciência.	Sedação.
Sistema respiratório	Batimento de aletas nasais, gemência, estridor inspiratório e expiratório, tiragens, frequência respiratória, ausculta pulmonar.	Sedação/analgesia.
Sistema cardiovascular	Palidez, livedo reticulado, cianose, nível de consciência, perfusão periférica.	Avaliar perfusão tecidual (temperatura da pele, tempo de enchimento capilar e diurese), frequência cardíaca e pressão arterial.

(continua)

QUADRO 2 Guia de variáveis primária e secundária do exame físico de crianças gravemente enfermas, avaliando-se os diversos sistemas orgânicos (*continuação*)

Sistema	Variável primária	Variável interveniente ou secundária
Sistema nervoso central	• Nível de consciência (Escala de Coma de Glasgow). • Escala de dor (facial). • Exame neurológico mínimo.	Sedação/analgesia.
Pele	• Cor. • Temperatura.	• Edema. • Exantemas. • Sítios de cateteres. • Nível de hemoglobina. • Saturação arterial de pulso de oxigênio.
Rins	• Diurese. • Estado volêmico.	Edema periférico.
Abdome	Distensão, dor à palpação localizada ou generalizada, alterações de cor, ruídos hidroaéreos aumentados ou ausentes.	Sons intestinais, feridas, estomas, drenos, débito de sonda gástrica, nutrição enteral ou parenteral.
Cateteres	Avaliar os acessos vasculares centrais e periféricos quanto a sinais de edema, eritema, secreção etc.	
Tubos e drenos	Tubo traqueal, gástrico, torácico etc. quanto a débito e estado da porta de entrada	

Fonte: adaptado de Runcie e Dougall.[9]

Assim, a avaliação clínica de crianças com SDMOS é de extrema importância. A síndrome deve ser monitorada diariamente, primeiro pelo exame clínico e sinais vitais e de monitorização, depois por meio da avaliação laboratorial e da confrontação de todos esses dados com os escores disponíveis.

RESUMO

A avaliação da criança e do adolescente gravemente enfermos é uma arte. A realização da história clínica e do exame físico com as particularidades dessas faixas de idade ganham significado adicional. Além disso, é praticamente impossível não se servir de avaliações complementares. Todos esses elementos, em conjunto, precisam ser levados em conta, de forma sequencial, para traçar uma linha de conduta no doente grave.

REFERÊNCIAS

1. Auerbac M. Assessment of systemic perfusion in children. Disponível em: https://www.uptodate.com/contents/assessment-of-systemic-perfusion-in-children. Acesso em: 29 fev. 2024.
2. Illuzzi E, Gillespie M. Physical examination in the ICU. In: Oropello JM, Pastores SM, Kvetan V (eds.). Critical care. McGraw Hill. Disponível em: https://accessmedicine.mhmedical.com/content.aspx?bookid=1944&sectionid=143515966. Acesso em: 29 fev. 2024.
3. Fernandez A, Benito J, Minteji S. Is this child sick? Usefulness of the assessment triangle in emergency settings. J Pediatr (Rio J). 2017;93:60-73.
4. Society of Critical Care Medicine. Avaliação da criança criticamente doente. In: Pierre L, Pringle EJ (eds.). Fundamentos de suporte intensivo pediátrico. 3.ed. Mount Prospect, USA, 2020.
5. Duncan H, Hutchison J, Parshuram CS. The Pediatric Early Warning System score: a severity of illness score to predict urgent medical need in hospitalized children. J Crit Care. 2006; 21:271-279.
6. Hammer J. Acute respiratory failure. Pediatric Respir Rev. 2013;14:64-69.
7. Carlton EF, Close J, Paice K, Dews A, Gorga SM, Sturza J, et al. Clinician accuracy in identifying and prediction organ dysfunction in critically ill children. Crit Care Med. 2020;48:e1012-e.
8. Lin JC, Spinella PC, Fitzgerald JC, Tucci M, Bush JL, Nadkarni VM, et al. Sepsis prevalence, outcomes, and therapy study investigators: new or progressive multiple organ dysfunction syndrome in pediatric severe sepsis – a sepsis phenotype with higher morbidity and mortality. Pediatr Crit Care Med. 2017;18:8-16.
9. Runcie CJ, Dougall JR. Assessment of the critically ill patient. Br J Hosp Med. 1990;43:74-6.

2

Critérios de admissão e alta em UTI pediátrica

Werther Brunow de Carvalho
Patrícia Rute Moutinho

DESTAQUES

- Pacientes com doenças críticas que necessitam de monitoramento intensivo, suporte ventilatório, ou terapia médica complexa são priorizados para admissão.
- Casos com prognóstico favorável têm mais chances de serem admitidos, enquanto aqueles com expectativas muito limitadas podem ser discutidos em equipe multidisciplinar.
- A alta é considerada quando o paciente apresenta estabilidade hemodinâmica, ventilatória e metabólica, permitindo a continuidade do tratamento em uma unidade menos intensiva, como a enfermaria pediátrica.

INTRODUÇÃO

A unidade de terapia intensiva pediátrica (UTI) é um serviço para pacientes com condições potencialmente recuperáveis que podem se beneficiar por uma observação mais estrita e tratamentos invasivos, que podem ser providos com segurança em enfermarias gerais ou áreas de alta dependência, situação não frequentemente encontrada na prática diária de muitos hospitais pediátricos.

A triagem para pacientes serem encaminhados à UTI pediátrica apresenta algumas questões delineadas a seguir:

- Critérios de admissão permanecem pouco definidos.
- A identificação dos pacientes que podem ser beneficiados pelo cuidado em UTI é extremamente difícil.
- A demanda pelos serviços de UTI excede, frequentemente, a oferta.
- O racionamento de leitos de UTI é comum, principalmente em épocas de sazonalidade ou epidemias.

Lembrar sempre que o paciente pode estar doente demais para se beneficiar da internação na UTI, portanto pacientes com doenças irremediáveis não devem ser admitidos.

MODELO POR PRIORIZAÇÃO DE ACORDO COM A ESTRUTURA REVISADA PELA SOCIETY OF CRITICAL CARE MEDICINE (FRANKEL RL, ET AL., 2019)

Prioridade 1

Pacientes criticamente doentes ou instáveis que necessitam de tratamento ou de monitoração apenas disponibilizados em uma UTI pediátrica. Normalmente esses tratamentos incluem, entre outros, suporte ventilatório e infusão contínua de medicações vasoativas. Os pacientes com prioridade 1 não têm limite em termos de extensão da terapêutica utilizada. Exemplos:

- Pacientes em pós-operatório ou com insuficiência respiratória que necessitam de ventilação pulmonar mecânica.
- Pacientes com necessidade de monitorização invasiva, por exemplo, pressão intracraniana (PIC) e/ou uso de derivação ventricular externa (DVE).
- Pacientes que necessitem de administração de gamaglobulina.
- Pacientes em choque ou hemodinamicamente instáveis recebendo monitoração invasiva ou medicações vasoativas.

Prioridade 2

Pacientes que requerem monitoração intensiva e podem potencialmente necessitar de intervenção imediata. Nenhum limite terapêutico é estipulado para esses pacientes. Exemplos:

- Pacientes com doenças crônicas com intercorrências clínicas ou cirúrgicas agudas graves.
- Pacientes com doença pulmonar aguda e desconforto respiratório progressivo.

Prioridade 3

Pacientes instáveis, com doenças sem possibilidades terapêuticas para cura, mas com intercorrência aguda potencialmente reversível que causa sofrimento. Os pacientes com prioridade 3 devem receber tratamento intensivo para aliviar tal sofrimento, mas os limites dos recursos terapêuticos disponibilizados devem ser criteriosamente avaliados sem negligenciar medidas básicas que propiciem conforto, como hidratação, manutenção térmica, sedação e analgesia. Exemplo:

- Pacientes com doença neoplásica avançada e insuficiência respiratória devida à pneumonia aguda grave.

Prioridade 4

Esses pacientes geralmente não se beneficiam dos cuidados oferecidos em uma UTI pediátrica. Para que seja admitido, cada caso deve ser avaliado individualmente, estar sob circunstâncias incomuns e considerar a decisão do responsável da unidade. Esses pacientes podem ser alocados nas seguintes categorias:

Prioridade 4.A

Pacientes com distúrbios metabólicos ou submetidos a intervenções com potencial de complicações graves que, por isso, requerem controles e monitoração, mas necessitando de menos recursos. Exemplos:

- Diabético descompensado, mas hemodinamicamente estável.
- Pós-operatório de cirurgias de médio porte, sem intercorrências no pré ou no intraoperatório.
- Insuficiência cardíaca leve.

Prioridade 4.B

Pacientes com doença terminal ou irreversível, com morte iminente. Essa é uma decisão que causa conflitos e envolve a participação tanto dos responsáveis pelo paciente como de todos os membros da equipe multiprofissional que o assiste. Para tanto, é importante que a família receba todas as informações necessárias sobre a doença, possibilidades terapêuticas e prognóstico, para que possa participar da decisão de modo consciente e esclarecido. Qualquer que seja a decisão, a família deve receber todo o apoio possível e ser conscientizada de que o tratamento não está sendo negligenciado, mas canalizado para minimizar o sofrimento e o desconforto do paciente.

MODELO POR PARÂMETROS OBJETIVOS

Sinais vitais

Neonato (96 horas), lactentes (1 a 12 meses), primeira infância (1 a 2 anos), pré-escolar (3 a 5 anos), idade escolar (6 a 9 anos), pré-adolescente (10 a 12 anos) e adolescente (12 a 15 anos).

QUADRO 1 Sinais vitais

Idade	FC (bpm)	FR (irpm)	$SatO_2$ (%)
Neonato	90-205	30-60	> 92%
Lactentes	90-180	30-53	> 92%
Primeira infância	80-140	22-37	> 92%
Idade pré-escolar	65-120	20-28	> 92%
Idade escolar	58-118	18-25	
Adolescente	50-100	12-20	> 92%
Idade	PAS (mmHg)	PAD (mmHg)	PAM (mmHg)
Neonato	67-84	35-53	45-60
Lactentes	72-104	37-56	50-62
Primeira infância	86-106	42-63	49-62
Idade pré-escolar	89-112	46-72	58-69
Idade escolar	97-115	57-76	66-72
Pré-adolescente	102-120	61-80	71-79
Adolescente	110-131	64-83	73-84

FC: frequência cardíaca; FR: frequência respiratória; PAD: pressão arterial diastólica; PAM: pressão arterial média; PAS: pressão arterial sistólica.

Valores laboratoriais

- Hiponatremia < 125 mEq/L ou hipernatremia > 150 mEq/L.
- Hipopotassemia < 3mEq/L ou hiperpotassemia > 6 mEq/L.
- PaO_2 < 60 mmHg / PCO_2 < 30 ou > 60 mmHg.
- pH < 7,3 ou > 7,5.
- Glicemia > 400 mg/dL ou < 45 mg/dL.
- Cálcio sérico < 7 mg/dL ou > 12 mg/dL.
- Exames toxicológicos alterados de níveis séricos de drogas ou substâncias tóxicas elevadas.

Radiografia/ultrassonografia/tomografia computadorizada

- Hemorragia cerebral, contusão cerebral com paciente que apresenta alteração de consciência ou sinal neurológico focal, hemorragia sub ou extradural.
- Ruptura de vísceras, bexiga, fígado ou outro órgão sólido acompanhado de instabilidade hemodinâmica.
- Compressão extrínseca ou intrínseca de vias aéreas que comprometem a ventilação do paciente.

Eletrocardiograma

- Disritmias cardíacas com repercussão hemodinâmica.
- Taquicardia ventricular mantida ou fibrilação ventricular.
- Bloqueio de ramo com instabilidade hemodinâmica.

Achados do exame físico

- Pupilas anisocóricas em paciente inconsciente.
- Queimaduras > 10% superfície corpórea.
- Anúria.
- Obstrução de vias aéreas.
- Coma.
- Estado de mal convulsivo.
- Cianose.
- Tamponamento cardíaco.

MODELO DE DIAGNÓSTICO (BASEADO NA SOCIETY OF CRITICAL CARE MEDICINE, 1999)

Este modelo utiliza condições específicas de órgãos ou sistemas para determinar a admissão do paciente na UTI pediátrica.

Modelo por sistemas

Distúrbios cardiovasculares

Pacientes com doença cardiovascular grave, ameaçadora à vida ou instável. Essas condições incluem, mas não estão limitadas a:

- Choque de qualquer etiologia ou necessidade de suporte hemodinâmico.
- Após ressuscitação cardiorrespiratória.
- Arritmias cardíacas que ameacem a vida, ou tenham necessidade de cardioversão ou uso de marca-passo.
- Insuficiência cardíaca congestiva instável, independentemente de função sistólica, com risco iminente de insuficiência respiratória ou necessidade de suporte hemodinâmico.
- Após procedimentos intratorácicos e cardiovasculares de alto risco.
- Necessidade de monitoração invasiva de pressões arteriais ou venosas.
- Cardiopatia congênita com instabilidade cardiorrespiratória.
- Urgências ou emergências hipertensivas.

Distúrbios respiratórios

Pacientes com doença pulmonar ou de vias respiratórias, nas seguintes condições:

- Necessidade de ventilação mecânica (VM) invasiva ou não invasiva, para pacientes agudamente enfermos, independentemente da etiologia.
- Doença pulmonar, com risco de falência respiratória e/ou obstrução de vias aéreas inferior ou superior;
- Necessidade de suplementação de oxigênio com fração inspirada de oxigênio (FiO_2) acima de 50% para manter a saturação periférica da oxiemoglobina (SpO_2) > 92%.

- Traqueostomia recente (< 48 horas), com ou sem necessidade de ventilação mecânica.
- Lesão de vias aéreas superiores ou inferiores (barotrauma agudo), espontânea ou não, com possibilidade de instabilidade hemodinâmica ou respiratória.
- Necessidade de terapia broncodilatadora inalatória com intervalos menores que 3 horas ou infusão contínua.
- Tromboembolismo pulmonar com instabilidade respiratória ou hemodinâmica.

Distúrbios neurológicos

Pacientes com doença neurológica nas seguintes condições:

- Convulsões não responsivas ao tratamento ou com necessidade de infusão contínua de medicações anticonvulsivantes.
- Acometimento agudo e grave do sistema sensorial, com risco de broncoaspiração.
- Inflamação aguda ou infecções meníngeas, cerebrais ou medulares graves ou com déficit neurológico progressivo.
- Traumatismo cranioencefálico (moderado a grave) com Escala de Coma de Glasgow < 13 ou tomografia axial computadorizada (TAC) com alterações traumáticas agudas.
- Disfunção neuromuscular progressiva com alteração do sensório ou com risco iminente de depressão ventilatória.
- Sinais de hipertensão intracraniana.
- Após procedimentos neurocirúrgicos com necessidade de monitoração invasiva.
- Pré-operatório de neurocirurgia com deterioração neurológica.
- Sinais de compressão medular.
- Acidente vascular cerebral (AVC) ou medular agudo de qualquer tipo, incluindo hemorragia subaracnóidea aguda.
- Coma metabólico, tóxico ou anóxico agudo.
- Uso de dispositivo ventricular externo de drenagem.
- Pacientes em protocolo de morte encefálica.

Distúrbios endócrinos ou metabólicos

Pacientes com alterações metabólicas ou eletrolíticas de grande monta, em descompensação aguda ou crônica agudizada, que causem risco ou instabilidade hemodinâmica ou respiratória, nas seguintes condições:

- Cetoacidose diabética ou estado hiperosmolar.
- Crise tireotóxica ou mixedematosa.
- Hipo/hiperpotassemia necessitando de monitoração cardíaca e terapêutica específica.
- Hipo/hipernatremia grave.
- Hipo/hipercalcemia grave.
- Hipo/hiperglicemia necessitando de monitorização invasiva.
- Acidose metabólica grave necessitando de monitorização e terapêutica específica.
- Erro inato do metabolismo com piora aguda, necessitando de suporte ventilatório, diálise ou outra terapêutica intervencionista.

Distúrbios gastrointestinais

Pacientes com doença gastrointestinal instável nas seguintes condições:

- Sangramento gastrointestinal grave e agudo, ocasionando instabilidade hemodinâmica ou respiratória.
- Insuficiência hepática aguda levando ao coma, instabilidade hemodinâmica ou respiratória.
- Pancreatite aguda grave.
- Perfuração de víscera oca.

Distúrbios renais

Pacientes com doença renal instável nas seguintes condições:

- Terapia de substituição renal, hemodiálise aguda ou diálise peritoneal.
- Necessidade de terapia dialítica e instabilidade hemodinâmica.
- Rabdomiólise aguda com insuficiência renal.

Distúrbios hematológicos ou oncológicos

Pacientes com doença hematológica ou oncológica instável e com risco de vida, nas seguintes condições:

- Coagulopatia grave com sangramento ativo.
- Complicações graves da doença falciforme, como crise torácica (síndrome torácica aguda [STA]), AVC, anemia aplástica com instabilidade hemodinâmica.
- Citopenia grave com instabilidade hemodinâmica e/ou comprometimento respiratório.
- Risco de síndrome de lise tumoral.
- Protocolo de transplante de medula óssea.
- Exsanguineotransfusão, plasmaférese ou leucoaférese em pacientes instáveis.
- Tumores ou massas comprimindo ou ameaça de compressão de vasos, órgãos vitais ou vias aéreas.

Intervenções cirúrgicas

Pacientes em pós-operatório necessitando de monitoração e com possibilidade de intervenção, nas seguintes condições:

- Cirurgia cardiovascular.
- Pós-operatório de cirurgia cardiovascular, neurocirúrgica, torácica, craniofacial e ortopédica.
- Cirurgia de grande porte.
- Cirurgia de médio porte com instabilidade hemodinâmica ou risco de falência respiratória ou permeabilidade de vias aéreas.
- Cirurgias de porte médio em pacientes com comorbidades.
- Transplante de órgão.
- Politraumatismo com ou sem instabilidade hemodinâmica ou neurológica.
- Grande perda de sangue antes, durante ou no pós-operatório imediato.

Outras situações clínicas

Pacientes com doenças de outros sistemas ou vários sistemas, nas seguintes condições:

- Intoxicação exógena com risco de descompensação aguda dos principais órgãos e sistemas.

- Disfunção de múltiplos órgãos.
- Hipotermia.
- Hipertermia maligna.
- Queimaduras acima de 10% da superfície corporal.
- Acidentes elétricos ou ambientais (raios).
- Sepse com critérios de gravidade.
- Acidentes de submersão.

Necessidade de tecnologia intensiva especial

Condições que necessitem de aplicação de tecnologia especial, monitorização ou intervenção complexa como uso de mistura hélio-oxigênio, óxido nítrico inalatório, oxigenação de membrana extracorpórea (OMEC) etc.

CRITÉRIOS DE ALTA

O estado do paciente admitido na UTI pediátrica deve ser avaliado continuamente e revisado para identificar quais pacientes não necessitam mais dos cuidados oferecidos.

Os pacientes podem estar aptos a receber alta da UTI pediátrica quando a avaliação clínica de rotina ou as intervenções médicas ou de enfermagem são menos frequentes que a cada 4 horas de intervalo. As decisões serão tomadas sempre com a anuência da equipe que transfere (UTI) e da equipe que irá receber o paciente. A alta da UTI pediátrica também deve ser baseada em critérios.

Por ocasião da alta da UTI para a enfermaria, há mudança no comprometimento da família do paciente nos cuidados ao paciente. Por isso, a participação da família é importante nesse processo de decisão, conscientizando-a e até promovendo treinamento dos cuidadores nos procedimentos de que o paciente necessitará fora da UTI.

Critérios para transferência ou alta da UTI

- Os parâmetros hemodinâmicos devem estar estáveis e as disritmias cardíacas controladas.
- O paciente não deve mais requerer medicações inotrópicas, vasodilatadoras ou antiarrítmicas por via intravenosa em infusão contínua. O acesso arterial, se utilizado, deve estar removido.

- A condição respiratória deve estar estável e confortável, com vias aéreas permeáveis.
- Requisitos mínimos de oxigênio que não excedam diretrizes da unidade de cuidados do paciente,
- Os distúrbios hidroeletrolíticos, ácido-básicos e metabólicos devem estar controlados e estáveis.
- O suporte nutricional, de preferência por via digestiva, deve estar adequado para suprir as necessidades de recuperação do paciente sem uso de nutrição parenteral (NPP).
- Deve existir estabilidade neurológica e controle das convulsões.
- O paciente não deve mais requerer monitoração de pressão intracraniana. O dispositivo para seu controle deve estar removido.
- Os pacientes mantidos cronicamente em ventilação pulmonar mecânica devem ter a condição crítica resolvida para poderem voltar aos cuidados domiciliários (*home care*).
- Pacientes em diálise peritoneal ou hemodiálise, com resolução da doença grave.
- A equipe de cuidados de saúde da família do paciente, após cuidadosa avaliação, determinar que não existe nenhum benefício em manter a criança na unidade de cuidados intensivos pediátrico ou que o curso do tratamento e o medicamento são inúteis.
  - Plano de atenção domiciliar: documento que satisfaz um conjunto de medidas que orienta a atuação de todos os profissionais envolvidos de maneira direta e/ou indireta na assistência a cada paciente em seu domicílio.
  - O grupo de pacientes mais comumente selecionado para assistência ou internação domiciliar é o constituído por aqueles com doenças crônico-degenerativas, aqueles com doenças que necessitem de cuidados paliativos e com incapacidade funcional, provisória ou permanente, que tendem a se tornar ocupantes prolongados ou até mesmo vitalícios de leitos hospitalares, mesmo em UTI.

READMISSÃO NÃO PLANEJADA

Um dos indicadores importantes de qualidade em UTI nomeado pela Society of Critical Care Medicine Quality Indicators Committee, em 1995, é a readmissão na unidade antes de 48 horas da alta. Angus, em 1998, questionou o uso das taxas de readmissão como um indicador de qualidade em UTI devido ao fato de haver dificuldades na definição da taxa de readmissão "ideal".

O risco de readmissão aumenta nas crianças que apresentam duas ou mais condições crônicas complexas. Os pacientes readmitidos têm um tempo de permanência mais longo na UTI, assim como maior tempo de internação hospitalar, comparativamente aos pacientes não readmitidos. As readmissões tardias têm uma taxa de mortalidade maior do que as readmissões precoces, mas os pacientes que apresentam readmissão não planejada na UTI pediátrica têm pior evolução do que aqueles pacientes sem readmissão.

UNIDADE DE CUIDADOS INTERMEDIÁRIOS

A seguir são apresentados alguns conceitos básicos relacionados a uma unidade de cuidados intermediários pediátrica:

- Monitoração e cuidado de pacientes com instabilidades fisiológicas potencialmente graves ou moderadas.
- Requer suporte técnico.
- Monitorização frequente dos sinais vitais.
- Intervenção frequente da enfermagem/fisioterapia.
- Não é necessário suporte artificial.
- Não requer monitorização invasiva.
- Requer menos cuidados do que na UTI.
- Requer mais cuidados do que na enfermaria geral.
- Diminuição de custos em relação à internação na UTI.
- Maior satisfação do paciente e da família.

REFERÊNCIAS

1. American Heart Association / American Academy of Pediatrics. Suporte avançado de vida em Pediatria (PALS). Guidelines CPR/ECC, 2020. Disponível em: https://cpr.heart.org/en/resuscitation-science/cpr-and-ecc-guidelines. Acesso em: maio 2024.
2. Carvalho WB, Johnston C. Terapia intensiva: composição de uma unidade de terapia intensiva pediátrica/neonatal. 2.ed. São Paulo: Manole; 2020.
3. Carvalho WB, Souza RL, Souza N. Emergência e terapia intensiva pediátrica. 4.ed. São Paulo: Atheneu; 2016.
4. Critérios de admissão em UTI pediátrica. Disponível em: http://www.paulomargotto.com.br/documentos/CriterIos_admissao-UTI_PED.ppt. Acesso em: 15 fev. 2016.

5. Frankel LR, Hsu BS, Yeh TS, Simone S, Agus MSD, Arca MJ, et al. Criteria for critical care infants and children: PICU admission, discharge, and triage practice statement and levels of care guidance. Ped Crit Care Med. 2019;20(9):847-87.
6. Ministério da Saúde. Critérios de elegibilidade para admissão e alta nas unidades de terapia intensiva pediátricas. Diário Oficial n. 81, de 30/4/2014. Disponível em: ftp://ftp.saude.sp.gov.br/ftpsessp/bibliote/informe_eletronico/2014/iels.abr.14/Iels81/U_CP-MS-SAS-7_290414.pdf. Acesso em: 10 fev. 2016.
7. Task Force of the American College of Critical Care Medicine. Guidelines for intensive care unit admission, discharge, and triage. Crit Care Med. 1999;27:633-8.

3

Reanimação cardiopulmonar

Marina Bortoni
Joelma Gonçalves Martin

DESTAQUES

- A parada cardiorrespiratória em pediatria geralmente é causada por problemas respiratórios (como asfixia ou insuficiência respiratória) ou circulatórios (como arritmias ou choque).
- As características anatômicas e fisiológicas das crianças exigem adaptações nas manobras, como a compressão torácica, a ventilação e a sequência de intervenções.
- O Suporte Avançado de Vida 2020 (SAV 2020), publicado por entidades como a American Heart Association (AHA) e outras organizações internacionais, trouxe atualizações importantes nas diretrizes de RCP pediátrica.
- O SAV 2020 refina o manejo de situações críticas, abordando a sequência de intervenções, incluindo a necessidade de desfibrilação precoce, o uso de medicamentos e a adaptação do suporte ventilatório.

INTRODUÇÃO

A reanimação cardiopulmonar (RCP) e o suporte de vida para crianças devem ser parte da cadeia de sobrevivência em todas as comunidades, ligando prevenção dos eventos externos, RCP rápida e efetiva, além de acesso ao sistema médico de emergência (SME) e suporte avançado de vida (SAV), dentro e fora da unidade hospitalar. Em 2020 foram publicadas as novas recomendações da American Heart Association (AHA), que acrescentaram a esse elo a abordagem sistemática da fase de recuperação, que pode se prolongar por meses e deve ser conduzida de forma integral.

RCP rápida e efetiva está associada ao retorno bem-sucedido da circulação espontânea, bem como à sobrevivência da criança em condições neurológicas aceitáveis e compatíveis com a vida. Entretanto, somente 2 a 10% de todas as crianças que sofrem parada cardiorrespiratória (PCR) fora dos hospitais sobrevivem, a maioria com sequelas neurológicas graves.

PREVENÇÃO DA PARADA CARDIORRESPIRATÓRIA

A maioria das paradas cardíacas em crianças ocorre dentro ou ao redor de sua casa, onde a criança está sob a supervisão dos pais ou cuidadores. Em casa, síndrome da morte súbita do lactente, trauma, afogamento, envenenamento, engasgo, asma grave e pneumonia são as causas mais comuns. Em nações industrializadas, o trauma é a principal causa de morte dos 6 meses até a adolescência. Em geral, a PCR pediátrica, no ambiente pré-hospitalar, é caracterizada pela progressão da hipóxia e hipercapnia para parada respiratória e bradicardia e, em seguida, parada cardíaca em assistolia.

O primeiro elo fundamental da cadeia de sobrevivência pediátrica é a prevenção do trauma ou enfermidade. As tentativas de prevenção são mais eficazes se direcionadas a limitar os traumas ou enfermidades mais frequentes. Os seis tipos mais comuns de traumas infantis fatais, passíveis de estratégias de prevenção, são os traumas de passageiros de veículos, traumas de pedestres, traumas com bicicletas, afogamento por submersão, queimaduras e acidentes com armas de fogo. No ambiente extra-hospitalar, é fundamental garantir a segurança tanto da vítima quanto do socorrista, antes de iniciar as manobras de suporte básico de vida (SBV). E, claro, atenção especial à remoção de pacientes com suspeita de trauma.

O "CAB" DA RCP

Em 2010, houve modificação das normas de RCP, principalmente no que se refere à sequência das ações iniciais. Tais modificações foram confirmadas na atualização das diretrizes de RCP da AHA publicadas em 2015. Deve-se iniciar a RCP em bebês e crianças com compressões torácicas, em vez de ventilações de resgate (**C-A-B**, em vez de A-B-C). Inicia-se a RCP com 30 compressões (socorrista atuando sozinho) ou 15 compressões (na presença de dois socorristas).

A recomendação é minimizar a interrupção das compressões torácicas, limitando o tempo necessário para a identificação da PCR a menos de 10 segundos.

AVALIAÇÃO RÁPIDA – SUPORTE BÁSICO DE VIDA (SBV)

Os passos da RCP começam quando a vítima é encontrada inconsciente, utilizando o esquema representado na Figura 1.

As alterações pontuadas nas diretrizes de 2020 são:

1. Ao executar a RCP em bebês e crianças com pulso presente, mas esforço respiratório ausente ou inadequado, fornecer uma ventilação a cada 2 a 3 segundos (20 a 30/min) de acordo com idade e a condição clínica. Taxas superiores podem comprometer a hemodinâmica.
2. Da mesma forma, bebês e crianças com via aérea avançada estabelecida devem ser ventiladas a cada 2 a 3 segundos (20 a 30/min) de acordo com a idade e a condição clínica

CIRCULAÇÃO

A ausência de sinais de circulação determina a parada cardíaca, que pode ou não ser presenciada. Clinicamente se deve verificar a presença de pulso central (considerado o padrão ouro) para determinar a atividade circulatória. Os outros sinais de circulação são respiração, tosse ou movimento em resposta a respirações de resgate. Se não se detectar com segurança pulso ou outros sinais de circulação, ou se pulso < 60 bpm em lactente ou criança com sinais de perfusão ruim, iniciam-se as compressões torácicas.

O pulso braquial é o recomendado para ser avaliado em lactentes, sendo o pulso femoral uma alternativa, evitando, assim, comprimir as vias aéreas e estimular a resposta vagal. Para crianças maiores deve-se palpar o pulso carotídeo ou o femoral.

Se os sinais de circulação estiverem presentes, mas a respiração espontânea estiver ausente, está caracterizada a parada respiratória, sendo então indicada a respiração de resgate em uma frequência de 20 a 30 respirações/

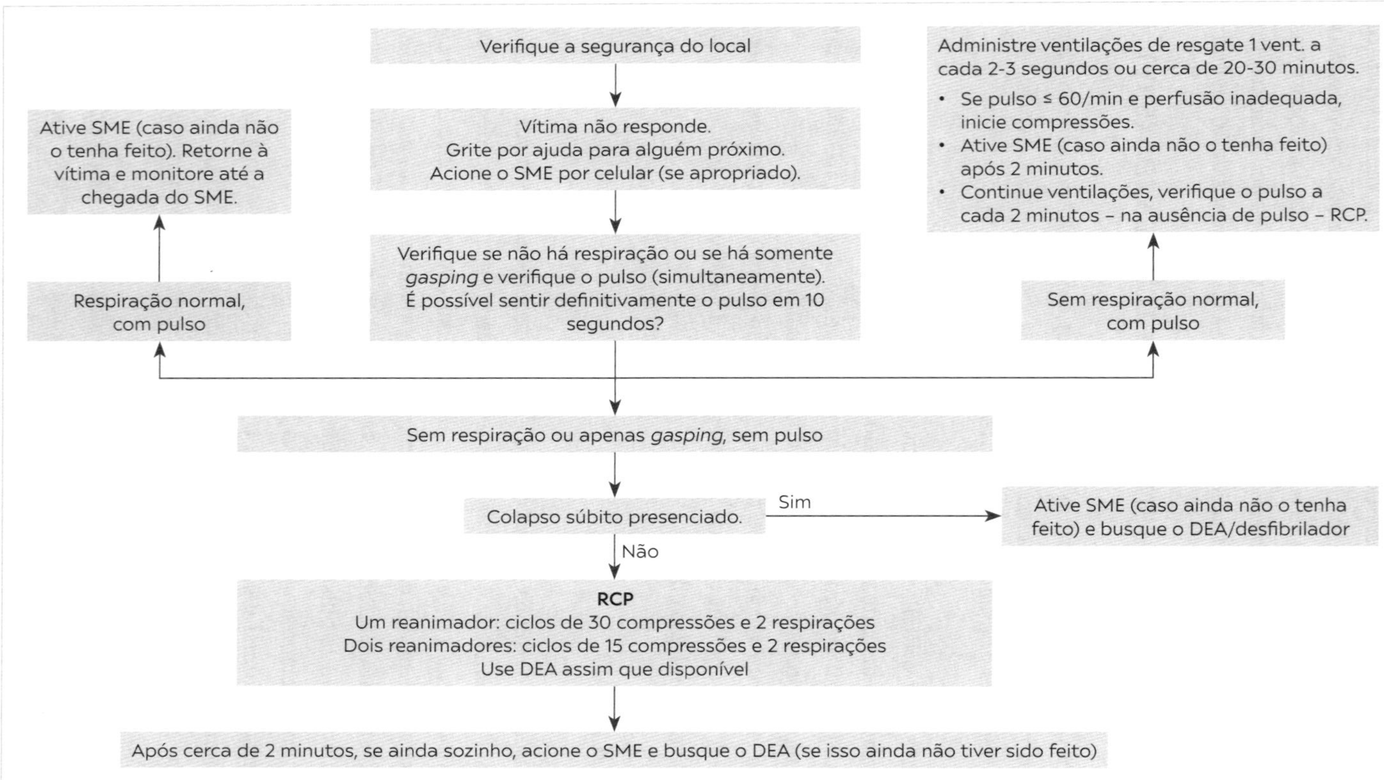

FIGURA 1 Algoritmo para avaliação inicial do paciente – suporte básico de vida.

DEA: desfibrilador externo automático; RCP: ressuscitação cardiopulmonar; SME: sistema médico de emergência.

minuto. Se ocorrer retorno de respiração e não houver suspeita de trauma craniano ou de pescoço, posiciona-se a criança em decúbito lateral (posição de recuperação).

Se a criança não responder, chamar por ajuda e iniciar RCP. Se estiver sozinho, continuar a ressuscitação por 2 minutos. Quando houver um ressuscitador, um ciclo para ressuscitação será de 30:2 (30 compressões torácicas e 2 ventilações). Com dois reanimadores a relação é de 15:2. Em ambiente externo, esteja pronto para responder a quaisquer informações ao telefone, inclusive quanto ao local do acidente, número e condição das vítimas. Se estiver sozinho e não houver evidência de trauma, é possível carregar a criança até o telefone. Se houver um segundo ressuscitador, este deve chamar o serviço de emergência e pedir um DEA (desfibrilador externo automático), principalmente se a criança for maior que 1 ano, enquanto a RCP continua. Se houver suspeita de trauma, lembrar de promover a estabilização da coluna cervical antes de realizar qualquer manobra com a vítima, a fim de minimizar os potenciais riscos de agravar uma lesão incompleta da coluna cervical.

Se a parada cardíaca é súbita e foi presenciada por um dos ressuscitadores, é importante contatar imediatamente o serviço de emergência e pedir um DEA, antes de iniciar a ressuscitação. É aceitável que, na presença de apenas um ressuscitador, este acione o SME por meio de um telefone celular enquanto realiza as manobras de RCP. Se dois socorristas estiverem presentes, um inicia a RCP e o outro aciona o SME.

INICIAR COMPRESSÕES TORÁCICAS

Se a criança estiver inconsciente, deve ser virada em bloco para a posição supina e colocada em uma superfície plana e rígida.

Técnica de compressões torácicas

Para realizar compressões torácicas, pressiona-se a metade inferior do esterno a uma profundidade de no mínimo um terço do diâmetro anteroposterior do tórax, em uma frequência de pelo menos 100 compressões por minuto. As compressões torácicas devem produzir pulsos palpáveis em uma artéria central. Podem ser utilizados acessórios para avaliar a efetividade das compressões torácicas, após a intubação orotraqueal. Detectores de exalação contínua de CO_2 podem ajudar o profissional de saúde na avaliação do fluxo sanguíneo resultante das compressões torácicas. Se as compressões torácicas produzirem débito cardíaco (DC) e fluxo sanguíneo pulmonar inadequados, o CO_2 exalado permanecerá extremamente baixo. Se o DC e o fluxo sanguíneo pulmonar melhorarem, o CO_2 exalado pode aumentar durante a ressuscitação.

Compressões torácicas no lactente

Técnica dos 2 polegares com as mãos envolvendo o tronco

- Utilizada quando há 2 reanimadores.
- Ficar em pé aos pés ou ao lado do lactente.
- Colocar seus polegares lado a lado sobre a metade inferior do esterno do lactente, assegurando-se de que os polegares não estejam comprimindo o processo xifoide ou suas proximidades. Envolver o tórax do lactente e sustentar seu dorso com os dedos de ambas as mãos. Ambos os polegares devem ser colocados na metade inferior do esterno do lactente, a uma distância aproximada de 1 dedo abaixo da linha intermamária.
- Frequência proposta: 100 vezes por minuto, até 120.
- Permitir completo relaxamento do tórax entre as compressões.
- Continuar as compressões e ventilações em uma proporção de 30:2 se estiver presente apenas um socorrista e de 15:2 se estiverem presentes 2 socorristas.

Técnica de compressão com 2 dedos

- Utilizada quando há apenas um reanimador.
- Colocar dois dedos (2° e 3° ou 3° e 4° dedos) de uma das mãos na metade inferior do esterno, a uma distância aproximada de 1 dedo abaixo da linha intermamária, evitando comprimir o processo xifoide ou as proximidades.
- Utilizar a outra mão como anteparo, colocando-a sob o dorso do lactente.
- Depois de cada compressão, relaxar completamente a pressão no esterno.

Compressão torácica nas crianças maiores de 1 ano

- Colocar a eminência tenar de uma das mãos sobre a metade inferior do esterno, entre a linha intermamária e a parte inferior do esterno.
- Pode-se utilizar as duas mãos sobrepostas ou uma única mão para crianças muito pequenas.

- Manter sempre o braço e o antebraço estendidos.
- Comprimir o esterno em profundidade de no mínimo um terço do diâmetro anteroposterior do tórax da criança e permitir o completo retorno do tórax antes da próxima compressão.
- Para crianças com caracteres sexuais secundários, proceder como em adultos. Os dedos das duas mãos devem ficar entrelaçados e levantados, evitando assim pressionar as costelas da criança.

Quanto à desfibrilação e uso do DEA em bebês, preferir o uso de um desfibrilador manual a um DEA para desfibrilação. Se não houver um desfibrilador manual disponível, preferir um DEA equipado com um atenuador de carga pediátrico. Se nenhum dos dois estiver disponível, usar um DEA sem atenuador de carga pediátrico.

ABERTURA DE VIAS AÉREAS

Após as compressões iniciais, abrir a via aérea e fornecer **duas** ventilações. Em uma criança não responsiva, a língua é a causa mais comum de obstrução das vias aéreas na vítima pediátrica. Assim, a via aérea deve ser permeabilizada com a manobra destinada a tirar a língua da parede posterior da faringe.

Manobra de inclinação da cabeça e elevação do queixo

Colocar uma das mãos na testa da criança e gentilmente inclinar sua cabeça para trás. O pescoço deve estar ligeiramente estendido. Não realizar a manobra dessa forma se houver suspeita de trauma. Ao mesmo tempo, colocar as pontas dos dedos de sua outra mão sob a parte óssea da mandíbula e a levantar para cima e para fora. Se houver secreções, vômitos ou corpo estranho visíveis, removê-los.

Manobra da tração da mandíbula

Usada quando há suspeita de trauma da coluna cervical, colocando os 2 dedos sob cada lado do ângulo da mandíbula inferior e levantando-a para cima e para fora. Se houver secreções, vômitos, sangue, fragmentos dentários ou corpo estranho visíveis, removê-los.

Manobra da tração língua-mandíbula

Usada para abrir as vias aéreas na suspeita de corpo estranho em vítima inconsciente. Assim, introduzir o polegar na boca da vítima e posicionar 2 ou 3 dedos sob a mandíbula. Segurar com firmeza a língua e a mandíbula inferior entre o polegar e dedos e levantar a língua para cima e para fora. Se houver secreções, vômitos, sangue, fragmentos dentários ou corpo estranho visíveis, removê-los.

RESPIRAÇÃO

Com dispositivo bolsa-valva-máscara

A ventilação com bolsa-valva-máscara depende de treinamento adequado, inclusive para determinar o tamanho adequado do dispositivo.

As bolsas de ressuscitação usadas para a ventilação dos recém-nascidos a termo, lactentes e crianças maiores (em geral até cerca de 1 ano) devem conter volume mínimo de 450 a 500 mL e, para os demais, os ambus de 750 a 1.000 mL. Apesar do tamanho do ressuscitador manual utilizado, o socorrista deve usar somente a força e o volume corrente necessários para promover expansão visível do tórax, pois volumes excessivos podem ter efeitos prejudiciais, como aumento da pressão intratorácica, distensão alveolar ou do estômago e aumento do risco de regurgitação.

Técnica "C-E"

Selecionar adequadamente a bolsa e a máscara; esta deve cobrir completamente a boca e o nariz da vítima sem cobrir os olhos ou ultrapassar o queixo.

Na técnica do C-E, o polegar e o indicador formam um "C" para vedar firmemente a máscara sobre a face, enquanto os outros dedos da mesma mão formam um "E" para levantar a mandíbula, puxando a face em direção à máscara. Assegurar-se de que o tórax se expande visivelmente a cada respiração. As bolsas de ventilação de 450 a 500 mL, com 10 litros/minuto de fluxo de oxigênio, fornecem concentração de oxigênio que varia de 30 a 80%. Para aumentar a concentração de oxigênio, é recomendável utilizar bolsa-valva-máscara com reservatório que fornecerá concentração de oxigênio de 60 a 95%.

Uso do DEA

Tão logo a parada cardíaca sem pulso seja identificada, iniciar o CAB da ressuscitação e providenciar um desfibrilador automático. Conectam-se as pás a fim de saber o ritmo cardíaco, tratável por meio de choque (desfibrilação) ou não. Se o paciente estiver em assistolia, providenciar adrenalina, que deve ser administrada por via intravenosa (IV) ou intraóssea (IO), na dose de 0,01 mg/kg. As doses podem ser repetidas a cada 3 a 5 minutos.

Se o ritmo encontrado for fibrilação ventricular (FV) ou taquicardia ventricular sem pulso (TVSP), proceder a desfibrilação com 2 J/kg. Reassumir a RCP imediatamente após o choque e manter por 2 minutos, antes de avaliar novamente o ritmo e o pulso. Administrar novo choque utilizando carga de 4 J/kg em caso de manutenção da FV/TV e assim sucessivamente. A terceira dose do choque poderá ser maior do que 4 J/kg, chegando a um máximo de 10 J/kg ou dose de adulto (desfibrilador bifásico = 120-200 J ou monofásico = 360 J). É recomendada a administração de adrenalina IV/IO após a segunda desfibrilação. Após a administração do terceiro choque, havendo FV ou TVSP refratária, amiodarona (5 mg/kg IV/IO, podendo ser repetida até 2 vezes) ou lidocaína (1 mg/kg IV/IO seguido de infusão contínua de 20 a 50 mcg/kg/min) são igualmente aceitáveis como antiarrítmicos.

Em crianças menores de 10 kg, utilizar pás pediátricas em posição habitual. Caso elas não estejam disponíveis, utilizar as grandes, colocando a da direita sobre o coração e a da esquerda em direção diametralmente oposta na altura inferior da escápula esquerda

TUBO TRAQUEAL

Se nenhuma das manobras citadas for suficiente para restabelecer respiração e ventilação adequadas, é necessário proceder a intubação traqueal. Para tanto é necessário identificar o tamanho correto do tubo, visto que, se a criança for intubada com um tubo muito fino, um grande escape de ar ao redor do tubo vai acontecer, impedindo a ventilação adequada. A manobra de Sellick anteriormente preconizada caiu em desuso, pois trabalhos recentes mostram que ela pode piorar a visualização das cordas vocais, bem como provocar o relaxamento do esfíncter esofagiano inferior, facilitando a broncoaspiração.

Algumas fórmulas são sugeridas para auxiliar na determinação do diâmetro interno do tubo traqueal. Para crianças maiores de 2 anos:

- Diâmetro interno da cânula **sem** balonete (crianças de 2 a 10 anos) **(idade em anos/4) + 4**.
- Diâmetro interno da cânula **com** balonete (crianças de 2 a 10 anos): **(idade em anos/4) + 3,5**.

De qualquer forma, recomendações atuais sugerem o uso habitual de cânulas com balonete. Antes de proceder a IOT, deve-se deixar prontas para uso cânulas 0,5 cm maiores e menores em relação àquela que foi calculada. Para estimar a profundidade com que se deve inserir o tubo, usa-se a seguinte fórmula:

- Diâmetro interno × 3 = profundidade de inserção da cânula. (p. ex., COT nº 4 = 4 × 3 = marcação de 12 cm na rima labial)

LARINGOSCÓPIO

O laringoscópio consiste em um cabo com pilhas e uma lâmina com uma fonte de luz. A lâmina é usada para expor a glote pelo deslocamento da língua lateralmente, colocando sua ponta na valécula e elevando a base da língua em direção ao assoalho da boca. As lâminas do laringoscópio podem ser curvas ou retas, sendo a lâmina reta preferida para lactentes e crianças de 1 a 3 anos, porque promove melhor visualização da glote, que está relativamente anterior e cefálica. Para crianças de mais idade, utilizam-se as lâminas curvas. O tamanho mais adequado da lâmina é aquele mais próximo da distância entre a comissura labial e o lobo da orelha.

PREPARAÇÃO PARA INTUBAÇÃO

Durante a intubação de pacientes com um ritmo de perfusão, a monitoração com oxímetro de pulso é altamente recomendada.

A atropina pode minimizar respostas desfavoráveis (bradicardia e assistolia) relacionadas à estimulação vagal resultante da laringoscopia ou da hipoxia. Deve ser considerada para qualquer criança com bradicardia no momento da intubação. Porém, não deve ser realizada em casos de PCR, assim como não há necessidade de nenhuma medicação nesses casos. A dose da atropina é de 0,01 a 0,02 mg/kg, administrada 1 a 2 minutos antes da intubação, principalmente quando a succinilcolina for utilizada, se houver bradicardia ou como pré-medicação ao uso da ketamina.

Técnica de intubação

Para visualizar a glote diretamente, os eixos da boca, faringe e traqueia devem estar alinhados. Crianças menores de 2 anos, para serem intubadas, devem ser colocadas em uma superfície plana com o queixo elevado como na posição de cheirar. Um pequeno coxim colocado sob os ombros do lactente pode melhorar a posição por causa da proeminência do occipício. As tentativas de intubação devem ser breves, não durando mais que 30 segundos. Se a intubação for interrompida, ventilar o paciente imediatamente com 100% de oxigênio, usando a máscara e um ressuscitador manual para melhorar a oxigenação e a FC antes de tentar novamente. Segurar o cabo do laringoscópio na mão esquerda e introduzir a lâmina na cavidade oral do paciente, seguindo o contorno natural da faringe até a base da língua.

Depois que uma lâmina é apropriadamente posicionada, deve-se proceder à tração para cima, em direção ao eixo longo do cabo, para deslocar a base da língua e a epiglote anteriormente, e expor a glote.

Para evitar obstrução visual da abertura glótica pelo tubo traqueal, introduza-o no canto direito da boca. O socorrista deve ver o tubo passando através da abertura glótica. Após a intubação, deve haver uma confirmação da posição correta da cânula endotraqueal por meio da ausculta, da oximetria de pulso e da avaliação do paciente, bem como da utilização de dispositivos que monitorem a respiração, como a detecção do CO_2 exalado.

Quando a localização esofágica for fortemente suspeitada, remover o tubo, manter a ventilação com bolsa-valva-máscara e tenar novamente depois.

Se os movimentos do tórax ou murmúrios vesiculares são assimétricos, particularmente se os murmúrios vesiculares são audíveis somente no pulmão direito, deve-se suspeitar de intubação seletiva.

Após a intubação realizada, caso o paciente instabilize, deve-se suspeitar principalmente das seguintes intercorrências: **D**eslocamento da cânula, **O**bstrução da cânula, **P**neumotórax ou inadequação do **E**quipamento (DOPE)

Uma vez que a posição do tubo esteja correta, manter a cabeça do paciente em posição neutra e procurar fixar rápida e firmemente a cânula.

A partir do momento em que a via aérea definitiva estiver instituída as compressões não deverão mais ser sincronizadas com as ventilações. Assim, serão realizadas 100 a 120 compressões por minuto, enquanto as ventilações serão realizadas assincronamente a cada 2 a 3 segundos, perfazendo 20 a 30 ventilações por minuto. A cada 2 minutos de reanimação o pulso deve ser palpado, o ritmo de parada checado e os próximos passos seguidos conforme o algoritmo ilustrado na Figura 2.

Também considerando os ritmos para adequadamente seguir o fluxograma, é importante reconhecê-los:

A. Assistolia:

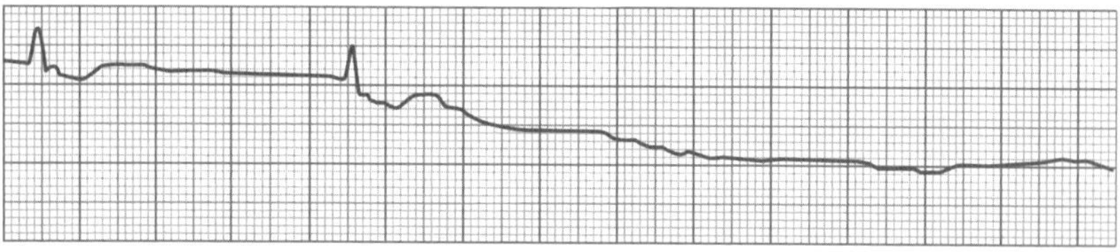

B. Atividade elétrica sem pulso (AESP):

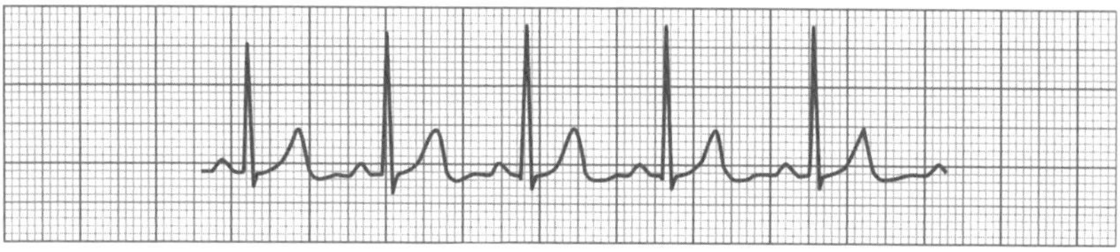

C. Fibrilação ventricular:

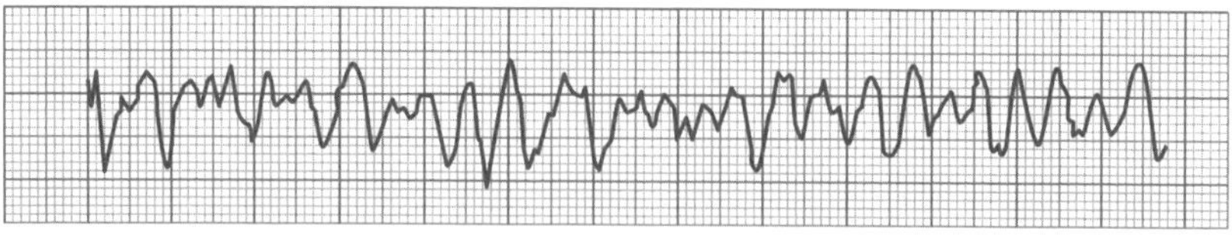

D. Taquicardia ventricular:

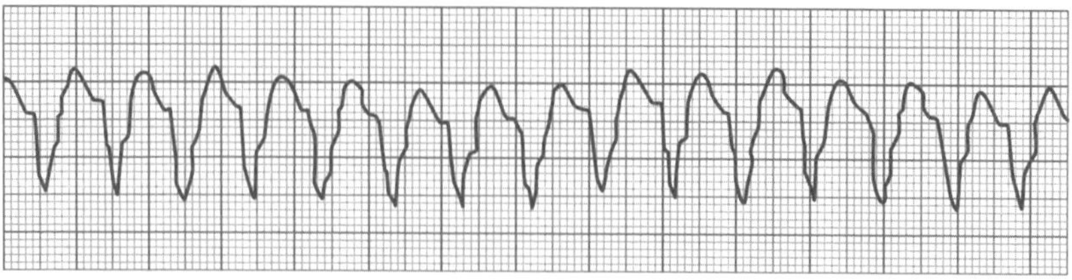

EPINEFRINA

Na parada cardíaca, a vasoconstrição mediada por alfa-adrenérgicos é a ação farmacológica mais importante da epinefrina. A vasoconstrição aumenta a pressão diastólica aórtica e a pressão de perfusão coronariana, o que aumenta a oferta de oxigênio para o coração e aumenta o estado contrátil dele, favorecendo o sucesso da desfibrilação. A vasoconstrição periférica induzida em leitos vasculares não essenciais direciona o débito cardíaco para o cérebro.

As indicações da epinefrina são: PCR, bradicardia sintomática que não responde à ventilação e hipotensão não relacionada à depleção de volume. A dose de epinefrina recomendada em PCR é de 0,01 mg/kg (0,1 mL/kg de solução 1:10.000 – ou seja, 1 mL da droga diluída em 9 mL de soro fisiológico 0,9% ou água destilada) IV ou IO. A administração traqueal é desencorajada.

OUTRAS DROGAS

Recomenda-se reposição de cálcio nas seguintes condições:

- Hipocalcemia documentada.
- Intoxicação por bloqueador dos canais de cálcio.
- Hipermagnesemia.
- Hipercalemia.

Pode ser feita com gluconato de cálcio 10% (0,5 a 1 mL/kg IV/IO) ou cloreto de cálcio 10% (0,2 mL/kg IV/IO). A velocidade máxima de infusão não deve ultrapassar 0,5 mL/kg/min. A administração de cálcio de rotina em PCR, exceto nas indicações citadas, não produz benefícios e pode ser nociva, não sendo, portanto, recomendada.

O bicarbonato de sódio é indicado em PCR prolongada (> 30 minutos) ou hipercalemia. Dose: 1 mEq/kg IV/IO em bólus, diluído 1:1 em AD (solução de bicarbonato de sódio a 8,4% tem concentração de 1mEq/mL).

O sulfato de magnésio está indicado quando houver hipomagnesemia documentada ou *torsades de pointes*. Dose: sulfato Mg 10% (100 mg de Mg em 1 mL): 25 a 50 mg/kg IV/IO em 10 a 20 min. Infundir em bólus se *torsades de pointes*.

ACESSO VASCULAR

Um dos passos importantes na ressuscitação cardiopulmonar e no tratamento do choque é a reposição volêmica e a administração de drogas. Durante a ressuscitação o acesso vascular deve ser conseguido em veia periférica calibrosa ou veia central rapidamente. A via intraóssea deve ser considerada o mais breve possível.

Assim, considerando tudo o que foi dito, segue-se o algoritmo da RCP na Figura 2. Na Figura 3, as doses das drogas e os Hs e Ts da RCP pediátrica que devem ser checados durante toda a reanimação. E, ao final, no Quadro 1, o sexto elo criado da RCP, que se refere aos cuidados pós-parada para que se possa alcançar a melhor recuperação.

Nas últimas recomendações da AHA, um sexto elo de sobrevivência foi elaborado, considerando-se que após retorno da circulação espontânea, a melhor recuperação neurológica do paciente tem a ver também com estratégias complementares de oxigenação, ventilação, manutenção hemodinâmica, manutenção metabólica e estimulação precoce fisioterápica e de reabilitação. Todas essas estratégias configuram os essenciais cuidados pós-parada.

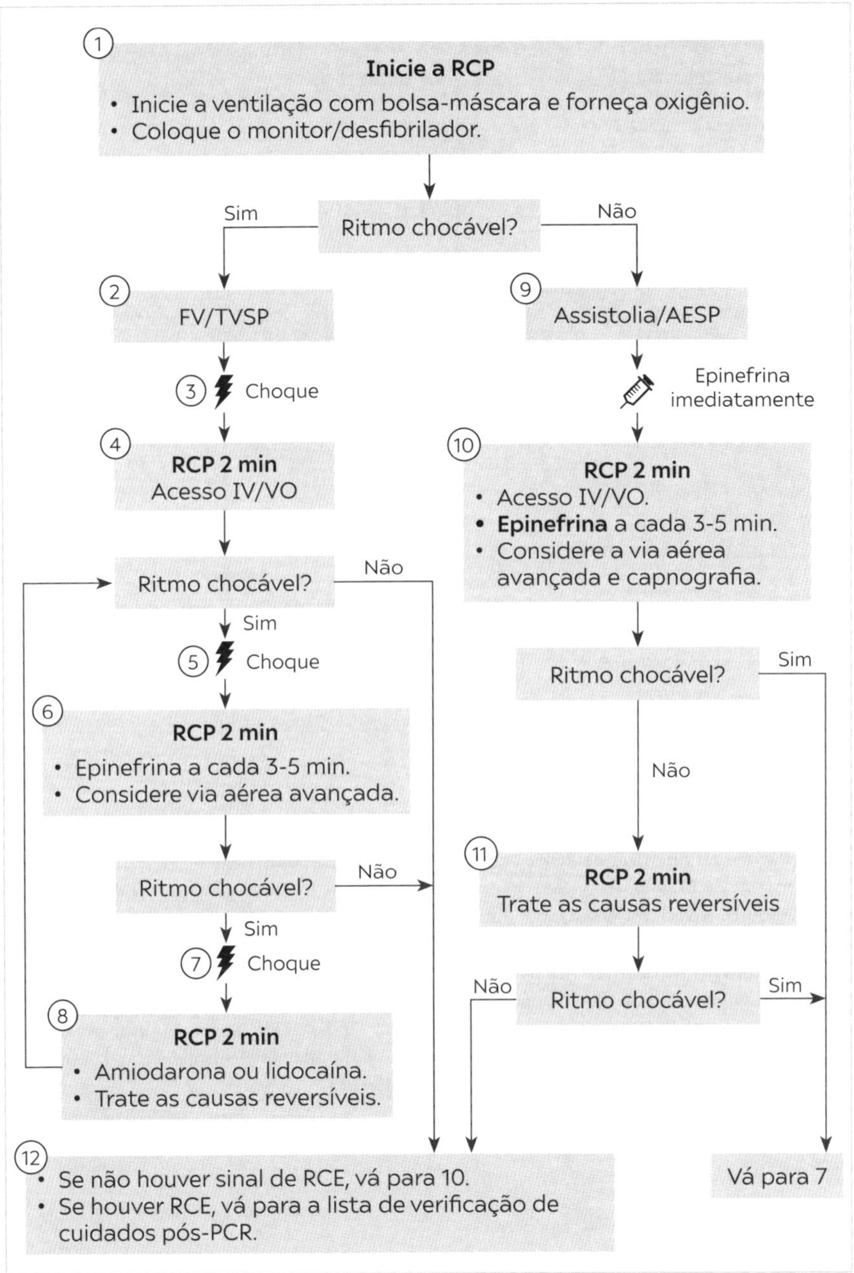

FIGURA 2 Algoritmo da parada cardiorrespiratória em pediatria – SAV-2020.

AESP: atividade elétrica sem pulso; FV: fibrilação ventricular; IV: intravenoso; PCR: parada cardiorrespiratória; RCE: retorno da circulação espontânea; RCP: ressuscitação cardiopulmonar; TVSP: taquicardia ventricular sem pulso; VO: via oral.

<table>
<tr><th colspan="3">RCP pediatria - AHA 2015</th></tr>
<tr><th>Medicações e doses</th><th colspan="2">VA avançada</th></tr>
<tr><td>Epinefrina → dose IO/IV
0,01 mg/kg (0,1 mL/kg da solução 1:10.000)
Repetir a cada 3-5 min
Sem acesso → endotraqueal
0,1 mg/kg (0,1 mL/kg solução 1:1.000)</td><td colspan="2">Intubação traqueal ou VA supraglótica
Capnografia: confirmar posição TT
VA avançada estabelecida:
1 respiração a cada 6-8 segundos
(8-10 resp./min)</td></tr>
<tr><th></th><th colspan="2">Causas reversíveis</th></tr>
<tr><td>Amiodarona → dose IO/IV
5 mg/kg bólus durante PCR
Pode repetir 2 vezes para FV ou TVSP
Lidocaína → dose IO/IV
1 mg/kg bólus durante PCR
20-50 mcg/kg/min manutenção</td><td>Hipovolemia
Hipoxemia
Hidrogênio (acidose)
Hipoglicemia
Hipo/Hipercalemia
Hipotermia</td><td>Tamponamento
Tension pneumotx
Toxinas
Trombose pulmonar
Trombose cardíaca</td></tr>
</table>

FIGURA 3 Drogas e causas da parada cardiorrespiratória em pediatria.
AHA: American Heart Association; FV: fibrilação ventricular; IO: via intraóssea; IV: intravenoso; PCR: parada cardiorrespiratória; RCP: ressuscitação cardiopulmonar; TVSP: taquicardia ventricular sem pulso; VA: via aérea

REFERÊNCIAS

1. Destaques das diretrizes de RCP e ACE da AHA, 2020. Disponível em: https://portugues.medscape.com/verartigo/6510452?ecd=ppc_google_acq_mscp_dynamic-guidelines_inlang-br-int&gad_source=1&gclid=Cj0KCQjw-ai0BhDPARIsAB6hmP4UXibBH3Py0Uz0htvdKhrLIsjNThEnxzLVkvfQmuHqfSC2ChHyTAAaAt3fEALw_wcB&form=fpf. Acesso em: maio 2024.
2. Wyckoff MH, Greif R, Morley PT, Ng K-C, Olasveengen TM, Singletary EM, et al. 2022 International Consensus on Cardiopulmonary Resuscitation and Emergency Cardiovascular Care Science with Treatment Recommendations: Summary From the Basic Life Support; Advanced Life Support; Pediatric Life Support; Neonatal Life Support; Education, Implementation, and Teams; and First Aid Task Forces. Circulation. 2022;146(25):e483-e557.

4

Insuficiência respiratória aguda e assistência respiratória

Toshio Matsumoto

DESTAQUES

- Importância de suspeitar e reconhecer o diagnóstico de insuficiência respiratória.
- Conhecer a maior vulnerabilidade da criança para desenvolver a insuficiência respiratória.
- Quadro clínico da insuficiência respiratória e fisiopatologia das trocas gasosas.
- Reconhecer a gravidade da insuficiência respiratória.
- Abordagem e assistência da insuficiência respiratória.

INTRODUÇÃO

A insuficiência respiratória aguda em pediatria é uma das principais causas de internação hospitalar, inclusive na unidade de terapia intensiva (UTI). É a emergência médica mais comum em crianças, principalmente naquelas com menos de 1 ano de idade.[1,2] A insuficiência respiratória progressiva e o choque são as causas mais comuns de parada cardiorrespiratória em pediatria.[3] Em 2012, as infecções respiratórias foram responsáveis por 2% de todas as mortes em crianças menores de 5 anos nos EUA e 18% no mundo.[1,4]

A insuficiência respiratória é uma disfunção do sistema respiratório caracterizada pela incapacidade de oxigenar o sangue venoso misto e remover o CO_2 para satisfazer as demandas metabólicas do organismo.[1,2,4,5] Trata-se de uma condição clínica que deve ser prontamente reconhecida e tratada, pois representa grande ameaça à vida do paciente. E o não reconhecimento dessa condição contribui sobremaneira com a mortalidade.[1]

DESENVOLVIMENTO DO SISTEMA RESPIRATÓRIO

Fatores relacionados ao desenvolvimento do sistema respiratório justificam a maior frequência de insuficiência respiratória em lactentes e crianças mais jovens;[1,2,6-8] aproximadamente metade ocorre no período neonatal.[6] Recém-nascidos (RN), principalmente prematuros, sofrem com a imaturidade estrutural e funcional do sistema respiratório associada a predisposições anatômicas. Como a maturação do controle respiratório ocorre em boa parte nas últimas semanas de gestação, isso explica a maior prevalência de apneia nos RN prematuros.

O segmento cefálico do RN é relativamente grande, representa um quarto de todo o seu corpo e ainda apresenta um occipício mais proeminente, o que favorece um estreitamento das vias aéreas superiores quando o RN está em posição supina, por promover maior flexão do pescoço. A região mandibular é pequena, e a língua, por ocupar um espaço menor, se torna volumosa, o que favorece a obstrução da região faríngea por essa relativa micrognatia e macroglossia. A respiração nasal é mandatória até os 4 a 6 meses de idade, justificada pela incapacidade de utilizar efetivamente a via oral para respirar. A obstrução das narinas (p. ex., atresia de coanas) nessa faixa etária implica grave ameaça à vida e merece atenção imediata. A epiglote é mais longa e rígida, inserindo em 45 graus com a base da língua, e é mais alta, o que resulta em estreitamento da retrofaringe. As vias aéreas, apesar de relativamente maiores que as do adulto, são menos calibrosas em termos absolutos, o que resulta em maior resistência ao fluxo aéreo. As vias aéreas periféricas no adulto respondem por cerca de 20% da resistência total de vias aéreas; no entanto, em lactentes e crianças jovens elas representam cerca de 50% da resistência total.[4] Esse fato tem impacto clínico em processos obstrutivos, como bronquiolite ou asma. A caixa torácica é mais complacente, e seu formato cilíndrico não favorece o aumento de volume anteroposterior. As costelas se fixam em um esterno menos rígido, que oferece uma base mais instável. Assim, durante um esforço inspiratório mais acentuado, a pressão intratorácica negativa criada pode mais deformar a caixa torácica (retração) do que resultar em aumento do volume pulmonar.

O diafragma se posiciona mais horizontalmente e sua contração pode reduzir ainda mais o diâmetro anteroposterior da caixa torácica. A musculatura diafragmática tem uma distribuição de fibras que muda com o crescimento; elas são mais sujeitas à fadiga na fase inicial da vida. O diafragma do RN tem cerca de 25% de fibras estriadas tipo I (vermelhas, contração e relaxamento lentos, altamente oxidativas, não fatigáveis) e predomínio de fibras estriadas tipo II (brancas, contração rápida, fatigáveis). No RN prematuro a proporção de fibras tipo I é ainda menor, apenas 10%. A proporção de fibras tipo I aumenta com a idade e atinge 55% na fase adulta. As costelas são mais complacentes e se fixam em um esterno mais mole (base instável para as costelas), podendo sofrer deformidades durante a respiração (retrações). O número de alvéolos é menor, e a ventilação colateral é inexistente no nascimento. A ventilação colateral surge a partir dos 3 ou 4 anos de idade[1] e auxilia na distribuição dos gases de alvéolos com vias aéreas obstruídas, o que minimiza a formação de atelectasia.

ETIOLOGIA, CLASSIFICAÇÃO E FISIOPATOLOGIA

O sistema respiratório é complexo e integra desde o cérebro, medula espinal, vasculatura, sistema neuromuscular, vias aéreas, tórax, pleura, até a unidade alveolocapilar.[10] O controle da respiração depende da sinalização de quimiorreceptores.[7] Nos corpos carotídeos e aórtico estão os quimiorreceptores que são sensíveis à pressão parcial de oxigênio no sangue arterial (PaO_2), pressão parcial de gás carbônico arterial ($PaCO_2$) e pH. Os quimiorreceptores centrais são sensíveis ao pH do líquido espinal, especificamente ao CO_2, uma vez que o H^+ não atravessa a barreira hematoencefálica.[7]

A insuficiência respiratória não é decorrente de uma condição restrita ao pulmão propriamente dito, mas de qualquer doença que afete a integração do sistema respiratório[10,11] (Quadro 1).

Na falta de medidas diretas da incapacidade do sistema respiratório em lidar com as necessidades metabólicas do organismo, oxigenar o sangue venoso e remover o CO_2 produzido pelo metabolismo, são utilizadas as pressões desses gases no sangue pela gasometria como indicativo da troca gasosa pulmonar.[5]

QUADRO 1 Causas de insuficiência respiratória aguda de acordo com a localização afetada

Causas de insuficiência respiratória aguda	
Vias aéreas superiores	• Infecção (laringite, epiglotite, traqueíte) • Malácia/estenose • Corpo estranho • Anafilaxia
Vias aéreas inferiores (processo obstrutivo)	• Bronquiolite • Asma • Fibrose cística
Pulmão (processo restritivo)	• SDRA • Pneumonia • Edema pulmonar • Derrame pleural • Aspiração/afogamento • Síndrome compartimental abdominal
Sistema nervoso central	• Trauma craniano • Medicamentos • Encefalopatia/convulsão • Infecção • Imaturidade do centro respiratório
Sistema nervoso periférico e muscular	• Distrofia muscular • Síndrome de Guillain-Barré • Paralisia diafragmática • Trauma de medula espinhal • Botulismo • Intoxicação • Escoliose

SDRA: síndrome do desconforto respiratório agudo.
Fonte: adaptado de Scheider e Sweberg.[4]

A classificação da insuficiência respiratória pode ser baseada nos valores gasométricos de PaO_2 e $PaCO_2$. A hipoxemia é considerada quando PaO_2 for menor que 60 mmHg (em ar ambiente e no nível do mar),[4,5] o que corresponde a uma saturação aproximada de 90%, e a hipercapnia quando a PCO_2 for maior que 50 mmHg. Considerando que a insuficiência respiratória pode ser decorrente de prejuízo da troca gasosa pulmonar ou da bomba respiratória, ela é classificada em dois tipos:

1. Hipoxêmica ou tipo I.
2. Hipercápnica ou tipo II.[2,4,6,8,10]

Insuficiência respiratória hipoxêmica – tipo I

A insuficiência respiratória hipoxêmica decorre da troca gasosa pulmonar inadequada devido à incapacidade de oxigenar o sangue venoso misto.[5] Os principais mecanismos fisiopatológicos estão resumidos no Quadro 2.[5]

Inadequação ventilação/perfusão (efeito *shunt*)

É o mecanismo mais comum presente nas insuficiências respiratórias.[4,5,8] A troca gasosa alveolocapilar é prejudicada pelo predomínio da perfusão em relação à ventilação. Há perfusão sanguínea por unidades alveolares pouco ventiladas ou com volume reduzido. A relação entre a ventilação alveolar e a perfusão é insuficiente para manter uma troca gasosa adequada. O oxigênio suplementar pode melhorar rapidamente a hipoxemia,[8] mas pode não chegar até os alvéolos ou ser insuficiente para oxigenar o sangue venoso nessas unidades mal ventiladas.[5] Condições clínicas como edema pulmonar, pneumonia, síndrome do desconforto respiratório agudo (SDRA) e atelectasias são exemplos em que esse mecanismo está presente.

Distúrbio de difusão

O distúrbio na difusão dos gases entre o alvéolo e o capilar pode ocorrer quando essa interface oferece dificuldade na passagem dos gases, em geral por processos pulmonares que apresentem espessamento da membrana alveolocapilar.[5] No entanto, é um mecanismo pouco comum, uma vez que as hemácias necessitam apenas de um terço do tempo de passagem no leito alveolar para serem oxigenadas[5] e o espessamento também compromete a complacência pulmonar, que por sua vez compromete a respiração antes mesmo do comprometimento da difusão.

QUADRO 2 Principais mecanismos fisiopatológicos envolvidos na insuficiência respiratória hipoxêmica

Mecanismo fisiopatológico
1. Desequilíbrio V/Q
2. Prejuízo de difusão
3. ↓ FiO_2
4. Disfunção hemodinâmica grave

FiO_2: fração inspirada de oxigênio.
Fonte: adaptado de Belda et al.[5]

Redução de fração inspirada de oxigênio

As trocas gasosas na unidade alveolocapilar ocorrem pela diferença das pressões de O_2 e CO_2 dos dois compartimentos. O sangue capilar venoso em contato com o alvéolo tem seus gases em equilíbrio com o gás alveolar. Em condições normais a PaO_2 reflete a concentração do oxigênio do gás alveolar. O ar inspirado sofre um condicionamento no trajeto até atingir os alvéolos, com alteração de sua composição. Essa composição do gás alveolar pode ser descrita pela seguinte equação:[2,4,5]

$$PAO_2 = (PB - PH_2O) \times FiO_2 - PACO_2/R,$$

sendo PAO_2 (pressão parcial de O_2 alveolar); PB (pressão barométrica); PH_2O (pressão de vapor-d'água); FiO_2 (fração inspirada de O_2); $PACO_2$ (pressão parcial de CO_2 alveolar, substituída na equação pela $PaCO_2$); e R (quociente respiratório), que traduz a relação entre a produção de CO_2 (VCO_2) e o consumo de O_2 (VO_2) do metabolismo do organismo ($R = VCO_2/VO_2$).

A hipoxemia pode surgir quando o oxigênio alveolar está reduzido em altas altitudes (pressão barométrica mais baixa), ou em situações em que a FiO_2 está reduzida, como em incêndios.

Disfunção hemodinâmica grave

A troca gasosa também depende de uma condição hemodinâmica adequada, e processos que comprometem esse estado acabam por prejudicar a oxigenação. A principal causa é a insuficiência cardíaca,[5] que pode afetar a troca gasosa pela presença de hipertensão pulmonar, efeito *shunt* ou por reduzir a pressão parcial de oxigênio do sangue venoso misto.

Insuficiência respiratória hipercápnica – tipo II

A ventilação pulmonar depende da bomba respiratória, constituída principalmente pela caixa torácica e diafragma. Uma disfunção nessa bomba pode comprometer a ventilação alveolar efetiva, resultando em retenção de CO_2.

A $PaCO_2$ reflete a ventilação relacionando o balanço entre a produção de CO_2 (VCO_2) e a ventilação alveolar (VA).[4,5,8]

$$PaCO_2 = K \frac{\dot{V}CO_2}{\dot{V}A}$$

O volume minuto (VE) é o produto entre a frequência respiratória e o volume corrente. Como parte do volume corrente (espaço morto) não participa efetivamente da eliminação do CO_2, esse volume deve ser desconsiderado na ventilação alveolar.[4] Então:

$$VA = VE - VD$$

Condições clínicas que resultam em redução do volume corrente, aumento do espaço morto ou redução da frequência respiratória estão entre as causas de insuficiência respiratória hipercápnica (Quadro 3).

A hipoventilação ocorre por redução de volume minuto insuficiente para eliminar o CO_2 para o meio externo, tendo a hipercapnia como seu marcador. A hipoxemia também é esperada, mas pode não ser significativa para reduzir a saturação < 90%.[5] A troca gasosa em si não está prejudicada, mas sim a renovação do gás alveolar pela ventilação minuto. Não havendo prejuízo da troca gasosa, a diferença alveoloarterial de oxigênio ($D(A-a)O_2$), medida pela pressão alveolar de O_2 menos a PaO_2, é normal.[4] Essa hipoventilação é provocada por mecanismos extrapulmonares como nos casos de depressão respiratória por drogas e traumatismos.

QUADRO 3 Principais causas de hipercapnia decorrente de disfunção da bomba respiratória

Mecanismo fisiopatológico	Exemplo
Volume corrente	• Overdose de sedativo. • Opioide, diazepínico.
	• Fraqueza neuromuscular. • Doença de sistema nervoso central. • Lesão ou inflamação da medula espinal. • Doença de nervo periférico. • Doença de junção neuromuscular. • Miopatia. • Distúrbios metabólicos. • Fadiga muscular.
	• Fratura torácica. • Pós-traumatismo.
Espaço morto Hiperinsuflação	• Doença pulmonar obstrutiva. • Asma. • Bronquiolite. • Fibrose cística.

(continua)

QUADRO 3 Principais causas de hipercapnia decorrente de disfunção da bomba respiratória (*continuação*)

Mecanismo fisiopatológico	Exemplo
Espaço morto Ventilação mecânica	• PEEP excessiva.
Espaço morto Redução de débito cardíaco	• Desidratação. • Choque com baixo débito. • Miocardiopatia.

PEEP: pressão expiratória final positiva.
Fonte: adaptado de Schneider e Sweberg.[4]

QUADRO CLÍNICO

A hipoxemia é a característica marcante da insuficiência respiratória aguda e é responsável pela maior parte do quadro clínico apresentado pelo paciente.[10] Uma das manifestações clínicas está relacionada ao trabalho respiratório imposto na tentativa de manter uma oxigenação adequada.[1,5-7] A frequência respiratória e o padrão respiratório são indicativos do estado fisiológico do sistema respiratório.[4] No exame físico é importante avaliar inicialmente se a criança apresenta respiração espontânea e se mantém as vias aéreas superiores patentes.[1] A apresentação clínica inicial pode ser apenas de taquipneia,[4] e na evolução outros sinais, como dispneia, respiração ruidosa, batimento de asa de nariz, retrações e uso da musculatura acessória, podem se tornar evidentes, indicando um quadro de insuficiência respiratória mais grave. No entanto, esses sinais podem estar ausentes em crianças com quadro de comprometimento muscular, como na intoxicação por opioides ou doenças neuromusculares. A ausculta pulmonar auxilia no diagnóstico e acompanhamento da insuficiência respiratória. Na ausculta deve ser verificada a presença e a simetria do murmúrio vesicular, sibilos e sinais sugestivos de comprometimento pulmonar, como pneumonia, pneumotórax ou derrame pleural.[7] São sinais de gravidade a presença de exaustão, palidez, alteração de consciência e não reconhecer os pais, apneias recorrentes, hipercarbia progressiva, saturação arterial de $O_2 < 92\%$ com FiO_2 de 0,6 ou cianose.[6,9] A cianose é um sinal muitas vezes tardio, nem sempre presente e depende da quantidade de hemoglobina dessaturada ser maior que 3 a 5g%.[4] Crianças com anemia graves podem não apresentar cianose.

A respiração normalmente é silenciosa. Quadros obstrutivos como a bronquiolite e a asma são caracterizados pelo aumento de resistência de vias aéreas.

A resistência é inversamente proporcional à quarta potência do raio segundo a lei de Poiseulle[4] ($R = 8Ln / \pi r^4$), sendo L (comprimento), n (viscosidade), r (raio). Como a resistência tem relação direta com a pressão (R = Pressão / Fluxo), esse aumento substancial da resistência impõe a necessidade de gerar maior pressão para manter o fluxo.

Nossa respiração é em fundo cego; o ar entra e sai do alvéolo pela mesma via. A inspiração ocorre devido ao fato de a pressão ser maior na boca/nariz em relação ao alvéolo, e a expiração segue no sentido inverso: a pressão alveolar é maior que a da boca/nariz. Nos processos obstrutivos, a maior resistência de vias aéreas dificulta o esvaziamento alveolar, levando à hiperinsuflação dinâmica pulmonar. Nessa condição, o alvéolo ainda apresenta uma pressão positiva (maior que a da boca/nariz) no final da expiração, o que impõe maior trabalho respiratório inspiratório para criar uma pressão negativa intratorácica (intrapleural) suficiente para sobrepor a auto-PEEP e permitir a entrada de ar para os pulmões. No entanto, a maior negatividade intrapleural pode resultar em redução do débito cardíaco pelo rápido e maior enchimento ventricular direito, que promove o desvio do septo interventricular para a direita e compromete o enchimento do ventrículo esquerdo. Quando essa redução do débito cardíaco é demasiada resulta na presença de pulso paradoxal,[12] e indica uma situação crítica do paciente. O débito cardíaco normalmente se reduz na inspiração, sem significado clínico,[12] e o pulso paradoxal representa uma exacerbação desse fenômeno. O pulso paradoxal pode ser suspeitado pela palpação do pulso arterial ou pelo traçado pletismográfico da oximetria de pulso, que é caracterizado pela presença de uma linha de base ondulante. A queda de débito cardíaco eleva a linha de base da curva pletismográfica durante a inspiração e retorna à linha de base na expiração.[4] O trabalho respiratório excessivo pode levar à exaustão da musculatura respiratória, e, quando o esforço respiratório acaba sendo insuficiente para criar uma pressão que vença a auto-PEEP, não haverá diferença de pressão entre a boca/nariz e o alvéolo, e o ar não entrará no pulmão, caracterizando o que é denominado tórax silencioso, uma condição extremamente crítica.

O fluxo é a relação entre volume e tempo (F = V/T), e para manter o mesmo fluxo através de vias aéreas mais estreitadas a velocidade do gás deve ser aumentada para manter a liberação do volume naquele tempo. Esse aumento da velocidade do gás justifica a presença de sibilos na ausculta pulmonar. Nos processos obstrutivos altos, como laringite e laringomalácia, a passagem mais rápida do gás nas vias aéreas estreitadas gera uma zona de baixa pressão (efeito Venturi) e pode colabar estruturas mais complacentes, gerando ruídos caracterizados por retrações, estridores e cornagem, e dificultando ainda mais o trabalho respiratório.

A análise gasométrica do sangue arterial e a radiografia torácica são também auxiliares na abordagem da insuficiência respiratória. A gasometria mostra apenas um momento, e não uma tendência. Os valores de pH, PaO_2 e $PaCO_2$ estão sujeitos a mudanças bruscas dependentes da ventilação alveolar, do metabolismo basal, da perfusão tissular e do débito cardíaco, entre outros fatores. Assim, a interpretação dos dados gasométricos nunca deve ser independente dos dados clínicos do paciente, lembrando que hipoxemia pode não estar presente no início da insuficiência respiratória.[5] MacIntyre relata que valores limites de PaO_2, Hb e índice cardíaco são insensíveis e não específicos de uma oxigenação tissular dita segura. O autor refere que o consumo de O_2 (VO_2) poderia oferecer uma abordagem mais profunda do estado de oxigenação corpórea total do que a DO_2 (entrega de O_2).[13]

A radiografia torácica é um exame auxiliar, e a presença de infiltrados, condensações, hiperinsuflação pulmonar, derrames, pneumotórax, entre outros achados podem orientar no diagnóstico ou no tratamento da criança.

A oximetria de pulso avalia de modo confiável a concentração de oxiemoglobina acima de 60%.[4] No entanto, perde a confiabilidade nas condições de má perfusão, hipotermia, vasoconstrição periférica, edema ou na metaemoglobinemia e intoxicação por monóxido de carbono.[4]

Outros dados complementares podem ser úteis, como a utilização de capnografia e ecocardiografia com Doppler.

ASSISTÊNCIA RESPIRATÓRIA

A insuficiência respiratória apresenta uma grande variedade de manifestações clínicas, o que pode dificultar ou retardar seu diagnóstico. O histórico do paciente, dados vitais, estado de consciência e o padrão respiratório fornecem subsídios para seu diagnóstico e a avaliação da gravidade.[6] Um clínico experiente pode determinar rapidamente a necessidade de intervenção imediata,[7] mesmo sem ter os dados gasométricos,[9] como em processos obstrutivos agudos com ameaça imediata à vida (p. ex., aspiração de corpo estranho).[1] Lembrando também que, quando a resistência das vias aéreas está muito aumentada e o esforço respiratório está sendo insuficiente para vencê-la, alguns sinais são indicativos de colapso respiratório iminente (Quadro 4) e merecem intervenção imediata. Exames laboratoriais ou de imagem são úteis, mas não podem retardar a intervenção emergencial na espera pelo resultado. A demora em oferecer um suporte respiratório pode agravar as condições clínicas do paciente por fadiga, o que resulta em redução da consciência, respiração superficial e cianose.[6]

A abordagem da criança com insuficiência respiratória envolve garantir e manter as vias aéreas pérvias, promover a oxigenação e ventilação, garantir a perfusão de órgãos vitais e o tratamento da causa básica.[2]

O oxigênio deve ser fornecido a todo paciente com insuficiência respiratória para manter uma saturação sanguínea acima de 92%.[1] Existem diversos dispositivos para o fornecimento de oxigênio, que pode ser fornecido através de cânula ou máscara nasal, cânula nasal de alto fluxo (CNAF), ventilação não invasiva (VNI) e intubação traqueal.

Cânula nasal simples

São dispositivos utilizados em quadros leves. A cânula nasal é um dispositivo plástico constituído por um tubo conectado a uma fonte de fluxo contínuo de gás, e apresenta duas saídas mais estreitas que se adaptam às narinas do paciente. A concentração de oxigênio oferecida varia de 24 a 40%. O sistema é simples, utiliza baixo fluxo de O_2, mas oferece um gás com pouca umidificação, o que pode ressecar e lesar a mucosa nasal.[14]

QUADRO 4 Sinais clínicos em processos obstrutivos de vias aéreas que indicam colapso respiratório iminente

- Exaustão respiratória.
- Consciência alterada (p. ex., agitação, estupor).
- Cianose ou $SatO_2$ < 92% apesar de FiO_2 60%.
- Apneia recorrente.
- Piora progressiva da hipercarbia.
- Pulso paradoxal ou tórax silencioso.

FiO_2: fração inspirada de oxigênio; $SatO_2$: saturação de oxigênio.
Fonte: adaptado de Challands e Brooks.[9]

Máscara nasal simples

A máscara nasal, diferentemente da cânula, é um dispositivo plástico transparente, no formato de concha, que envolve o nariz e a boca do paciente. Possui aberturas laterais para permitir a entrada de ar ambiente e também a saída do gás exalado.[2] A FiO_2 pode variar de 35 a 55%. Pode ser acoplado a um sistema de nebulização. Assim como o cateter nasal, se o gás for pouco umidificado pode ressecar e lesar a mucosa nasal.

Máscara Venturi

Esse sistema possibilita uma oferta de FiO_2 mais precisa que a máscara simples. A máscara é acoplada a um tubo corrugado (traqueia) que receberá o fluxo de gás. Na extremidade entre a traqueia e a fonte de gás oxigênio é colocado um conector. Esse conector é o responsável por realizar a mistura do gás oxigênio com o ar ambiente.[2] O conector tem aberturas que, quando da passagem do fluxo de oxigênio em uma taxa fixa, promove um efeito Venturi e "aspira" o ar ambiente para fornecer uma mistura de gás (FiO_2) mais estável e precisa. Para que essa mistura ocorra adequadamente, a máscara deve permitir a livre passagem do gás por suas aberturas. Existem conectores com aberturas de tamanhos variados e relacionados com a taxa de fluxo de oxigênio, para oferecer diferentes FiO_2 para o paciente.

Máscara nasal não reinalante

É uma máscara que possibilita uma oferta de gás com FiO_2 mais alta (80 a 95%).[14] Para tanto, é acoplada por uma válvula unidirecional a um reservatório de gás oxigênio. Essa válvula impede que o gás exalado entre no reservatório. A máscara também possui uma válvula unidirecional que abre para o ambiente quando o paciente exala, e se fecha quando o paciente inspira e obtém o gás provindo do reservatório.[2,14] É um sistema utilizado para quadros moderados a graves, que necessitam de maior oferta de FiO_2.

Ventilação não invasiva (VNI)

A ventilação não invasiva possibilita o uso de pressão positiva nas vias aéreas sem a necessidade de procedimentos invasivos como a intubação traqueal. É geralmente utilizada em pacientes mais graves, podendo evitar inclusive a intubação traqueal,[15] e tem a vantagem de necessitar de pouca ou nenhuma sedação para seu uso.[16]

Há mais de 50 anos, Gregory utilizou pressão positiva contínua nas vias aéreas (CPAP) para o tratamento bem-sucedido de RN acometidos com a doença de membrana hialina.[17] CPAP pode ser utilizado em pacientes com hipoxemia relacionada ao colapso alveolar ou colapso de vias aéreas superiores.[16]

A VNI tem sido utilizada em pacientes que apresentam *drive* respiratório prejudicado, insuflação pulmonar inadequada e prejuízo nas trocas gasosas pulmonares.[16] Em pediatria existem várias indicações desde processos obstrutivos, como asma e bronquiolite, processos restritivos com pneumonia e SDRA, pós-extubação e doenças neuromusculares.[15,16] Para o uso bem-sucedido da VNI é essencial ter uma interface adequada para o paciente. A interface deve ter vedação adequada, ser transparente, ter pouco espaço morto, confortável e exercer mínima pressão na área de contato para evitar úlceras de pressão. Existem diversos modelos de interface (p. ex., prongas nasais, máscara nasal e oronasal, máscara facial e capacete), e a escolha deve respeitar o tamanho da criança, observando sempre a tolerância da criança com a interface.

As principais contraindicações são: $PaCO_2 > 65$ mmHg, apneias, anomalias craniofaciais, pneumotórax não drenado e instabilidade hemodinâmica.[16] A falha no uso de VNI deve ser reconhecida prontamente pelo risco de maior morbidade e mortalidade. Se dentro de 2 horas de uso não houver sinais de melhora do quadro (queda da frequência cardíaca, nenhuma melhora da oxigenação, sinais de fadiga), pode ser considerado falha da VNI,[18] e o paciente deve ser intubado e colocado em ventilação mecânica.

CNAF (cânula nasal de alto fluxo)

A CNAF foi introduzida recentemente e é uma opção recomendada como dispositivo de oferta de oxigênio para o paciente com insuficiência respiratória.[7,9,19] A utilização de altos fluxos de gás, sem uma adequada umidificação, causa ressecamento e lesão da mucosa das vias aéreas em pouco tempo. A CNAF incorpora um sistema eficiente de umidificação e aquecimento do gás inspirado que o torna bastante fisiológico para as vias aéreas. O benefício de seu uso envolve alguns mecanismos:

1. Reduzir a resistência inspiratória.
2. Eliminar o espaço morto nasofaríngeo.
3. Reduzir o trabalho metabólico do condicionamento do ar inspirado.
4. Melhorar a condutância das vias aéreas e o transporte mucociliar.
5. Fornecer baixos níveis de pressão positiva nas vias aéreas.[19]

A principal indicação é na bronquiolite viral aguda, mas tem sido indicado também na insuficiência respiratória de outras causas, como pneumonia, asma, doenças neuromusculares e cirurgia cardíaca.[19] Apesar dos benefícios de seu uso, a CNAF pode falhar como na VNI. E a não melhora da frequência cardíaca e respiratória após 60 minutos de seu início é indicativo de falha, devendo ser consideradas outras estratégias, como a VNI e a ventilação mecânica.

Intubação traqueal

Quando a criança não conseguir manter uma adequada ventilação e/ou oxigenação e apresentar sinais de iminente falência respiratória apesar do tratamento instituído, deve ser considerada a intubação e a ventilação pulmonar mecânica. A intubação traqueal é um procedimento de risco e deve ser realizado por pessoal mais capacitado,[6,20] com suporte apropriado (equipamentos, medicamentos, monitorização, oxigênio, equipe multiprofissional). Para o procedimento da intubação é recomendada a utilização do protocolo de sequência rápida de intubação. Essa sequência (oxigenação, sedação/analgesia e curarização) promove uma intubação segura, mas exige equipe multiprofissional bastante treinada e em ambiente adequado. A escolha da cânula traqueal e sua correta fixação são pontos importantes na prevenção de lesões de vias aéreas. A presença de uma via aérea difícil continua sendo um desafio para quem intuba.[20] Por vezes, implica solicitar uma intervenção broncoscópica ou mesmo cirúrgica quando a traqueostomia se faz necessária.

A estratégia utilizada no paciente em ventilação mecânica convencional deve promover uma oxigenação adequada, reduzir o trabalho respiratório e prevenir a lesão pulmonar associada à ventilação mecânica.[1] A melhor estratégia ainda continua sendo objeto de estudo. Inúmeros modos de ventilação foram introduzidos, como o modo de duplo gerenciamento (pressão controlada com volume alvo), tendo diversas denominações de acordo com o fabricante. É um modo que pode minimizar a lesão induzida pela ventilação mecânica, e que recentemente tem sido aplicado em neonatologia.

Na falha da ventilação mecânica em manter a oxigenação, outras opções podem ser consideradas, como a ventilação de alta frequência e a membrana extracorpórea de oxigenação (ECMO).

A insuficiência respiratória aguda não deve ser vista apenas como um problema agudo; crianças previamente hígidas e que necessitam de ventilação mecânica por insuficiência respiratória podem apresentar uma disfunção respiratória em até 44% após 1 ano da alta hospitalar.[21,22] Os sinais mais comuns dessa disfunção são o uso de broncodilatadores e corticosteroides após a alta hospitalar. Essas crianças, assim como todas as que são internadas em uma UTI, estão em risco de desenvolver a síndrome do cuidado pós-intensivo (*post-intensive care syndrome in pediatrics* – PICS-p), que inclui o comprometimento de saúde física, cognitiva, emocional e social, que podem afetar a criança e/ou familiares e pode durar anos.[23]

A insuficiência respiratória continua sendo um desafio para o pediatra. Identificá-la envolve conhecimento e perspicácia. O reconhecimento precoce dessa condição clínica pode ser a diferença entre a sobrevida e a morte do paciente,[1] assim como o grau de morbidade e qualidade de vida da criança.

REFERÊNCIAS

1. Hammer J. Acute respiratory failure in children. Pediatr Resp Rev. 2013;14:64-9.
2. Ellovitch ME, Fukugava S, Matsumoto T. Insuficiência respiratória aguda. In: Hirschheimer MR, Carvalho WB, Matsumoto T (eds.). Terapia intensiva pediátrica e neonatal. 4.ed. v.1. Atheneu; 2017. p.443-85.
3. Topjian AA, Raymond TT, Atkins D, Chan M, Duff JP, Joyner Jr BL, et al. Part 4. Pediatric Basic and Advanced Life Support 2020. American Heart Association guidelines for cardiopulmonary resuscitation and emergency cardiovascular care. Circulation. 2020;142(Suppl 2):S469-S523.
4. Schneider J, Sweberg T. Acute respiratory failure. Crit Care Clin. 2013;29:167-83.
5. Belda FJ, Soro M, Ferrando C. Pathophysiology of respiratory failure. Trends Anaesthesia Crit Care. 2013;3:265-9.
6. Vo P, Kharasch VS. Respiratory failure. Pediatr Rev. 2014;35:476-486

7. Friedman ML, Nitu ME. Acute respiratory failure in children. Pediatr Ann. 2018;47:e268-73.
8. Roussos C, Koutsoukou A. Respiratory failure. Eur Respir J. 2003;22(Suppl 47):3S-14S.
9. Challands J, Brooks K. Paediatric respiratory distress. BJA Education. 2019;19(11): 350-6.
10. Balk R, Bone RC. Classification of acute respiratory failure. Med Clin North Am. 1983;67(3):551-6.
11. Campbell EJM. Respiratory failure. Brit Med J. 1965;1:1451-60.
12. Hamzaoui O, Monnet X, Teboul J-L. Pulsus paradoxus. Eur Respir J. 2013;42:1696-705.
13. MacIntyre NR. Supporting oxygenation in acute respiratory failure. Respir Care. 2013;58(1):142-8.
14. Hardavella G, Karampinis I, Frille A, Sreter K, Rousalova I. Oxygen devices and delivery systems. Breathe. 2019;15(3):e108-e116.
15. Ganu SS, Gautan A, Wilkins B, Egan J. Increase in use of non-invasive ventilation for infants with severe bronchiolitis is associated with decline in intubation rates over a decade. Intens Care Med. 2012;38:1177-83.
16. Fedor KL. Noninvasive respiratory support in infants and children. Respir Care. 2017;62(2):699-717.
17. Gregory G. Treatment of the idiopathic respiratory distress syndrome with continuous positive airway pressure. NEJM. 1971;284(2):1333-40.
18. Mas A, Masip J. Noninvasive ventilation in acute respiratory failure. Intern J COPD. 2014;9:837-52.
19. Slein KN, Shein SL, Rotta AT. The use of high-flow nasal cannula in the pediatric emergency department. J Pediatr. 2017;93:36-45.
20. Matsumoto T, Carvalho WB. Intubação traqueal. J Pediatr (Rio J). 2007;83(2 Suppl):S83-90.
21. Bergman JP, Kudchadkar SR. Editorial. Acute respiratory failure in children: not just an acute problem. Crit Care Med. 2020;48(8):1237-8.
22. Keim F, Yehya N, Spear D, Hall MW, Loftis LL, Alten JA, et al. Development of persistent respiratory morbidity in previously healthy children after acute respiratory failure. Crit Care Med. 2020;48(8):1120-8.
23. Perry-Eaddy MA, Dervan LA, Manning JC, Watson RS, Curley MAQ. Pediatric critical care outcomes: state of the science. Crit Care Clin. 2023;39:309-26.

5

Ventilação não invasiva com pressão positiva

José Roberto Fioretto
Haroldo Teófilo de Carvalho

DESTAQUES

- A ventilação não invasiva (VNI) é importante método de suporte respiratório tanto para iniciar o tratamento da insuficiência respiratória como para casos de falha de extubação e para encurtar o tempo de desmame da ventilação mecânica invasiva.
- As duas causas mais frequentes de insucesso da VNI são a escolha da interface inapropriada e a demora em colocar os pacientes nessa forma de suporte.
- Deve-se seguir as normas técnicas para uso, monitorização e enfrentamento de problemas.

INTRODUÇÃO

A ventilação mecânica não invasiva com pressão positiva (VNI) é um método de suporte respiratório muito importante para assistir crianças com quadros respiratórios e/ou que exigem suporte às trocas gasosas. Ultimamente, o interesse clínico e da literatura científica aumentou, pois resultados satisfatórios têm sido relatados em diversos agravos. A técnica da VNI não envolve intubação traqueal; ao contrário, uma prótese faz a interface entre o paciente e o ventilador.

CARACTERÍSTICAS E OBJETIVOS[1]

Dentre as principais vantagens da VNI, destacam-se o conforto do paciente, que pode preservar fala e alimentação e menor necessidade de sedação, além dos aspectos relacionados à não utilização de um tubo traqueal (lesões das vias respiratórias, redução de infecções relacionadas à ventilação mecânica e redução do tempo de internação).

São objetivos da VNI:

- Melhora do desconforto respiratório.
- Redução do trabalho respiratório.
- Melhora do volume pulmonar.
- Diminuição da fadiga muscular respiratória, evitando o colapso alveolar.

INDICAÇÕES DA VNI[1]

O método é usado em situações de insuficiência respiratória, quando os pacientes não tenham contraindicações. Estas podem ser absolutas (parada cardiorrespiratória, cirurgia facial recente, traumas e queimadura de face, vômitos incontroláveis, sangramento digestivo alto, pneumotórax não drenado etc.) ou relativas (instabilidade hemodinâmica, alteração do nível de consciência, cirurgia gastrointestinal, tosse ineficaz, hipoxemia grave, obstrução intestinal).

Além da insuficiência respiratória, a VNI também pode ser utilizada em casos de falha de extubação, para prevenir a reintubação, retirada do suporte ventilatório e opção de tratamento para não candidatos à intubação (cuidados paliativos).

ASPECTOS TÉCNICOS INERENTES À VNI

Interfaces

Um dos aspectos técnicos mais importantes para o sucesso da VNI é a escolha e a disponibilidade de interfaces adequadas às diferentes crianças em diferentes faixas de idade. A interface precisa ser confortável, leve, lavável, feita de material hipoalergênico, transparente e que permita a visualização de secreções. Todo o cuidado deve ser tomado para evitar pontos de pressão na face a fim de evitar o desenvolvimento de úlceras de pressão.

Interfaces mais utilizadas

- Máscara facial total (*full face*): possibilita a administração de altas pressões respiratórias com pouco escape de ar. A fixação na face é mais fácil, com menos lesões de pele. No entanto, pode causar distensão gástrica e interfere na fala e na deglutição.
- Máscara oronasal: baixo escape de ar, porém não é confortável e pode causar distensão gástrica.
- Máscara nasal: apesar de envolver maior escape de ar, esse tipo de interface interfere muito pouco na fala e na alimentação, além de permitir a tosse e, praticamente, não causar distensão gástrica.
- Capacete (*helmet*): pelo tamanho, pode determinar aumento do espaço morto. É o método ideal para aplicação de pressão positiva contínua de vias respiratórias (CPAP).

A escolha da interface pode ser realizada por meio da avaliação da idade da criança:

- < 1 ano: pronga nasal .
- 1 a 2 anos: máscara orofacial.
- ≥ 3 anos: máscara nasal ou orofacial ou *full face.*

MODOS VENTILATÓRIOS[1,2]

Basicamente, todos os modos ventilatórios utilizados na ventilação mecânica invasiva convencional podem ser utilizados na VNI.

INÍCIO DA VNI

Incialmente, é preciso estabelecer a monitorização da resposta ao tratamento e otimizar os parâmetros ventilatórios. A avaliação clínica da frequência respiratória (FR), da frequência cardíaca (FC), do nível de consciência, do uso da musculatura acessória e do esforço dos pacientes é essencial. Uma gasometria arterial pode ser obtida apenas depois de 1 a 2 horas do início da VNI e repetida a cada 4 a 6 horas. A melhora da FC e a da FR são importantes preditores de sucesso.[3]

São critérios para o início da VNI:

- Hipercapnia progressiva ($PaCO_2$; pH < 7,35).
- Hipoxemia (PaO_2 < 50 mmHg em ar ambiente ou < 70 mmHg sob oxigenoterapia.
- FR 20 a 30% do previsto para a idade.
- Permitir tempo para avaliar a terapêutica médica.
- Aproveitar a "janela de oportunidade" para o início.

Para iniciar a VNI é preciso prover análise individualizada do paciente e de sua doença para otimizar a ventilação e as trocas gasosas. A conduta inicial pode ser guiada por protocolos, sendo sugerido o fluxograma apresentado na Figura 1.

PROBLEMAS DURANTE A VNI

Alguns problemas podem interferir na continuação da VNI, por exemplo:

- Necessidade de FiO_2 acima de 60%.
- Aumento progressivo da $PaCO_2$.
- FR persistentemente elevada.
- Instabilidade hemodinâmica significativa.
- Diminuição do nível de consciência.
- Piora da doença de base.
- Tosse não efetiva.
- Intolerância do paciente à interface.

CAUSAS DE FALHA DA VNI E COMO SUPERÁ-LAS[4]

Sem dúvida, a principal causa de insucesso da VNI é a escolha inapropriada da interface e a indicação tardia. Estudos demonstraram que, quando a relação entre a SpO_2 e a FiO_2 for menor do que 193, é fator preditivo de falha precoce. Além disso, pode-se destacar causas de falha e a intervenção corretiva possível:

- Tratamento clínico não otimizado: deve-se verificar se a conduta clínica está sendo devidamente executada.

Medidas protetivas

- Decúbito elevado entre 30-45 graus.
- Sonda orogástrica ou nasogástrica aberta.
- Selecionar a interface adequada.
- Protetor de cabeça acolchoado.
- Evitar tensão excessiva na fixação.
- Checar temperatura e umidificação dos gases.

Parâmetros ventilatórios iniciais

- Iniciar com pressões e volumes baixos.
- Utilizar modos com pressão de suporte e frequência respiratória de *backup*.
- Pressão inspiratória (IPAP): 8-12 cmH_2O.
- Pressão expiratória (EPAP): 4-6 cmH_2O.
- Volume corrente (VC): 6-8 cmH_2O.
- Frequência respiratória (FR): 8-12 irpm.
- Fluxo: de acordo com a idade da criança.
- Tempo inspiratório: de acordo com a constante de tempo e doença de base.

Ajuste fino

- Aumentar a IPAP gradualmente (de 2/2 cm$H_2$0) de acordo com a tolerância.
- Aumentar a EPAP gradualmente (de 1/1 cm$H_2$0) para evitar efeitos hemodinâmicos.
- Oferecer oxigênio (fração inspirada de oxigênio - FiO_2) suficiente para manter uma saturação maior que 90%.
- Se agitação, considerar sedação leve com dexmedetomidina associada ou não à cetamina.

Interrupção da VNI

- Deterioração do estado geral ou do nível de consciência.
- Ausência de melhora clínica nas 2 primeiras horas.
- Complicações (pneumotórax, secreções, lesões faciais e de mucosa).
- Assincronias ou intolerância do paciente.

FIGURA 1 Fluxograma de utilização da ventilação não invasiva.
Fonte: Carvalho e Fioretto.[1]

- Inadequação da interface: considerar troca; ajustar fixação; ajustar a proteção da cabeça. Considerar outra forma de suporte.
- Complicações: pneumotórax; broncoaspiração. Considere outra forma de suporte.

- Não melhora da hipercapnia: reduzir o espaço morto; descartar vazamento no circuito ou autociclagem. Considere aumento da pressão inspiratória e ajuste da relação inspiração/expiração.
- Vazamento excessivo: verificar a fixação da interface à face, checar o circuito e verificar as conexões do circuito.
- Reinalação de gás: verificar a patência da valva exalatória e considerar aumento da pressão expiratória final positiva.
- Assincronia paciente/ventilador: observar se o paciente está agitado e a expansibilidade torácica; ajustar a FR e a relação inspiração/expiração; verificar o gatilho inspiratório e expiratório (se ajustável); considerar aumento da pressão expiratória positiva final, um modo ventilatório diferente, se possível, e a administração de sedativos.
- Manutenção da hipoxemia a despeito da melhora da $PaCO_2$: aumentar a FiO_2 e considerar aumento da pressão expiratória final positiva, da pressão inspiratória ou do volume corrente.

RETIRADA DA VNI[5]

A retirada do paciente da ventilação mecânica é parte fundamental do suporte ventilatório, ocupando mais da metade do tempo de ventilação. São critérios para desmame:

- Melhora clínica e estabilidade das condições do paciente.
- FR e FC normais para a idade.
- pH compensado (> 7,35).
- $SaO_2 > 90\%$ com $FiO_2 < 0,4$.

Uma sugestão de protocolo[6] de retirada pode ser a redução gradual de 2 cmH_2O da pressão inspiratória e de 1 cmH_2O da pressão expiratória até valores de 8 e 4 cmH_2O, respectivamente. Um fluxo de 6 a 10 L/min deve ser garantido com SpO_2 alvo acima de 92% à medida que se reduz a FiO_2.

RESUMO

A VNI é um método de suporte respiratório muito importante em crianças de qualquer idade. Poucas são as contraindicações absolutas, e as relativas podem ser superadas. É fundamental a escolha de uma interface apropriada e a monitorização estrita do paciente para aumentar a chance de sucesso.

REFERÊNCIAS

1. Carvalho HT, Fioretto JR. Ventilação mecânica não invasiva com pressão positiva. In: Fioretto JR, Carvalho HT (eds.). Ventilação mecânica em pediatria: conceitos fundamentais e aplicações clínicas. São Paulo: Atheneu; 2023. p.227-37.
2. Carvalho HT, Bonatto RC, Martin JG. Use of noninvasive positive-pressure ventilation to prevent extubation failure: a concise review. Eur J Resp Med. 2021;3:223-8.
3. Musso G, Taliano C, Molinaro F, Fonti C, Veliaj D, Torti D, et al. Early prolonged prone position in noninvasively ventilated patients with SARS-CoV-2-related moderate-to severe hypoxemic respiratory failure: clinical outcomes and mechanisms for treatment response in the PRO-NIV study. Crit Care. 2022;26:118.
4. British Thoracic Society Standards of Care Committee. Non-invasive ventilation in acute respiratory failure. Thorax. 2002;57:192-211.
5. Fioretto JR. In: Fioretto JR, Bonatto RC, Carpi MF, Ribeiro CF (eds.). UTI pediátrica. Rio de Janeiro: Guanabara Koogan; 2022. p.126-31.
6. Fioretto JR, Ribeiro CF, Carpi MF. Comparison between noninvasive mechanical ventilation and standard oxygen therapy in children up to 3 years old with respiratory failure after extubation: a pilot prospective randomized clinical study. Pediatr Crit Care Med. 2015;16:124-30.

6

Suporte ventilatório mecânico invasivo para o pediatra emergencista

José Roberto Fioretto
José Oliva Proença Filho

DESTAQUES

- A ventilação mecânica (VM) é um dos procedimentos mais empregados em crianças gravemente enfermas.
- É fundamental ter noções claras da instituição e condução da VM, respeitando as normas da VM protetora.
- Conhecer os modos ventilatórios convencionais é fundamental para aplicação em pacientes das unidades de emergência e unidades de terapia intensiva (UTI) pediátricas em doenças pulmonares restritivas e obstrutivas.

INTRODUÇÃO

O conhecimento dos princípios básicos do suporte ventilatório pulmonar mecânico é essencial para todo profissional que atua com crianças em situações ameaçadoras da vida. Igualmente, os conceitos da ventilação mecânica protetora devem ser aplicados a toda a faixa etária pediátrica para garantir menor chance de lesão pulmonar induzida pelo próprio procedimento.

DEFINIÇÃO E OBJETIVOS

Entende-se por VM o movimento de entrada e saída de oxigênio nos pulmões, produzido artificialmente por equipamento conectado diretamente ao paciente, para satisfazer as necessidades de oxigenação e ventilação nos casos de insuficiência respiratória.[1]

Os objetivos da VM podem ser fisiológicos (trocas gasosas pulmonares, aumento do volume pulmonar e redução ou manipulação do esforço respiratório) e/ou clínicos (reversão da hipoxemia e da acidose respiratória aguda, alívio do desconforto respiratório, prevenção ou reversão de atelectasias, viabilização da sedação ou do bloqueio neuromuscular e diminuição do consumo de oxigênio sistêmico).[1]

INDICAÇÕES DA VM

As indicações clínicas, chamadas relativas, para o emprego da VM são as mais utilizadas, por exemplo:

- Obtenção do controle seguro da função e padrão ventilatórios em casos de hipertensão intracraniana, politraumatismo, choque etc.
- Diminuição do gasto metabólico com a respiração em situações de insuficiência respiratória crônica, choque etc.

As indicações absolutas, menos frequentemente utilizadas, são:

- Apneia e parada cardiorrespiratória.
- Hipercapnia aguda acompanhada de acidose respiratória.
- Hipóxia: cianose em $FiO_2 > 0,6$ e/ou $PaO_2 < 70$ em $FiO_2 > 0,6$.

MECÂNICA RESPIRATÓRIA

Para melhor entendimento das aplicações e limitações da VM, torna-se necessário conhecer alguns aspectos básicos da mecânica ventilatória.[1]

Entende-se que a pressão (cmH_2O) aplicada no sistema seja responsável pela movimentação dos gases durante a ventilação e envolve dois componentes:

- Componente resistivo (pressão resistiva = componente dinâmica da pressão). Parte da pressão total para produzir o movimento do gás que se apresentará sempre que houver fluxo pela via respiratória.

- Componente elástico (pressão elástica = pressão intrapulmonar propriamente dita).

O volume (litros) pode ser entendido como o espaço ocupado por certa quantidade de matéria expressa, sendo a velocidade com a qual o volume se movimenta denominada de fluxo (L/min).

São duas as características fundamentais do sistema respiratório: complacência (C) e resistência (R). Da relação entre estas advém o conceito de constante de tempo (CT).

A relação dessas diversas variáveis durante a VM pode ser expressa pela equação do movimento dos gases, como segue:

$$P = \text{pressão resistiva} + \text{pressão elástica} = R \times \text{fluxo} + \text{volume}/C$$

Modificações matemáticas dessa equação permitem entender os conceitos de complacência e resistência.

- Complacência: a complacência do sistema respiratório (Csr) pode ser definida como a variação de volume com relação à variação de pressão:[2]

$$\text{Csr } (\text{l/cmH}_2\text{O}) = \Delta V \text{ (L)}/\Delta P \text{ (cmH}_2\text{O)}$$

Assim, para certo volume insuflado, quanto maior a pressão gerada, menor é a complacência do pulmão, e vice-versa. Em outras palavras, a Csr reflete as características elásticas do sistema respiratório. O valor normal da complacência é de aproximadamente 1 mL/kg/cmH_2O. Em adolescentes o valor é de 40 a 60 mL/cmH_2O.

As condições clínicas associadas à diminuição da complacência pulmonar (doenças pulmonares restritivas) são:

- Aumento do recolhimento elástico: síndrome do desconforto respiratório agudo (SDRA), edema agudo de pulmão, afogamento e pneumonia difusa.
- Aumento excessivo do volume pulmonar: asma, bronquiolite e pressão expiratória final positiva (PEEP) ou pressão positiva contínua nas vias respiratórias (CPAP) excessivas.
- Perda de volume pulmonar: atelectasias.

- Problemas da caixa torácica, como acontece em cirurgias e/ou traumas toracoabdominais, distensão abdominal, pneumotórax, derrame pleural volumoso, deformidades torácicas etc.

Durante a aplicação da VM, pode-se observar dois componentes da complacência:

1. Complacência dinâmica: para a medida da pressão utilizada no cálculo da Csr, considera-se a componente resistiva da pressão (complacência dinâmica = VC/pico de pressão inspiratória – pressão expiratória final).
2. Complacência estática: é aquela originada do cálculo de pressão quando não há fluxo de gás (complacência estática = VC/platô de pressão inspiratória – pressão expiratória final).

    - Resistência: gradiente de pressão, entre dois pontos da via respiratória (P1 – P2), necessário para gerar um dado fluxo (F) de gás pelo sistema analisado. Em fluxos laminares, tem-se que:

$$\text{Resistência } (cmH_2O/l/s) = \Delta P\ (P1 - P2)\ (cmH_2O)/F\ (l/s)$$

De acordo com a equação de Hagen Poiseuille para fluxos laminares, os determinantes do fluxo são: viscosidade do gás, quarta potência do raio interno do tubo, diferença de pressão nas extremidades e comprimento do tubo.[1]

- Constante de tempo (CT): medida da rapidez com que ocorre o enchimento ou esvaziamento de uma unidade alveolar, ou seja, a velocidade com que ocorre o equilíbrio entre as pressões das vias respiratórias proximais e dos alvéolos.

Sendo a CT diretamente proporcional à complacência e à resistência, ela pode ser calculada utilizando-se a seguinte equação:

$$CT\ (s) = R\ (l/s/cmH_2O) \times C\ (l/cmH_2O)$$

A CT varia conforme o segmento dos pulmões e de acordo com o tipo de doença. Por exemplo, nas condições clínicas nas quais ocorre aumento da resistência das vias respiratórias (doenças obstrutivas – asma ou bronquiolite), a CT da unidade alveolar também se elevará, e tanto o enchimento quanto o esvaziamento alveolar ficarão lentos ("alvéolos lentos"). Isso exigirá, durante a VM dessas doenças, o emprego de baixas relações inspiração/expiração com prolongamento do tempo expiratório. Por outro lado, nas condições em que há diminuição da complacência (doenças restritivas – SDRA, pneumonias difusas), a CT da unidade alveolar reduzirá, e os alvéolos se encherão e esvaziarão rapidamente ("alvéolos rápidos"). Nessas situações, é possível utilizar tempos inspiratórios prolongados, visando ao recrutamento alveolar.[1]

Considerando que são necessárias de 3 a 5 CT para promover o completo enchimento/esvaziamento alveolar, pode-se entender que o tempo inspiratório (Tinsp) utilizado na VM varie de 0,3 a 0,5 segundos em recém-nascidos e lactentes. Em crianças com peso acima de 30 kg e adultos, em condições normais, o Tinsp varia de 0,9 a 1,5 segundos durante a VM.

MODOS VENTILATÓRIOS CONVENCIONAIS[1,2]

- Ventilação controlada: todas as respirações são disparadas, limitadas e cicladas pelo ventilador, que libera o volume corrente a uma frequência predeterminada (FR mecânica), não havendo mecanismo alternativo de ciclagem. O paciente recebe um volume por minuto fixo, e seus esforços respiratórios, caso existam, não desencadeiam a ciclagem do ventilador, não ocorrendo liberação adicional de gás quando o paciente tenta respirar espontaneamente. Tais características têm restringido o uso desse modo de ventilação a situações como:
  - Apneia.
  - Intoxicações exógenas com depressão do centro respiratório.
  - Paralisia da musculatura respiratória.
  - Sedação e bloqueio neuromuscular.
  - Hiperventilação terapêutica nos casos de hipertensão intracraniana ou em casos de estado de mal convulsivo.
- Ventilação controlada a volume: libera volume corrente predeterminado durante um Tinsp também fixo, com frequência e fluxo inspiratório constantes, de modo que a fase inspiratória é encerrada quando um volume corrente predeterminado é alcançado. O ventilador controla todos os parâmetros de tempo da respiração.

- Ventilação controlada a pressão: neste caso o ventilador libera pressão positiva até uma pressão limite predeterminada, acima da PEEP, durante um Tinsp e frequência pré-ajustada. O fluxo inspiratório depende da pressão na via respiratória e da complacência pulmonar. Sendo a pressão inspiratória a variável de limite, as modificações da mecânica respiratória resultarão em alterações no VC liberado.
- Ventilação assistida: a VM assistida é essencialmente idêntica aos modos controlados, exceto que os esforços inspiratórios do paciente "disparam" o ventilador, sendo, portanto, o paciente quem determina o início da inspiração. Pelo esforço do paciente, há o acionamento de um sensor de pressão, que detecta redução na pressão expiratória dentro do circuito do ventilador, ou o acionamento de um sensor de fluxo, que identifica movimento de ar em direção ao pulmão. O paciente controla a FR e o tempo expiratório, enquanto o volume corrente e a taxa de fluxo são prefixados. O disparo utiliza o controle da sensibilidade, que varia de 0,5 a 4 cmH_2O ou L/min.
- Ventilação assistido-controlada: combinação dos modos de ventilação assistida e controlada na qual o ventilador fornece respirações assistidas a um VC predeterminado, em resposta ao esforço inspiratório do paciente, e existe uma FR mecânica de base, predeterminada, que se iniciará caso o esforço respiratório do paciente não ocorra em tempo determinado ou quando esse esforço for insuficiente. Assim, o disparo da fase inspiratória combina um mecanismo de tempo (deflagrado pelo ventilador) com um mecanismo pressórico (esforço do paciente).
- Ventilação de suporte: definida como respiração disparada pelo paciente, limitada pelo ventilador e ciclada pelo paciente. Ou seja, o paciente executa o trabalho de disparo e interage com o ventilador para realizar um montante variável de trabalho remanescente. Assim, a ventilação é espontânea em natureza, uma vez que o paciente inicia e termina cada respiração. Há duas formas clássicas de oferecer suporte à respiração: pressão expiratória final positiva e pressão positiva contínua nas vias respiratórias e ventilação com suporte pressórico (VPS).
- Ventilação com suporte pressórico (VPS): a VPS é um modo de ventilação assistida, ciclada a fluxo, idealizada para manter uma pressão positiva na via respiratória constante e predeterminada durante inspiração espontânea. A principal característica da pressão de suporte é a manutenção e o suporte

do esforço inspiratório do paciente, tornando possível a diminuição do trabalho ventilatório da respiração espontânea com melhora do treinamento dos músculos respiratórios. Por se tratar de um modo de ventilação ciclada a fluxo, o ventilador reconhecerá o final da inspiração espontânea, interrompendo a pressão de suporte assim que o fluxo inspiratório cair abaixo de um nível crítico (queda aproximada de 25% do fluxo máximo), iniciando a expiração. O nível máximo de pressão de suporte a ser oferecido deve ser ajustado para manter um volume corrente de 10 a 12 mL/kg.

- Pressão expiratória final positiva (PEEP): entendida como um nível de pressão positiva aplicada nas vias respiratórias ao final da expiração, tendo a fase inspiratória ocorrido mecanicamente. Quando essa mesma pressão for aplicada durante ventilação espontânea, utiliza se o termo CPAP. Como essa pressão positiva é mantida durante todo o ciclo respiratório, depreende-se que, com sua utilização, os alvéolos permanecerão abertos durante esse tempo, possibilitando melhora da oxigenação arterial. Aplica-se a PEEP quando se pretende diminuir a hipoxemia arterial sem utilizar FiO_2 lesivas ao pulmão. A PEEP tem inúmeros efeitos fisiológicos benéficos, quais sejam: aumento da capacidade residual funcional; diminuição do *shunt* intrapulmonar; melhora da relação ventilação-perfusão; aumento da complacência; diminuição do trabalho respiratório. Por outro lado, a PEEP excessiva pode aumentar demasiadamente a pressão intratorácica e provocar diminuição do débito cardíaco e até hiperinsuflação pulmonar.
- Ventilação regulada à pressão e controlada a volume (PRVC): também chamada de ventilação pressométrica adaptativa, é um modo de respiração de duplo controle, ciclo a ciclo. Apresenta padrão de fluxo desacelerante, com respirações cicladas a tempo. Combina característica de ventilação controlada a volume e a pressão, emprega fluxo inspiratório desacelerante, o volume corrente e o tempo inspiratório são preestabelecidos e a pressão de via aérea é limitada abaixo de um valor da pressão máxima escolhida. Esse modo vem ganhando espaço pelas características protetoras que podem ser oferecidas, principalmente nas doenças restritivas. O modo PRVC tem como vantagens o fato de o volume corrente estar garantido e a redução do trabalho respiratório
- Ventilação mandatória intermitente sincronizada (SIMV): modo idealizado para desencadear uma respiração mecânica ao mesmo tempo que ocorrerem respirações espontâneas, impulsionada de acordo com a frequência estabelecida. Nesse modo de ventilação, a respiração mecânica com pres-

são positiva é sincronizada para ser liberada logo após o início do esforço inspiratório espontâneo do paciente, ativando uma válvula de demanda. Pode haver aumento do trabalho ventilatório nos momentos de respiração espontânea, promovendo, com mais frequência, a utilização da SIMV juntamente com o modo de ventilação de suporte. Ainda assim, o modo SIMV tem sido cada vez menos utilizado.[3]

VENTILAÇÃO MECÂNICA EM DOENÇAS RESTRITIVAS E OBSTRUTIVAS

O protótipo de doença pulmonar restritiva é a SDRA, cujas recomendações para emprego da VM foram recentemente revisadas pelo PALICC 2.[4] Como regra geral, deve-se seguir os princípios da VM protetora, quais sejam:

- Limitar o volume corrente: 6 a 8 mL/kg como regra, 4 a 6 mL/kg se necessário para ficar abaixo da pressão de platô sugerida ($\leq$ 28 cmH_2O ou $\leq$ 32 cmH_2O se a complacência da parede torácica estiver reduzida) e da *driving pressure* ($\leq$ 15 cmH_2O).
- Limitar FiO_2: < 60% para obter SpO_2 entre 92 e 97% em casos leves a moderados e < 92% com PEEP otimizada.
- Titular a melhor PEEP: de acordo com a hemodinâmica e a complacência, observando o nível de acordo com a tabela da ARDS Network de baixa PEEP/alta FiO_2 (Figura 1).
- Aceitar hipercapnia: pH $\geq$ 7,2 para manter pressão de platô, *driving pressure* e VC dentro dos limites recomendados.

Baixa PEEP/Alta FiO_2														
FiO_2	0,3	0,4	0,4	0,5	0,5	0,6	0,7	0,7	0,7	0,8	0,9	0,9	0,9	1,0
PEEP	5	5	8	8	10	10	10	12	14	14	14	16	16	18-24

FIGURA 1 Titulação da pressão expiratória final positiva (PEEP).
FiO_2: fração inspirada de oxigênio.
Fonte: Brower et al.[5]

Além disso, é importante destacar que não há modo ventilatório preferencial na SDRA e que a sobrecarga hídrica deve ser evitada.

Os exemplos de doenças pulmonares obstrutivas mais comuns são a bronquiolite viral aguda e a asma quase fatal. Nestes casos recomenda-se:

- Não há modo de VM que seja superior nesses casos. Deve-se empregar o modo que seja reconhecidamente efetivo e com o qual a equipe tenha experiência na prática clínica. Os modos limitados a pressão parecem ser mais seguros, com monitoramento do volume corrente expirado. O pico de pressão inspiratório (PIP) deve ser < 35 cmH_2O para menores de 5 anos de idade e < 40 cmH_2O acima dessa idade
- Otimizar a taxa de fluxo inspiratório visando atender às demandas do paciente e à redução da resistência da via respiratória. Para tanto, deve-se utilizar fluxo inspiratório de 5 a 6 vezes o volume minuto
- Monitorar e minimizar a auto-PEEP. Monitorizar a curva fluxo-tempo, que pode evidenciar o início de uma nova inspiração quando ainda a exalação anterior não se completou (Figura 2).
- Utilizar menor ventilação minuto possível e necessária para assegurar troca gasosa aceitável e possibilitar o prolongamento do tempo expiratório. Para tanto, empregam-se FR mecânica baixa, volume corrente de 8 a 10 mL/kg, pressão de platô ≤ 30 cmH_2O com pressão inspiratória entre 30 e 35 cmH_2O. Deve-se aumentar o tempo expiratório (relação I:E de 1:3 ou mais) e aceitar hipercapnia, mantendo pH em níveis aceitáveis (pH ≥ 7,20).
- A PEEP deve ser fisiológica (4 a 6 cmH_2O).

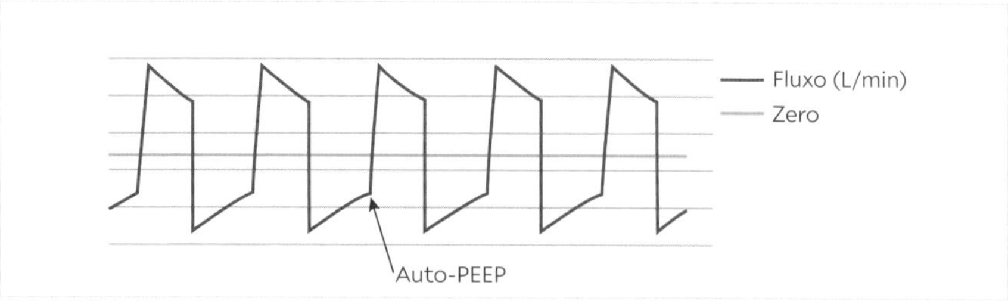

FIGURA 2 Demonstração de auto-PEEP na curva fluxo-tempo. Observa-se início do fluxo inspiratório sem que o fluxo expiratório atinja a linha de base.

PEEP: pressão expiratória final positiva.

Fonte: Fioretto et al.[6]

CONSIDERAÇÕES FINAIS

A VM é uma das formas de suporte mais empregadas em unidades de emergência e terapia intensiva. Cada vez mais ênfase tem sido dada ao emprego de sua forma protetora, principalmente em doenças como a SDRA. O médico deve conhecer os modos convencionais de VM e utilizar aquele com o qual esteja mais familiarizado.

Paciente sob VM requer acompanhamento atento e especializado 24 horas por dia.

REFERÊNCIAS

1. Fioretto JR, Pires RB. Ventilação mecânica convencional. In: Fioretto JR, Bonatto RC, Carpi MF, Franco CF (eds.). UTI pediátrica. 2.ed. Rio de Janeiro: Guanabara Koogan; 2020. p.97-122.
2. Carpi MF, Martin JG. Monitorização respiratória. In: Fioretto JR, Carvalho HT (eds.). Ventilação mecânica em pediatria: conceitos fundamentais e aplicações clínicas. São Paulo: Atheneu; 2023. p.89-105.
3. Fioretto JR, Carpi MF. Controles do ventilador e modos ventilatórios. In: Fioretto JR, Carvalho HT (eds.). Ventilação mecânica em pediatria: conceitos fundamentais e aplicações clínicas. São Paulo: Atheneu; 2023. p.161-74.
4. Executive summary of the Second International Guidelines for the Diagnosis and Management of Pediatric Acute Respiratory Distress Syndrome (PALICC 2). Pediatr Crit Care Med. 2023;24:143-68.
5. Brower RG, Lanken PN, MacIntyre N, Matthay MA, Morris A, Ancukiewicz M, et al. The National Heart, Lung, and Blood Institute ARDS Clinical Trials Network. Higher versus lower positive end-expiratory pressures in patients with the acute respiratory distress syndrome. N Engl J Med. 2004;351:327-36.
6. Fioretto JR, Carpi MF, Carvalho HT. In: Fioretto JR, Carvalho HT (eds.). Ventilação mecânica em pediatria: conceitos fundamentais e aplicações clínicas. São Paulo: Atheneu; 2023. p.189-98.

7

Bronquiolite viral aguda

José Roberto Fioretto
Lucas Berbert Pulcheri

DESTAQUES

- A bronquiolite viral aguda (BVA) é causa muito frequente de insuficiência respiratória em lactentes jovens.
- Caracteriza-se por inflamação bronquiolar induzida por um agente infeccioso, geralmente viral.
- O vírus sincicial respiratório (VSR) é a etiologia mais frequente.
- O pico de incidência é entre 2 e 6 meses de idade.

INTRODUÇÃO

A bronquiolite viral aguda (BVA) é a causa mais comum de infecção do trato respiratório inferior nos lactentes ao redor do mundo, sendo importante causa de internação hospitalar.[1] É uma doença sazonal (outono e inverno), que tem, geralmente, curso benigno em lactentes hígidos. A minoria dos casos evolui com complicações como atelectasia e infecção bacteriana secundária.[2]

No Brasil, estudo com 5.304 crianças menores de 1 ano demonstrou que 113 (2,1%) foram internadas por BVA. Entre as crianças internadas por vírus sincicial respiratório (VSR), 2,7% foram admitidas na unidade de terapia intensiva (UTI), 1,5% necessitaram de ventilação assistida e 0,2% foram a óbito.[3] Recentemente, publicamos avaliação dos casos de BVA em um período de 4 anos, demonstrando concentração de casos entre abril e julho, com necessidade de oxigênio suplementar em 58%. O VSR foi identificado em cerca de 51% dos pacientes.[4]

DEFINIÇÃO

A BVA é caracterizada pela interação celular entre o vírus e o hospedeiro, gerando processo inflamatório progressivo que causa edema da mucosa das vias aéreas inferiores de lactentes, necrose tecidual e rolhas de muco que levam à obstrução do fluxo de ar e graus variados de colapso lobar.[4]

O edema submucoso dos bronquíolos, o excesso de muco e a descamação epitelial levam à obstrução da via aérea, com hiperinsuflação pulmonar e consequente desequilíbrio da relação ventilação/perfusão (aumento do espaço morto), com aumento da $PaCO_2$ e diminuição da PaO_2, vasoconstrição pulmonar e diminuição da complacência pulmonar. Além disso, há maior propensão para a formação de atelectasias, quando há obstrução total dos bronquíolos.[4]

ETIOLOGIA

Os principais agentes etiológicos estão citados no Quadro 1.

QUADRO 1 Etiologia da bronquiolite

Vírus sincicial respiratório (agente mais frequente)
Vírus Parainfluenza e Influenza
Adenovírus e Rinovírus
Metapneumovírus humano
Enterovírus e Coronavírus
Mycoplasma pneumoniae
Chlamydia pneumoniae

DIAGNÓSTICO

O diagnóstico da BVA é essencialmente clínico, baseado nos sinais e sintomas da doença, lembrando que o quadro ocorre em crianças até os 2 anos, com pico de incidência entre os 2 e 6 meses.

Segundo o National Institute for Health and Care Excellence de 2021 (Nice 2021),[5] a BVA deve ser diagnosticada diante de um paciente com pródromo de coriza de 1 a 3 dias de duração que se segue de:

- Tosse persistente.
- Taquipneia ou tiragens ou ambos.
- Sibilos ou estertores, à ausculta pulmonar, ou ambos.

Também, o quadro deve ser diagnosticado se houver:

- Febre (apenas em 30% dos casos e usualmente < 39ºC).
- Alimentação diminuída, particularmente depois de 3 a 5 dias do quadro.
- Em crianças menores de 6 meses, a apneia pode ser sintoma único.

Importante e algo difícil é diferenciar BVA de pneumonia. O quadro de pneumonia deve ser suspeitado se a febre for alta (> 39ºC) e/ou se houver estertores focais e persistentes.[5,6]

Considerar sibilo induzido por vírus ou asma de início precoce em lactentes de mais idade e crianças jovens se:

- Os sibilos forem persistentes e não acompanhados de estertores ou
- Os episódios de sibilância forem recorrentes ou
- Houver história de atopia na família.

ORIENTAÇÕES PARA ENCAMINHAMENTO DO CASO

Segundo as recomendações da Nice 2021,[5] devem ser encaminhados imediatamente para a emergência os pacientes que apresentarem:

- Apneia observada ou relatada.
- Insuficiência respiratória grave: gemência, tiragens marcadas ou FR > 70 irpm.
- Cianose central.

Deve-se considerar fortemente o encaminhamento em casos de:

- FR > 60 irpm.
- Dificuldade para mamar ou aceitação inadequada de fluidos (50 a 75% do volume usual).
- Desidratação.
- SpO_2 persistentemente abaixo de 92% em ar ambiente.

CRITÉRIOS DE INTERNAÇÃO HOSPITALAR[5]

- Aparência tóxica, alimentação débil, letargia ou desidratação.
- Doença pulmonar crônica/cardiopatia congênita hemodinamicamente significante ou doença neuromuscular.
- Desconforto respiratório leve a grave (batimento de aletas nasais, tiragem, FR > 70, cianose, dispneia ou apenas apneia).
- Hipoxemia com ou sem hipercapnia; $SpO_2 < 95\%$ (preditor de gravidade ou progressão).
- Prematuros, particularmente menores de 32 semanas de idade gestacional.
- Imunodeficiência com repercussão clínica.

CRITÉRIOS DE INTERNAÇÃO EM TERAPIA INTENSIVA PEDIÁTRICA[5]

- Apneia.
- PCO_2 venoso > 60 mmHg e/ou pH < 7,30.
- Alteração da consciência e/ou hipotonia.
- $SpO_2 < 92\%$ sob cateter nasal convencional com 3 L/min.
- Aumento importante do trabalho respiratório ou fadiga respiratória.

TRATAMENTO

Recentemente foram publicados guias[7] para a conduta de crianças com BVA, que se somaram às recomendações do Gina 2021.[5]

As recomendações indicam que não há terapêutica específica disponível que abrevie o curso e a resolução dos sintomas. Basicamente, o tratamento é de suporte, seguindo-se os passos descritos a seguir.

- Classificação de gravidade: é boa prática e altamente recomendável que no início do atendimento seja avaliada a gravidade do quadro por escores disponíveis na literatura, por exemplo:
  - *Respiratory Assessment Classification* (RAC) *Score* (Quadro 2).
- Downes Score Calculator: pode ser obtida pela internet por meio do link: https://www.thecalculator.co/health/Downes-Score-Calculator-1126.html.
- Escore de Tal modificado.[8]

QUADRO 2 Respiratory Assessment Classification (RAC)*

Elementos de avaliação		Classificação		
		Leve	Moderado	Grave
FR (idade)	≤ 3 m	≤ 60	61-69	≥ 70
	4-12	≤ 50	51-59	≥ 60
	> 12	≤ 40	41-44	≥ 45
Trabalho respiratório		NI ou leve	Retrações moderadas	Retrações graves, balanço da cabeça OU gemido
Estado mental		Basal	Desacomodado, ansioso OU sonolento	Letárgico (+ que dormindo) OU inconsolável

* Pode ser usado em pacientes com e sem CAF. Se precisar de aspiração, usar depois. Preferir crianças mais calmas, a menos que sejam inconsoláveis.
O escore para qualquer componente determina a classificação. Pontuação grave em qualquer componente classifica-se como GRAVE. Mistura de leve e moderado classifica-se como MODERADO. Quando em dúvida, classificar como mais grave.
CAF: cateter nasal de alto fluxo; FR: frequência respiratória; m: meses; Nl: normal.
Fonte: Milési et al.[7]

Também, a BVA pode ser considerada grave se houver ao menos um dos elementos apresentados no Quadro 3.

- Monitorização: realizada pela avaliação clínica (escores de gravidade); radiografia de tórax (não deve ser realizado de rotina, reservando-se a casos com complicações e busca de diagnósticos diferenciais); ultrassonografia pulmonar (cada vez mais utilizado); nível de sódio (se houver sinais clínicos sugestivos de hiponatremia); gasometria arterial (amplamente utilizada na prática, deve-se dar preferência à clínica do paciente).

QUADRO 3 Elementos indicadores independentes de gravidade da bronquiolite viral aguda

Esforço respiratório aumentado persistentemente (taquipneia, batimento de asa nasal, tiragens, gemido), detectado em avaliações sequenciais com intervalo de 15 minutos
Hipoxemia: SpO_2 < 95%
Apneia
Falência respiratória aguda

SpO_2: saturação de oxigênio no sangue.

- Indicação de oxigenoterapia: deve-se administrar oxigênio quando a SpO_2 for ≤ 92%. Caso se trate de crianças com 6 semanas ou mais de idade, oferta-se oxigênio em SpO_2 persistentemente abaixo de 90%.
- Assistência respiratória:
  - Ventilação mecânica não invasiva (VNI): sugere-se a utilização da VNI como tratamento de primeira linha em vez de intubação e ventilação mecânica invasiva. Para formas mais graves, é boa prática o emprego da pressão positiva contínua de vias aéreas (CPAP) como primeira linha de tratamento, em vez da cânula nasal de alto fluxo (CAF).
  - Cânula nasal de alto fluxo aquecido e umidificado (CAF): não deve ser utilizado profilaticamente. Pode-se empregar taxas de fluxo que variam de 1 a 2,5 L/kg/min.
  - Ventilação mecânica invasiva (VM): não há recomendações específicas. A sugestão de parâmetros é utilizar pressão inspiratória de 25 a 32 cmH_2O, tempo expiratório prolongado (1,3 a 2 segundos), frequência respiratória baixa, pressão expiratória final positiva de 4 a 6 cmH_2O. Pode-se empregar o modo ventilatório espontâneo com pressão de suporte suficiente para gerar volume corrente de 7 a 8 mL/kg. Não há modo ventilatório superior. O modo pressão regulada-volume controlado vem sendo utilizado em frequência crescente.
- Acesso vascular e hidratação venosa: em quadros moderados que impedem a alimentação por via oral, a alimentação far-se-á por sonda nasogástrica. Se não houver possibilidade, deve-se prescrever soluções isotônicas por via intravenosa.
- Broncodilatadores: muito utilizados na prática. No entanto, lembrar que a causa do broncoespasmo é a presença de debris no bronquíolo. Os consensos apontam para a ausência de benefícios do uso de B2 adrenérgicos (fenoterol ou salbutamol), além de poderem causar taquicardia e tremores. Contudo, pacientes com história de atopia familiar ou pessoal podem, talvez, responder ao broncodilatador quando o rinovírus for o agente etiológico da BVA, o que não é a maioria dos casos. Quando não há possibilidade de identificação etiológica viral, pode ser realizado um teste terapêutico com broncodilatadores e, se houver melhora da frequência respiratória (FR) e da ausculta, pode-se optar por manter a prescrição a cada 3 ou 4 horas. O teste terapêutico não é constituído por 3 inalações a cada 20 minutos, como na asma. São apenas 1 ou 2 inalações. Não há indicação de B2-adrenérgicos por via intravenosa.

- Corticosteroides: não há indicação para o uso de corticoide oral, venoso ou inalatório na BVA causada pelo VSR. Não há benefícios clínicos ou evidências científicas que suportem seu uso.
- Solução salina hipertônica em nebulização: não reduz o tempo de internação. O papel ainda está para ser definido.
- Fisioterapia respiratória: as guias não recomendam fisioterapia de rotina para o tratamento da bronquiolite não complicada e se os pacientes não apresentarem comorbidades ou complicações.
- Profilaxia: já há vacinas em fase clínica de estabelecimento de segurança. O palivizumabe é um anticorpo monoclonal, IgG1 humanizado, direcionado para um epítopo no sítio antigênico A da proteína de fusão do VSR. Apresenta atividade neutralizante e inibitória da fusão do VSR no epitélio respiratório da criança. O palivizumabe deve ser administrado na posologia de 15 mg/kg, via intramuscular (IM), de preferência na face anterolateral da coxa, 1 vez por mês, durante o período de sazonalidade do VSR previsto na comunidade. A primeira dose deve ser administrada 1 mês antes do início da estação do vírus e as demais aplicações subsequentes devem ser administradas durante esse período, até o máximo de 5 doses. Trata-se de terapia de custo elevado, e na rede pública está disponível para determinadas populações.

RESUMO

A BVA é causa comum de infecção de vias respiratórias inferiores em lactentes jovens. Mais frequentemente provocada pelo vírus sincicial respiratório, usualmente evolui bem. No entanto, em crianças com doenças pulmonares crônicas, cardiopatias ou prematuridade, o quadro clínico pode ser mais grave, com necessidade de hospitalização. Não há tratamento específico, sendo o tratamento de suporte.

Atenção especial deve ser dada à necessidade de oxigênio, sendo terapia de primeira linha a ventilação não invasiva com pressão positiva.

REFERÊNCIAS

1. Florin TA, Plint AC, Zorc JJ. Viral bronchiolitis. Lancet. 2017;389:211-24.
2. National Institute for Health and Care Excellence (Nice). Bronchiolitis in children: diagnosis and management. London. 2017. Disponível em: https://www.ncbi.nlm.nih.gov/books/NBK573086/. Acesso em: 28 fev. 2024.

3. Albernaz EP, Menezes AMB, Cesar JA, Victora CG, Barros FC, Halpern R. Fatores de risco associados à hospitalização por bronquiolite aguda no período pós-neonatal. Rev. Saúde Púb. 2003;4:37.
4. Ganan CS, Martin JG, Fioretto JR. Evaluation of the treatments used in cases of acute viral bronchiolitis in the pediatric emergency room. Braz J Develop. 2022; 8:35737-58.
5. National Institute for Health and Care Excellence (Nice 2021). Bronchiolitis in children: diagnosis and management. 2021. Disponível em: https://www.nice.org.uk/terms-and-conditions#notice-of-rights. Acesso em: jun. 2024.
6. Piedra PA, Stark AR. Bronchiolitis in infants and children: treatment, outcome, and prevention. UpToDate. Disponível em: www.uptodate.com. 2022. Acesso em: maio 2024.
7. Milési C, Baudin F, Durand F, Emeriaud G, Essouri S, Pouyau R, et al. Clinical practice guidelines: management of severe bronchiolitis in infants under 12 months old admitted to a pediatric critical care unit. Int Care Med. 2023;49:5-25.
8. Golan-Tripto I, Goldbart A, Akel K, Dizitzer Y, Novack V, Tal A. Modified Tal score: validated score for prediction of bronchiolitis severity. Pediatr Pulmonol. 2018; 53:796-801.

8

Síndrome gripal e síndrome respiratória aguda grave

Joelma Gonçalves Martin

DESTAQUES

- Influenza é doença contagiosa do trato respiratório.
- É prevenível e pode causar graves complicações e morte em indivíduos saudáveis de qualquer faixa etária.
- Seu pronto reconhecimento e tratamento precoce são necessários.

INTRODUÇÃO

A influenza ou gripe é uma doença infecciosa respiratória aguda, causada pelos subtipos virais do Influenza, notadamente A, B, C ou D, sendo os subtipos A e B responsáveis por epidemias sazonais.

A infecção pelo Influenza envolve acometimento de vias aéreas superiores e inferiores pelo vírus, cursando com quadro gripal febril e que, em casos mais graves, pode evoluir com insuficiência respiratória aguda.

O Influenza é um vírus envelopado de RNA, pertencente à família *Orthomyxoviridae*, que pode ser dividido entre os tipos A, B, C e D. Atualmente, quatro subtipos acometem a espécie humana: H1N1 e H3N2 (tipo A), Victoria e Yamagata (tipo B). Os vírus Influenza A encontram-se estreitamente associados a eventos pandêmicos, como ocorrido em 2009 com a pandemia de Influenza A (H1N1) (CDC, 2022).

É responsável por cerca de 4 milhões de casos graves e 500 mil mortes por ano. Sua transmissão ocorre principalmente por gotículas, do contato com secreções ou por fômites contaminados. O período de incubação varia de 2 a 4 dias, e a transmissibilidade ocorre de 1 a 2 dias antes do aparecimento dos sintomas e até o quinto dia de doença. É importante ressaltar que crianças excretam o vírus mais precocemente, apresentam maior carga viral e podem transmitir por períodos mais prolongados.

Idosos, crianças, gestantes, puérperas e pacientes com comorbidades apresentam risco maior de desenvolver complicações associadas à infecção por esse vírus. A melhor maneira de se prevenir contra a doença é vacinar-se anualmente. A vacina é capaz de promover imunidade durante o período de maior circulação dos vírus Influenza, reduzindo o agravamento da doença. Aliada às estratégias de vacinação, é de grande importância a adoção de medidas não farmacológicas de prevenção e controle para Influenza, assim como monitoramento dos dados de circulação dos vírus.

MANIFESTAÇÕES CLÍNICAS (DEFINIÇÃO DE CASO)

Síndrome gripal

Comprometimento de vias respiratórias superiores associado a um dos seguintes sinais sistêmicos:

- Febre: superior a 37,8°C – sinal mais proeminente; início súbito com declínio por volta do terceiro dia (em menores de 3 anos, febre é mais prolongada).
- Sintomas respiratórios: coriza, tosse não produtiva, disfonia e dor de garganta.
- Outros sinais sistêmicos: mialgia; calafrios; mal-estar; apatia; fadiga e cefaleia.
- Sintomas intestinais: menos frequentes (10 a 30%).

As queixas respiratórias tornam-se mais evidentes com a progressão da doença e mantêm-se, em geral, por 3 a 5 dias após o desaparecimento da febre. A rouquidão e a linfadenopatia cervical são mais comuns em crianças. A tosse, a fadiga e o mal-estar frequentemente persistem pelo período de 1 a 2 semanas e raramente podem perdurar por mais de 6 semanas.

Nas crianças menores de 2 anos, caracteriza-se síndrome gripal (SG) quando há febre de início súbito, mesmo que referida, associada a sintomas respiratórios, na ausência de outros diagnósticos específicos.

A SG é autolimitada, com recuperação entre 3 e 5 dias; no entanto, pode se complicar por:

- Pneumonia bacteriana.
- Sinusite e otite.
- Desidratação.
- Piora de doenças crônicas.
- Pneumonia primária por influenza.

As complicações possíveis são variadas conforme a faixa etária (Quadro 1).

QUADRO 1 Manifestações clínicas e complicações associadas à influenza de acordo com a faixa etária

População	Manifestação clínica /complicação
Lactentes e pré-escolares	• Febre sem sintomas respiratórios (sepse-*like*). • Otite média. • Parotidite. • Bronquiolite. • Crupe. • Broncoespasmo. • Pneumonia. • Miocardite. • Pericardite. • Rabdomiólise. • Convulsão febril. • Encefalopatia e encefalite. • Infecção bacteriana invasiva secundária. • Síndrome de Reye (se associado a uso de aspirina). • Morte súbita. • Exacerbação de doença crônica preexistente.
Crianças em idade escolar	• Otite média. • Parotidite. • Bronquite. • Sinusite. • Broncoespasmo. • Pneumonia. • Miocardite.

(continua)

QUADRO 1 Manifestações clínicas e complicações associadas à influenza de acordo com a faixa etária (*continuação*)

População	Manifestação clínica /complicação
Crianças em idade escolar	• Pericardite. • Miosite (bilateral em músculo sóleo e gastrocnêmio). • Rabdomiólise. • Encefalopatia e encefalite. • Infecção bacteriana invasiva secundária. • Síndrome de Reye (se associado a uso de aspirina). • Síndrome do choque tóxico. • Morte súbita. • Exacerbação de doença crônica preexistente.

Fonte: http://bvsms.saude.gov.br/bvs/publicacoes//guia_manejo_tratamento_influenza_2023.pdfISBN 978-65-5993-460-7.

Assim, considerando que pacientes que apresentem fatores de risco são mais propensos a complicações, deve-se estar alerta quanto a sinais de agravamento, que nas crianças são basicamente os seguintes:

- Persistência da febre.
- Taquipneia ou aumento do esforço respiratório.
- Bradipneia e ritmo respiratório irregular.
- Gemidos respiratórios.
- Estridor.
- Sibilos e aumento do tempo expiratório.
- Palidez cutânea e hipoxemia.
- Alteração do nível de consciência (irritabilidade ou apatia).

Síndrome respiratória aguda grave

Síndrome gripal associada a dispneia ou com os seguintes sinais de gravidade:

- SpO_2 < 95% em ar ambiente.
- Sinais de desconforto respiratório ou taquipneia.
- Piora nas condições clínicas da doença de base.

- Hipotensão, ou outros sinais de choque, ou disfunção de múltiplos órgãos OU.
- Crianças de qualquer idade com quadro de insuficiência respiratória, durante o período sazonal.

Em crianças < 2 anos, a síndrome respiratória aguda grave (SRAG) é identificada quando:

- Além da SG, há batimento de aletas nasais, cianose, tiragem intercostal, desidratação e inapetência.
- Alguns pacientes evoluem com insuficiência respiratória franca, necessitando de suporte respiratório (hemorragia pulmonar) e choque séptico.
- Os indivíduos com fatores de risco para evolução desfavorável são aqueles com idade menor que 5 anos (principalmente os menores de 2 anos), com doenças pulmonares prévias, doenças cardiovasculares, hematológicas ou endocrinometabólicas, distúrbios neurológicos, nefropatias, hepatopatias e obesidade.
- No Brasil, em 2022, até a Semana Epidemiológica (SE) 52 foram notificados 533.650 casos de SRAG hospitalizados, e 2% foram confirmados por Influenza. Entre estes, 43,8% foram causados por Influenza A não subtipado, 50,4% por Influenza A (H3N2), 2,9% por Influenza B e 2,8% por Influenza H1N1, acometendo prioritariamente os maiores de 60 anos, com discreto predomínio no sexo feminino.

AVALIAÇÃO LABORATORIAL

- Os testes moleculares (PCR) são o método de escolha para identificação do vírus, de modo que a secreção respiratória deve ser coletada até 72 horas a partir do início dos sintomas.
- A coleta de PCR para Influenza está indicada para pacientes com sintomas gripais no grupo de risco ou com exacerbação da doença de base, além de pacientes com SRAG.
- Hemograma: é inespecífico e pode evidenciar leucocitose, leucopenia ou neutrofilia.
- Bioquímicos: pode-se verificar alterações de enzimas hepáticas e CPK.
- Exame radiológico do tórax: em casos graves e com comorbidades. Pode haver infiltrado intersticial localizado ou difuso ou área de condensação.

INDICAÇÕES DE UTI PEDIÁTRICA E MONITORIZAÇÃO

- Instabilidade hemodinâmica persistente após reposição volêmica.
- Sinais e sintomas de insuficiência respiratória.
- Evolução para outras disfunções orgânicas.
- Nos casos definidos como SRAG: proceder a avaliação clínica minuciosa, iniciando terapia específica (oseltamivir, prescrito a qualquer momento da suspeita, mesmo se iniciado após 48 horas do início dos sintomas) e de suporte (hidratação, oxigenoterapia). Paciente com SRAG deve ser monitorado com aferição de pressão arterial, frequência cardíaca, frequência respiratória e temperatura axilar frequente. Durante o monitoramento, também colher amostra de secreção para isolamento de agentes infecciosos envolvidos.

TRATAMENTO E PREVENÇÃO

Para pacientes com SG sem fatores de risco, o tratamento consiste basicamente no suporte, com sintomáticos e aumento da ingesta hídrica. Já para pacientes com SG que apresentam fatores de risco [idade inferior a 5 anos, ou superior a 60, doenças respiratórias crônicas, doenças cardiovasculares, imunodeficiências, doenças renais crônicas, hepatopatias, doenças hematológicas, doenças metabólicas, gestantes em qualquer idade gestacional, obesidade, população indígena ou com dificuldade de acesso, indivíduos menores de 19 anos em uso crônico de ácido acetilsalicílico (AAS) e transtornos neurológicos], deve-se prescrever terapia antiviral.

Em resumo, a terapia antiviral está indicada para:

- Pacientes com SRAG com confirmação laboratorial ou teste rápido negativo.
- Pacientes com SG com fatores de risco, independentemente da situação vacinal.

O tratamento antiviral é realizado com inibidores de neuraminidase, como o oseltamivir (droga de escolha), durante 5 dias, devendo ser iniciado preferencialmente nas primeiras 48 a 72 horas de sintomas. Essa medicação é responsável por diminuir a disseminação para o trato respiratório, além de reduzir as taxas de coinfecção bacteriana (Quadro 1).

Outra opção existente é o peramivir, porém a medicação é indisponível no Brasil. Já o zanamivir não faz mais parte das atuais recomendações do protocolo do Ministério da Saúde.

QUADRO 1 Posologia e administração do oseltamivir

Droga	Faixa etária		Posologia
Fosfato de oseltamivir	Adulto		75 mg, 12/12 h, 5 dias
	Criança maior de 1 ano	≤ 15 kg	30 mg, 12/12 h, 5 dias
		> 15-23 kg	45 mg, 12/12 h, 5 dias
		> 23-40 kg	60 mg, 12/12 h, 5 dias
		> 40 kg	75 mg, 12/12 h, 5 dias
	Criança menor de 1 ano	0-8 meses	3 mg/kg, 12/12 h, 5 dias
		9-11 meses	3,5 mg/kg, 12/12 h, 5 dias

Fonte: CDC 2022 (adaptado).

Recém-nascidos (RN) têm posologia específica:

- 1 mg/kg/dose 12/12 horas em RN com menos de 38 semanas de idade gestacional.
- 1,5 mg/kg/dose 12/12 horas em RN com 38 a 40 semanas de idade gestacional.
- 3 mg/kg/dose de 12/12 horas em RN com mais de 40 semanas de idade gestacional.

O tratamento deve durar 5 dias.

A antibioticoterapia é recomendada em todos os casos de SRAG, devido às altas taxas de coinfecção bacteriana (cerca de 35%). Como primeira linha, sugere-se prescrever penicilinas ou cefalosporinas de terceira geração. Em caso de internação em unidade de terapia intensiva (UTI) pediátrica, são indicados os betalactâmicos, as quinolonas ou as cefalosporinas de quarta geração. Deve-se atentar, também, para as altas taxas de coinfecção por agentes meticilino-

QUADRO 2

Comprometimento renal/ *clearance* de creatinina	Tratamento 5 dias	Profilaxia 10 dias
Leve *Clearance* > 60-90 mL/min	75 mg 12/12 horas	75 mg 1 vez ao dia
Moderado *Clearance* > 30-60 mL/min	30 mg 12/12 horas	30 mg 1 vez ao dia
Grave *Clearance* > 10-30 mL/min	30 mg 1 vez ao dia	30 mg em dias alternados
Pacientes em hemodiálise *Clearance* ≤ 10 mL/min	30 mg após cada sessão de hemodiálise*	30 mg após cada sessão alternada de hemodiálise
Pacientes em diálise peritoneal contínua ambulatorial (dPCa) *Clearance* ≤ 10 mL/min	Única dose de 30 mg administrada imediatamente após troca da diálise	30 mg 1 vez por semana imediatamente após a troca da diálise**

Fonte: adaptado de CDC, 2022.

-resistentes (MRSA), considerando a introdução de vancomicina ou linezolida, a depender da evolução clínica do paciente.

Os casos de infecção pelo vírus Influenza que levam à SDRA (síndrome do desconforto respiratório agudo) e, posteriormente, à necessidade de uso de ventilação mecânica tendem a ser mais graves se comparados a infecções por outros agentes virais. A ventilação mecânica piora a lesão pulmonar preexistente, causando dano alveolar difuso, hemorragia alveolar, hipoxemia refratária e falência pulmonar.

Nesses casos, as recomendações vão ao encontro das diretrizes para ventilação mecânica protetora, tendo como objetivo o uso de baixo volume corrente (5 a 8 mL/kg), pressão expiratória final positiva (PEEP) otimizada (máximo 10 a 15 cmH_2O), pressão de platô menor que 28 a 30 cmH_2O, *driving pressure* (diferença entre platô e PEEP) até 15 cmH_2O, além de hipercapnia permissiva (pH 7,15 a 7,2).

Por fim, é essencial relembrar que a prevenção pela vacinação é o melhor caminho para evitar os maus desfechos relacionados a essa doença. Apesar disso, nota-se uma baixa cobertura vacinal contra o vírus Influenza no país, de modo que a evolução clínica desses pacientes se torna cada vez mais incerta.

REFERÊNCIAS

1. American Academy of Pediatrics (AAP). Influenza. In: Kimberlin DW, et al. Red Book: 2015 Report of the Committee on Infectious Diseases. 30th ed. Elk Grove Village: American Academy of Pediatrics; 2015.
2. American Academy of Pediatrics (AAP). Influenza. In: Red Book: 2021-2024 Report of the Committee on Infectious Diseases. 32nd ed. Itasca: American Academy of Pediatrics; 2021.
3. Brasil. Ministério da Saúde. Guia de manejo e tratamento de Influenza 2023.
4. Sociedade Brasileira de Pediatria (SBP). Diretriz atualizada para tratamento e prevenção do vírus Influenza. SBP, 2022.
5. Javanian M, Barary M, Ghebrehewet S, Koppolu V, Vasigala V, Ebrahimpour S. A brief review of influenza virus infection. J Med Virol. 2021;93(8):4638-46.
6. World Health Organization (WHO). Guidelines for the clinical management of severe illness from influenza virus infections. WHO, 2022. Disponível em: https://www.ncbi.nlm.nih.gov/books/NBK579105/. Acesso em: maio 2024.
7. Yehya N, Smith L, Thomas NJ, Steffen KM, Zimmerman J, Lee JH, et al. Definition, incidence, and epidemiology of pediatric acute respiratory distress syndrome: from the Second Pediatric Acute Lung Injury Consensus Conference. Pediatr Crit Care Med. 2023;24(12 Suppl 2):S87-S98.

9

Pneumonia adquirida na comunidade complicada

Carlos Orlando Carraro
Evelynne Maria Gomes Galvão da Trindade

DESTAQUES

- A pneumonia adquirida na comunidade complicada é caracterizada pela presença de complicações clínicas além da infecção pulmonar simples. Isso pode incluir a formação de abscessos pulmonares, derrames pleurais (exsudativo ou parapneumônico), necrose do tecido pulmonar e até septicemia.
- Em geral, pacientes com PAC complicada tendem a ter pior prognóstico, necessitando de tratamento intensivo e acompanhamento mais rigoroso.
- Diversos patógenos podem estar envolvidos na PAC complicada. Os mais comuns são bactérias *Streptococcus pneumoniae*, *Staphylococcus aureus* (incluindo MRSA), e *Haemophilus influenzae*. Em casos de complicações graves, também podem estar presentes bacilos Gram-negativos e anaeróbios.

INTRODUÇÃO

Pneumonia adquirida na comunidade (PAC) é a pneumonia que ocorre em crianças não hospitalizadas nos últimos 30 dias, ou seja, não colonizadas por germes hospitalares.[1] A inflamação que ocorre no parênquima pulmonar pode ser de causa não infecciosa ou infecciosa, sendo a etiologia viral a mais prevalente nos menores de 5 anos. De origem bacteriana, temos como importante agente o *Streptococcus pneumoniae*.[2]

A população de maior risco é constituída pelos desnutridos, de baixa idade, com presença de comorbidades, baixo peso ao nascimento, que apresentam episódios prévios de sibilância e pneumonias, ausência de aleitamento materno, vacinação incompleta e infecções virais respiratórias.[3]

É causa importante de morbidade e mortalidade em crianças, apesar dos atuais avanços no tratamento, vacinas e diagnóstico.

No Brasil, embora o calendário vacinal seja completo e de larga abrangência, a incidência de pneumonia na faixa etária pediátrica ainda é alta e com taxa de óbito de 0,6% nos pacientes internados por pneumonia.[4,5]

A pneumonia adquirida na comunidade complicada (PACC) é a que evolui de forma grave apesar do uso de antibióticos, com uma ou mais das seguintes complicações: derrame parapneumônico (DPP), empiema pleural (EP), pneumonia necrosante (PN) ou abscesso pulmonar (AP). Pode evoluir com sepse, choque séptico, insuficiência respiratória, síndrome do desconforto respiratório (PARDS), coagulação intravascular disseminada (CIVD), disfunção de múltiplos órgãos e sistemas (DMOS) e óbito.[6]

ETIOLOGIA

Agentes etiológicos mais prevalentes na PACC:

- *Staphylococcus aureus* (sensíveis à meticilina, resistentes à meticilina – MRSA – e os MRSA adquiridos na comunidade – CA-MRSA.
- *Streptococcus* do grupo A.
- *Haemophilus influenzae.*
- Outras bactérias Gram-negativas.
- Anaeróbios.
- Em menores de 2 meses, *Streptococcus* do grupo B, bactérias intestinais, *Listeria monocytogenes* e *Streptococcus pneumoniae.*[1]

DADOS EPIDEMIOLÓGICOS

A incidência da pneumonia na faixa etária pediátrica ainda é motivo de preocupação no mundo inteiro. Nos países com maior disponibilidade de recursos financeiros a incidência anual de pneumonia é de aproximadamente 3,3 por mil nas crianças menores de 5 anos; metade destas necessita de internação. Em contrapartida, nos países com menos recursos financeiros, a incidência anual de pneumonia é de 231 por mil em crianças menores de 5 anos e entre 50 e 80% desses pacientes que porventura apresentem pneumonia grave são hospitalizados.[4]

No Brasil a pneumonia ainda é causa frequente de adoecimento e de hospitalização. Com base em dados coletados no Datasus de forma retrospectiva no período de janeiro de 2012 a dezembro de 2021, o Brasil registrou 2.351.470 de internações por pneumonia em crianças e adolescentes menores de 19 anos e 15.185 pacientes evoluíram com óbito, o que representa uma taxa de mortalidade de aproximadamente 0,6%.[2] Em países de maior recurso a taxa de óbito chega a ser inferior a 1%, e nos países com recursos limitados ela varia entre 0,3 e 15%.[4]

Um fator importantíssimo para a redução do número de casos e de hospitalização é a implementação no calendário vacinal da vacina pneumocócica conjugada: a exemplo do que ocorreu nos EUA, onde a taxa de internação foi reduzida em até 70% a depender da idade da criança.[4]

FISIOPATOLOGIA E MANIFESTAÇÕES CLÍNICAS

Derrame parapneumônico

Derrame parapneumônico (DPP) é a manifestação mais comum da PACC, que se divide em 3 estágios: exsudativo, fibrinopurulento e fase de organização com atividade fibroblástica e formação de paquipleuris.[6] Deve-se suspeitar de DPP quando o paciente apresenta mal-estar, letargia e febre, tosse e taquipneia, dispneia, dor torácica ou abdominal, toxemia, piora da taquipneia, hipotensão, choque séptico, ausculta francamente diminuída no lado afetado, estertores, atrito pleural e macicez à percussão. Muitas vezes o DPP terá indicação de drenagem.

Empiema pulmonar

Empiema pulmonar (EP) é um termo usado genericamente para descrever estágio avançado de DPP e, mais vagamente, para descrever o DPP complicado,[6] coleção de líquido purulento no espaço pleural, frequentemente associada à morbidade significativa (com a necessidade de cuidados em unidade de terapia intensiva), drenagem e internação prolongada.

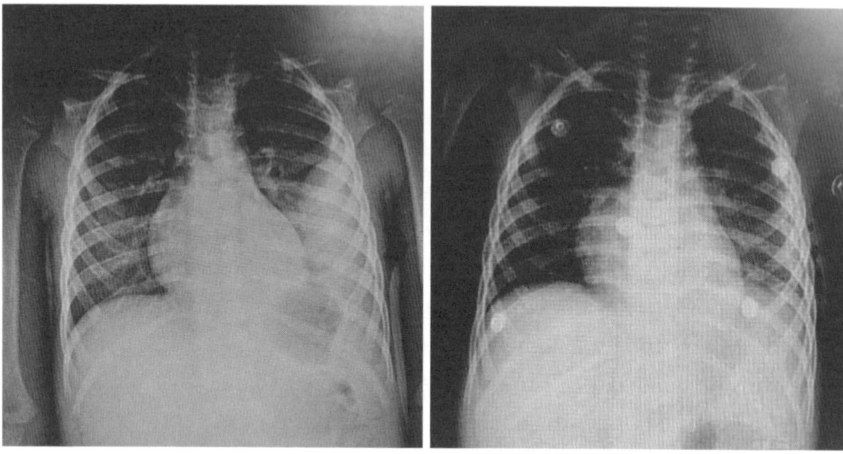

FIGURA 1 A: Derrame pleural à esquerda. B: após drenagem torácica.

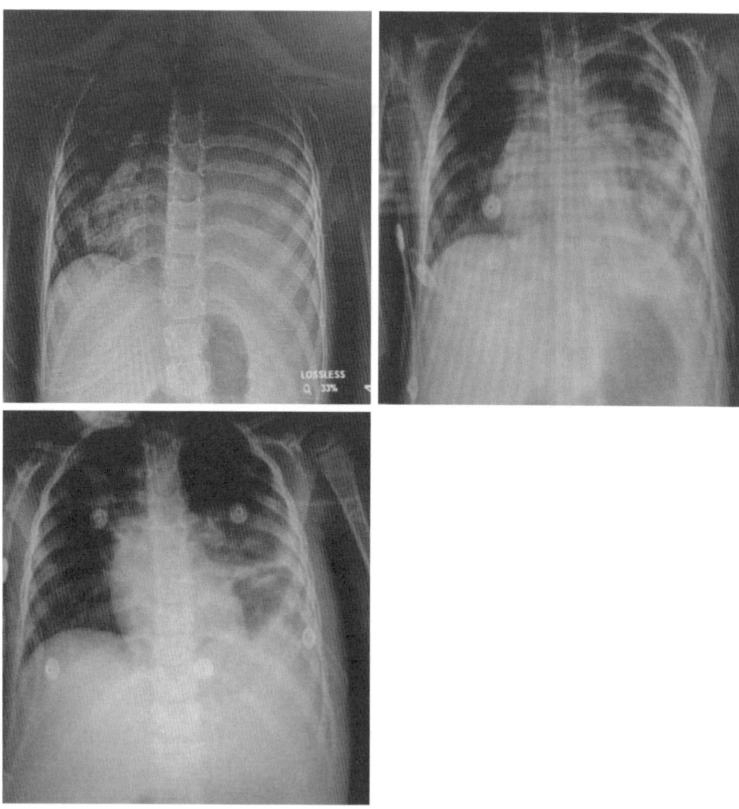

FIGURA 2 A: pneumonia com derrame pleural. B: evolução após dreno de tórax. C: videotoracoscopia com decorticação.

Pneumonia necrosante

Acomete cerca de 7% de todos os casos de PAC pediátrica e é caracterizada por extensa destruição e liquefação do tecido pulmonar.[6]

A consolidação com necrose caracteriza o estágio inicial da PN. A necrose pode progredir para cavitação (pneumatocele), que é geralmente periférica e em um único lobo. Pode ocorrer coalescência das cavidades, podendo formar cavidades maiores, fístulas broncopleurais e pneumotórax. Os agentes mais frequentes são: *Pneumococcus, Staphylococcus aureus* e *Streptococcus pyogenes*.[6] Encontra-se em um espectro entre o abscesso e a gangrena pulmonar.

As cepas pneumocócicas modificadas após a introdução da vacina antipneumocócica, o surgimento de *S. aureus* MRSA e o uso de tomografia computadorizada de tórax, que permite a detecção mais precoce da PN, contribuíram para o aumento do diagnóstico de PN.[7]

Acomete geralmente menores de 5 anos, desproporcionalmente doentes, febre persistente, clínica e raio X que pioram progressivamente não responsivo ao tratamento, com empiema, fístula broncopleural e pneumotórax. Podem evoluir rapidamente para choque séptico e insuficiência respiratória hipoxêmica e DMOS[8] (Figura 3).

Abscesso pulmonar

Geralmente insidioso com sintomas inespecíficos. Ocorre persistência da febre, toxemia, hipoxemia persistente, sem resposta ao antibiótico. O abscesso pulmonar geralmente é uma cavidade única, de paredes espessas, contendo material purulento que resulta da supuração e necrose do parênquima[3] (Figuras 4 e 5).

No caso de pneumonias aspirativas, nas quais ocorre passagem de material da cavidade oral, do esôfago ou do estômago para o trato respiratório, e das pneumonias lipoides, por exemplo, aspiração de óleo mineral para tratamento de constipação crônica, sendo considerado iatrogênico e deve ser abolido o seu uso (Figuras 6 e 7).

EXAMES COMPLEMENTARES

- Exames gerais: hemograma, PCR, velocidade de hemossedimentação (VHS), procalcitonina, eletrólitos, gasometria.

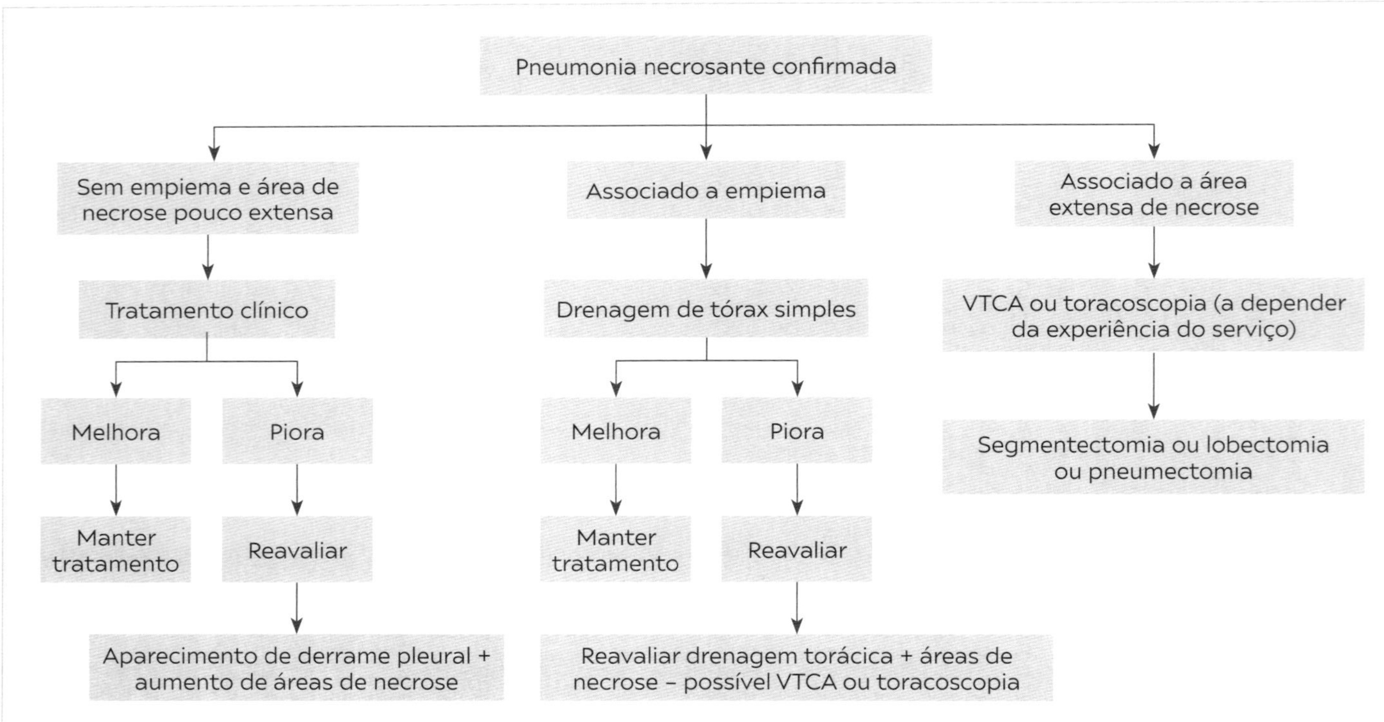

FIGURA 3 Fluxograma para tratamento cirúrgico de pneumonia necrosante.

VTCA: videotoracoscopia assistida.

Fonte: SBP.[1]

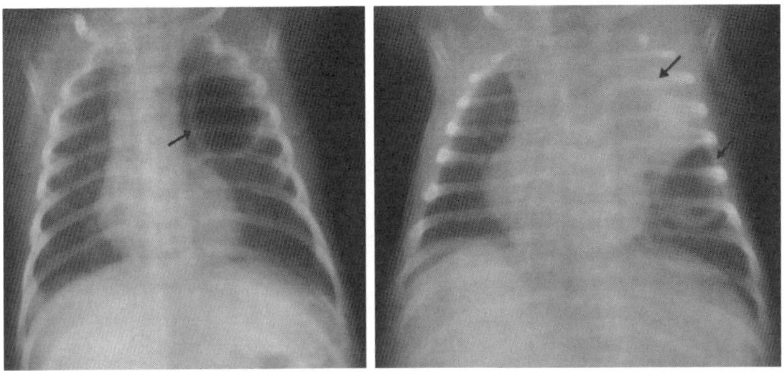

FIGURA 4 Abscesso pulmonar.

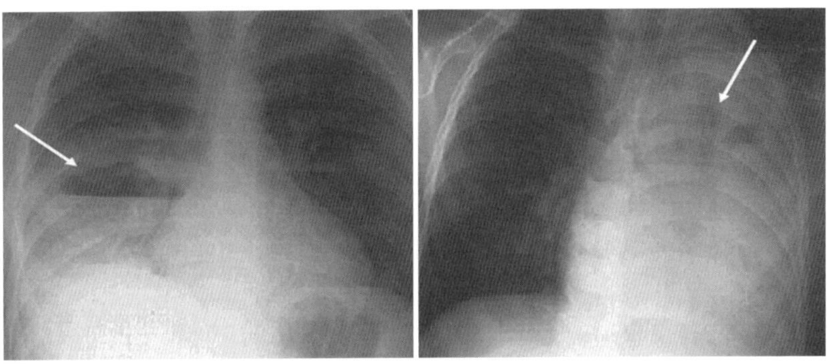

FIGURA 5 Radiografia de tórax com grande derrame pleural ao lado direito complicando, pneumonia adquirida na comunidade. A: abscesso pulmonar. Pode-se observar uma única cavidade irregular, de paredes espessas e contendo nível hidroaéreo (seta). B: pneumonia necrosante. Observa-se hemitórax esquerdo completamente opacificado com múltiplas áreas necróticas (seta).
Fonte Benedictis et al.[6]

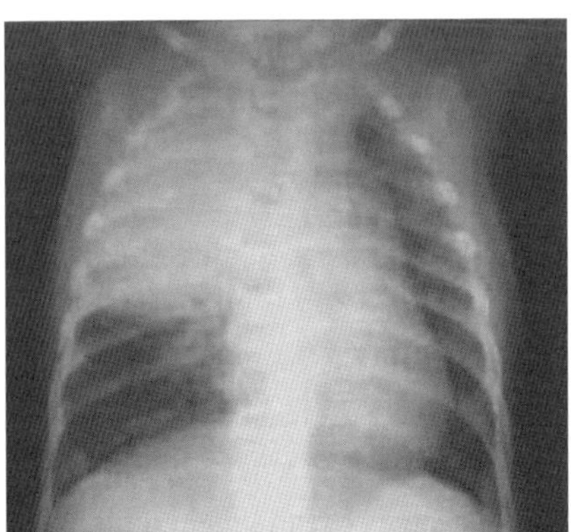

FIGURA 6 Pneumonia aspirativa.

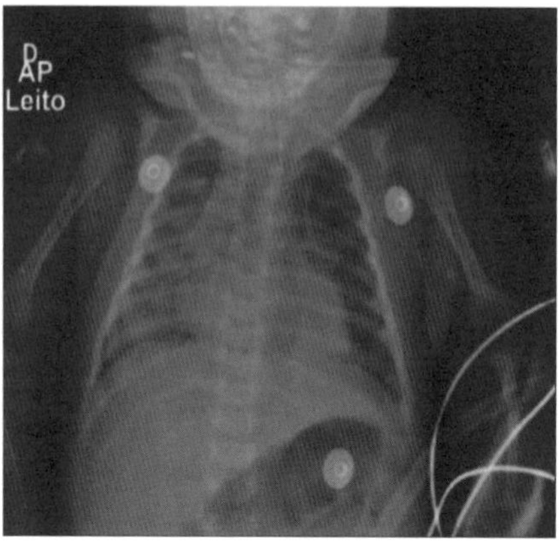

FIGURA 7 Pneumonia lipoide.
Fonte: Ferraz.[9]

- Testes rápidos de *swab* à beira-leito para vírus respiratórios.
- Culturas de secreção e hemocultura, testes sorológicos.
- Investigação do líquido pleural (citológico, bioquímico e microbiológico).
- Raio X de tórax, para verificar o comprometimento pulmonar.

A ultrassonografia (US) do tórax é um exame não invasivo, de fácil realização, sendo a principal modalidade de imagem utilizada para avaliar o espaço pleural para determinar a presença de DPP com alta sensibilidade (Figura 8).

A tomografia computadorizada (TC) de tórax com contraste é mais sensível do que a radiografia de tórax, sendo o exame de imagem padrão para o diagnóstico de PN, a fim de avaliar as alterações do parênquima pulmonar não visíveis à radiografia simples. No entanto, na maioria das crianças com PACC não fornece nenhuma informação clinicamente útil adicional em comparação com a US.

TRATAMENTO CLÍNICO

Os sinais que indicam gravidade e necessidade de internação[11] são apresentados no Quadro 1.

A escolha do antibiótico em PACC baseia-se nas diretrizes internacionais e locais. A terapêutica inicial deve ser eficaz contra *S. pneumoniae* e *S. aureus*. A Figura 9 apresenta as orientações do Departamento Científico da Sociedade Brasileira de Pediatria.[1] A decisão é baseada na idade do paciente, informações epidemiológicas e clínicas e estudos laboratoriais e de imagem.[6]

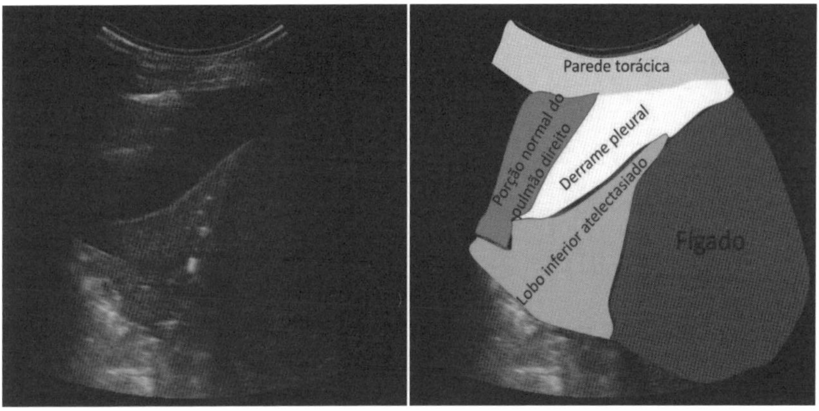

FIGURA 8 Ultrassonografia demonstrando derrame pleural.
Fonte: Pixel.[10]

QUADRO 1 Sinais indicativos de gravidade e necessidade de hospitalização

- Hipoxemia (saturação de oxigênio < 92% em ar ambiente).
- Desidratação ou incapacidade de manter a hidratação ou alimentação por via oral.
- Desconforto respiratório moderado a grave: frequência respiratória > 70 rpm para pacientes < 12 meses de idade e > 50 rpm para crianças maiores.
- Dificuldade em respirar (gemência, batimento de asas nasais, retrações ou apneia).
- Aparência tóxica.
- Doenças subjacentes (doença cardiopulmonar, síndromes genéticas, distúrbios neurológicos).
- Complicações (derrame/empiema, pneumonia necrotizante, abscesso).

Fonte: Barson.[11]

Indicações para cuidados intensivos são baseadas em achados clínicos, laboratoriais e radiológicos, sinais de insuficiência respiratória iminente, com necessidade de suporte ventilatório invasivo ou não invasivo com pressão positiva. Apneia e comprometimento cardiovascular.[6]

TRATAMENTO CIRÚRGICO DAS PACC

Objetivos do tratamento cirúrgico: *clearance* da cavidade pleural, redução da febre, redução da carga bacteriana, facilitar a ação dos antimicrobianos e permitir a expansão e a função pulmonar normal[1] (Quadro 2).

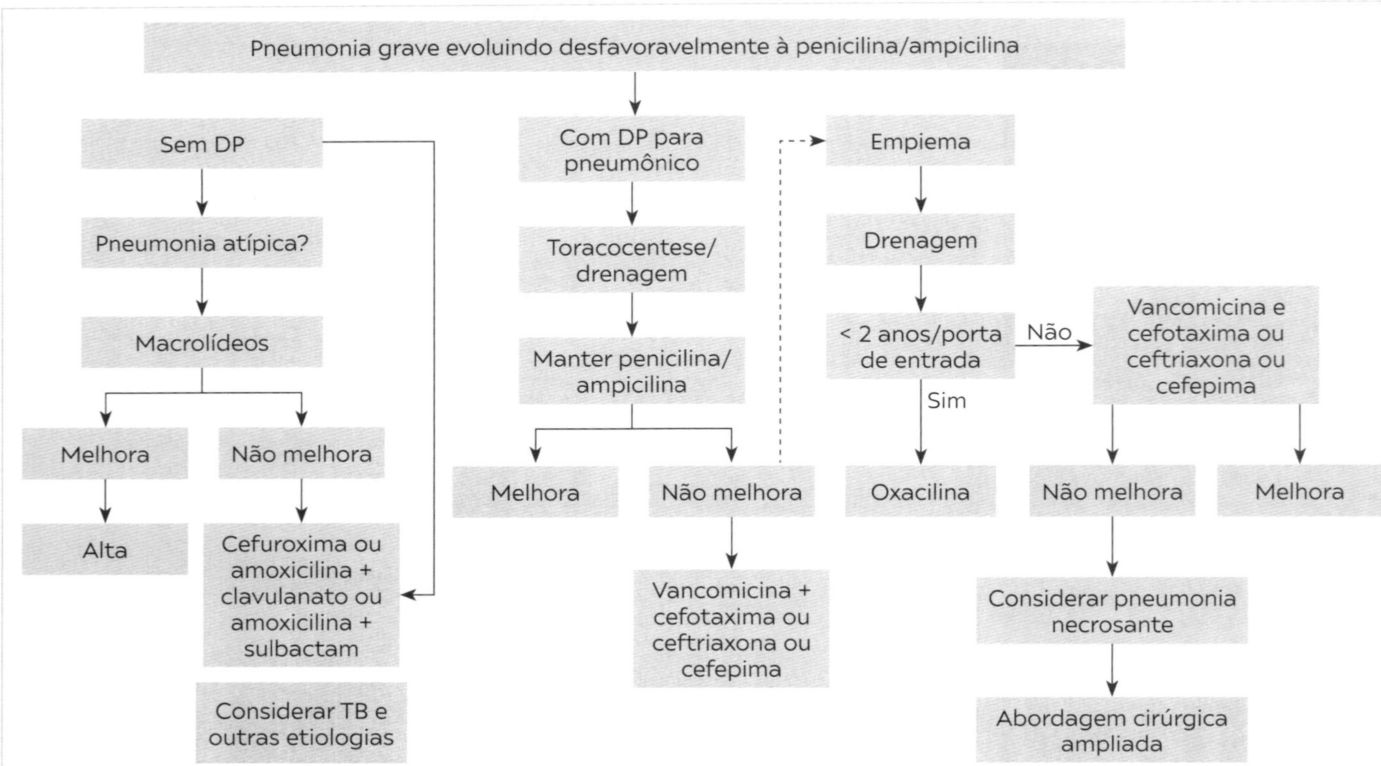

FIGURA 9 Fluxograma de tratamento de PAC.

DP: derrame parapneumônico; PAC: pneumonia adquirida na comunidade.

Fonte: SBP.[1]

QUADRO 2 Tratamento cirúrgico da PACC

1. Toracocentese: consiste na punção com agulha fina do espaço pleural, por via transparietal, realizada para a coleta de fluidos.
2. Drenagem pleural simples.
3. Drenagem torácica com fibrinolíticos. Os fibrinolíticos disponíveis são: a estreptoquinase, a uroquinase e o fator ativador de plasminogênio (alteplase).
4. VTCA.
5. Decorticação por toracotomia, que consiste na retirada de tecido fibroso que envolve o pulmão, impedindo sua expansão.

PACC: pneumonia adquirida na comunidade complicada; VTCA: videotoracoscopia assistida.

RECOMENDAÇÕES FINAIS

As indicações de drenagem pleural simples[1] estão apresentadas no Quadro 3.

QUADRO 3 Indicações de drenagem pleural simples

- Presença de pus em espaço pleural.
- Presença de germes Gram-positivos em coloração.
- Glicose abaixo de 50 mg/dL.
- LDH acima de 1.000 UI.
- Função pulmonar comprometida por derrame extenso.
- Presença de septações/loculações em cavidade torácica.

LDH: lactato desidrogenase.

A falha da drenagem de tórax[1] se caracteriza pelos fatores apresentados no Quadro 4.

QUADRO 4 Falha na drenagem de tórax

- Persistência ou aumento da febre após 72 horas da drenagem.
- Débito escasso com persistência de imagem em radiologia.
- Persistência de septações ou loculações à US do tórax.
- Piora do quadro respiratório.

US: ultrassonografia.

As indicações de VTCA[1] são apresentadas no Quadro 5.

QUADRO 5 Indicações de VTCA

- Persistência do derrame pleural massivo com comprometimento respiratório com falha de drenagem simples e uso de fibrinolíticos.
- Fístula broncopleural que não resolveu com drenagem simples.
- Necrose extensa.

VTCA: videotoracoscopia assistida.

REFERÊNCIAS

1. Sociedade Brasileira de Pediatria (SBP). Departamento Científico de Pneumologia (2019-2021). Pneumonias adquiridas na comunidade complicadas. Disponível em: https://www.sbp.com.br/fileadmin/user_upload/sbp/2022/agosto/03/23053k-DC-Pneumonias_Adquiridas_Complicadas.pdf. Acesso em: maio 2024.
2. Azevedo MM, Pereira LMD, Inácio Filho R. Derrame pleural como complicação de pneumonia em paciente pediátrico. Cam Clin. 2022;1.
3. Benedictis FM, Azzari C, Bernardi F. Empiema pleural, pneumonia necrosante e abscesso pulmonar. In: Eber E, Midulla F (eds.). Manual ERS de medicina respiratória pediátrica. Sheffield: Sociedade Respiratória Europeia; 2013. p.258-65.
4. Barson WJ. Pneumonia in children: epidemiology, pathogenesis and etiology. UpToDate. March 5, 2024. Disponível em: https://www.uptodate.com/contents/pneumonia-in-children-epidemiology--pathogenesis-and-etiology?search=Community-acquired%20pneumonia%20in%20children&-source=search_result&selectedTitle=8%7E150&usage_type=default&display_rank=4. Acesso em: maio 2024.
5. Sociedade de Pediatria de São Paulo (SPSP). Análise do Perfil Epidemiológico na População Infantojuvenil Brasileira em 10 anos. 2023. Disponível em: https://www.spsp.org.br/anais-do-congresso/analise-do-perfil-epidemiologico-da-insuficiencia-renal-na-populacao-infantojuvenil-brasileira--em-10-anos/. Acesso em: maio 2024.
6. Benedictis FM, Kerem E, Chang AB, AA Colin, Zar HJ, Bush A. Complicated pneumonia in children. Lancet. 2020;396:786-98.
7. Stelle KA, Mornand A, Bajwa N, Vidal I, Anooshiravani M, Kanavaki A, et al. Should empyema with or without necrotizing pneumonia in children be managed differently? Health. 2017;9:209-22.
8. Masters IB, Isles AF, Grimwood K. Necrotizing pneumonia: an emerging problem in children? Pneumonia (Nathan). 2017;9:11.
9. Ferraz ST. Pneumonia lipoídica secundária a dose única de óleo mineral: relato de caso. Res Ped. 20123;3(2): Disponível em: https://www.residenciapediatrica.com.br/detalhes/71/pneumonia-lipoidica-secundaria-a-dose-unica-de-oleo-mineral--um-relato-de-caso. Acesso em: maio 2024.
10. Pixel D. Ultrassonografia na complementação do raio x de tórax com suspeita de derrame pleural. 2016. Disponível em: https://drpixel.fcm.unicamp.br/en/node/133. Acesso em: maio 2024.
11. Barson JW. Pneumonia in children: inpatient treatment. Literature review. UpToDate May 2022 Disponível em: https://www.uptodate.com/contents/pneumonia-in-children-inpatient-treatment. Acesso em: jun. 2024.
12. Sant'Anna MFBP, Galvão NA. Community-acquired pneumonia in children and 10-valent anti-pneumococcal vaccination: update. Res Ped. 2021.

10

Pneumonia necrosante

Karina Nascimento Costa

DESTAQUES

- A pneumonia necrosante (PN) é uma complicação da pneumonia na qual há destruição e necrose subjacentes do parênquima pulmonar.
- É caracterizada por ser uma doença pneumônica progressiva e de curso clínico prolongado, apesar da terapia antibiótica apropriada.
- Os patógenos mais associados à PN em crianças são o pneumococo e o *S. aureus*.
- A idade mais acometida pela PN é inferior a 5 anos, e é frequente o relato de que as crianças eram saudáveis previamente.
- Os principais achados clínicos são: febre, tosse, dor torácica, taquipneia, macicez à percussão torácica, diminuição do murmúrio vesicular e/ou respiração brônquica.
- A maioria das crianças com PN apresenta derrame pleural (DP) ou empiema. Fístula broncopleural (FBP) e pneumotórax também são complicações frequentes.
- A tomografia computadorizada (TC) de tórax com contraste é mais sensível que as radiografias de tórax e tornou-se o padrão ouro para o diagnóstico de PN.
- O tratamento de crianças com PN inclui o fornecimento de oxigenoterapia para reverter a hipóxia, analgesia adequada para reduzir a dor pleurítica e melhorar a ventilação, antibioticoterapia prolongada e redução da pressão intratorácica através da drenagem de gás e/ou líquido intrapleural.
- Apesar da gravidade, o prognóstico é bom, pois a mortalidade na PN em crianças é baixa.

INTRODUÇÃO

Primeiramente relatada em adultos com pneumonia grave em 1940, a pneumonia necrosante (PN) foi inicialmente descrita na criança em 1994,[1] sendo uma complicação incomum, mas grave, da pneumonia. É caracterizada por doença pneumônica progressiva e de curso clínico prolongado, apesar da terapia antibiótica apropriada.

A pneumonia necrotizante tem como achado uma consolidação pneumônica com necrose múltipla do parênquima pulmonar. O tratamento da PN consiste em ciclos prolongados de antibióticos, entretanto o tecido necrótico maciço dificulta o acesso dos antibióticos às áreas infectadas, podendo levar à destruição progressiva e à infecção persistente do parênquima pulmonar, possivelmente seguida do desenvolvimento de fístula broncopleural (FBP), hemoptise com risco de vida, septicemia e insuficiência respiratória.[2]

EPIDEMIOLOGIA

Cerca de 0,8 a 7% de todos as crianças com pneumonia comunitária podem evoluir para PN, e até 20% daquelas que apresentam empiema e estão internadas em hospital terciário podem apresentar essa grave complicação.[3]

Embora a incidência de hospitalizações por pneumonia na faixa pediátrica infantil tenha diminuído em países que introduziram vacinas pneumocócicas conjugadas, a incidência de pneumonia complicada tem aumentado nas últimas duas décadas. A introdução da vacina pneumocócica conjugada 7-valente (VPC7) em programas de imunização levou inicialmente a um declínio na incidência de pneumonia na infância, mas foi associada a um aumento na incidência de empiema, principalmente devido a sorotipos não contidos nas vacinas. Após a substituição global de PCV7 por vacina pneumocócica conjugada 13-valente (VPC13), que tem os sorotipos adicionais 1, 3, 5, 6A, 7F e 19A, a incidência e as taxas de hospitalização por empiema reduziram substancialmente.

Em estudo retrospectivo desenvolvido na Itália, foi observado que houve diminuição das hospitalizações por PN alguns anos após a implementação da VPC13, embora o *S. pneumoniae* tenha permanecido como agente etiológico mais frequente seja no período pré ou pós-vacinação. O sorotipo 3 do pneumococo foi o agente causal mais frequente da PN.[4]

Masters et al.,[3] revisando vários estudos sobre o tema, concluíram que a idade mais acometida por PN variou entre 2 e 5 anos, sem prevalência entre os gêneros. A maioria das crianças não apresentava comorbidade, sendo a asma a condição crônica mais comum.

ETIOLOGIA E FISIOPATOLOGIA

Os patógenos mais associados à PN em crianças são o pneumococo e o *S. aureus*. Em revisão de casos clínicos e relatos de casos de PN em crianças[3] foram identificados 197 patógenos bacterianos e fúngicos dentre os casos relatados; desses, 116 (59%) foram o pneumococo e 45 (23%) foram o *S. aureus*, incluindo 15 cepas S. *aureus* meticilino-resistente (MRSA).

Além de pneumococos e *S. aureus*, outros patógenos foram relatados em casos de PN na faixa etária pediátrica: *Streptococcus pyogenes*, *S. anginosus*, *Haemophilus influenzae*, *Pseudomonas aeruginosa*, *Stenotrophomonas maltophilia*, *Fusobacterium nucleatum*, *Mycoplasma pneumoniae*, *Legionella pneumophila* e *Aspergillus*. Ao contrário dos adultos, *Klebsiella pneumoniae* não é uma causa comum de PN em crianças.[3]

O pneumococo possui múltiplos fatores que levam à virulência como cápsula polissacarídea, proteína de superfície celular, parede celular, pneumolisina e a toxina formadora de poros. Os sorotipos têm capacidade variada de levar à colonização, de ocasionar doença invasiva ou local e de expressar genes para resistência antibiótica. Os sorotipos 3 e 19A são os mais frequentemente associados à PN.[3]

O *S. aureus* tem fatores de virulência que facilitam a colonização, dificultam a resposta imune do hospedeiro, causam lesões dos tecidos e levam à disseminação para outros órgãos. Ao infectar o paciente, o *S. aureus* expressa proteínas de superfície que medeiam a adesão e prejudicam as defesas locais. Posteriormente, ainda durante a infecção, as exotoxinas secretadas rompem as barreiras epiteliais e as respostas da função das células imunes, facilitando assim a invasão tecidual.[3] Estudos recentes ligam cepas de *S. aureus* que expressam o fator de virulência Leucocidina Panton-Valentine (LPV) com formas graves de PN em indivíduos previamente saudáveis.

LPV é uma exotoxina formadora de poros, que ativa e depois destrói células imunológicas, como neutrófilos, liberando proteases prejudiciais aos tecidos circundantes. Em relato de quatro casos de crianças com idade inferior a 16 meses que apresentaram PN rapidamente progressiva por *S. aureus* associado a LPV, houve mortalidade de 50%, mesmo com o uso de oxigenação por membrana extracorpórea (ECMO).[5]

É bem reconhecida a associação de infecções pelos vírus sincicial respiratório e vírus influenza com o aumento da colonização nasofaríngea por pneumococos e *S. aureus*, levando ao risco aumentado de pneumonia comunitária bacteriana com maior gravidade.[3,6] Os vírus podem levar a dano da barreira epitelial respiratória, prejudicar a função mucociliar, aumentar a adesão bacteriana por interferir nas proteínas de adesão e modular a função imunológica do hospedeiro. Todas essas ações reduzem o *clearance* bacteriano e favorecem o surgimento da pneumonia bacteriana após uma infecção viral das vias aéreas.

Os achados histopatológicos na PN são caracterizados por necrose do parênquima pulmonar, que ocorre em função da vasculite desencadeada pela infecção, ativação do sistema de coagulação e oclusão trombótica de vasos intrapulmonares. Essa necrose evolui para a formação de cavidades no parênquima pulmonar. Na PN se observa uma supuração intensa em todas as faixas etárias. Essa reação é desencadeada por efeitos citotóxicos diretos de toxinas bacterianas e respostas inflamatórias.[3]

QUADRO CLÍNICO

A idade mais acometida pela PN é inferior a 5 anos, e é frequente o relato de que as crianças eram saudáveis previamente. Os principais achados clínicos são: febre, tosse, dor torácica, taquipneia, macicez à percussão torácica, diminuição do murmúrio vesicular e/ou respiração brônquica. Outra característica é que, apesar de receberem terapia apropriada, as crianças não apresentam boa evolução clínica, mantendo febre persistente, dificuldade respiratória e sinais clínicos e/ou radiográficos de pneumonia progressiva ou sem resposta. A maioria (63 a 100%) apresenta derrame pleural (DP) ou empiema. FBP e pneumotórax também são complicações frequentes (17 a 67%). Uma complicação muito mais rara é a síndrome hemolítico-urêmica (SHU), que leva a anemia hemolítica microangiopática, trombocitopenia e insuficiência renal aguda poucos dias após o início dos sintomas da PN. A SHU como complicação da PN está associada ao sorotipo 3 e outras cepas pneumocócicas.[3]

Em um estudo francês multicêntrico envolvendo 50 casos de PN causada por cepas de *S. aureus* produtoras de LPV em crianças e adultos com idade entre 1 mês e 78 anos, os fatores associados à mortalidade foram hemoptise, erupção cutânea eritematosa nas primeiras 24 horas da admissão e leucopenia no sangue periférico < 3×10^6/L[7] (Figura 1).

Nos exames complementares frequentemente se observa leucocitose e elevação de marcadores inflamatórios como a proteína C reativa (PCR), além de anemia leve a moderada e hipoalbuminemia. Em estudo retrospectivo que avaliou fatores preditores para o desenvolvimento de PN em 104 crianças com pneumonia comunitária foi observado que aquelas com maiores PCR, menor albumina sérica e menor nível de IGM desenvolveram necrose maciça pulmonar.[8]

As características do líquido pleural na PN são compatíveis com empiema [bactérias visíveis pelo Gram ou aumento de polimorfonucleares ($\geq 15 \times 10^6$/L), predominantemente neutrófilos, pH < 7,20, proteína > 30 g/L, níveis de glicose < 40 mg/dL e concentrações de lactato desidrogenase frequentemente ≥ 1.000 U/L, esta última refletindo lesão do parênquima pulmonar].[3]

Para o diagnóstico microbiológico, a hemocultura, os testes sorológicos para patógenos, como *M. pneumoniae*, e investigações do líquido pleural, incluindo coloração de Gram, cultura e PCR ou ensaios rápidos de antígeno, são úteis no estabelecimento de uma causa etiológica. O líquido pleural pode ser obtido no momento da inserção da drenagem pleural, durante a cirurgia ou

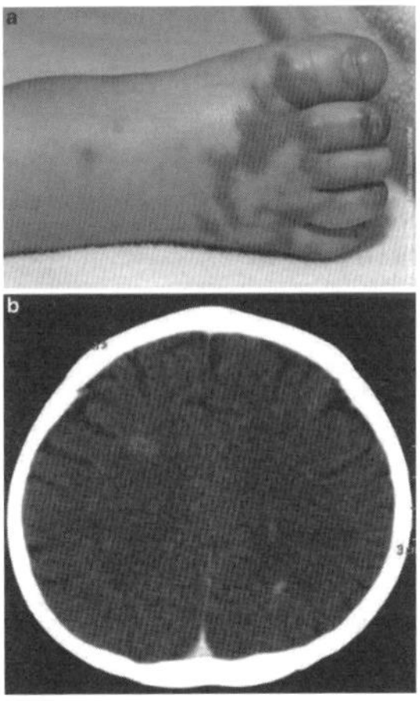

FIGURA 1 Menino com 15 meses com febre e tosse há 4 dias. A: apresentava lesão cutânea parcialmente purpúrica e eritematosa. B: evoluiu para PN grave, SDRA e êmbolos sépticos e abscessos cerebrais.

PN: pneumonia necrosante; SDRA: síndrome do desconforto respiratório agudo.

Fonte: adaptada de Schwartz e Nourse.[5]

mesmo na toracocentese. As culturas de escarro geralmente não são possíveis e não são confiáveis, pois patógenos potenciais, como pneumococos, são encontrados frequentemente em crianças saudáveis.[3]

DIAGNÓSTICO RADIOLÓGICO

Radiografia de tórax

Embora as radiografias de tórax sejam compatíveis com pneumonia e derrame pleural, esse exame complementar só é diagnóstico em 27 a 41% das crianças com PN; uma ou mais pneumatoceles são observadas em uma mediana de 4 a 8 dias após a hospitalização. A baixa sensibilidade das radiografias de tórax resulta do fato de que as lesões cavitárias, que são preenchidas por líquido após necrose de liquefação, têm a mesma densidade do pulmão consolidado adjacente. As lesões se tornam mais visíveis e compatíveis com a PN mais tarde no curso da PN, quando o fluido necrótico drena para os brônquios comunicantes e é substituído por gás[3] (Figura 2).

Tomografia computadorizada

A TC de tórax com contraste é mais sensível que as radiografias de tórax e tornou-se o padrão ouro para o diagnóstico de PN. A TC de tórax é útil na avaliação de alterações do parênquima pulmonar não visíveis nas radiografias simples de tórax e determina se há alguma malformação pulmonar congênita subjacente. As principais características diagnósticas são vascularização deficiente ou ausente, perda da arquitetura pulmonar e formação de cavidade. Múltiplas cavidades pequenas, cheias de gás ou líquido e de paredes finas são geralmente vistas inicialmente, muitas vezes envolvendo apenas um único lobo. À medida que o pulmão sofre necrose liquefativa adicional, as múltiplas cavidades pequenas podem coalescer e formar cavidades maiores, incluindo pneumatoceles cheias de gás que se desenvolvem nos estágios mais avançados da PN[3] (Figura 2).

Ultrassonografia

A ultrassonografia avalia o espaço pleural em crianças com pneumonia complicada, identifica consolidação pulmonar e, quando combinada com Doppler

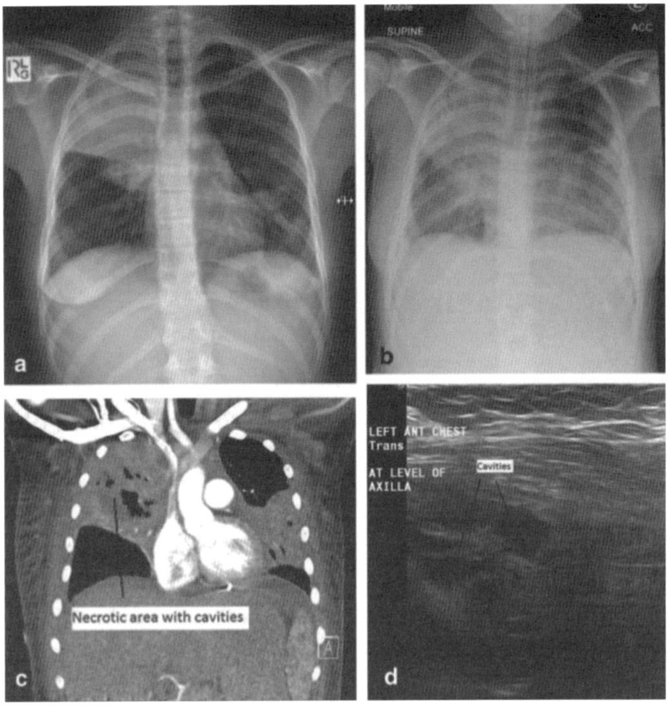

FIGURA 2 Adolescente de 14 anos com história de febre, tosse e dor de garganta há 5 dias. A: radiografia simples inicial de tórax mostrando condensação em lobo superior direito. B: 24 horas após a admissão, radiografia simples de tórax com a paciente intubada e em VM com piora radiológica (piora da lesão pulmonar e derrame pleural). C: tomografia computadorizada (TC), corte coronal, demonstrando cavidades de paredes finas com área sem realce (necróticas) no lobo superior direito e na língula. D: imagem ultrassonográfica pulmonar mostrando cavidades de paredes finas na região da língula do pulmão esquerdo.

Fonte: adaptada de: Masters et al.[3]

colorido, pode detectar regiões hipoperfundidas do pulmão. A ultrassonografia pulmonar combinada ao Doppler colorido pode detectar lesões hipoecoicas ou perfusão regional reduzida, predizendo a alta probabilidade de PN subjacente e a formação de pneumatocele[3,9] (Figura 2).

TRATAMENTO

O tratamento de crianças com PN inclui o fornecimento de oxigenoterapia para reverter a hipóxia, analgesia adequada para reduzir a dor pleurítica e melhorar a ventilação, antibioticoterapia prolongada e redução da pressão intratorácica por meio da drenagem de gás e/ou líquido intrapleural. Igualmente importantes são a correção de distúrbios hidroeletrolíticos e o adequado aporte nutricional, incluindo o manejo da hipoalbuminemia. Algumas crianças podem necessitar de suporte circulatório e ventilatório. A ECMO é usada nas crianças que apresentam insuficiência respiratória hipoxêmica refratária.

ANTIBIOTICOTERAPIA

A escolha inicial de antibióticos deve abranger organismos Gram-positivos, especialmente pneumococos, *S. aureus* e *S. pyogenes*. Diferentes regimes antibióticos podem ser utilizados como tratamento empírico inicial: penicilinas, cefalosporinas, vancomicina e clindamicina. Pode ainda incluir antibióticos betalactâmicos antiestafilocócicos, como oxacilina.

O tratamento pode ser adaptado de acordo com os resultados microbiológicos, embora estes apresentem baixa positividade (8 a 55% dos casos). Quando a suspeita de MRSA for elevada (p. ex., prevalência local > 10%, etnia, história pessoal ou familiar recente de infecções cutâneas) ou se for confirmada por cultura, os antibióticos devem ser dirigidos contra esse agente patogênico específico. É importante ressaltar que a vancomicina penetra fracamente no parênquima pulmonar, e falhas no tratamento podem ocorrer em até 20% dos casos de pneumonia por MRSA quando usada como monoterapia. Assim, até que o MRSA seja confirmado, um antibiótico betalactâmico antiestafilocócico deve fazer parte do regime de tratamento. Adição de agentes como linezolida, clindamicina ou rifampicina capazes de inibir a síntese de proteínas (incluindo a produção de toxinas) pode resultar em melhores resultados para aqueles com infecções por *S. aureus* ou *S. pyogenes*. Nos casos de PN causada por cepas de *S. aureus* produtoras de LPV pode ser utilizada a linezolida ou a clindamicina.[10]

Quando há suspeita de PN complicando uma infecção por *M. pneumoniae*, um macrolídeo como claritromicina intravenosa (IV) ou azitromicina pode ser adicionado. Em algumas ocasiões, por exemplo, se a criança não estiver imunizada contra *H. influenzae* tipo b (Hib), se estiver imunocomprometida ou se a infecção tiver sido adquirida no hospital, a terapia antibiótica empírica inicial deve abranger bactérias Gram-negativas, devendo para isso incluir cefalosporina de terceira ou quarta geração.

A duração ideal do tratamento antibiótico da PN é desconhecida e pode variar de 13 a 42 dias, sendo a duração média da antibioticoterapia de 28 dias. A mudança de antibióticos IV para via oral é apropriada quando a criança estiver afebril por pelo menos 24 horas, já não mostrar sinais de sepse, apresentar melhora do quadro respiratório, tolerar alimentação enteral e os marcadores inflamatórios estiverem em queda.[3]

TRATAMENTO CIRÚRGICO

Embora recomendado que a intervenção cirúrgica seja evitada para reduzir o risco de FBP, isso nem sempre é possível se houver um grande piopneumotórax, pneumatocele hipertensiva e/ou empiema loculado.

Intervenção cirúrgica através da toracoscopia videoassistida ou minitoracotomia para desbridar material piogênico ao redor do pulmão (decorticação), ruptura de loculações e remoção de pus pode ser necessária quando a febre, os sinais de sepse e/ou desconforto respiratório persistirem apesar da drenagem torácica. Pode ser indicada ainda se houver imagens de coleções intrapleurais persistentes ou crescentes. Ressecção lobar ou segmentar ou mais raramente a pneumectomia podem ser indicadas em caso de hemoptise maciça, grandes e múltiplas pneumatoceles e necrose pulmonar.[3,11,12]

PROGNÓSTICO

Ao contrário dos adultos, em que as taxas de letalidade para PN podem variar em aproximadamente 40 a 50%, a taxa de mortalidade da PN na faixa pediátrica é baixa. Em estudo que avaliou as características e a evolução de 746 crianças com PN nos EUA e incluiu 4.200 hospitais foi observada uma mortalidade de 4,1% (IC95% 2,7-6,2). Observa-se normalmente que há melhora clínica em alguns meses. As alterações radiográficas geralmente são resolvidas após 5 a 6 meses e apenas uma minoria das crianças com PN fica com a função pulmonar levemente prejudicada.[13]

CONSIDERAÇÕES FINAIS

A PN é uma complicação grave incomum, porém cada vez mais reconhecida, da pneumonia em crianças pequenas previamente saudáveis. Os principais patógenos são *S. pneumoniae* e *S. aureus*, e o diagnóstico deve ser considerado quando, apesar dos antibióticos apropriados, a criança permanece febril e com sinais persistentes de dificuldade respiratória e pneumonia. A maioria apresenta derrame pleural, empiema e/ou FBP que não melhoram apesar da drenagem torácica. O diagnóstico é confirmado por exames de imagem do tórax, geralmente por tomografia computadorizada (que é considerado o padrão ouro) ou ultrassonografia, enquanto o tratamento requer antibióticos IV prolongados, que podem ser alterados para medicação oral por mais 10 a 14 dias, quando a criança estiver afebril e clinicamente estável. A intervenção cirúrgica deve ser evitada. Apesar da gravidade, o prognóstico é bom, pois a mortalidade na PN em crianças é baixa.[14]

REFERÊNCIAS

1. Kerem E, Bar Ziv Y, Rudenski B, Katz S, Kleid D, Branski D. Bacteremic necrotizing pneumococcal pneumonia in children. Am J Respir Crit Care Med. 1994;149:242-4;
2. Tsai YF, Ku YH. Necrotizing pneumonia: a rare complication of pneumonia requiring special consideration. Curr Opin Pulm Med. 2012;18:246-52.
3. Masters B, Isles AF, Grimwood K. Necrotizing pneumonia: an emerging problem in children? Pneumonia. 2017;9:11.
4. Carloni I, Ricci S, Rubino C, Cobellis G, Rinaldelli G, et al. Necrotizing pneumonia among Italian children in the pneumococcal conjugate vaccine era. Pediatric Pulmonology. 2021;56:1127-35.
5. Schwartz KL, Nourse C. Panton-Valentine leucocidin-associated Staphylococcus aureus necrotizing pneumonia in infants: a report of four cases and review of the literature. Eur J Pediatr. 2012;171:711-7.
6. Oliva J, Terrier O. Viral and bacterial co-infections in the lungs: dangerous liaisons. Viruses. 2021:13:1725.
7. Gillet Y, Vanhems P, Lina G, Bes M, Vandesnesch F, Floret D, et al. Factors predicting mortality in necrotizing community-acquired pneumonia caused by Staphylococcus aureus containing Panton--valentine leucocidin. Clin Infect Dis. 2007;45:315-21.
8. Li Q, Zhang X, Chen B, Ji Y, Chen W, Cai S, et al Early predictors of lung necrosis severity in children with community-acquired necrotizing pneumonia. Pediatric Pulmonology. 2022;57:2172-9.
9. Sacristán PA, Gato JM, Vásquez NL, Fernández LR. Neonatal lung ultrasound: early diagnosis of necrotizing pneumonia. Anales de Pediatría. 2024;100:155-7.
10. Spencer DA, Thomas MF. Necrotising pneumonia in children. Paediatr Respir Rev. 2014;15(3):240-5;
11. Lai JY, Yang W, Ming YC. Surgical management of complicated necrotizing pneumonia in children. Pediatric Neonatol. 2017;58:321-27.
12. Krenke K, Sanocki M, Urbankowska E, Kraj G, Krawiec M, et al. Necrotizing pneumonia and its complications in children. Advs Exp Medicine, Biology – Neuroscience and Respiration. 2015;12:9-17.
13. Ness-Cochinwala M, Kobaitri K, Totapally BR. Characteristics and outcomes of children with necrotizing pneumonia. Pediatr Crit Care Med. 2021;22:e640-e643.
14. Bover-Bauza C, Osana B, Gil JÁ, Penã-Zarza JA, Figuerola F. Resultados a largo plazo de la neumonia necrotizante. Anales de Pediatría. 2021;95:298-306.

11

Pneumonia bacteriana

Paulo Ramos David João

DESTAQUES

- Infecção comunitária.
- *Bundles* de prevenção de pneumonia.
- Fatores de risco para pneumonia.
- Investigação laboratorial e de imagem.
- Uso de antibióticos.

INTRODUÇÃO E EPIDEMIOLOGIA

Pneumonia é uma palavra grega que significa "inflamação dos pulmões". Trata-se de uma doença do trato respiratório inferior geralmente causada por um agente infeccioso (raramente por agentes não infecciosos), resultando em inflamação dos tecidos de um ou de ambos os pulmões, e que traduz uma resposta do hospedeiro ao agente agressor.[1]

A pneumonia bacteriana (PB) é a principal causa de mortalidade em crianças menores de 5 anos em países de baixa e média renda. Estima-se que infecções do trato respiratório inferior causaram 2.377.697 mortes em todo o mundo em 2016, dos quais 652.572 ocorreram em crianças menores de 5 anos. A maior proporção ocorreu em uma região da África Subsaariana (27,4%), seguida pela região do sul da Ásia (24,8%); a América Latina e o Caribe contribuíram com 6,8%. Na Colômbia em 2018, a taxa de mortalidade devida a infecções respiratórias agudas foi de 14,89 por 100 mil crianças menores de 5 anos.[2]

A PB impõe carga substancial aos serviços de saúde e é uma das principais causas de encaminhamento e internação hospitalar. No Brasil, em 2017, 1.117.779 internações hospitalares ocorreram em crianças menores de 5 anos, e foi a causa mais frequente de doença respiratória na hospitalização (351.763; 31,5%). Intervenções que incluíram medidas preventivas, como as vacinas conjugadas contra *Haemophilus influenzae* tipo b e pneumococo, e estratégias de manejo, como as diretrizes da Organização Mundial da Saúde (OMS) para o Manejo Integrado de Doenças Prevalentes na Infância (AIDPI), causaram um declínio constante na incidência e mortalidade por pneumonia.[1,3]

Apesar desses esforços, em 2015 houve a estimativa de 921 mil mortes por PB na infância. Em 2017, 800 mil crianças com menos de 5 anos, a maioria delas em países de baixa e média renda, morreram em decorrência de uma infecção respiratória baixa.

A incidência de PB é de 10 a 15 crianças em cada mil/ano, e a taxa de internação é de 1 a 4 a cada mil crianças/ano, ocorrendo sobretudo em menores de 5 anos. Cerca de 14,4 a cada 10 mil crianças maiores de 5 anos e de 33,8 a cada 10 mil menores de 5 anos são diagnosticadas com PB, anualmente, na Europa. Apesar de ter havido redução de 50% no número de óbitos nos últimos anos, ainda é a principal causa de óbito em países em desenvolvimento.[1,3]

FATORES DE RISCO

Os principais fatores de risco são desnutrição, baixa idade, comorbidades e gravidade da doença que contribuem mais para o óbito. Outros fatores, como baixo peso ao nascer, permanência em creches, episódios prévios de sibilância e pneumonia, vacinação incompleta, baixa condição socioeconômica, condições sanitárias e higiênicas precárias e desmame precoce também contribuem para morbidade e mortalidade.[1,4]

FISIOPATOLOGIA

Patógenos como *Streptococcus pneumoniae*, *Haemophilus influenzae* e bacilos Gram-negativos normalmente entram no trato respiratório inferior através da aspiração de secreções orofaríngeas. A microaspiração pode ocorrer regularmente, mesmo em pessoas saudáveis e particularmente durante o sono, mas a progressão para pneumonia é rara. A progressão depende em grande parte do inóculo de bactérias patogênicas, do volume de aspirado, da frequência de aspiração e da virulência das bactérias aspiradas em relação ao sistema imunológico do hospedeiro. A colonização da orofaringe por organismos virulentos é afetada por comorbidades, como desnutrição crônica, alcoolismo e diabetes. Essas comorbidades podem levar a defeitos na resposta imune do hospedeiro, como deficiências em imunoglobulinas locais, complemento e fibronectinas salivares, que previnem a superfície bacteriana.

Bactérias intracelulares (*Mycoplasma pneumoniae*, *Chlamydia pneumoniae*, *Legionella* spp.) tendem a entrar no trato respiratório inferior por via inalatória. A progressão para a infecção depende novamente do inóculo de organismos patogênicos. No entanto, as micropartículas nas quais esse inóculo está suspenso também devem ser pequenas o suficiente (normalmente < 5 mm) para facilitar o trânsito para as vias aéreas inferiores enquanto continua para escapar das defesas do hospedeiro local.[5]

ETIOLOGIA

A etiologia da pneumonia na população pediátrica é variável e muda de acordo com a idade, a gravidade da doença e de onde o estudo é realizado. A identificação microbiológica é um desafio, uma vez que a coleta de amostras respiratórias em crianças é problemática em comparação com adultos. Alguns testes microbiológicos têm baixa sensibilidade em crianças. Pesquisas anteriores mostraram diferentes atribuições etiológicas de acordo com a anatomia e origem das amostras coletadas (expectoração induzida, aspirado ou *swab* nasofaríngeo ou orofaríngeo, sangue e/ou urina) e os exames diagnósticos empregados (proteína C reativa – PCR –, sorologia aguda ou convalescente, culturas, imunofluorescência direta ou indireta).[1,3]

Técnicas moleculares permitiram a identificação da etiologia provável em até 86% dos casos pediátricos de PB. Essas técnicas também detectaram infecção mista como causa da pneumonia, variando de 23,7% na Ásia a 33,8% na Europa. Contudo, um dos desafios ao interpretar os resultados desses testes é que os microrganismos que causam pneumonia são comumente fóruns comensais em vez de patógeno real.[1,3]

É difícil estabelecer o diagnóstico etiológico das PB. Seu curso clínico costuma ser muito semelhante para os diversos agentes, e as técnicas diagnósticas são, em geral, de baixa sensibilidade ou de custo elevado e de difícil acesso à maioria dos serviços. Dependendo do número de testes diagnósticos utilizados, o diagnóstico etiológico pode ser identificado em cerca de 24 a 85% dos casos.

PRINCIPAIS AGENTES ETIOLÓGICOS DE ACORDO COM A FAIXA ETÁRIA[1,3,4]

- Até 2 meses: estreptococo do grupo b, enterobactérias, *Listeria monocytogenes, Chlamydia trachomatis, Staphylococcus aureus.*
- 2 a 6 meses: *Chlamydia trachomatis*, germes da pneumonia afebril, pneumococo, *Staphylococcus aureus, Bordetella pertussis.*
- 7 meses a 5 anos: pneumococo, *Haemophilus influenzae, Staphylococcus aureus, Mycoplasma pneumoniae, Mycobacterium tuberculosis.*
- 5 anos: *Mycoplasma pneumoniae, Chlamydia pneumoniae*, pneumococo, *Mycobacterium tuberculosis.*

AGENTES ETIOLÓGICOS SUGERIDOS PELA GRAVIDADE[5]

- Ambulatorial: pneumococo, *Chlamydia pneumoniae, Mycoplasma pneumoniae.*
- Baixa gravidade sem unidade de terapia intensiva (UTI): pneumococo, *Chlamydia pneumoniae, Mycoplasma pneumoniae.*
- Gravidade moderada sem UTI: pneumococo, *Haemophilus influenzae, Staphylococcus aureus, Legionella* sp.
- Alta gravidade: pneumococo, bacilos entéricos Gram-negativos, *Staphylococcus aureus, Haemophilus influenzae, Legionella* sp., *Pseudomonas aeruginosa.*
- Adquirido no hospital e não associada ao ventilador: pneumococo, bacilos entéricos Gram-negativos, *Staphylococcus aureus, Pseudomonas aeruginosa.*

QUADRO CLÍNICO

O quadro clínico da pneumonia é variado e inespecífico; poderá ser sutil dependendo de vários fatores, incluindo os agentes etiológicos, idade da criança, tamanho do inóculo e resposta imunológica do indivíduo; febre de início agudo, taquipneia e tosse caracterizam o quadro clínico clássico. A febre pode estar ausente em bebês muito pequenos com infecção por *Chlamydia trachomatis*, *Bordetella pertussis* ou *Ureaplasma*. As crianças podem manifestar apenas diminuição do apetite e agitação, e as menores de 5 anos costumam ter um pródromo de febre baixa e rinorreia, devido a uma infecção viral prévia das vias aéreas superiores, antes de apresentar sintomas do trato respiratório inferior.

Algumas crianças podem apresentar dor abdominal, principalmente se houver comprometimento de lobos pulmonares inferiores.

Em crianças pequenas dificilmente se encontram alterações localizadas à ausculta respiratória. A sibilância ocorre em infecção do trato respiratório inferior, geralmente na bronquiolite viral aguda, raramente na PB.

As crianças mais velhas podem referir dor torácica tipo pleural ou rigidez da nuca (cada uma delas relacionada ao envolvimento do lobo). Outros sinais de PB que indicam gravidade e necessidade de internação:

- Saturação de oxigênio menor que 92%.
- Abolição do murmúrio vesicular, com possibilidade ou confirmação radiológica de complicações, como derrame pleural (DP) e empiema.
- Desnutrição grave.
- Sonolência.
- Rebaixamento do nível de consciência e recusa alimentar.

O diagnóstico de PB é eminentemente clínico, dispensando a radiografia de tórax, que só é recomendada nos casos graves que demandem internação.[1,3,5]

Nascimento-Carvalho, em revisão sistemática que envolveu crianças menores de 5 anos com o objetivo de avaliar a acurácia dos sintomas e achados do exame físico para identificar casos com pneumonia radiográfica em crianças, identificou que a presença de hipoxemia moderada (saturação de oxigênio ≤ 96%) e o aumento do esforço respiratório (gemência, abertura das narinas e retrações) foram os sinais mais associados à PB, enquanto a saturação de oxigênio > 96% diminuiu a probabilidade de PB, e a presença de taquipneia (frequência respiratória > 40 respirações/minuto) não foi fortemente associada ao diagnóstico de PB.[6]

Segundo a OMS, as PB devem classificadas de acordo a idade da criança.[7] Crianças entre 2 meses e 5 anos são classificadas como:

- Pneumonia grave: presença de tosse ou dificuldade para respirar com cianose central ou saturação periférica de O_2 < 90% ou desconforto respiratório grave (gemência ou tiragem costal muito grave) ou pacientes com PB com sinais gerais de perigo (recusa de líquidos, letargia ou inconsciência, convulsões) devem ser hospitalizados.

- Pneumonia: FR aumentada para a idade (≥ 50 irpm para aqueles entre 2 e 11 meses e ≥ 40 irpm entre 1 e 5 anos) e tiragem intercostal, requerendo tratamento ambulatorial com antibioticoterapia oral.

Os menores de 2 meses que apresentem sinais clínicos que sugerem doença grave, isto é, frequência respiratória (FR) elevada (≥ 60 irpm), tiragem subcostal grave, gemido, entre outros achados clínicos, são classificados como infecção bacteriana grave e devem ser internados para tratamento hospitalar.[7]

Os critérios diagnósticos baseados em sinais e sintomas podem levar ao diagnóstico de PB de qualquer doença do trato respiratório inferior que se apresente com tosse, dificuldade respiratória e taquipneia, a exemplo de doenças virais como a bronquiolite ou sibilância viral e doenças não transmissíveis, como asma alérgica, resultando na prescrição excessiva de antibióticos e no subdiagnóstico e tratamento inadequado da doença obstrutiva das vias aéreas. Assim, a avaliação criteriosa das doenças que podem causar taquipneia e sibilância, como asma, bronquiolite e sibilância induzida por vírus, permite que se prescrevam broncodilatadores antes de classificar o paciente em relação à PB.[1,3]

EXAMES COMPLEMENTARES

A avaliação laboratorial de crianças com pneumonia adquirida na comunidade (PAC) não deve, preferencialmente, ser invasiva. Os exames laboratoriais se aplicam, basicamente, a pacientes internados, isto é, com PB grave, não necessariamente complicada.

Testes rápidos, à beira do leito, como *swab* de nasofaringe para vírus respiratórios, devem ser o procedimento inicial quando disponíveis e indicados. Isso pode reduzir o uso desnecessário de métodos de imagem e de antimicrobianos. Crianças com doença grave e aspecto tóxico devem realizar hemograma, eletrólitos, testes de função hepática, renal e hemocultura e exames de acordo com critérios clínicos. Esses testes geralmente não são necessários para crianças com formas leves. Marcadores inflamatórios não são capazes de diferenciar entre pneumonia viral e bacteriana em crianças. Entretanto, podem ser utilizados durante a evolução da doença e servem como marcadores prognósticos. Crianças que moram em áreas endêmicas de tuberculose ou que têm história de exposição a adulto com tuberculose devem ser avaliadas para essa possibilidade.[1,3,5]

- Hemograma: pode ser útil na avaliação de pacientes internados. É pouco específico para o diagnóstico de PB, mas seu resultado pode influenciar na decisão do uso de antimicrobiano em crianças doentes. Embora geralmente ocorra leucocitose nos casos de pneumonia bacteriana, sua intensidade não diferencia bacteriana e viral. A presença de anemia ou plaquetopenia pode orientar outras intervenções ou sugerir a hipótese de síndrome hemolítico-urêmica como complicação de PB por pneumococo.[1,3,8,9]
- Provas de atividade inflamatória: hemograma com contagem diferencial, velocidade de hemossedimentação (VHS), PCR e procalcitonina (PCT), esta considerada marcador sensível para infecção bacteriana, não diferencia a infecção viral da bacteriana de forma segura. Valores elevados de PCT em que há identificação viral podem sugerir coinfecção bacteriana. Durante o tratamento da PAC, a melhora dos valores de PCT pode ser marcador objetivo de melhora, especialmente nos casos complicados
- A PCT e a PCR têm demonstrado algum valor na identificação de infecções bacterianas, mas ainda não foi estabelecido um ponto de corte clínico relevante para seu uso. A PCT sérica não deve ser feita de rotina. Entretanto, pode ser útil para diferenciar a etiologia e a gravidade da PB quando utilizada junto com dados epidemiológicos e outros testes diagnósticos. Níveis de PCT < 0,25 ng/mL estão associados à baixa probabilidade de PB bacteriana ou PB de menor gravidade. PCT < 0,1 ng/mL tem alto valor preditivo negativo e exclui PB. Estudo brasileiro descreveu que a PCT sérica abaixo de 0,25 ng/dL em pacientes hospitalizados apresentou alto valor preditivo negativo (93%; IC95%: 90-99%) para infecção pneumocócica (mesmo para crianças com alteração radiológica), o que pode ser útil para evitar o uso indevido de antimicrobianos. Até o momento, há escassez dessas informações em crianças não hospitalizadas. Sem dúvida, a identificação e a validação de ferramentas para distinguir com segurança em crianças com PB aquelas com infecção viral daquelas com infecção bacteriana é uma prioridade no campo de pesquisa.[10,11]
- Sorologia: pode ser útil para o diagnóstico de infecção por agentes como *Mycoplasma pneumoniae, Chlamydia trachomatis, Chlamydophila pneumoniae,*

Streptococcus pneumoniae e *Bordetella pertussis*. A elevação da IgM e/ou títulos pareados (fase aguda e convalescença) da IgG confirma a infecção por *Mycoplasma pneumoniae* ou *Chlamydia trachomatis*. Como há um tempo mínimo para a elevação das imunoglobulinas, o diagnóstico é realizado de forma retrospectiva. Todos esses microrganismos podem também ser identificados pelas técnicas de PCR.[3]

- Radiografia de tórax: não está indicado para a avaliação de pacientes em tratamento ambulatorial; deve ser realizado em pacientes com hipoxemia/hipóxia, com esforço respiratório, assim como para os que não apresentam boa resposta ao tratamento para avaliar complicações.

  O uso de imagem radiológica no atendimento de crianças com infecção respiratória aguda do trato respiratório inferior em unidade de emergência levou a mudanças no diagnóstico, no uso de antimicrobianos, mas não na taxa de admissão hospitalar. Essas informações foram menos úteis quando na história e no exame físico havia achados consistentes com PB. A radiografia de tórax não é útil em pacientes com PB no nível ambulatorial. Infiltrados radiológicos são relatados em 5 a 19% de crianças com febre sem taquipneia e hipoxemia, angústia respiratória ou sinais de infecções de vias aéreas inferiores; esse achado tem sido denominado pneumonia oculta. Por outro lado, a radiografia de tórax deve ser solicitada em crianças com febre prolongada e tosse, mesmo na ausência de taquipneia e angústia respiratória.

  Crianças com sinais e sintomas sugestivos de PB sem indicação de internamento não necessitam realizar radiografia de tórax de rotina devido à baixa concordância entre os sinais clínicos e as alterações radiográficas. A radiografia obtida em incidência lateral geralmente não é necessária na PB, e a imagem radiológica não é suficiente para definir o agente etiológico.[1,3]
- Broncoscopia e lavado broncoalveolar: a realização de broncoscopia com lavado broncoalveolar (LBA), a aspiração pulmonar percutânea ou a biópsia pulmonar a céu aberto devem ser reservadas para crianças imunocompetentes com PAC grave quando testes diagnósticos iniciais não forem esclarecedores. Podem ser indicados também em pacientes imunodeprimidos ou imunossuprimidos, nos quais a terapia deve ser direcionada ao agente etiológico e em pacientes com ventilação mecânica para selecionar a bactéria.[3]

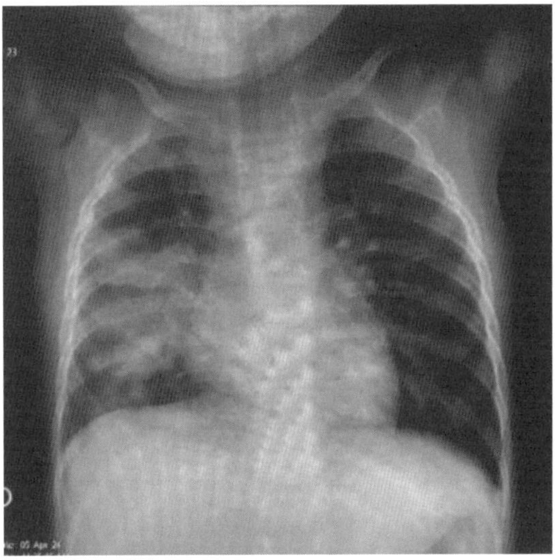

FIGURA 1 Raio X de tórax.
Fonte: acervo do autor.

USO DO ULTRASSOM

Embora seja um diagnóstico clínico, a modalidade de imagem inicial padrão para pacientes com preocupação com pneumonia é um raio X do tórax. A radiografia, que tem uma taxa relativamente alta de falsos negativos, expõe os pacientes a irradiação e podem não estar disponíveis em locais com recursos limitados.

Balk et al. realizaram uma metanálise cujo objetivo principal foi avaliar a precisão da ultrassonografia pulmonar (USP) em comparação ao raio X para o diagnóstico de PB. Doze estudos que incluíram 1.510 pacientes foram selecionados para extração de dados. USP apresentou sensibilidade de 95,5% (93,6-97,1) e especificidade de 95,3% (91,1-98,3). O raio X teve sensibilidade de 86,8% (83,3-90) e especificidade de 98,2% (95,7-99,6). Variações entre os estudos incluíram achados ultrassonográficos diagnósticos de pneumonia, estudo ambiente (paciente internado *vs*. pronto-socorro) e inclusão de raio X na referência padrão para pneumonia. Concluíram que a USP teve sensibilidade significativamente melhor com especificidade semelhante quando comparada ao raio X para o diagnóstico de PAC.[11]

Pallares et al. também realizaram metanálise e avaliaram a eficácia do ultrassom no diagnóstico de pneumonia. Concluíram que ultrassonografia é útil no diagnóstico e acompanhamento de pneumonia e suas complicações; pode monitorar a evolução da pneumonia mesmo acima da radiografia de tórax com resultados semelhantes à tomografia computadorizada e, portanto, deve ser incluída no diagnóstico algoritmos. É uma exploração rápida, inócua e de baixo custo que não requer mobilização do paciente. Embora aparentemente complexo, após treinamento e aprendizado, é uma ferramenta valiosa para o estudo das doze regiões torácicas. É importante trabalhar a aprendizagem e a integração dessa técnica na prática diária de pneumologistas, radiologistas e médicos de emergência.[12]

TRATAMENTO

Quanto à abordagem das pneumonias comunitárias não complicadas, uma reflexão sistematizada da conduta é importante e organiza o atendimento do pediatra.[1]

- Primeiro: lembrar da alta prevalência da PAC em crianças menores de 5 anos, valorizar os critérios diagnósticos discutidos e excluir os diagnósticos diferenciais. Na presença de sibilância associada à taquipneia, quadros como pneumonia viral, bronquiolite e crise de asma devem ser lembrados.
- Segundo: pensar nos fatores de risco para quadros de evolução desfavorável: desnutrição, comorbidades, baixa idade no momento da doença, baixas condições socioeconômicas – baixo nível de escolaridade dos pais, renda familiar

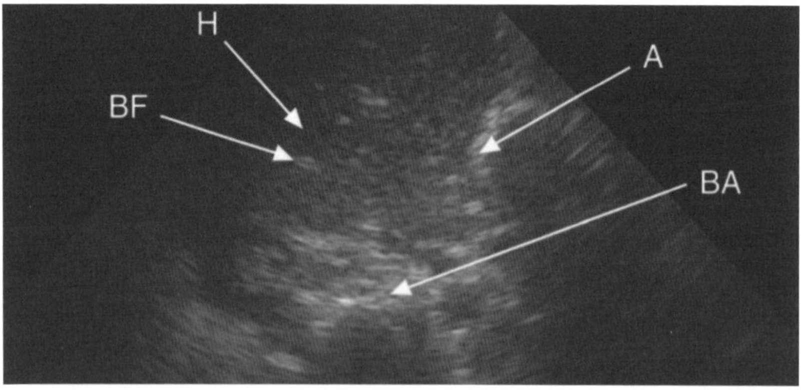

FIGURA 2 Ultrassom de pneumonia.
A: hepatização; B: atelectasias; BA: broncograma aéreo; BF: broncograma fluido.
Fonte: Pallarés et al.[12]

na linha da pobreza, condições sanitárias e de higiene precárias –, baixa cobertura vacinal, desmame precoce e poluentes intradomiciliares, são fatores de risco relacionados a quadros de pneumonia graves e potencialmente fatais.

- Terceiro: iniciar imediatamente o tratamento com antibiótico em nível domiciliar ou hospitalar.
- Quarto: garantir consulta de reavaliação após 48 a 72 horas do início do tratamento ou a qualquer momento se houver piora clínica para toda criança em tratamento domiciliar.
- Quinto: incentivar a prevenção: aleitamento materno exclusivo nos primeiros meses de vida, eliminação do tabagismo passivo, orientação quanto a noções de higiene (p. ex., lavagem das mãos) e à vacinação contra agentes importantes, como o pneumococo e o vírus da influenza

Tratamento ambulatorial

A criança sem sinais de gravidade e com boas condições clínicas deve ser tratada em seu domicílio. A antibioticoterapia baseia-se no conhecimento dos principais agentes infecciosos em cada faixa etária, situação clínica e região. Essa escolha é empírica inicialmente, pois o isolamento do agente infeccioso nem sempre é realizado e pode demorar.

A amoxicilina administrada por via oral (VO) é a primeira opção terapêutica no tratamento ambulatorial das PAC, sendo recomendada para crianças de 2 meses a 5 anos. Essa escolha apresenta-se como consenso na maior parte dos estudos, uma vez que o pneumococo é apontado como o agente principal das PB. A dose recomendada é 50 mg/kg/dia VO a cada 8 ou 12 horas. O tempo de tratamento é em média de 7 dias. Há estudos que comparam tempo de curta duração de 5 dias com resultados semelhantes em crianças com baixo risco. Pelo risco de haver certa resistência do pneumococo à amoxicilina, em crianças que receberam apenas o esquema vacinal recomendado pelo Ministério da Saúde, a dose da amoxicilina deve ser dobrada.

As crianças com hipersensibilidade mediada por IgE à penicilina podem usar cefalosporinas.

O tratamento com macrolídeos em crianças maiores de 5 anos não tem se mostrado mais eficaz que o tratamento convencional com amoxicilina, sendo indicado apenas quando há suspeita clínica de pneumonia atípica. As opções medicamentosas são: eritromicina (40 mg/kg/dia de 6 em 6 horas, máximo 2 g/dia), durante 7 a 10 dias; claritromicina (15 mg/kg/dia de 12 em 12 horas, máximo 1 g/dia), durante 7 a 10 dias; ou azitromicina (10 mg/kg/dia dose única ao dia), durante 5 dias. Quando a criança não mostra sinais de melhora após 48 a 72 horas de tratamento da PB não complicada com amoxicilina, caracteriza-se a falha terapêutica aos antibióticos convencionais (Quadro 1). Nesse caso, o clínico precisa estar atento, rever sistematicamente condições associadas e tomar a decisão sobre aprofundar a investigação e substituir o tratamento.[1,3,13-16]

QUADRO 1 Principais causas de falha terapêutica

Presença de derrame/empiema pleural, pneumonia necrosante e abscesso pulmonar.
Outros agentes que não os esperados: vírus, bactérias atípicas, considerar a possibilidade de primeira manifestação da tuberculose.
Não cumprimento do tratamento antibiótico proposto (doses, intervalos e tempo de uso).
Doença de base do paciente: imunossupressão, fibrose cística (FC), asma, desnutrição, bronquiectasias não FC.
Ocorrência de quadros diferenciais: aspiração de corpo estranho, malformações pulmonares (p. ex., sequestro pulmonar), hérnia diafragmática.

Fonte: SBP.[1]

Tratamento hospitalar

A decisão de hospitalizar uma criança com PB deve ser individualizada com base na idade, condições clínicas subjacentes e fatores clínicos que conferem gravidade à doença. A internação hospitalar é recomendada quando houver:[17]

- Hipoxemia (saturação de oxigênio < 92% em ar ambiente).
- Desidratação ou incapacidade de manter a hidratação ou alimentar VO.
- Desconforto respiratório moderado a grave: FR > 70 rpm para pacientes pequenos e 50 rpm para crianças maiores.
- Dificuldade em respirar (gemência, batimento de asas nasais, retrações ou apneia).
- Aparência tóxica.
- Doenças subjacentes (doença cardiopulmonar, síndromes genéticas, distúrbios neurológicos.
- Complicações (derrame/empiema, pneumonia necrotizante, abscesso).

Crianças de áreas com resistência mínima à penicilina, como no nosso meio, devem ser tratadas com ampicilina intravenosa (IV) na dose de 50 mg/kg/dose de 6 em 6 horas, ou com penicilina cristalina 150.000 UI/kg/dia de 6 em 6 horas.

A associação de amoxicilina com inibidores de betalactamase, como o clavulanato ou o sulbactam, ou a cefuroxima, pode ser utilizada como segunda opção VO ou IV, em doses habituais. Outras opções são ceftriaxona ou a cefotaxima para crianças gravemente doentes, não totalmente imunizadas contra o pneumococo ou infectadas pelo vírus da imunodeficiência humana (HIV). Para os lactentes menores de 2 meses, a gentamicina na dose 7,5 mg/kg/dia uma vez ao deve ser associada à penicilina cristalina ou ampicilina. Nessa faixa etária as cefalosporinas podem ser consideradas em substituição à gentamicina, lembrando que a escolha é pela cefotaxima, uma vez que a ceftriaxona, por ligar-se à albumina sérica, disponibiliza a bilirrubina e aumenta a chance de kernicterus nos lactentes dessa idade.

Quando há suspeita de infecção por estafilococo, usar oxacilina na dose 100 a 200 mg/kg/dia cada 6 horas.[1,3,14-17]

A OMS elaborou um documento com o objetivo de fornecer algumas recomendações aprovadas e as evidências que as apoiam, para ajudar os programas nacionais de saúde infantil na revisão de seus diretrizes para estar em conformidade com as novas recomendações.[7]

RECOMENDAÇÃO 1

Crianças com pneumonia de início rápido sem tiragem torácica ou sinais gerais de perigo devem ser tratadas com amoxicilina oral, pelo menos 40 mg/kg/dose duas vezes ao dia (80 mg/kg/dia) durante 5 dias. Em áreas com baixa prevalência de HIV, dar amoxicilina durante 3 dias.

Quando houver falha do tratamento inicial, há a opção de encaminhamento para um centro onde haja tratamento de segunda linha apropriado.

RECOMENDAÇÃO 2

Crianças de 2 a 59 meses com pneumonia com tiragem torácica devem ser tratadas com amoxicilina oral: pelo menos 40 mg/kg/dose duas vezes ao dia por 5 dias.

RECOMENDAÇÃO 3

Crianças de 2 a 59 meses com pneumonia grave devem ser tratadas com ampicilina parenteral (ou penicilina) e gentamicina como tratamento de primeira linha.

- Ampicilina: 50 mg/kg, ou benzilpenicilina: 50.000 unidades por kg IM/IV a cada 6 horas por pelo menos 5 dias
- Gentamicina: 7,5 mg/kg IM/IV uma vez ao dia durante pelo menos 5 dias

A ceftriaxona deve ser usada como tratamento de segunda linha em crianças com pneumonia grave que tenham falhado com o tratamento de primeira linha.

RECOMENDAÇÃO 4

Ampicilina (ou penicilina quando a ampicilina não estiver disponível) mais gentamicina ou ceftriaxona são recomendadas como regime antibiótico de primeira linha para bebês infectados e expostos ao HIV e para crianças menores de 5 anos com pneumonia com tiragem torácica ou pneumonia grave.

Para bebês infectados e expostos ao HIV e para crianças com pneumonia com tiragem torácica ou pneumonia grave, que não respondem ao tratamento com ampicilina ou penicilina mais gentamicina, recomenda-se o uso isolado de ceftriaxona como tratamento de segunda linha.

RECOMENDAÇÃO 5

Tratamento empírico com cotrimoxazol para suspeita de pneumonia por *Pneumocystis jirovecii* (anteriormente *Pneumocystis carinii*) é recomendada como tratamento adicional para pacientes infectados e expostos ao HIV com idade entre 2 meses e 1 ano com tiragem torácica ou pneumonia grave.

O tratamento empírico com cotrimoxazol para pneumonia por *Pneumocystis jirovecii* (PCP) não é recomendado para crianças infectadas e expostas ao HIV com mais de 1 ano de idade com tiragem torácica ou grave pneumonia.

OXIGENOTERAPIA

A indicação de oxigenoterapia vai depender do quadro clínico do paciente. Com saturação de oxigênio < 92%, deve ser iniciada.

Existem diversos dispositivos para o fornecimento de oxigênio. Em quadros leves o oxigênio pode ser fornecido por meio de nebulização, máscara ou cateter nasal. Em pacientes que apresentam quadros com maior gravidade tem-se utilizado a ventilação não invasiva, e mais recentemente o cateter nasal de alto fluxo, que podem evitar o uso da ventilação mecânica. A falha do uso desses dispositivos deve ser reconhecida prontamente para não agravar a condição do paciente. Quando a criança não consegue manter uma adequada ventilação e/ou oxigenação e apresenta sinais de iminente falência respiratória, estão indicados a intubação e o uso da ventilação pulmonar mecânica. A intubação traqueal é um procedimento de risco que deve ser realizado pelo pessoal mais capacitado e com suporte apropriado (equipamentos, medicamentos, monitorização, oxigênio, equipe multiprofissional). A estratégia utilizada no paciente em ventilação mecânica convencional deve promover uma oxigenação adequada, reduzir o trabalho respiratório e prevenir a lesão pulmonar associada à ventilação mecânica. A melhor estratégia ainda continua sendo objeto de estudo. Na falha da ventilação mecânica em manter a oxigenação, outras opções podem ser consideradas, como a ventilação de alta frequência e oxigenação por membrana extracorpórea (ECMO).[18]

As pneumonias complicadas, como necrosante e abscesso pulmonar, serão descritas em outro capítulo deste livro.

PREVENÇÃO

Além de afastar os fatores de risco para PB na infância, deve-se ressaltar a importância da vacinação contra o pneumococo.

Brandileone et al., estudando os efeitos da vacina antipneumocócica 10 valente (PCV-10), incluída no calendário do Ministério da Saúde, sobre portadores de sorotipos vacinais (SV) e não vacinais (SNV) em orofaringe de crianças entre 12 e 24 meses, na cidade de São Paulo, Brasil, concluíram que SV diminuíram e SNV aumentaram, significativamente, em espécimes coletados no período do estudo.[19]

Pesquisa que avaliou a imunização de rotina com a vacina pneumocócica 13 valente (VP-13), não incluída no calendário do Ministério da Saúde, e DP em crianças, concluiu por significante redução de derrame parapneumônico em crianças vacinadas, sem aumento por outras bactérias e sem mudança de sorotipo.[12]

REFERÊNCIAS

1. Sociedade Brasileira de Pediatria (SBP). Departamento Científico de Pneumologia. Abordagem diagnóstica e terapêutica das pneumonias adquiridas na comunidade. Disponível em: https://www.sbp.com.br/fileadmin/user_upload/sbp/2022/agosto/03/23358e-DC-Pneumonias_Adquiridas_Nao_Complicadas.pdf. Acesso em: maio 2024.
2. Rurda ZV, Aguilar Y, Maya MA, Lopes L, Restrepo A, Garce C, et al. Etiology and the challenge of diagnostic testing of community-acquired pneumonia in children and adolescents. Intens Care Med. 2022;22:169.
3. Souza LSS, Ramos RTT, Ferreira S, Sant'Anna C, Ribeiro JD, Sant'Anna MFBP. Pneumonias comunitárias. In: Silva LR, Solé D (ed.). Tratado de pediatria da Sociedade Brasileira de Pediatria. 5.ed. Barueri; Manole; 2022. Seção 29. p.708-15.
4. Acuna J, Galeano F, Aguiar C, Delgado V, Martinez C, Arbu LD. Risk factors for mortality in children with severe comunity-acquired pneumonia admitted to an pediatric critical care unit. Ped Crit Care Med. 2018;19(6):P175.
5. Lanks, CW, Musani AI, Hsia DW. Comunity acquired pneumonia and hospitalar-acquired pneumonia. Med Clin N Am. 2019;103(3):487-501.
6. Nascimento-Carvalho CM. Community-acquired pneumonia among children: the latest evidence for an updated management. J Pediatr (Rio J). 2020;96(S1):29-38.
7. World Health Organization (WHO). Revised WHO classification and treatment of childhood pneumonia at health facilities World Health Organization 2014. Disponível em: https://apps.who.int/iris/bitstream/ handle/10665/137319/9789241507813_eng.pdf;jsessionid=21968838037A09770D0BF0803831E88F?sequence=1. Acesso em: 2 mar. 2024.
8. Rodrigues JC, Silva Filho LVF, Bush A. Diagnóstico etiológico das pneumonias. J Pediatr (Rio J). 2002;78:S129-40.
9. Rodrigues CMC, Groves H. Community-acquired pneumonia in children: the challenges of microbiological diagnosis. J Clin Microb. 2018;56(3):e01318-17.
10. Berg AS, Inchley CS, Fjaerli HO, Leegaard TM, LindbaekM, Nakstad B. Clinical features and inflammatory markersin pediatric pneumonia: a prospective study. Eur J Pediatr. 2017;176: 629-387.
11. Balk D, Lee L, Schafer J, Welwart J, Hardin J, Novack V, et al. Lung ultrasound compared to chest X-ray for diagnosis of pediatric pneumonia: a meta-analysis. Pediatr Pulmonol. 2018:1-1010.
12. Pallarés AAJ, Bernal FL, Jabalquinto MRC, Romero AAJ. Usefulness of thoracic ultrasound for diagnosis and follow-up of pneumonia. Rev Esp Quimioter. 2022;35(Suppl 1):21-4.
13. Lipsett SC, Hall M, Ambroggio L, Hirsh A, Shah S, Brogan T, et al. Antibiotic choice and clinical outcomes in ambulatory children with community-acquired pneumonia. J Pediatr. 2020;229:207-15.
14. Huynh D, Tung N, Damm Q, Tran T, Hulter Kg, Harrisson CT, et al. Amoxicillin and penicillin G dosing in pediatric community-acquired pneumococcal pneumonia in the era of conjugate pneumococcal vaccines. Pharmacotherapy. 2022 Dec 26.
15. Lipsett M, Hirsch A, Bachur R, Neuman M. Interpretation of antibiotic trials in pediatric pneumonia. JAMA Network Open. 2024;7(2):e2354470.

16. Weinsberger M. Antibiotics for community-acquired pneumonia: only sometimes! Pediatr Pulmonol. 2019:54(8):1106-7.
17. Florin TA, Ambroggio L, Brokamp C, Zhang Y, Rattan M, Crotty E, et al. Biomarkers and disease severity in children with community-acquired pneumonia. Pediatrics. 2020;145(6):e20193728.
18. Matsumoto T. Insuficiência respiratória. In: Silva LR, Solé D (eds.). Tratado de pediatria da Sociedade Brasileira de Pediatria. 5.ed. Barueri: Manole; 2022. Seção 31. p.891-5.
19. Brandileone MCC, Zanella RC, Almeida SCG, Cassiolato AP, Lemos APS, Salgado MM, et al. Long-term effect of 10-valent pneumococcal conjugate vaccine on nasopharyngeal carriage of Streptococcus pneumoniae in children in Brazil. Vaccine. 2019;37:5357-63.
20. Azzari C, Serranti D, Nieddu F, Moriondo M, Casini A, Lodi L, et al. Significant impact of pneumococcal conjugate vaccination on pediatric parapneumonic effusion: Italy 2006-2018. Vaccine. 2019;37:2704-11.

12

Asma aguda grave

Francisco Bruno
Helena Muller

DESTAQUES

- A asma aguda grave em pediatria é uma exacerbação severa da asma, caracterizada por dificuldade respiratória significativa e queda acentuada do fluxo aéreo.
- O diagnóstico da asma aguda grave em crianças é clínico e envolve a avaliação dos sintomas respiratórios, exame físico (com ênfase na auscultação pulmonar) e testes de função pulmonar, como o pico de fluxo expiratório (PFE) e a oximetria de pulso.
- O manejo da asma aguda grave em crianças envolve medidas de urgência para melhorar a ventilação e reduzir a inflamação das vias aéreas. O tratamento inicial inclui a administração de broncodilatadores de ação rápida (como o salbutamol), corticosteroides sistêmicos, oxigenoterapia e, em casos mais graves, a ventilação mecânica e uso de terapia intensiva. O controle precoce e eficaz é essencial para evitar complicações e a necessidade de internação prolongada.

INTRODUÇÃO

Asma é uma doença que acomete mais de 10% das crianças no mundo. Trata-se de uma doença inflamatória crônica associada a variável obstrução da via aérea e hiper-responsividade brônquica. A exacerbação da asma aguda é responsável por visitas frequentes a emergências pediátricas e internações hospitalares, tendo alta morbidade e rara mortalidade.

Existe grande preocupação devido à presença de sintomas não específicos gerando sub ou supradiagnósticos, e consequentemente tratamentos inadequados, principalmente nas crianças menores de 5 anos, em que não é possível a realização de espirometria.[1]

Há vários conceitos usados para descrever uma criança em crise de asma. Será utilizado aqui o termo asma aguda grave (AAG) como uma crise que não melhora após repetidas doses de broncodilatador de ação curta, requerendo atendimento em emergência e admissão hospitalar.[2]

A exacerbação aguda da asma ou AAG ou crise asmática é confirmada pela avaliação do pico de fluxo expiratório ou o volume expiratório forçado em 1 segundo que se encontram diminuídos.[1] O grande problema enfrentado é a impossibilidade da avaliação da função pulmonar em crianças menores de 5 anos, assim como a dificuldade de executar a manobra, em crianças muito graves, o que gera confusão diagnóstica com infecções respiratórias virais, muito comuns na criança. Para o diagnóstico na emergência será considerada principalmente a história prévia de broncoespasmo, além dos seguintes aspectos clínicos:

- Crianças com taquipneia, uso de musculatura acessória, sibilância e saturação de oxigênio ($SatO_2$) 92 a 95% são definidas com um quadro moderado.
- Crianças com dificuldade de completar frases, sibilos inspiratórios e expiratórios, $SatO_2 < 92\%$ são consideradas graves.[3]

Outros dois conceitos se fazem necessários nesta abordagem: a asma crítica, aquela criança que requer internação em unidade de terapia intensiva pediátrica (UTIP), e a asma quase fatal, que evolui para intubação e ventilação mecânica.[4]

FISIOPATOLOGIA

São três os processos fisiopatológicos na crise asmática: inflamação da via aérea; hiper-resposta bronquiolar e constrição brônquica.[5]

A abordagem da asma apresentou um grande avanço ao reconhecer que se tratava de uma doença inflamatória. O principal agente incitante é o eosinófilo e os mastócitos com sua interação no epitélio do trato respiratório. Há ativação de linfócitos T, liberação de citocinas (IL4, IL5, IL13, FTN-alfa, IL2 e interferon).

É importante salientar que a obstrução grave afeta a mecânica pulmonar na criança. Há aumento do trabalho muscular, visto pelo uso de musculatura acessória. A expiração torna-se ativa com fluxo baixo e tempo de expiração longo. A criança aumenta o volume respiratório para facilitar o fluxo expiratório, resultando em hiperinsuflação dinâmica e represamento de ar (alçaponamento).[6]

Em crianças acima dos 5 anos é possível realizar a espirometria e definir a gravidade da asma: pico de fluxo expiratório entre 50 e 80% refere-se a asma leve a moderada e < 50% define asma grave. Também permite observar a responsividade ao broncodilatador, realizada pelo menos 15 minutos após a administração, comprovada pelo aumento do volume expiratório forçado no primeiro segundo (FEV1) em mais que 12%.[1] As crianças com pobre controle da asma tem remodelação estrutural, com hipertrofia da musculatura, espessamento das membranas e da deposição de colágeno, reduzindo a complacência pulmonar.[4]

A AAG também interfere no sistema cardiovascular. O aumento da pressão inspiratória negativa e expiração prolongada causam uma marcada redução do retorno venoso e do débito do ventrículo direito. A alta pressão inspiratória negativa causa aumento da pós-carga do ventrículo esquerdo, observados na aferição do pulso paradoxal, com queda na pressão arterial sistólica durante a inspiração, com diferença acima de 20 mmHg, quando comparado à expiração.[2,6]

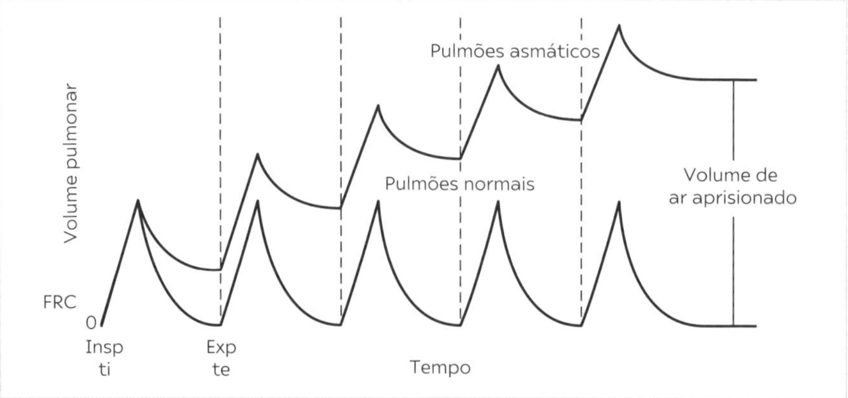

FIGURA 1 Hiperinsuflação no paciente asmático. Ocorre a hiperinsuflação dinâmica, causada pela inspiração antes do término da expiração.

Fonte: adaptada de Bohn.[6]

ACHADOS CLÍNICOS

Achados comuns encontrados na AAG são taquipneia, taquicardia, hiperinsuflação, sibilância, uso de musculatura acessória e pulso paradoxal.

A crise é classificada por meio de parâmetros clínicos em leve, moderada e grave. A gravidade da crise pode ser observada também na inabilidade em falar frases, retração intercostal, uso da musculatura acessória, alteração do sensório (agitação, sonolência). Existem vários escores utilizados, como PIS (Escore de Índice Pulmonar), PASS (Escore de Severidade da Asma Pediátrica), CAS (Escore de Asma na Criança), PRAM (Medida de Avaliação Respiratória Pediátrica). Os escores avaliam normalmente o trabalho respiratório (retração, tiragem), a frequência respiratória, a oximetria de pulso e o sensório. Mostram a gravidade da obstrução, a resposta ao tratamento e podem predizer a necessidade de internação. Não são escores prognósticos. Sugere-se que os serviços de emergência discriminem os achados clínicos ou utilizem um dos escores para acompanhamento da crise, da evolução e resposta ao manejo.[2,4]

Além da dificuldade diagnóstica em crianças menores de 5 anos já referida anteriormente, os adolescentes podem apresentar pneumonia atípica, que é facilmente confundida com crise de asma, principalmente ao se tratar do primeiro diagnóstico.[2,4]

LABORATÓRIO E IMAGEM

Exames laboratoriais são de pouca utilidade na AAG, pois a gravidade é definida pela avaliação clínica. Quando realizada, a gasometria inicial apresenta em geral $paCO_2 < 35$ mmHg, devido à hiperventilação. O aumento da $paCO_2$ para níveis acima de 40 mmHg é sinal de progressão da fadiga muscular. A hipoxemia é incomum; se houver, deve-se pesquisar colapso pulmonar ou pneumotórax.

A anormalidade da relação ventilação e perfusão (V/Q) é associada à redução da ventilação alveolar.[2]

Acidose láctica pode ocorrer devido à produção de ácido lático pelo uso dos músculos respiratórios e pela hipóxia tecidual.

Mesmo com essas alterações não há valores gasométricos ou marcadores que definem a indicação para a intubação traqueal e ventilação mecânica.[2,5]

O uso de drogas beta-2 agonistas provocam hipocalemia através do desvio de potássio para dentro da célula, sendo indicada reposição conforme a dosagem sérica. Pode causar alteração também das enzimas musculares. A creatinina fosfoquinase (CK) aumenta na asma quase fatal pelo uso da musculatura respiratória, e a troponina pode aumentar pela hipotensão diastólica associada ao uso do beta-2.

O raio X de tórax não é necessário. Apenas em situações mais críticas, para diagnóstico diferencial de pneumomediastino ou pneumotórax.[2]

TRATAMENTO

A queixa mais comum para atendimento da criança com crise de asma na emergência é a sibilância.[6] O objetivo do manejo da exacerbação é avaliação rápida da gravidade da crise e a intervenção imediata para redução do estresse respiratório e melhora da oxigenação.[5]

Os objetivos do tratamento são:

- Reverter a broncoconstrição: uso de broncodilatador e anti-inflamatório.
- Corrigir a hipóxia: uso de oxigênio.
- Prevenir a recidiva: acompanhamento do pneumologista.

Revisar a história e o exame físico rapidamente para confirmação diagnóstica e determinar a gravidade (estimar riscos de internação em UTIP). A infecção viral é a causa mais comum da exacerbação da asma em crianças (80% dos casos, principalmente por rinovírus).[5]

São fatores de risco para asma quase fatal: internação prévia em UTIP, necessidade de ventilação mecânica, convulsão e subestimação da crise.[2]

A maioria das crianças[2,3] melhora com o uso de beta-2 agonistas por via inalatória, seja por nebulização ou *spray* com espaçador. A resposta inadequada é causada pela variação de gene do receptor beta-2.[6] O uso de inaladores dosimetrados com espaçador são recomendados em crianças com asma leve a moderada. Na asma severa a criança não tem força suficiente para a inspiração da medicação, sendo preferido o nebulizador com oxigênio.[5] Lembrar que a absorção da droga ao nível pulmonar é mínima (1%).

O tratamento na emergência envolve as seguintes medidas:

- Oxigênio quando $SatO_2$ < 92% (geralmente cateter nasal de baixo fluxo).
- Beta-2 agonista de efeito curto via inalatória repetido 3x em 1 hora (salbutamol).
- Corticoide sistêmico (via oral se condições ou endovenoso).
- Brometo de ipratrópio reduz a chance de internação quando associado ao beta-2.
- Sulfato de magnésio endovenoso reduz a chance de internação, é indicado quando a criança não melhorou com as medidas anteriores - crise grave.[1,2]

O salbutamol é uma mistura racêmica de 1:1 de isômeros R e S. O isômero R (ativo) é responsável pela atividade broncodilatadora e é rapidamente metabolizado. O isômero S tem sido associado aos efeitos adversos e com pequeno aumento da resposta broncoconstritora a metacolina, com mais lenta metabolização. Ativam receptores beta-2 nas vias aéreas de médio e largo calibre, aumentam o AMPc (inibe a liberação de cálcio intracelular), inibindo a contração muscular e revertendo a broncoconstrição. Efeitos adversos incluem taquicardia, tremores e hipocalemia.[5]

O uso do salbutamol inalatório pode ser realizado de 3 formas: nebulização a jato, inalador dosimetrado e recentemente o nebulizador com malha vibratória. Na chegada da criança à emergência inicialmente se prefere o uso de inalador dosimetrado com dose de 1 jato cada 2,5 kg até 10 jatos. Se o paciente é hipoxêmico, a preferência é por nebulizador a jato. A dose é de 0,05 a 0,15 mg/kg/dose ou, simplificando, 2,5 mg para menores de 20 kg e 5 mg para maiores de 20 kg.[2]

O nebulizador de malha vibratório tem como vantagem a maior deposição da droga e pode ser adicionado ao circuito do cateter nasal de alto fluxo (CNAF) ou ao ventilador.[7,8]

Utiliza-se o salbutamol por via endovenosa quando não há resposta ao uso frequente do salbutamol inalatório e ao sulfato de magnésio. Uma justificativa a seu uso é a imprevisível distribuição da droga inalada em um paciente com obstrução severa da via aérea.[9,10]

O uso endovenoso do salbutamol ou terbutalina é bastante utilizado pelos autores, apesar da limitada evidência. Com o uso de beta-2 agonistas seletivos (salbutamol e terbutalina), o risco de efeitos adversos é reduzido, mas é comum a ocorrência de taquicardia, tremores e hipocalemia.[9]

A necessidade de internação em UTIP e de ventilação mecânica pode ser considerada uma falha de resposta ao uso do salbutamol endovenoso, porém não se tem nenhum estudo robusto que mostre essa associação. Estudos utilizando uma dose em bólus de salbutamol endovenoso também não foram suficientes para mostrar a melhora do quadro de asma, mas a análise da farmacocinética e dinâmica evidencia que por meio do bólus se atinge um nível sérico do isômero R mais alto, com a possibilidade de melhora do quadro de broncoconstrição, o que não ocorre quando não se usa o bólus. O uso contínuo de salbutamol, seja inalatório ou endovenoso, promove apenas o acúmulo do isômero S, relacionado aos efeitos adversos.[10-13]

Sugere-se uma dose em bólus de 1,5 mcg/kg/min (máximo 750 mcg) por 15 minutos seguido da dose de 0,5 a 1 mcg/kg/min continuamente. A dose pode ser aumentada conforme a resposta e os efeitos adversos até 5 mcg/kg/min.[10-13]

Os anticolinérgicos causam broncodilatação pela inibição do broncoespasmo, bloqueiam a interação da acetilcolina com receptores muscarínicos na musculatura brônquica, reduzem o edema e a secreção. O efeito é curto. Estudos sugerem que a adição do anticolinérgico ao beta agonista produz aumento da broncodilatação, quando utilizados na emergência, reduzindo a necessidade de internação.[1,2,5]

O corticoide suprime a inflamação, sendo a medida mais efetiva para o controle da crise. A preferência é pelo uso sistêmico, por via oral se houver condições, durante o curso de beta-2 agonista na primeira hora. O efeito máximo é atingido após 6 horas da administração (oral ou endovenoso). A comparação ao uso com a via inalatória na emergência mostra que a administração sistêmica reduz a chance de internação hospitalar. A escolha do tipo de corticoide não parece ter diferença. Utiliza-se prednisolona oral na dose de 2 mg/kg/dia. Se via oral indisponível, hidrocortisona 5 mg/kg de ataque e manutenção de 2 mg/kg/dose de 6/6 horas ou metilprednisolona, ataque de 2 mg/kg/dose, seguido de 0,5 mg/kg/dose de 6/6 horas.[14]

O uso de sulfato de magnésio por via endovenosa é recomendado na asma moderada-grave. É antagonista competitivo dos receptores do cálcio, e promove relaxamento muscular. Usamos em nosso serviço nos quadros não responsivos ao beta-2 adrenérgico inalatório e que permanecem na sala de emergência. A dose é de 50 mg/kg/hora (máximo 2.000 mg) durante 4 horas. Se o paciente não tem a melhora desejada, é encaminhado à UTIP e o sulfato de magnésio é mantido na dose de 10 a 20 mg/kg/hora em infusão contínua.[15-19] Recomenda-se controle de nível sérico de magnésio, tolerando níveis de até 6 mg/dL na ausência de efeitos colaterais. Os efeitos adversos do magnésio são hipotensão, mais frequente com infusão rápida, depressão respiratória, *flush* facial, fraqueza muscular, alteração visual e boca seca.[15]

A indicação de internação do paciente em crise de asma é pobremente definida; considera-se a resposta inadequada ao beta-2, piora após 1 hora da administração do beta-2, saturação de pulso sustentada abaixo de 91% em ar ambiente, pico de fluxo expiratório < 10% do que o esperado e múltiplas visitas à emergência.

INTERNAÇÃO EM UTIP

Os critérios de internação em UTIP não são rígidos, dependem da complexidade dos serviços de emergência e UTIP. Em nosso serviço, considera-se internação em UTIP quando:

- Falha na resposta clínica ao uso de broncodilatador beta-2 inalatório (ou endovenoso) associado à administração de sulfato de magnésio endovenoso e um adequado suporte de oxigênio.
- Sinais de deterioração clínica: fadiga, alteração do sensório, esforço respiratório importante, taquipneia, taquicardia, saturação de oxigênio < 90%.
- Necessidade de suporte ventilatório, seja ventilação não invasiva ou invasiva.[3]

O manejo na UTIP consiste em:

- Nada por via oral.
- Hidratação endovenosa com soro isotônico e potássio (20 mEq/L inicialmente).
- Monitorização cardíaca, oximetria de pulso contínuas.
- Oxigenoterapia ou ventilação mecânica, se indicado.
- Administração de beta-2 preferencialmente endovenoso (pode ser inalatório).
- Hidrocortisona endovenosa.
- Sulfato de magnésio em infusão contínua.

A cetamina é um anestésico dissociativo que merece destaque no paciente asmático, pois tem efeito broncodilatador devido ao aumento na circulação de catecolaminas, relaxamento muscular direto e inibição do tônus vagal.[4,5] Recomendado para facilitar a adaptação de máscara de ventilação não invasiva (VNI), para a sequência rápida de intubação e para sedação em procedimentos. Os efeitos adversos da cetamina são aumento da secreção pulmonar, ocasionalmente laringoespasmo e alucinações.[5]

Utiliza-se na dose em bólus de 1 a 2 mg/kg/dose e infusão contínua na dose de 5 a 30 mcg/kg/min.[2]

SUPORTE VENTILATÓRIO

Na fase inicial, quando a troca gasosa permanece adequada, o uso de cateter nasal de oxigênio é o suficiente. Na presença de deterioração clínica, o CNAF, ventilação não invasiva (VNI-BiPAP) e a ventilação mecânica invasiva (VM) são considerados.

O CNAF aumenta a capacidade residual funcional, diminui a resistência na via aérea (gera uma mínima pressão em nasofaringe) e favorece a remoção de CO_2. Considerar na asma moderada, pois permite mais conforto ao paciente sem necessidade de sedação.[20] Observar a evolução por até 2 horas, considerando resposta se ocorrer redução da frequência cardíaca e respiratória, além de manter $SatO_2$ adequada.[20]

A experiência com uso de VNI no paciente asmático vem crescendo nos últimos anos. Considerar o uso precocemente. Para seu sucesso é necessária uma interface adequada e confortável e a cooperação da criança. A VNI, ou BiPAP, utiliza 2 valores de pressão. Adequam-se os valores de pressão expiratória final positiva (PEEP), da pressão de suporte (PS) e a fração inspirada de oxigênio (FiO_2). Valores de PEEP até 6 a 8 cmH_2O e PS 12 até 18 cmH_2O podem ser atingidos e são limitantes. Para ajuste da máscara e adaptação à VNI, geralmente é necessário utilizar uma sedação. Em nosso serviço, usa-se uma dose de cetamina 1 mg/kg (máximo 50 mg) quando a criança não é cooperativa. A manutenção da sedação é realizada com a infusão de dexmedetomidina (0,3 a 1 mcg/kg/hora) ou clonidina nas mesmas doses. A resposta à VNI também deve ser avaliada nas primeiras 2 horas, pois o risco é postergar a indicação da intubação. Mesmo com uso crescente, os estudos não demonstraram evidências de redução da intubação e da VM invasiva.[21-23]

Obviamente, quando há o risco de vida, como parada respiratória, bradipneia, fadiga, alteração de consciência e hipercapnia grave, há indicação absoluta de intubação traqueal e VM imediata.[2]

Recomenda-se sequência rápida de intubação com o uso de midazolam, cetamina e rocurônio. Utilizar preferencialmente cânulas endotraqueais com balonete, para evitar escapes de ar. Utiliza-se ventilação com modo a pressão controlada preferencialmente em nosso serviço, limitando a pressão de pico < 50 cmH_2O, desde que a pressão platô seja < 28 cmH_2O e corresponda a um volume corrente de 8 a 12 mL/kg ajustada ao peso ideal do paciente. Não há um modo ventilatório considerado superior ao outro modo na ventilação do asmático. É fundamental a monitorização da mecânica respiratória, tanto para prever mudanças quanto para observar a melhora do paciente.[24,25] Para permitir um tempo expiratório

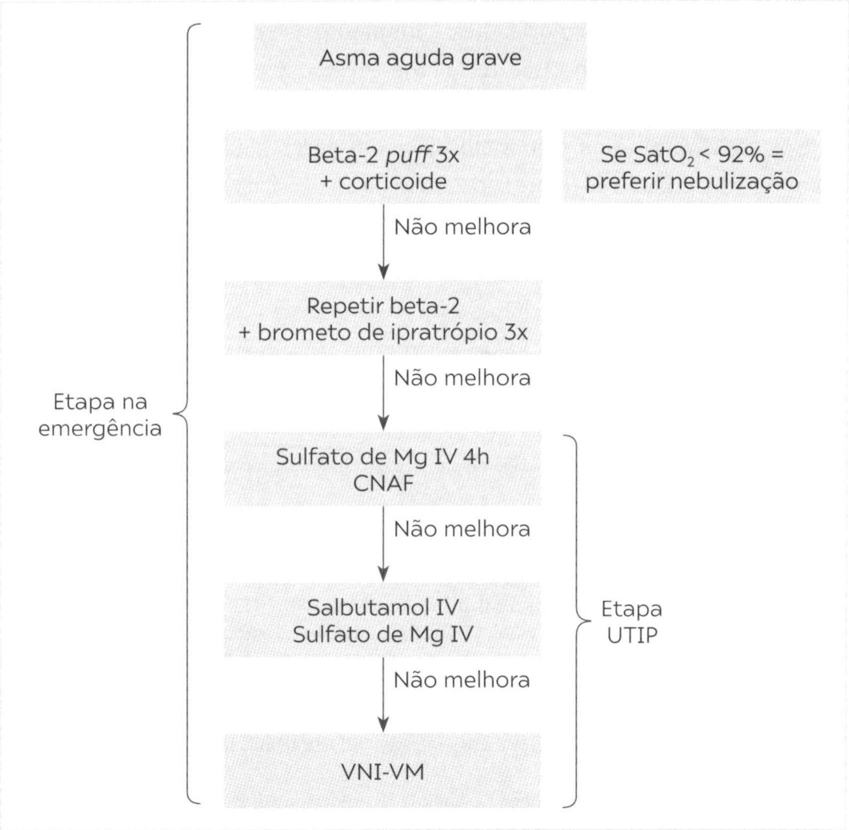

FIGURA 2 Fluxograma de atendimento da asma aguda grave: sugestão de atendimento de criança com asma aguda grave, da emergência à UTIP.

CNAF: cateter nasal de alto fluxo; IV: intravenoso; $SatO_2$: saturação de oxigênio; UTIP: unidade de terapia intensiva pediátrica; VM: ventilação mecânica; VNI: ventilação não invasiva.

prolongado e reduzir o alçaponamento de ar, utiliza-se uma frequência respiratória baixa (relação I:E=1:3-1:4 – com FR 10-16).[25] O efeito do PEEP é imprevisível; deve-se monitorizar o auto-PEEP, observando a mudança na Pplatô; se esta aumentar, reduzir o PEEP extrínseco. A duração da VM geralmente é curta, < 48 horas, quando há o processo de reversão do broncoespasmo e edema.[25]

A sedação muitas vezes precisa ser profunda na fase inicial da ventilação para melhor controle da doença, associado ao uso de relaxante muscular nas primeiras 24 a 48 horas. Em nosso serviço utilizamos a associação de clonidina ou dexmedetomidina com cetamina e bólus de relaxante muscular.

Na fase já controlada do broncoespasmo do paciente, é liberado para desmame da ventilação com modo SIMV (ventilação mandatória intermitente sincrona) e pressão de suporte. Nesse momento a mecânica respiratória evidencia necessidade de pressão de pico e pressão platô menores, resistência mais baixa, auto-PEEP < 2.

Nos casos refratários, sem melhora e com necessidade de parâmetros elevados de VM, o passo seguinte seria o uso de anestésicos inalatórios e, por fim, oxigenação por membrana extracorpórea (ECMO).[3]

REFERÊNCIAS

1. Global Strategy for Asthma Management and Prevention (GINA) 2024. Pesquisa 26/7/2024. Disponível em: www.ginasthma.org. Acesso em: 15 out. 2024.
2. Shein SL, Speicher RH, Eigen H, Rotta AT. In: Furhman & Zimmerman's. Pediatric critical care. 6.ed. Philadelphia: Elsevier; 2022.
3. Mahesh S, Ramamurthy MB. Management of acute asthma in children. Indian Journal of Pediatrics. 2022;89:366-72.
4. Shein SL, Speicher RH, Proenca Filho JO, Gaston B, Rotta AT. Tratamento atual de crianças com asma critica e quase fatal. Rev Bras Ter Intensiva. 2016;28:167-78.
5. Leung JS. Paediatrics: how to manage acute asthma exacerbations. Drugs in Context. 2021;10:12-7.
6. Bohn D, Kissoon N. Acute asthma. Pediatr Crit Care Med. 2001,2;151:63.
7. Moody GB, Luckett PM, Shockley CM, Huang R, Ari A. Clinical efficacy of vibrating mesh and jet nebulizers with different interfaces in pediatric subjects with asthma. Resp Care. 2020;65:1451-63.
8. Wang R, Leime CO, Gao W, MacLoughin R. Aerosol delivery in models of pediatric high flow nasal oxygen and mechanical ventilation. Pediatr Pulmonol. 2023;58:878-86.
9. Cheong B, Reynolds SR, Rajan G, Ward MJ. Intravenous beta agonist in severe acute asthma. BMJ. 1998;297:448-50.
10. Walsh S, Pan S, Sheng Y, Kloprogge F, Standing JF, Anderson BJ, et al. Optimising intravenous salbutamol in children: a phase 2 study. Arch Dis Child. 2022;108:316-22.
11. Browne GJ, Wilkins BH. Use of intravenous salbutamol in acute severe asthma. Anaesthesia. 2003;58:729-32.
12. Boeshoten SA, Buysse CMP, de Winter BCM, van Rosmalen J, de Jongste JC, et al. Efficacy of a loading dose of IV salbutamol in children with severe acute asthma admitted to a PICU: a randomized controlled trial. Eur J Pediatr. 2022;18:3701-9.

13. Vet NJ, de Winter BCM, Konincky M, Boeschoten SA, Boehmer ALM, Verhallen JT, et al. Population pharmacokinetics of intravenous salbutamol in children with refractory status asthmaticus. Clinical Pharmacokinetics. 2020;59:257-64.
14. Fowler CA, Ryder JM, Roberts AR, Sochet AA, Roddy MR. Methylprednisolone dosing for pediatric critical asthma: a single center cohort study. Journal of Asthma.
15. Irazusta JE, Paredes F, Paulicich V, Dominguez SL. High dose magnesium sulfate infusion for severe asthma in the emergency department: efficacy study. Pediatr Crit Care Med. 2016;17:e29-e33.
16. Gross Jr M, Lago PM, Santana JCB, Biondo GF, Zandona B, Chiaradia FO, et al. Use of magnesium sulfate in continuous infusion in patients with severe acute asthma in a pediatric emergency room. Pediatr Pulmonol. 2021;56:1924-30.
17. Havilland A, Hariharam G, Puvvadi R. Is intravenous magnesium sulphate safe to be administred outside the critical care setting? J Paediatr Child Health. 2022;58:924-8.
18. Mega TA, Gugsa H, Dejenie H, Hussen H, Lulseged K. Safety and effectiveness of magnesium sulphate for severe acute asthma management among under-five children: systematic review and meta-analysis. J Asthma Allergy 2023;16:241-7.
19. Vassler DG, Bainbridge JL, Boggs JG, Novotny EJ, Loddenkemper T, Faugth T, et al. Treatment of refractory convulsive status epilepticus: a comprehensive review by the American epilepsy society treatments comitte. Epilepsy Currents. 2020;20:245-64.
20. Chao KY, Chien YH, Mu SC. High flow nasal cannula in children with asthma exacerbation: a review of current evidence. Pediatric Respiratory Reviews. 2021;40:52-7.
21. Usala C, Wilson P. Non invasive ventilation use in pediatric status asthmaticus. Journal of Asthma. 2022;59:1338-42.
22. Smith A, França VL, Mcmanus ML. Trends in the use of noninvasive and invasive ventilation for severe asthma. Pediatrics. 2020.
23. Rogerson CM, White BR, Smith M, Hogan AH, Abu-Sultaneh S, Carroll CL ,et al. Institutional variability in respiratory support use for pediatric critical asthma. Annals ATS, 2024;21:612-9.
24. Bruno F, Andreolio C, Garcia PCR, Piva J. The relevance of airway resistance in children requiring mechanical ventilatory support. Pediatr Crit Care Med. 2022;E483-488.
25. Demoule A, Brochard L, Dres M, et al. How to ventilate obstructive and asthmatic patients. Intensive Care Med. 2020;46:2436-49.

13

Laringite viral aguda

Regina Grigolli Cesar
Marco Antonio Valadares Oliveira

DESTAQUES

- A laringite viral aguda é uma inflamação da laringe (a caixa vocal), frequentemente causada por infecções virais, sendo comum em crianças menores de 6 anos.
- Os sintomas da laringite viral aguda em crianças geralmente incluem rouquidão, tosse característica (chamada de "tosse de cachorro"), dificuldade para respirar, e, em casos mais graves, estridor inspiratório (um som respiratório agudo causado pela obstrução das vias aéreas superiores).
- Crianças com histórico de asma ou outras condições respiratórias podem ser mais suscetíveis a complicações.
- O tratamento é, na maioria das vezes, sintomático, com o objetivo de aliviar os sintomas respiratórios e prevenir complicações.

INTRODUÇÃO

Laringite, no sentido mais amplo do termo, é uma doença inflamatória, tanto aguda como crônica, da mucosa e da submucosa laríngeas de diversas etiologias, e considerada a doença de garganta mais comum na prática clínica.[1]

Infecções das vias aéreas superiores são as doenças infecciosas agudas predominantes na infância,[2,3] comuns em serviços de pronto atendimento pediátrico,[3] e dentre as mais comuns destaca-se a laringite aguda de etiologia viral, afetando mais comumente lactentes e pré-escolares, com maior incidência aos 2 anos de idade.[3] A laringite aguda pode também resultar de esforço vocal, mas as causas mais comuns em pacientes pediátricos são infecções virais do trato respiratório, desde um simples resfriado comum até caxumba e sarampo.[4]

Embora tratada, em algumas publicações,[3,5] indiscriminadamente como crupe (laringotraqueobronquite) viral, a laringite viral aguda (LVA) deve ser considerada uma entidade clínica distinta.[6]

Laringite aguda, "*a pressing pediatric concern*",[2] é a causa mais comum de obstrução das vias aéreas superiores em crianças. Laringite aguda infecciosa vem apresentando incidência crescente nos últimos anos,[7] ocorrendo principalmente em lactentes e em crianças pequenas, mas rara em recém-nascidos devido à presença de anticorpos com forte capacidade antiviral e antibacteriana.[7] Quando observada em crianças (a partir dos 3 anos) requer investigação de doenças adicionais, incluindo paralisia das cordas vocais, doença do refluxo gastroesofágico (DRGE) e comprometimento do neurodesenvolvimento.[8] Pode ocorrer em casos de sarampo, coqueluche, gripe e outras doenças infecciosas agudas.[9]

Em estudo retrospectivo sobre o impacto da pandemia de covid-19 sobre internações por infecções de vias aéreas superiores (IVAS) e suas complicações em crianças com até 9 anos no período de 2015 a 2020, Jesus et al. concluíram que medidas de distanciamento social resultaram em redução nas internações por laringite aguda, traqueíte aguda e otite média aguda em âmbito nacional.[3]

ETIOLOGIA

Laringite aguda infecciosa é a forma mais comum, e geralmente acompanha IVAS[8] de etiologia viral, bacteriana ou fúngica.[10]

Os principais vírus respiratórios têm sido associados à laringite aguda,[1] mas há variações conforme a faixa etária. No Quadro 1, os agentes virais são apresentados em ordem decrescente de incidência em crianças.[8] Superinfecção bacteriana geralmente ocorre 7 dias após o início dos sintomas, e também há variações por faixa etária, e os principais agentes que acometem crianças[8] encontram-se também no Quadro 1.

QUADRO 1 Agentes virais mais comumente associados ao desenvolvimento de laringite viral aguda, e agentes encontrados na superinfecção bacteriana, em ordem decrescente de frequências observadas em crianças

Infecção viral primária	Superinfecção bacteriana
Influenza	*Staphylococcus aureus*[8]
Parainfluenza	*Streptococcus pneumoniae*[7,9]
Adenovírus	

Laringite por citomegalovírus tem sido relatada esporadicamente em crianças imunocomprometidas, como é o caso das com transplante de medula óssea.[10-12] Vírus incomuns na laringite aguda incluem a família *Herpesviridae* e Parvovírus B19.[1]

LA secundária à difteria foi praticamente eliminada nos EUA, mas a difteria continua a ser uma causa importante de doença laríngea em muitos países.[1] *Staphylococcus aureus* resistente à meticilina (MRSA), estreptococos beta-hemolíticos do grupo G também são incomuns, em imunocomprometidos ou não.[1]

Laringite fúngica (e.g., *Candida* sp., na candidíase mucocutânea; *Coccidioides immitis*; *Anncaliia algerae*; *Cryptococcus neoformans*; *Sporothrix schenckii*) é muito rara em indivíduos imunocompetentes, sendo mais frequentemente na forma de laringite crônica em imunocomprometidos ou em pacientes que usam medicamentos esteroides inalatórios.[8]

O histórico de imunização deve ser obtido: doenças febris exantemáticas (sarampo, varicela e coqueluche) também estão associadas a sintomas de laringite aguda.[8]

FISIOPATOLOGIA

A LVA, assim como outras infecções de vias aéreas, apresenta transmissibilidade principalmente por gotículas dispersas pela tosse e espirro (como um aerossol) ou mesmo pelo contato de regiões do corpo contaminadas com vias aéreas de indivíduos saudáveis, como as mãos, com disseminação frequente em escolas, creches, transportes públicos e outros ambientes públicos.[3]

No decorrer da transição do período neonatal, a proteção com anticorpos maternos diminui ou mesmo desaparece, de modo que lactentes são propensos à laringite aguda infecciosa.[7] Além disso, fatores predisponentes incluem:

- Estruturas da faringe e da laringe não completamente desenvolvidas, com a cavidade laríngea estreita,[10] osso laríngeo mole,[10] cartilagem epiglótica macia, com membrana mucosa frouxa e ricamente vascularizada,[7,10] favorecendo o desenvolvimento bacteriano.[7]
- Cartilagem epiglótica e laringe mais estreitas não favorecem a excreção de secreções, e a estase na laringe pode agravar a obstrução laríngea.[7]
- Lactentes não eliminam facilmente as secreções pela tosse e expectoração espontâneas, resultando em acúmulo de secreção rica em substâncias infecciosas.[7,10]
- Nervos laríngeos das crianças são mais propensos a espasmos após estimulação aguda, podendo evoluir com dispneia, sibilância e até asfixia grave.[9]

A despeito do tipo de gatilho, infeccioso ou não, ocorre inicialmente a inflamação difusa da mucosa da faringe,[7] da laringe supraglótica,[7,8] glótica[8] ou subglótica[3,8] (ou qualquer combinação destas), dependendo da etiologia,[8] com aumento da permeabilidade, resultando em edema do tecido conjuntivo frouxo, aumentando a hiper-responsividade do trato vocal,[9] de instalação súbita e rápida progressão. A intervenção deve ser precoce e eficaz. O manejo inadequado pode causar diminuição significativa da qualidade de vida e até morte.[7]

Se por um lado a migração de leucócitos para o sítio da infecção e a resposta inflamatória promovem a eliminação do agente infeccioso, há aumento do edema das cordas vocais (afetando negativamente a vibração, alterando a amplitude, magnitude e frequência da dinâmica normal das pregas vocais).[8] À medida que o edema progride, a pressão necessária para atingir o limiar de fonação pode aumentar, e o paciente desenvolve alterações fonatórias como resultado da mudança na dinâmica das ondas fluidas do tecido inflamado e edematoso, mas também como resultado da adaptação consciente e inconsciente para tentar mitigar a alteração na dinâmica tecidual.[8] O edema pode ser tão acentuado que se torna impossível gerar pressão fonatória adequada, resultando em franca afonia.[8] Os sintomas vocais podem persistir por muito tempo após a resolução do evento desencadeante, requerendo intervenção otorrinolaringológica e/ou fonoaudiológica.[8]

DIAGNÓSTICO

O diagnóstico geralmente pode ser feito com base na anamnese e em exame físico detalhados.[1,8]

Anamnese

A LVA costuma ser uma condição leve[8] e autolimitada[4]. Sintomas iniciais geralmente têm início abrupto[2,8] e pioram ao longo de 2 ou 3 dias,[3] e a regressão ocorre após 5 dias de sintomas,[3] embora possam persistir por até 1 semana sem tratamento, ou seja, é um quadro autolimitado, geralmente em 3 a 7 dias.[8,13]

O quadro de LVA começa com sintomas de coriza, febre baixa, mal-estar,[8] tosse, mialgias, rinorreia/coriza,[3] disfagia leve, perda de apetite,[10] podendo ser leve durante o dia, agravando-se à noite.[9] A respiração bucal secundária à congestão nasal também pode causar ressecamento da mucosa das pregas vocais, manifestando-se como rouquidão.[4] Embora a LVA possa se manifestar durante qualquer estação do ano,[3] a maioria dos casos ocorre no outono e no inverno.[1,14]

Sinais e sintomas típicos geralmente incluem:[8,9]

- Rouquidão/disfonia, fadiga vocal/perda do alcance vocal, que podem evoluir para afonia.[2,8]
- Sintomas gerais de garganta seca/desconforto/dor, prurido, principalmente depois de falar.[8,10]
- Necessidade de "limpar a garganta" (pigarrear) com frequência.[8]
- Tosse seca[8] ou ladrante.[2,9,10]

Pode haver progressão para espasmo/obstrução laríngea em graus variados, dificuldade respiratória/dispneia,[2,3,9,10] estridor,[2,10] sibilo inspiratório, esforço inspiratório,[9] hipóxia,[10] que se não for tratada a tempo, pode evoluir para asfixia e morte.[9,10]

Atenção especial deve ser dada ao início e à duração dos sintomas, eventual recorrência, se o paciente foi tratado anteriormente, a eficácia e a natureza desse tratamento.[8] Também devem ser investigados:[8]

- Estado de imunização.
- Contatos com outros doentes.
- História de IVAS recentes ou outras doenças.
- Sinais de doenças sistêmicas.
- Alergias e viagens.
- Doenças de base (e.g., DRGE).

Se os sintomas persistirem além de 2 semanas, é provavelmente devido a uma superinfecção.[8] Embora raras, infecções bacterianas secundárias devem ser suspeitadas na presença de febre, exsudato purulento ou dor progressiva, e etiologias fúngicas devem ser excluídas em crianças imunocomprometidas.[4]

Laringite persistente por mais de 3 semanas significa transição para forma crônica.[8] Dificuldades respiratórias como dispneia significativa, respiração curta e estridor audível, assim como disfagia significativa, odinofagia, sialorreia, ocorrem raramente e podem ser sinais de alerta para transtornos subjacentes potencialmente graves, especialmente em fumantes e imunocomprometidos pelo risco de malignidade e infecções de maior risco que podem mimetizar LA,[8] como é o caso da laringite secundária, i.e., como complicação crônica de tuberculose, histoplasmose ou blastomicose (Quadro 2). Outro quadro relatado em associação com LA é a faringite estreptocócica.[1]

QUADRO 2 Laringite como complicação de doenças crônicas

Na tuberculose	Relatos mais recentes descreveram alterações na epidemiologia e nas características clínicas de tuberculose laríngea. Kulkarni et al. não encontraram diferença na probabilidade de resultados positivos na expectoração em pacientes com tuberculose pulmonar sem doença laríngea.[1,15] Achados vão desde a descrição clássica de paralisias de nervos cranianos com lesões ulcerativas da laringe posterior até massas semelhantes a tumores anteriores. É necessário um elevado grau de suspeita diagnóstica para fazer um diagnóstico de tuberculose laríngea.
Na histoplasmose	Histoplasmose laríngea é uma complicação de infecção disseminada pelo *Histoplasma capsulatum*; rouquidão de início lento, sem tosse, febre baixa ou ausente; pode ser confundida com carcinoma escamoso devido ao início lento, à aparência macroscópica na laringoscopia e à hiperplasia pseudoepiteliomatosa na biópsia; o diagnóstico depende da demonstração dos fungos na submucosa.
Na blastomicose	Geralmente uma complicação crônica da infecção pulmonar pelo *Blastomyces dermatitidis*; rouquidão de início lento, febre baixa ou ausente; assim como na histoplasmose laríngea, também pode ser confundida com carcinoma escamoso; o diagnóstico depende da demonstração dos fungos na submucosa.

Fonte: Caserta.[1]

Exame físico

O exame da laringe pode confirmar o diagnóstico, revelando pregas vocais eritematosas, edema e ingurgitamento vascular das membranas mucosas.[8]

Ao exame indireto das vias aéreas com espelho ou laringoscópio flexível observam-se:[8]

- Eritema e edema: da epiglote, pregas ariepiglóticas, aritenoides e cordas vocais que aumentam com a progressão do quadro, e menos frequentemente envolvem a região subglótica, dependendo da etiologia.[8]
- Secreções viscosas/pegajosas: podem ser observadas entre as cordas vocais ou na região interaritenóidea.[8]
- Edema de Reinkes, hemorragia submucosa, nódulos e pseudonódulos: podem ser observados em casos de abuso/mau uso vocal, tanto aguda como cronicamente, podendo, se não tratados, evoluir para patologia vocal crônica.[8]
- Na laringite aguda por vírus *Herpes simplex* tipos 1 ou 2, vírus varicela-zóster ou citomegalovírus, ocorrem vesículas ou lesões ulcerativas com ou sem paralisia das cordas vocais.[1]

Na laringite aguda complicada com obstrução observam-se, à laringoscopia:[10]

- Congestão difusa da mucosa laríngea.
- Hipertrofia de cordas vocais ou banda ventricular laríngea.
- Inchaço e congestão das cordas vocais ou ectasia vascular.
- Insuficiência glótica.

Exames complementares

- Análise fonoaudiológica/estroboscopia pode ser normal ou revelar assimetria, aperiodicidade e padrões de ondas mucosas reduzidos.[8]
- Laringoscopia com fibra óptica pode confirmar o diagnóstico em casos refratários ao tratamento ou complicados.[8]
- Estudos de imagem ou laboratoriais adicionais não são necessários, exceto se há suspeita de um patógeno atípico ou de neoplasia.[8]

- Cultura de secreção: raramente indicada, deve ser realizada em caso de exsudato na orofaringe ou de cordas vocais.[8]
- Contagens séricas de leucócitos (linfócitos), neutrófilos,[2] alteração de proteína C reativa, procalcitonina,[9] têm sido indicadores laboratoriais relacionados à evolução dos sintomas como disfonia e tosse ladrante em alguns estudos.[2,9]

DIAGNÓSTICO DIFERENCIAL DA LARINGITE AGUDA INFECCIOSA

O diagnóstico diferencial deve incluir disfonia espasmódica,[8] epiglotite aguda,[1,8] laringotraqueobronquite (crupe),[1] supraglotite[1] e neoplasias.[1,8] Na ausência de história infecciosa ou de contato com doentes, devem ser exploradas causas adicionais de laringite não infecciosa (Quadro 3),[8] incluindo vocalização excessiva, gases inalados, DRGE e doenças autoimunes.[10]

QUADRO 3 Causas não infeciosas de laringite aguda

Uso indevido da voz/ abuso vocal[1,8]	Trauma das cordas vocais de início agudo após ≥ 24 horas de esforço vocal (e.g., gritos em um jogo de futebol) pode causar hemorragia submucosa nas cordas vocais e edema, resultando em rouquidão.[4]
Alergia[8]	Perfumes, colônias, detergentes ou outras substâncias aromáticas comumente usados na vida diária.
Doença do refluxo gastroesofágico (DRGE)[1,8]	Especificamente DRGE extraesofágica, também denominada refluxo laringofaríngeo, é causa excepcionalmente comum, com sintomas agudos, crônicos ou episódicos (DRGE também é causa reconhecida de laringite crônica).[1] Cerca de um terço dos pacientes com DRGE apresentam apenas sintomas laríngeos/voz. Características incluem história de pigarro ou tosse frequente, sensação de globo faríngeo ou voz áspera.
Asma[8]	Devido à irritação química causada pelo uso do inalador, o uso crônico de inaladores de esteroides pode predispor à laringite fúngica, especialmente se os pacientes não beberem água pura após o uso do inalador de esteroides, conforme as instruções. Há também a "*cough-variant asthma*", que pode causar lesões repetitivas nas cordas vocais com alterações na voz que imitam laringite aguda.

continua

QUADRO 3 Causas não infeciosas de laringite aguda *(continuação)*

Causas ambientais[8]	Alergias sazonais e ambientais, poluição atmosférica (sazonal ou constante).
Inalação de substâncias irritantes[8]	Gases tóxicos, fumo e outras drogas irritantes.
Disfonia funcional[8]	Diagnóstico por exclusão abrange uma ampla gama de sintomas vocais em transtornos de conversão, com gatilhos comuns incluindo estressores recentes da vida (e.g., perda de um ente querido).

DRGE: doença do refluxo gastroesofágico.

TRATAMENTO

Assim como em adultos, a LA deve ser tratada de forma conservadora.[4] O tratamento geralmente é de suporte,[8] com hidratação adequada,[1,13] umidificação[1,13] com inalação de vapor[4,8] ou névoa fria,[1,13] com tranquilização e repouso vocal[4] (fator mais importante em adultos),[1,8,13] sem sussurrar, pelo risco de agravar as lesões.[4,8] Analgésicos,[13] antipiréticos e descongestionantes podem ser prescritos se necessário,[4] e mucolíticos como a guaifenesina, para ajudar a eliminação de secreções.[8] Outras medidas incluem evitar substâncias irritantes (fumo, álcool), modificar a dieta em caso de DRGE, podendo ser associado medicamento antirrefluxo.

Estudos que avaliaram o uso de antibióticos em adultos com laringite aguda não demonstraram benefício objetivo, e a revisão da Cochrane[16] concluiu que antibióticos não devem ser prescritos para adultos com laringite típica.[1] Em crianças, raramente são indicados, e requerem confirmação da infecção bacteriana,[4] ou como recomendado em adultos, apenas para pacientes de alto risco e/ou quadros graves. O mesmo arrazoado se aplica aos antifúngicos orais (e.g., fluconazol por 3 semanas, repetido se necessário) apenas em infecção fúngica confirmada através de exame laríngeo e/ou cultura.[8]

Não há dados apoiando o uso de anti-histamínicos ou corticosteroides orais em pacientes adultos.[8,16] Em crianças, por outro lado, o manejo padrão da LA infecciosa envolve o alívio do edema laríngeo, do laringoespasmo e da obstrução laríngea.[4,7] Petrașcu, Gruia e Meliț utilizaram epinefrina nebulizada,[2] útil em casos graves,[13] antipiréticos e corticosteroides, e o prognóstico foi, de modo geral, favorável. Zhanxue, Kaisheng, Jiongcong obtiveram sucesso com a associação de epinefrina e budesonida em aerossol na redução dos sintomas da LVA em crianças.[17]

Atualmente, dexametasona e budesonida têm sido utilizadas como abordagem de primeira linha no tratamento da LAV, contudo a escolha e a aplicação ainda estão entre os principais tópicos sob investigação.[7] O efeito local é fraco quando o corticosteroide é administrado via intravenosa, com reações adversas óbvias, devendo, portanto, ser administrado por via inalação nebulizada, permitindo dosagem significativamente menor, efeito rápido, uso conveniente e menos reações adversas.[7]

Corticosteroides promovem a estabilidade das células musculares lisas, da membrana lisossomal e das células endoteliais, reduzem a síntese de anticorpos e inibem a reação imunológica. Além disso, podem efetivamente inibir a liberação e atividade de mediadores alérgicos, aliviar o processo enzimático desencadeado pela ligação antígeno-anticorpo, inibir a síntese de substâncias broncoconstritoras, bem como reduzir significativamente a resposta contrátil do músculo liso.[7]

A efetividade da atomização por inalação de suspensão de dexametasona e budesonida no tratamento de LAV em crianças tem variado de 93,25 a 100%.[10] Em estudo prospectivo envolvendo 92 crianças com laringite aguda infecciosa, Huang et al. concluíram que, após 3 dias de tratamento, budesonida inalatória ($N = 46$) foi superior à dexametasona ($N = 46$) no tempo de remissão de da rouquidão e da tosse ladrante, falsete de voz, retração de fúrcula e dispneia, assim como nos níveis séricos de IL-4, IL-17, MMP-9, IL-33, IFN-gama e IgE ($p < 0,05$).[7]

PROGNÓSTICO

LA é uma condição autolimitada tanto em adultos como em crianças,[1,8,13] tendo um bom prognóstico, especialmente se o paciente completar a terapia recomendada, com recuperação da fonação para o nível pré-mórbido,[8] mas crianças com quadro de obstrução laríngea grave podem desenvolver asfixia se o manejo precoce não for tomado.[10]

Há inúmeros estudos sobre o tratamento clínico da laringite aguda infecciosa, mas poucos investigaram as características clínicas e fatores que influenciam o sucesso no tratamento em caso de obstrução laríngea em crianças.[10] Na LA infecciosa, bactérias e vírus regulam negativamente o receptor *Toll-like* 4 das células epiteliais brônquicas, ativam neutrófilos e promovem a secreção de grande quantidade de IL-6 e fator de necrose tumoral alfa (TNF-alfa) e outros fatores inflamatórios, altamente expressos em crianças com laringite aguda, constituem fatores de risco para o prognóstico.[10] Em estudo prospectivo observacional envolvendo 237 crianças com laringite aguda,[10] análises de regressão logística uni e multivariada revelaram que PCR, TNF-alfa, IL-6, IL-8 e leucócitos estiveram associados à eficácia do tratamento.

Qualquer laringite aguda que não responda ao tratamento apropriado justifica reconsideração adicional e possível encaminhamento a um otorrinolaringologista para um exame laríngeo formal.[8] Fonoterapia pode resolver eventuais desadaptações vocais.[8]

As sequelas de longo prazo da laringite são incomuns, mas a rouquidão prolongada tem sido observada com maior frequência após infecção por patógenos incomuns. A neuralgia da laringe superior, caracterizada por paroxismos dolorosos da garganta induzidos por virar a cabeça, engolir ou esforço da voz e está associado a um ponto-gatilho na face lateral do pescoço, sobrepondo a membrana tireo-hióidea, é uma complicação rara da laringite aguda. Outra complicação incomum da laringite aguda é a laringite ulcerativa idiopática com tosse, presença de ulcerações bilaterais nas pregas vocais membranosas ao exame físico e falta de resposta ao tratamento com corticosteroides, antibióticos e medicamentos antirrefluxo. A cura geralmente ocorre durante um período mínimo de 6 semanas, com resolução completa dos sintomas.[1]

REFERÊNCIAS

1. Caserta MT. Acute laryngitis. In: Mandell, Douglas, and Bennett's principles and practice of infectious diseases. 2015:760-761.e1.
2. Petraşcu A, Gruia S-G, Meliţ L-E. Clinical, paraclinical and evolutionary trends of acute laryngitis in children. Acta Maris Ser Med. 2024;70(2):37.
3. Jesus CR de, Rosa AAS, Meneses A da S, Agostini AC, Merten FB, Ferrão SM, et al. Impact of social distancing in response to covid-19 on hospitalizations for laryngitis, tracheitis, otitis media, and mastoiditis in children aged 0 to 9 years in Brazil. J Bras Pneumol. 2021;47(6):1-8.
4. Zalvan CH, Jones J. Common causes of hoarseness in children. In UpToDate, Isaacson GC (ed.). Wolters Kluwer.
5. Frasinariu O, Rugina A, Ciomaga I, Nand N, Streanga V. P327 Profile of paediatric patients with acute laryngitis. Arch Dis Child. 2017;102:A159-A160.
6. Woods CR. Croup: clinical features, evaluation, and diagnosis. In UpToDate, Messner AH, Kaplan SL, Nagler J (eds.). Wolters Kluwer.
7. Huang T, Xia ZF, Li WQ. Efficacy of inhaled budesonide on serum inflammatory factors and quality of life among children with acute infectious laryngitis. Am J Otolaryngol. 2021;42(1):102820.
8. Gupta G, Mahajan K. Acute Laryngitis. [Updated 2022 Sep 12]. Disponível em: https://www.ncbi.nlm.nih.gov/books/NBK534871/. Acesso em: mar. 2024.
9. She CM, Wang L, Liu Y, Liu J, Ahmad F, Hamulati H, et al. Acute laryngitis in children: a study of 121 cases. Clin Res Pediatr. 2020;3(1):1-4.
10. Zhang Y, Xia Z, Huang T. Clinical features and influencing factors of curative effect in children with acute laryngitis and laryngeal obstruction. Auris Nasus Larynx. 2023;50(2):254-9.

11. Valla F, Lévêque N, Escuret V, Galambrun C, Mialou V, Bleyzac N, et al. Human cytomegalovirus (HCMV) laryngitis: atypical HCMV disease presentation in haematopoietic stem cell transplantation. J Med Microbiol. 2008;57(Pt 11):1434-5.
12. Inoue M, Isoda T, Yamashita M, Tomoda T, Inoue K, Okano T, et al. Cytomegalovirus laryngitis in primary combined immunodeficiency diseases. J Clin Immunol. 2021;41(1):243-7.
13. Dworkin JP. Laryngitis: types, causes, and treatments. Otolaryngol Clin North Am. 2008;41(2):419-36.
14. Danielides V, Nousia CS, Patrikakos G, Bartzokas A, Lolis CJ, Milionis HJ, et al. Effect of meteorological parameters on acute laryngitis in adults. Acta Otolaryngol. 2002;122(6):655-60.
15. Kulkarni NS, Gopal GS, Ghaisas SG, Gupte NA. Epidemiological considerations and clinical features of ENT tuberculosis. J Laryngol Otol. 2001;115(7):555-8.
16. Reveiz L, Cardona AF. Antibiotics for acute laryngitis in adults. Cochrane Database Syst Rev. 2015;2015(5):CD004783.
17. Zhanxue X, Kaisheng L, Jiongcong Y. Clinical observation of epinephrine combined with budesonide aerossol in treatment of acute laryngitis in children. Smart Health. 2021;21:165-7.

14

Hipovolemia

Ricardo Maria Nobre Othon Sidou
Larissa Mariane Amorim Silva

DESTAQUES

- A hipovolemia pediátrica pode ser causada por uma série de fatores, como desidratação grave, perdas sanguíneas, infecções gastrointestinais com vômitos e diarreia, queimaduras extensas, ou ainda condições como hemorragias internas (por exemplo, trauma abdominal ou fraturas). É essencial identificar rapidamente a causa subjacente para um tratamento eficaz.
- Os sinais de hipovolemia em crianças incluem taquicardia, hipotensão, diminuição do turgor da pele, boca seca, diminuição da diurese e alteração do nível de consciência.
- O diagnóstico da hipovolemia pediátrica é clínico, baseado em avaliação física e histórico médico.
- A hidratação oral é indicada em casos leves a moderados, enquanto a reposição intravenosa de fluidos (soro fisiológico ou solução de Ringer lactato) é necessária para casos graves.

INTRODUÇÃO/DEFINIÇÕES

Desidratação e depleção de volume são, em rigor, situações diferentes. Apesar de serem usadas como sinônimos, rigorosamente não são, pois, enquanto a desidratação se associa estritamente à perda de "água pura", o termo depleção de volume (hipovolemia) implica um "déficit de volume extracelular decorrente de perdas anormais de sódio e água".[1,2] As implicações no organismo são, portanto, bem distintas. Na desidratação, com a perda de água livre, há menor distribuição do sódio e consequente hipernatremia, o que desloca água do intracelular, preservando o intravascular. Logo, raramente, a perda de água pura causa instabilidade hemodinâmica, até porque há o desencadeamento do mecanismo da sede e da liberação do hormônio antidiurético (ADH), buscando restaurar a homeostase corporal.

Já na depleção de volume, diferentemente, ocorrem perdas anormais de sódio e água, acarretando déficit de volume extracelular.[1,2] Com a perda do sódio, que tem papel fundamental na osmolaridade sanguínea, pelo fato de ele ser o responsável por reter água no intravascular, haverá depleção do volume intravascular com suas graves repercussões hemodinâmicas.

Fórmula de Weisberg (normal 280-300 mOm/L)* PmOsm (kg H_2O) = 2 x $[Na^+]_{plasma}$ + glicose/18 + ureia/6
* Fórmula da osmolaridade sanguínea mostrando a importância do sódio.[1]

Os termos desidratação, hipovolemia e depleção de volume têm sido usados como sinônimos, e, apenas para simplificação na abordagem, aqui serão usados indistintamente.[3]

De forma geral, classificamos a depleção de volume em aguda ou crônica, quanto ao tempo de evolução; e em leve, moderada e grave, quanto à gravidade por estimativa do percentual de perda de peso corporal decorrente da perda de volume e dos achados clínicos característicos.

A consequência principal da depleção de volume é a redução do volume circulante efetivo (VCE), gerando impacto direto na perfusão de tecidos e órgãos e consequente comprometimento de seu funcionamento. Se a hipovolemia grave não for corrigida em tempo hábil, ocorre lesão isquêmica de órgão-alvo, levando a morbidade grave e, em pacientes em choque, à morte.[2]

ETIOLOGIA

Quando se comparam crianças aos adultos, verificam-se circunstâncias que as tornam mais suscetíveis à hipovolemia (Figura 1). Elas são mais acometidas por gastroenterites, que, geralmente, cursam com diarreia e vômitos; têm perdas insensíveis maiores decorrente de sua maior relação superfície/volume, acarretando, durante as enfermidades, maior perda hídrica. Em virtude da imaturidade do desenvolvimento as crianças pequenas não conseguem repor suas necessidades de fluidos de forma independente e autônoma, ficando reféns da atenção e intenção de seu cuidador.[2]

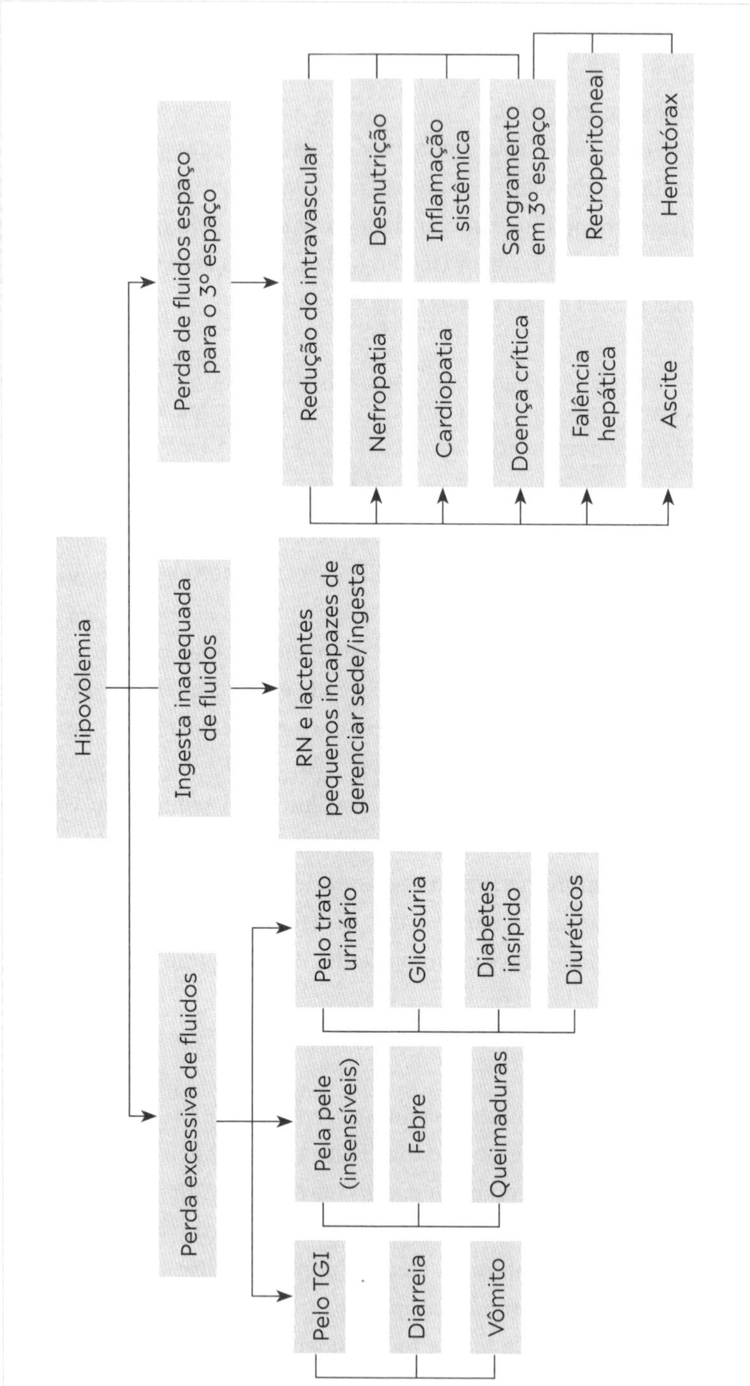

FIGURA 1 Principais situações clínicas responsáveis por hipovolemia na criança.

TGI: trato gastrointestinal.

Fonte: adaptada de Pomerantz.[7]

FISIOPATOLOGIA

O conhecimento das bases fisiopatológicas da depleção de volume, hemorrágica e não hemorrágica, é de grande valia no manejo adequado do quadro. A depender das proporções em que sódio e água são perdidos, poderemos ter três formas de apresentação da depleção de volume não hemorrágica:

- Isonatrêmica.
- Hiponatrêmica.
- Hipernatrêmica.

Isonatrêmica

A perda de sódio e água em proporções fisiológicas não gera alterações na osmolalidade sanguínea, e não há deslocamento osmótico de líquidos entre os compartimentos intra e extracelular. Nesses casos o sódio sérico se mantém entre 130 e 150 mEq/L e a osmolalidade sérica em 285 mOsm/L.

Hiponatrêmica

A perda de sódio é excessiva em relação à água, o que reduz a osmolalidade sérica (250 mOsm/L) e contrai o volume plasmático. O sódio sérico dosado nesses casos está abaixo de 130 mEq/L. Essa situação precisa ser rapidamente identificada e tratada adequadamente, pois se associa a quadros circulatórios graves. Nesta há redução do volume extravascular (VEC).

Hipernatrêmica

É menos frequente que as duas situações anteriores no cotidiano do pediatra. Nesses casos a perda de água livre é proporcionalmente maior que a perda de sódio, o que acarreta um conteúdo intravascular hipertônico e o deslocamento da água do compartimento intracelular para o extracelular. O sódio sérico atinge valores acima de 150 mEq/L e a osmolalidade, faixas de 320 mOsm/L

A Figura 2 apresenta o compartimento líquido afetado pela desidratação e sua relação com o sódio e a osmolaridade sérica.

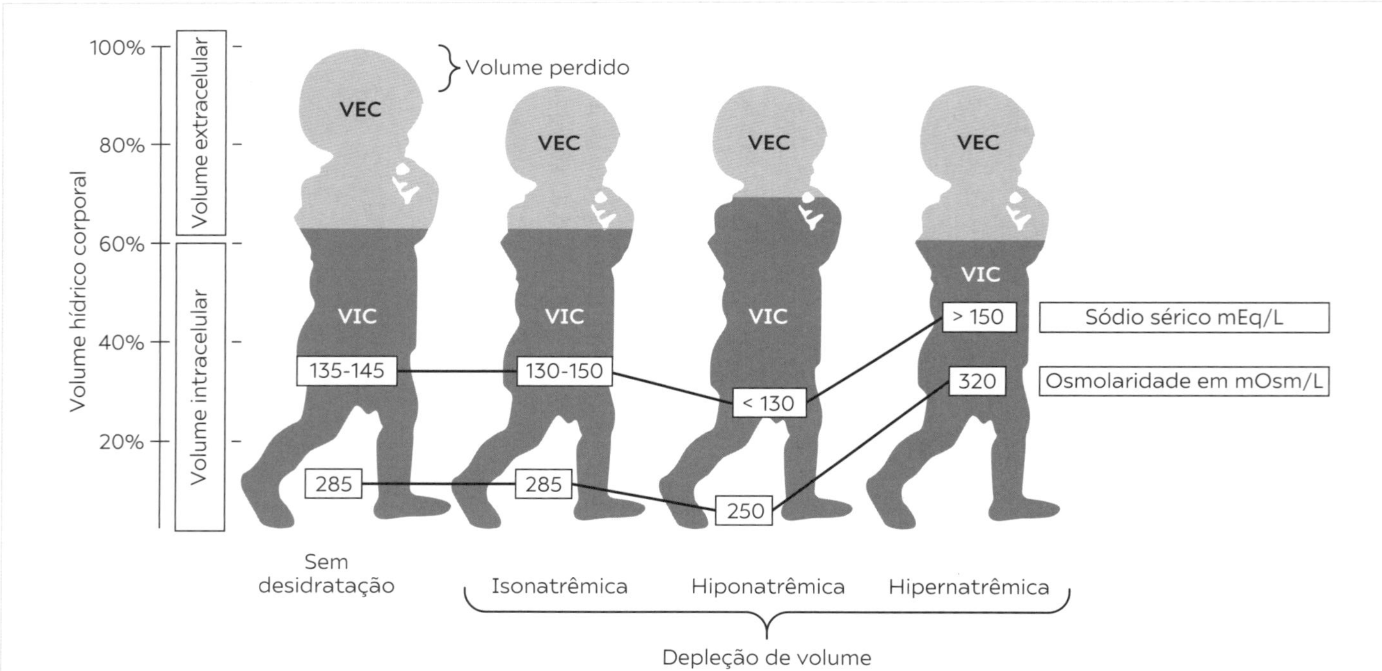

FIGURA 2 Comportamento dos compartimentos hídricos corporais na desidratação hiponatrêmica, isonatrêmica, hipernatrêmica comparado com ausência de desidratação.

VEC: volume extravascular; VIC: volume intravascular.

Por sua vez, a depleção de volume nos quadros hemorrágicos tem muitas causas a serem identificadas. A urgência na abordagem se relaciona à gravidade da perda sanguínea e é avaliada e estimada de acordo com quatro categorias, conforme apresentado no Quadro 1.

QUADRO 1 Gravidade da perda sanguínea avaliada em quatro categorias

Variável	Classe			
			Choque hemorrágico	
	I	II	III	IV
% de perda de volume sanguíneo	≤ 15	15-30	30-40	≥ 40
FC	Normal	↑	↑↑	↑↑↑
PA	Nl ou ↑	Nl ou ↓	↓	↓
TEC	Nl	Levemente prolongado	Prolongado	Prolongado + frio + pálido
FR	Nl	↑	↑↑	↑↑↑
Diurese (mL/kg/hora)	1 a 2	0,5-1	0,25-0,5	Anúrico
Estado mental	Ligeiramente ansioso	Levemente ansioso	Ansioso/ confuso	Confuso/letárgico comatoso
Fluido	Cristaloide	Cristaloide pode precisar de [G]	Cristaloide e [G]	Cristaloide [G] Parar sangramento*

Classe I: em geral responde bem apenas à parada da perda sanguínea e à reposição de cristaloides. Classe II: em geral estabilizam com cristaloides, mas podem precisar de [G]. Classes III e IV: sinais evidentes de choque e precisará de infusão vigorosa de cristaloides e reposição de [G].
* Cirurgia em geral necessária.
FC: frequência cardíaca; FR: frequência respiratória; PA: pressão arterial; [G]: reposição de glicose.
Fonte: adaptado de Steiner, DeWalt, Byerley.

QUADRO CLÍNICO

O grau de depleção de volume é estimado combinando-se o valor obtido sobre a perda de peso do paciente, peso prévio à perda de volume, com achados clínicos constatados ao exame físico e dados de anamnese. Logo, seu diagnóstico é eminentemente clínico.

Na avaliação clínica do paciente com depleção de volume, devem-se buscar as informações apresentadas no Quadro 2.

QUADRO 2

Anamnese	Exame físico
Forma de início Fezes (evacuações): • Duração. • Frequência. • Tipo. • Volume. • Presença de sangue ou muco. Vômitos. Medicamentos em uso. Antecedentes mórbidos. Comorbidades. Indícios epidemiológicos.	Peso corporal Febre? Pulso. Frequência cardíaca. Frequência respiratória. Pressão arterial. Obs.: o exame físico na criança deve ser diligente e completo. Crianças não localizam bem as doenças, logo quadros variados de doença podem cursar com quadros de depleção de volume.

Fonte: adaptado de World Gastroenterology Organization Global Guideline.[5]

Nessa avaliação o bom senso deve preponderar, pois tanto os achados comportam variação, por serem qualitativos, como comportar estimativas diferentes pelos examinadores, bem como a presença de outras comorbidades ou intercorrências bioquímicas podem dificultar essa quantificação. Os Quadros 3 e 4 apresentam a classificação mais usualmente utilizada na prática clínica com a diferenciação dos graus de depleção de volume em leve, moderada e grave.

QUADRO 3

Classificação (grau)	Perda de peso (%)	Características
Leve (1º grau)	3-5%	Usar apenas o % de perda de peso, pela baixa especificidade, pode nos aproximar do erro. É fundamental associar aos achados do Quadro 4 para confirmar a quantificação e determinar a conduta.
Moderada (2º grau)	6-10%	FC↑ por queda na pré-carga [DC = FC x VS (pré-carga, inotropismo, pós-carga)] + comprometimento sistêmico (agitação ou apatia), fontanelas deprimidas (lactentes) + olhos ressecados + pouca lágrima + mucosas secas + redução do débito urinário + aumento do TEC

(continua)

QUADRO 3 *(continuação)*

Classificação (grau)	Perda de peso (%)	Características
Grave (3º grau) Choque hipovolêmico	> 10%	TEC muito prolongado + acrocianose + comprometimento do sensório + FC ↑↑ + pulsos finos + hipotensão arterial (tardiamente) + respiração de Cantani* ou Kussmaul** + pte oligúrico ou anúrico.

* Consiste no aumento regular da amplitude dos movimentos respiratórios (hiperpneia).
** Consiste em um ciclo respiratório composto de inspiração profunda, rápida ou não, seguida de pausa (apneia em inspiração), expiração e nova pausa (apneia em expiração).
DC: débito cardíaco; FC: frequência cardíaca; VS: volume sistólico.

QUADRO 4

Variável	Leve (1º grau)	Moderada (2º grau)	Grave (3º grau)
Percentual de perda de peso	3-5	6-10	> 10
Déficit hídrico estimado	25-50 mL/kg	50-100 mL/kg	> 100 mL/kg
Estado geral	Irritado Tem sede	Agitado Pode sentir muita sede (ou não)	Deprimido Não chora Letárgico/comatoso
Fontanela anterior	Normal	Deprimida	Muito deprimida
Olhos (enoftalmia)***	Normais	Encovados	Muito encovados
Lágrimas*** (em RN e lactente pequeno)	Presentes	Bem ↓	Ausentes
Mucosa oral***	Levemente seca	Seca Saliva espessa	Muito ressecadas
Pele	Normal	Fria, livedada	Fria, livedada, cianótica
Turgor da pele**	Normal	↓	Muito ↓
Sinal da prega	Ausente	Desfaz rapidamente	Desfaz lentamente
Frequência cardíaca	Normal ou levemente ↑	↑↑	↑↑↑
Pulso*	Amplitude normal	Rápido	Rápido e fraco ou ausente

(continua)

QUADRO 4 *(continuação)*

Variável	Leve (1º grau)	Moderada (2º grau)	Grave (3º grau)
Padrões respiratórios anormais**: • Cantani. • Kussmaul.	Não	Sim	Sim
TEC**	< 2″	3-10″	> 10″
Débito urinário	Normal ou ↓	Reduzido	Bem ↓ Anúrico
PAS	Normal	Normal ou reduzida	Baixa Choque

* Taquicardia pode ser o primeiro sinal de choque hipovolêmico em lactentes.
** Sinais clínicos que individualmente são mais úteis para o diagnóstico de depleção de volume.
*** Bom valor preditivo positivo para diagnosticar desidratação moderada.
PAS: pressão arterial sistólica; RN: recém-nascido.
Fonte: adaptado de Almeida;[1] Update guideline.[4]

CHOQUE HIPOVOLÊMICO

O ponto extremo em intensidade e geração de óbitos por depleção de volume é o choque hipovolêmico. Seu tratamento esbarra nas condições socioeconômicas e culturais do local da ocorrência, uma vez que os recursos disponíveis variam muito. Em todo o mundo, o choque hipovolêmico por doença diarreica é uma das principais causas de morte entre todas as crianças menores de 5 anos de idade e é especialmente prevalente naquelas que vivem em países pobres em recursos.[6]

Ele se instala quando o volume intravascular é insuficiente para manter a perfusão tecidual. Ocorrendo comprometimento da perfusão tecidual, como resposta, além do aumento da sede e da redução da emissão de urina, instala-se taquicardia compensatória e um aumento na resistência vascular sistêmica, por ativação simpática, e a ativação do sistema renina-angiotensina-aldosterona na expectativa de melhorar o débito cardíaco e o redirecionamento do fluxo sanguíneo para órgãos nobres.[7]

Os quadros de choque têm em comum o desbalanço entre o consumo celular de oxigênio (VO_2) e sua oferta (DO_2).[8] Especificamente em relação ao choque hipovolêmico se observa que o impacto gerado na oferta de oxigênio aos tecidos se dá pela queda da pré-carga, um dos componentes do volume sistólico. Como o débito cardíaco ocorre pela multiplicação da frequência cardíaca multiplicado pelo volume sistólico, tem-se a fórmula a seguir.

$$DC = \uparrow FC \times \text{Volume sistólico} \downarrow \begin{cases} \text{Pré-carga} \downarrow \\ \text{Inotropismo} \\ \text{Pós-carga} \end{cases}$$

Ou seja, a queda da pré-carga impactará diretamente na queda do débito cardíaco, que gerará reflexamente o aumento da frequência cardíaca. Este capítulo enfatiza a depleção de volume por perda hídrica, por serem mais prevalentes, abordando com menor ênfase as perdas sanguíneas (hemorragias).

O algoritmo a seguir é útil na identificação rápida da causa do choque com base em achados clínicos (anamnese e exame físico) observados. Respondendo às questões-chave e seguindo o fluxograma da Figura 3, é possível identificar a causa do choque em análise.

EXAMES SUBSIDIÁRIOS[1,2,7-9]

Devem ser realizados em toda criança com hipovolemia moderada a grave e/ou nas que necessitem de reposição de fluidos intravenosos. Como os eletrólitos e o equilíbrio ácido-básico são tipicamente normais nos pacientes com quadros de desidratação leve, não há, salvo alguma outra indicação por enfermidade associada, necessidade de realizá-los. Os testes sugeridos são:

- Eletrólitos séricos seriados: sódio, potássio e cloro e determinação do ânion *gap*.
- Gasometria arterial: a quantificação do bicarbonato sérico contribui para se estabelecer a gravidade da depleção. Em geral, bicarbonato abaixo de 15 mMol/L está presente nos casos de depleção grave.[9] Porém, deve-se lembrar que crianças são capazes de corrigir a acidose com a reposição de volume, não sendo, em geral, necessária a reposição de bicarbonato de sódio.
- Glicemia: nos casos de choque hipovolêmico causado por gastroenterite há risco real de hipoglicemia, principalmente em crianças pequenas. Porém, em alguns quadros que cursam com depleção de volume como queimadura e trauma, o estresse pode determinar a ocorrência de hiperglicemia.

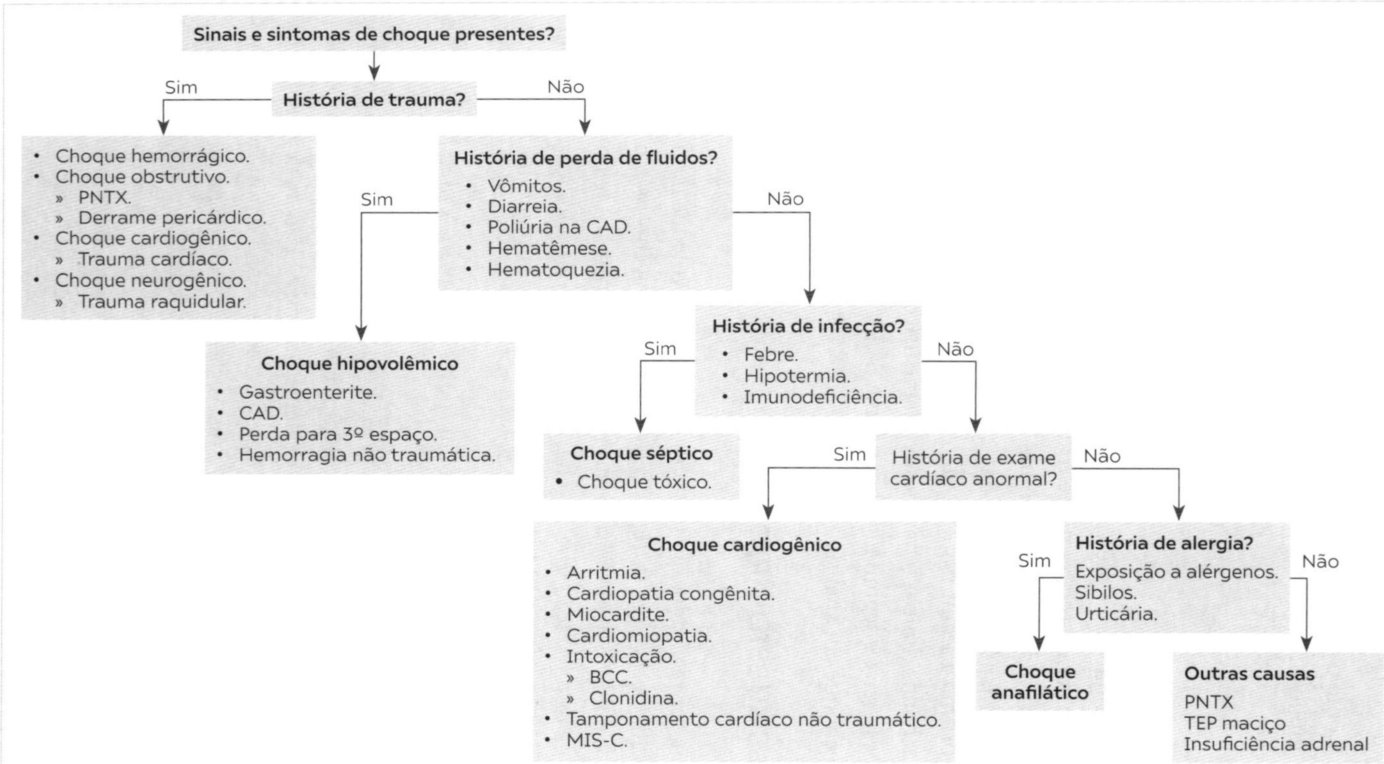

FIGURA 3 Identificação rápida da causa do choque com base em achados clínicos.

BCC: bloqueadores dos canais de cálcio; CAD: cetoacidose diabética.

Fonte: adaptada de Pomerantz.[7]

- Ureia e creatinina séricas podem ter valores elevados na depleção grave, porém pouco se alteram nas de leve e moderada intensidade. Como o nível de ureia reflete a queda na taxa de filtração glomerular e no aumento na reabsorção de sódio e água, um nível elevado de ureia sérica é consistente com hipovolemia e se correlaciona com a gravidade da depleção.
- Osmolaridade urinária: quando elevada, é consistente com hipovolemia, mas um valor relativamente isosmótico não a exclui. Pacientes com capacidade limitada de concentrar a urina como recém-nascidos, com doença renal, os que sofrem de diurese osmótica, estejam usando diuréticos ou tenham deficiência de arginina vasopressina (AVP-D) ou resistência à arginina vasopressina (AVP-R), podem ter depleção de volume com urina isosmolar.
- Gravidade específica: na hipovolemia vê-se um valor da densidade urinária superior a 1,015, sugerindo urina concentrada. Porém, por ter baixa sensibilidade e especificidade para predizer o estado volêmico,[1] ela é pouco usada.
- Sódio urinário: uma baixa concentração de sódio na urina (< 25 mEq/L) é consistente com um estado hipovolêmico, porém valores mais elevados não excluem hipovolemia.

Testes adicionais podem ser necessários, dependendo da etiologia da depleção de volume.

TRATAMENTO

O tratamento da hipovolemia consiste na reposição de fluidos para reposição do intravascular depletado. A quantificação, tabela de classificação, dirigirá ao tipo e montante de líquidos a infundir. Na hipovolemia leve a reposição será feita com a oferta, via oral, contínua de sais de reidratação oral. Nos graus moderados a grave a reposição rápida e vigorosa de fluidos isotônicos evitará a hipoperfusão tecidual.

A avaliação clínica da hipovolemia baseia-se em sinais físicos que refletem o estado do volume sanguíneo arterial efetivo.

Este capítulo dará ênfase à hipovolemia moderada e grave, por ser o paciente crítico o escopo principal desta obra. Portanto, para esses pacientes deve-se buscar por:

1. Sinais de hipovolemia grave, terceiro grau:
   - Perda de peso ≥ 10% associada à diminuição da perfusão periférica (tempo de preenchimento capilar superior a 3 segundos, extremidades frias e mosqueadas, letargia e apenas tardiamente hipotensão).

A infusão de solução isotônica (SF 0,9%) em alíquotas de 20 mL/kg, a cada 5 a 10 minutos, em repetições até a reversão dos achados de choque. A cada alíquota infundida, buscar por sinais de sobrecarga hídrica (estertores crepitantes, piora do desconforto respiratório, necessidade de aumento na suplementação de oxigênio, ritmo de galope, turgência de jugulares, hepatomegalia e cardiomegalia ou edema agudo de pulmão ao raio X de tórax). As metas clínicas a serem buscadas após cada expansão para caracterização da reposição do intravascular são:

- Pressão arterial acima do percentil 5, para idade e sexo.
- Pulsos centrais e periféricos fortes.
- Pele quente.
- Tempo de reenchimento capilar inferior a 2 segundos.
- Estado mental alerta.
- Débito urinário > 1 mL/kg, após o volume ter sido restaurado.

2. Hipovolemia moderada, segundo grau.
   - Para crianças com hipovolemia moderada, especialmente naquelas que não conseguem líquidos por via oral, fazer expansão fluídica será necessário. Pode-se reduzir a alíquota de solução salina isotônica para 10 mL/kg e administrá-la mais lentamente, em torno de 30 a 60 minutos. A realização com reavaliação ao cabo da expansão permitirá decidir sua repetição ou a transição para a via oral na reposição de líquidos. Em casos em que a avaliação clínica ou as condições locais de atendimento não permitam uma reposição volêmica via venóclise, uma reposição por via oral ou gavagem poderá ser implementada.

A Figura 4 apresenta um esquema simplificado para a reposição de líquidos nas depleções de volume moderada a grave.

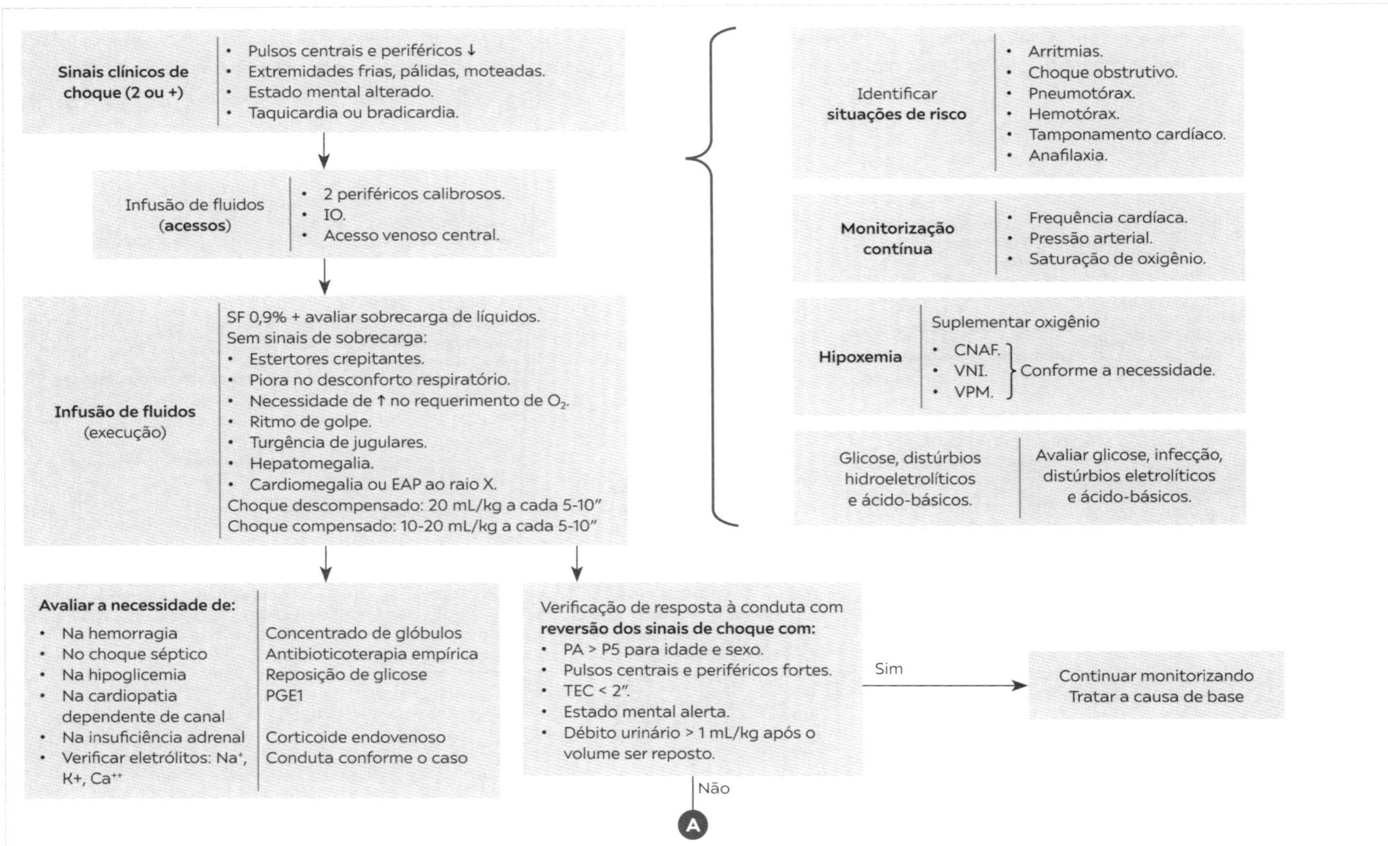
Sinais clínicos de choque (2 ou +)
• Pulsos centrais e periféricos ↓
• Extremidades frias, pálidas, moteadas.
• Estado mental alterado.
• Taquicardia ou bradicardia.
Infusão de fluidos (acessos)
• 2 periféricos calibrosos.
• IO.
• Acesso venoso central.
Infusão de fluidos (execução)
SF 0,9% + avaliar sobrecarga de líquidos.
Sem sinais de sobrecarga:
• Estertores crepitantes.
• Piora no desconforto respiratório.
• Necessidade de ↑ no requerimento de O2.
• Ritmo de golpe.
• Turgência de jugulares.
• Hepatomegalia.
• Cardiomegalia ou EAP ao raio X.
Choque descompensado: 20 mL/kg a cada 5-10″
Choque compensado: 10-20 mL/kg a cada 5-10″
Identificar situações de risco
• Arritmias.
• Choque obstrutivo.
• Pneumotórax.
• Hemotórax.
• Tamponamento cardíaco.
• Anafilaxia.
Monitorização contínua
• Frequência cardíaca.
• Pressão arterial.
• Saturação de oxigênio.
Hipoxemia
Suplementar oxigênio
• CNAF.
• VNI.
• VPM.
Conforme a necessidade.
Glicose, distúrbios hidroeletrolíticos e ácido-básicos.
Avaliar glicose, infecção, distúrbios eletrolíticos e ácido-básicos.
Avaliar a necessidade de:
• Na hemorragia — Concentrado de glóbulos
• No choque séptico — Antibioticoterapia empírica
• Na hipoglicemia — Reposição de glicose
• Na cardiopatia dependente de canal — PGE1
• Na insuficiência adrenal — Corticoide endovenoso
• Verificar eletrólitos: Na+, K+, Ca++ — Conduta conforme o caso
Verificação de resposta à conduta com reversão dos sinais de choque com:
• PA > P5 para idade e sexo.
• Pulsos centrais e periféricos fortes.
• TEC < 2″.
• Estado mental alerta.
• Débito urinário > 1 mL/kg após o volume ser reposto.
Sim
Continuar monitorizando
Tratar a causa de base
Não
A

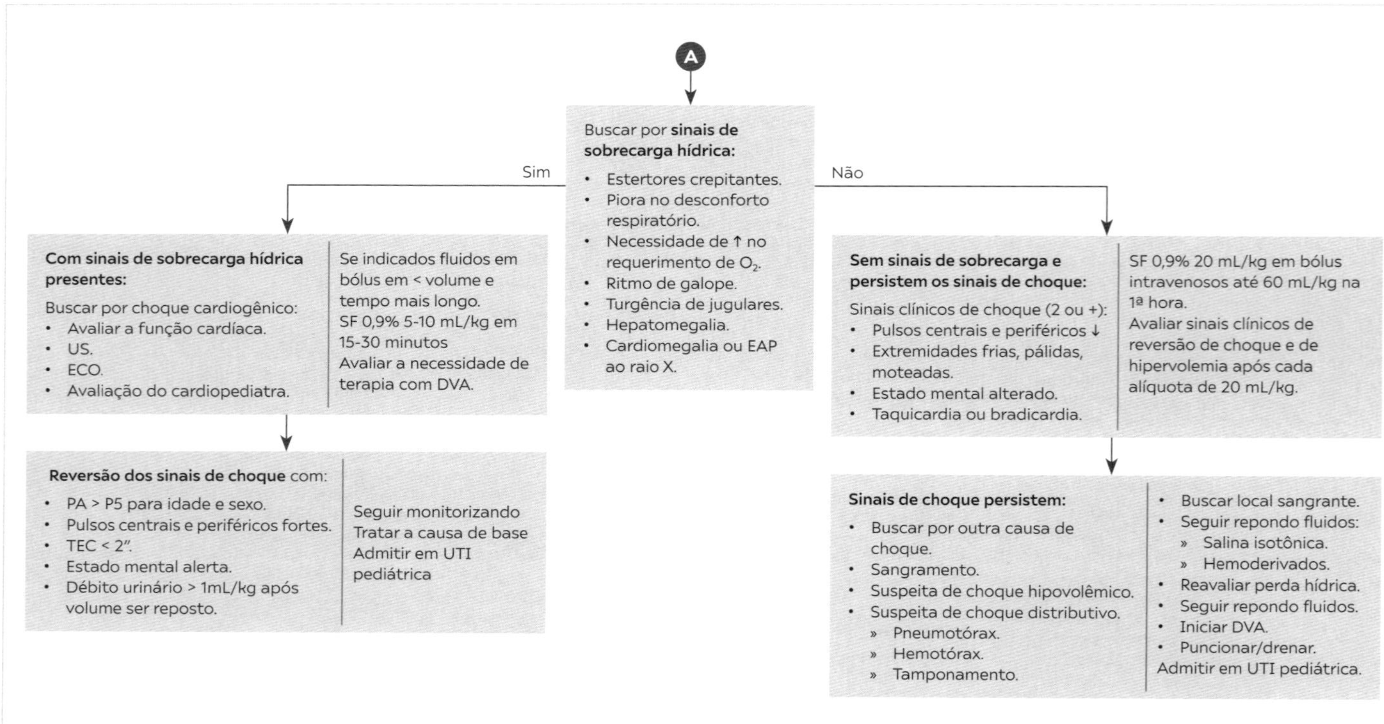
A
Buscar por **sinais de sobrecarga hídrica:**
• Estertores crepitantes.
• Piora no desconforto respiratório.
• Necessidade de ↑ no requerimento de O_2.
• Ritmo de galope.
• Turgência de jugulares.
• Hepatomegalia.
• Cardiomegalia ou EAP ao raio X.
Sim
Não
Com sinais de sobrecarga hídrica presentes:
Buscar por choque cardiogênico:
• Avaliar a função cardíaca.
• US.
• ECO.
• Avaliação do cardiopediatra.
Se indicados fluidos em bólus em < volume e tempo mais longo.
SF 0,9% 5-10 mL/kg em 15-30 minutos
Avaliar a necessidade de terapia com DVA.
Reversão dos sinais de choque com:
• PA > P5 para idade e sexo.
• Pulsos centrais e periféricos fortes.
• TEC < 2".
• Estado mental alerta.
• Débito urinário > 1mL/kg após volume ser reposto.
Seguir monitorizando
Tratar a causa de base
Admitir em UTI pediátrica
Sem sinais de sobrecarga e persistem os sinais de choque:
Sinais clínicos de choque (2 ou +):
• Pulsos centrais e periféricos ↓
• Extremidades frias, pálidas, moteadas.
• Estado mental alterado.
• Taquicardia ou bradicardia.
SF 0,9% 20 mL/kg em bólus intravenosos até 60 mL/kg na 1ª hora.
Avaliar sinais clínicos de reversão de choque e de hipervolemia após cada alíquota de 20 mL/kg.
Sinais de choque persistem:
• Buscar por outra causa de choque.
• Sangramento.
• Suspeita de choque hipovolêmico.
• Suspeita de choque distributivo.
» Pneumotórax.
» Hemotórax.
» Tamponamento.
• Buscar local sangrante.
• Seguir repondo fluidos:
» Salina isotônica.
» Hemoderivados.
• Reavaliar perda hídrica.
• Seguir repondo fluidos.
• Iniciar DVA.
• Puncionar/drenar.
Admitir em UTI pediátrica.

FIGURA 4

CNAF: cateter nasal de alto fluxo; EAP: edema agudo de pulmão; ECO: ecocardiograma; IO: acesso intraósseo; PA: pressão arterial; SF: soro fisiológico; US: ultrassonografia; UTI: unidade de terapia intensiva; VNI: ventilação não invasiva; VPM: ventilação pulmonar mecânica.

Fonte: Almeida;[1] Somers;[2] Pomeranz;[7] SCCM.[8]

REFERÊNCIAS

1. Almeida MF. Hidratação em pediatria. Rio de Janeiro: Atheneu; 2023. p.47-62.
2. Somers MJ. Clinical assessment of hypovolemia (dehydration) in children. UpToDate 2024. Disponível em: https://www.uptodate.com/contents/clinical-assessment-of-hypovolemia-dehydration-in-children. Acesso em: maio 2024.
3. Steiner MJ, DeWalt DA, Byerley JS. Is this child dehydrated? JAMA. 2004;291:2746
4. Updated guideline: paediatric emergency triage, assessment and treatment: care of critically ill children. World Health Organization. 2016. Disponível em: https://apps.who.int/iris/handle/10665/204463. Acesso em: maio 2024.
5. World Gastroenterology Organization global guideline. Diarreia aguda em adultos e crianças: uma perspectiva mundial, 2012. Disponível em: https://www.worldgastroenterology.org/UserFiles/file/guidelines/acute-diarrhea-portuguese-2012.pdf. Acesso em: maio de 2024.
6. World Health Statistics 2016. World Health Organization, WHO press, Geneva, Switzerland, 2016. Disponível em: http://www.who.int/gho/child_health/mortality/causes/en/. Acesso em: maio 2024.
7. Pomerantz WJ. Hypovolemic shock in children in resource-abundant settings: initial evaluation and management, UpToDate. Disponível em: https://www.uptodate.com/contents/hypovolemic-shock-in-children-in-resource-abundant-settings-initial-evaluation=-and-management?search-choque%20hipovolemico&source=search_result&selectedTitle=1%7E150&usage_type=default&-display_rank=1. Acesso em: maio 2024.
8. Society of Critical Care Medicine (SCCM). Pediatric Fundamental Critical Care Support, 2018. Disponível em: https://www.sccm.org/Education-Center/Licensed-Activities/PFCCS-Director-Led-Courses. Acesso em: maio 2024.
9. Hoxha TF, Azemi M, Avdiu M, Ismaili-Jaha V, Grajqevci V, Petrela E. The usefulness of clinical and laboratory parameters for predicting severity of dehydratation in children with acute gastroenteritis. Med Arh. 2014;68 (5):304-7.

15

Choque

Veronica Indicatti Fiamenghi
Helena Muller

DESTAQUES

- O diagnóstico de choque é clínico, e o conhecimento de sua fisiopatologia é fundamental para rápida identificação e melhor manejo.
- Independentemente do tipo de choque e de sua etiologia, o objetivo do tratamento é equilibrar demanda e entrega tecidual de oxigênio.

INTRODUÇÃO

Choque é a manifestação clínica de um estado fisiopatológico de falência na entrega e/ou uso de oxigênio para metabolismo tecidual. Inicialmente, ocorrem mecanismos compensatórios, mas, quando prolongado, culmina em falência múltipla de órgãos e morte.[1] É a principal causa de morbimortalidade em pediatria, relacionada a cardiopatias congênitas e infecções em recém-nascidos, causas infecciosas (doenças diarreicas, principalmente), acidentes automobilísticos em menores de 5 anos e injúrias não intencionais em crianças maiores e adolescentes.[2]

FISIOPATOLOGIA DA ENTREGA E CONSUMO DE OXIGÊNIO

A entrega tecidual de oxigênio (DO_2) é diretamente dependente do débito cardíaco (DC) e do conteúdo arterial de oxigênio (CaO_2), conforme as fórmulas a seguir.

O volume sistólico é dependente da pré-carga, pós-carga e contratilidade. Desse modo, otimizar a frequência cardíaca (FC), contratilidade, pré-carga e pós-carga melhora o DC, assim como o aumento da hemoglobina (Hb) e da saturação arterial de oxigênio (SaO_2) pode incrementar o CaO_2. A DO_2 pode ser otimizada por meio da manipulação de todos esses fatores, mas vale lembrar que a DO_2 pode não refletir a perfusão regional, e que uma DO_2 inadequada pode resultar também de limitação ou má distribuição do fluxo sanguíneo. A quantidade de oxigênio consumida (VO_2) varia conforme o tipo de tecido, e é em geral dependente da DO_2. Em algumas situações (febre, sepse, trauma) a demanda metabólica pode extrapolar a DO_2 normal. Choque é, portanto, um desequilíbrio entre entrega e consumo de O_2 tecidual.[1,3]

$$DO_2 = DC \times CaO_2$$

$$DC = \text{Volume sistólico} \times FC \qquad CaO_2 = (Hb \times 1{,}34 \times SaO_2) + (0{,}003 \times PaO_2)$$

FIGURA 1

DC: débito cardíaco; DO_2: entrega tecidual de oxigênio; FC: frequência cardíaca; Hb: hemoglobina; PaO_2: pressão parcial arterial de oxigênio; SaO_2: saturação arterial de oxigênio.
Fonte: acervo das autoras.

MANIFESTAÇÕES CLÍNICAS E CLASSIFICAÇÃO

Choque é um diagnóstico clínico, e seu reconhecimento precoce depende, inicialmente, de anamnese e exame físico detalhados. Os estados de choque podem ser classificados em 4 diferentes subtipos: hipovolêmico, cardiogênico, obstrutivo e distributivo. Classificações mais recentes incluem 3 novos subtipos: séptico (por suas particularidades em crianças), endócrino e citopático/metabólico.[1] O Quadro 1 relaciona os tipos de choque com suas principais características, apresentação clínica e mudanças fisiológicas.

QUADRO 1

Tipo de choque	Características	Sinais clínicos	Fisiopatologia	Possíveis etiologias
Hipovolêmico	Perda de volume, incluindo perda relativa relacionada à vasodilatação	Taquicardia, extremidades frias, redução da diurese, redução da PVC	Redução do DC e da pré-carga, aumento da RVS	Diarreia, queimaduras, desidratação, hemorragia
Cardiogênico	Redução da contratilidade	Taquicardia, extremidades frias, redução da diurese, crepitantes/edema pulmonar	Redução do DC, aumento da RVS, aumento da PVC	Insuficiência cardíaca, miocardite, infarto, arritmias
Distributivo (séptico,* anafilático, neurogênico)	Tônus vascular anormal, redistribuição do fluxo sanguíneo, utilização subótima de oxigênio	Variável, mas geralmente extremidades aquecidas e enchimento capilar rápido	DC reduzido ou normal, taquicardia ou bradicardia (neurogênico), redução da RVS	Sepse,* anafilaxia, trauma raquimedular, endocrinopatias
Obstrutivo	Obstrução mecânica ao DC	Taquicardia, extremidades frias, aumento da PVC	Redução do DC, aumento da pós-carga	Pneumotórax, tamponamento cardíaco, embolia pulmonar

* Atenção especial deve ser dada à identificação do choque séptico em pediatria.
DC: débito cardíaco; PVC: pressão venosa central; RVS: resistência vascular sistêmica.
Fonte: Bjorklund e Resch.[2]

Comumente, ele é uma combinação de vários problemas, incluindo infecção, hipovolemia absoluta e/ou relativa, má distribuição do fluxo sanguíneo, redução da função cardíaca e diversos insultos metabólicos, hematológicos e endócrinos. Diferente dos adultos, em 80% das crianças o choque séptico se apresenta com índice cardíaco baixo com ou sem alterações no tônus vascular. Nesses casos, as crianças apresentam taquicardia, extremidades frias e moteadas, pulsos periféricos fracos e prolongamento do tempo de enchimento capilar, um quadro clínico semelhante ao choque cardiogênico. Apenas 20% das crianças apresentam choque séptico com características semelhantes aos adultos, com DC normal e extremidades vasodilatadas.[1]

Embora os tipos de choque apresentem diferentes características clínicas, alguns sinais precoces e tardios são comuns a todos os tipos de choque, e podem ser vistos no Quadro 2.

QUADRO 2 Sinais precoces e tardios comuns a todos tipos de choque

Sinais precoces - choque compensado	Sinais tardios - choque hipotensivo
Taquicardia com pressão arterial normal para idade. • A pressão arterial é mantida através do aumento da frequência cardíaca e da resistência vascular periférica. • Clinicamente, observam-se sinais de má perfusão com pulsos periféricos mais fracos que os centrais, extremidades frias e moteadas, tempo de enchimento capilar lentificado, redução da diurese, taquipneia.	Hipotensão. • Pulsos periféricos não palpáveis. • Tempo de enchimento capilar muito lentificado. • Alteração de estado mental com sonolência, letargia e confusão mental. • Bradicardia e bradipneia são sinais muito tardios.

AVALIAÇÃO LABORATORIAL

A medida de lactato e saturação venosa central pode auxiliar na avaliação da DO_2, gravidade do choque e resposta terapêutica.

Lactato

Embora níveis elevados de lactato sejam mais bem descritos em situações de choque séptico, todas as formas de choque ou estados de hipoperfusão tecidual levam a um aumento no lactato sérico por meio do metabolismo celular anaeróbio.[1] Em crianças criticamente doentes, lactato sérico > 2 mmol/L está associado com maior risco de mortalidade. Níveis de lactato devem ser interpretados como parte da avaliação clínica e da perfusão do paciente, assim como podem auxiliar na avaliação da resposta ao tratamento.[4]

Saturação venosa mista de oxigênio

Avaliação da saturação venosa mista de oxigênio (SvO_2) pode auxiliar na avaliação da relação VO_2/DO_2. A SvO_2 real deve ser obtida de um cateter venoso central com a ponta na veia cava superior/átrio direito, em crianças sem *shunt* intracardíacos. A extração tecidual normal de O_2 em estados fisiológicos normais é 25 a 30%. Portanto, considerando saturação arterial normal de oxigênio de 100%, SvO_2 é considerada normal acima de 70%. Em estados de baixo DC e maior taxa metabólica há maior extração de oxigênio e menor SvO_2 (< 65%).[2]

Ecocardiograma

Um ecocardiograma formal pode dar informações detalhadas sobre função cardíaca e possíveis defeitos estruturais, incluindo estimativa de DC/índice cardíaco e estado volêmico, o que auxilia na identificação do tipo de choque e manejo específico. O uso da ultrassonografia *point-of-care* (Pocus) vem se difundindo nos últimos anos na prática clínica, e na ausência de ecocardiograma formal pode ser uma alternativa para estimativa de função cardíaca e avaliação de possível derrame pericárdico/tamponamento cardíaco.[2]

Exames laboratoriais adicionais devem ser considerados de acordo com a etiologia do choque, sinais, sintomas e história clínica do paciente.

TRATAMENTO

O manejo do choque requer identificação precoce e tratamento rápido para melhores desfechos, e o conhecimento da fisiopatologia discutida anteriormente neste capítulo é de grande importância. O *guideline* da American Heart Association de suporte avançado de vida em pediatria orienta abordagem sistemática no choque, com o objetivo de equilibrar entrega e consumo de oxigênio, conforme o Quadro 3.[5]

QUADRO 3 Abordagem sistemática para manejo do choque indiferenciado baseado no suporte avançado de vida em pediatria da American Heart Association

A e B – via aérea e respiração
Oferecer oxigênio suplementar.
Avaliar necessidade de via aérea avançada: perviedade de via aérea, insuficiência respiratória.
C – Circulação
Estabelecer acesso vascular.
Ressuscitação volêmica: soluções cristaloides (Ringer lactato ou cloreto de sódio 0,9%).
Drogas vasoativas: adrenalina ou noradrenalina.
Outras condutas conforme o tipo de choque:
- Choque hemorrágico: transfusão sanguínea.
- Choque séptico: antibióticos, coleta de culturais.
- Choque anafilático: adrenalina intramuscular.
- Choque obstrutivo:
  - » pneumotórax: descompressão com agulha.
  - » tamponamento cardíaco: pericardiocentese.
  - » cardiopatia dependente de canal: prostaglandina E.

Fonte: adaptado de SAVP – AHA, 2020.

ESTRATÉGIAS PARA OTIMIZAR A ENTREGA DE OXIGÊNIO TECIDUAL

Ressuscitação volêmica

Recomendação: soluções cristaloides (Ringer lactato ou cloreto de sódio 0,9%), 10 a 20 mL/kg podendo-se repetir 2 a 3 vezes, avaliando-se resposta clínica e sinais de sobrecarga hídrica.

Independentemente da etiologia do choque, o uso de ressuscitação com fluidos se baseia no princípio de Frank-Starling, em que um aumento da pré-carga gera aumento do volume sistólico e, consequentemente, no DC. Deve-se atentar sempre para a resposta clínica e sinais de sobrecarga hídrica, pois pacientes com choque cardiogênico e algumas formas de choque obstrutivo podem rapidamente evoluir para clínica de insuficiência cardíaca congestiva. Portanto, é extremamente importante a reavaliação do paciente após cada alíquota de expansão infundida. Não há benefício no uso de coloides em pediatria com relação à redução de mortalidade, exceto no caso de reposição de hemoderivados no choque hemorrágico. Os cristaloides são as soluções de escolha para expansão volêmica no choque. O *guideline* do Surviving Sepsis Campaign em Pediatria de 2020 recomenda a preferência por soluções balanceadas (Ringer Lactato ou Plasmalyte) quando comparado a cloreto de sódio 0,9% no contexto de expansão volêmica no choque séptico.[4] O uso de cloreto de sódio 0,9% pode resultar em hipercloremia e acidose metabólica, ambas relacionadas a piores desfechos em crianças e adultos com choque séptico.[6] Entretanto, ainda faltam evidências suficientes para determinar melhores desfechos com o uso de soluções balanceadas em crianças criticamente doentes.

Drogas vasoativas

O uso de medicações em infusão contínua para aumentar o DC e o tônus vascular está indicado quando os pacientes permanecem hemodinamicamente instáveis, apesar de adequada ressuscitação volêmica. A escolha da droga depende do perfil hemodinâmico do paciente, sendo a adrenalina e noradrenalina as drogas de primeira escolha.

A adrenalina funciona principalmente nos receptores beta-1, aumentando a contratilidade e também a FC, e, com isso, aumenta o DC. Em doses maiores, tem ação nos receptores alfa, causando vasoconstrição vascular e aumento da contratilidade miocárdica. A noradrenalina, por outro lado, age predominantemente nos receptores alfa, causando vasoconstrição e consequentemente aumento da pressão arterial.[7] Vários fatores são usados para escolher a droga mais adequada para o paciente. Geralmente a noradrenalina é usada para vasoconstrição em choques vasodilatados e a adrenalina para aumentar a contratilidade em estados de baixo DC/choque cardiogênico. Entretanto, vale salientar que vários perfis de choque podem acontecer simultaneamente, requerendo ajuste individualizado de terapia.[2] As doses de adrenalina e noradrenalina variam de 0,05 a 1 mcg/kg/min, em infusão contínua, geralmente se iniciando a infusão com doses ao redor de 0,1 mcg/kg/min.

A administração de drogas vasoativas não deve ser atrasada pela ausência de acesso venoso central, uma vez que o início precoce pode afetar desfechos clínicos. É seguro administrar inotrópicos por acesso venoso periférico, desde que em soluções mais diluídas e por espaço de tempo mais curto, geralmente por até 24 horas.[7]

ESTRATÉGIAS PARA OTIMIZAR O CONSUMO DE OXIGÊNIO TECIDUAL

Medidas para reduzir o consumo de oxigênio são essenciais quando há comprometimento da entrega tecidual. Intubação, analgesia adequada, sedação quando apropriado e o tratamento da febre, se presente, são exemplos de medidas que reduzem a VO_2.

Intubação e ventilação mecânica

A intubação e o uso de ventilação mecânica podem ser úteis em estados de choque por vários motivos: reverter falência respiratória, proteção de via aérea e redução de gasto energético. Além disso, o uso de sedação e paralisia muscular concomitantes ao procedimento também reduzem o consumo de oxigênio relacionado ao funcionamento do aparelho respiratório. É importante lembrar que medicamentos sedativos podem causar comprometimento hemodinâmico, sendo essencial a escolha adequada das drogas para sedação. O etomidato é contraindicado como sedativo em situações de choque séptico por seu efeito colateral de supressão da adrenal. A cetamina apresenta bom perfil hemodinâmico, com propriedades sedativa e analgésica, sendo boa escolha, em conjunto com bloqueador neuromuscular, para intubação em cenários de choque.[8] É válido lembrar das interações cardiopulmonares e de como o uso de ventilação por pressão positiva reduz a pós-carga do ventrículo esquerdo, o que pode aumentar o volume sistólico e o DC, mas também reduz a pré-carga do ventrículo direito, tornando-se essencial a otimização da volemia pré-intubação.[1]

PARTICULARIDADES RELACIONADAS À IDADE

O diagnóstico diferencial de choque no período neonatal (primeiro mês de vida) deve incluir cardiopatias congênitas com fluxo pulmonar ou sistêmico dependente de canal arterial. Nesses casos, na suspeita clínica desse diagnóstico, além do manejo do choque indiferenciado descrito anteriormente, deve-se iniciar prostaglandina E em infusão contínua na dose de 0,05 a 0,1 mcg/kg/min. Um ecocardiograma deve ser obtido para confirmação diagnóstica.

No cenário de choque, neonatos têm risco aumentado de hipocalcemia e o miocárdio nessa faixa etária requer mais cálcio extracelular para contratilidade adequada.[1] O achado de hipocalcemia em neonatos com choque deve chamar a atenção para possibilidade de disfunção ventricular esquerda, que é reversível com correção de cálcio.

Lactentes e crianças menores podem desenvolver hipoglicemia rapidamente durante estados de choque, pela demanda metabólica aumentada. Controle de glicemia capilar e tratamento de hipoglicemia são mandatórios em crianças criticamente doentes.

PARTICULARIDADES RELACIONADAS AO CHOQUE SÉPTICO

O reconhecimento e o manejo rápido do choque séptico são de extrema importância para melhores desfechos. Na primeira hora após o reconhecimento do choque séptico, deve-se obter acesso vascular/intraósseo, coletar culturas, iniciar antibioticoterapia empírica de amplo espectro (considerando epidemiologia local) e administrar fluidos, considerando início precoce de drogas vasoativas conforme resposta.[4]

CONSIDERAÇÕES FINAIS

O choque é um estado fisiopatológico de hipóxia tecidual, que deve ser reconhecido e tratado prontamente.

Quando uma criança se apresenta com sinais de choque, a prioridade é a estabilização da via aérea, respiração e circulação, seguida de avaliação objetiva da anamnese, exame físico e exames que podem auxiliar na classificação e guiar tratamento específico.

A administração de fluidos faz parte do manejo da maioria dos choques, mas é essencial reavaliação frequente para resposta clínica e sinais de sobrecarga hídrica, que estarão presentes mais rapidamente em casos de choque com comprometimento da função cardíaca. Drogas vasoativas fazem parte do tratamento do choque refratário a fluidos. Deve-se tratar a causa específica do choque.

REFERÊNCIAS

1. Zimmerman. Rotta. Fuhrman and Zimmerman's pediatric critical care. Elsevier; 2021.
2. Bjorklund A, Resch JC, Slusher TM. Pediatric shock review. Pediatrics in Review. 2023 Oct 1;44(10):551-65.
3. Arora S, Tantia P. Physiology of oxygen transport and its determinants in intensive care unit. Indian Journal of Critical Care Medicine: Peer-reviewed, Official Publication of Indian Society of Critical Care Medicine [Internet]. 2019 Sep 1;23(Suppl 3):S172-7. Disponível em: https://www.ncbi.nlm.nih.gov/pmc/articles/PMC6785823/. Acesso em: 15 out. 2024.
4. Weiss SL, Peters MJ, Alhazzani W, Agus MSD, Flori HR, Inwald DP, et al. Surviving sepsis campaign international guidelines for the management of septic shock and sepsis-associated organ

dysfunction in children. Pediatric Critical Care Medicine [Internet]. 2020 Feb;21(2):e52-106. Disponível em: https://journals.lww.com/pccmjournal/Fulltext/2020/02000/Surviving_Sepsis_Campaign_International_Guidelines.20.aspx. Acesso em: 15 out. 2024.

5. Maconochie IK, Aickin R, Hazinski MF, Atkins DL, Bingham R, Couto TB, et al. Pediatric life support: 2020 International Consensus on Cardiopulmonary Resuscitation and Emergency Cardiovascular Care Science With Treatment Recommendations. Circulation. 2020 Oct 20;142(16 Suppl 1).
6. Sankar J, Muralidharan Jayashree, Lalitha AV, Ramachandran Rameshkumar, Pathak M, Rashmi Ranjan Das, et al. Multiple electrolytes solution versus saline as bolus fluid for resuscitation in pediatric septic shock: a multicenter randomized clinical trial. Critical Care Medicine. 2023 Jun 9;51(11):1449-60.
7. Kanaris C, Wahida R. Inotrope use in children with septic shock: a guide for general paediatricians. Archives of Disease in Childhood: Education & Practice. 2023 Aug 2;edpract-322339.
8. Mendelson J. Emergency Department Management of Pediatric Shock. Emergency Medicine Clinics of North America [Internet]. 2018 May;36(2):427-40. Disponível em: https://www.emed.theclinics.com/article/S0733-8627(17)30145-1/abstract. Acesso em: 15 out. 2024.

16

Choque séptico: atendimento na primeira hora

José Roberto Fioretto

DESTAQUES

- Choque séptico é condição clínica grave.
- Requer identificação e tratamento precoces.
- Novas definições e protocolo de tratamento foram recentemente publicados.

INTRODUÇÃO

Em 2017, cerca de 25 milhões de crianças desenvolveram quadro séptico no mundo, levando a mais de 3 milhões de mortes.[1] Além disso, muitos sobreviventes desenvolvem sequelas cognitivas e emocionais significativas.

DEFINIÇÃO

Uma força tarefa da Society of Critical Care Medicine foi estabelecida para atualizar os critérios para definição de sepse e choque séptico em crianças, sendo o consenso publicado em 2024.[2] Foi elaborado um modelo que implementou a avaliação de quatro sistemas orgânicos (cardiovascular, respiratório, neurológico e coagulação) que foram incorporados a um escore, o chamado *Phoenix Sepsis Score* (PSS) (Quadro 1). O valor alvo de 2 pontos no PSS teve

QUADRO 1 Escore de Sepse de Phoenix (Phoenix Sepsis Score – PSSa) em crianças

Variáveis	0 ponto	1 ponto	2 pontos	3 pontos
Respiratório 0-3	PaO_2: FiO_2 ≥ 400 ou SpO_2: FiO_2 ≥ 292[b]	PaO_2:FiO_2 < 400 em qualquer suporte respiratório ou SpO_2 FiO_2 < 292 em qualquer suporte respiratório[c]	PaO_2:FiO_2 100-200 VMI ou SpO_2:FiO_2 148-220 e VMP[b]	PaO_2:FiO_2 < 100 e VMI Ou SpO_2:FiO_2 < 148 e VMI[b]
Cardiovascular 0-6 pontos	Sem DVA[d] Lactato < 5 mmol/L	1 ponto cada até 3 1 DVA[d] Lactato 5-10,9 mmol/L	2 pontos cada até 6 ≥ 2 DVA[d] Lactato ≥ 11 mmol/L[e]	
Idade[f]				
		Pressão arterial média, mmHg		
Até 1 m	> 30	17-30	< 1+	
1-11 m	> 38	25-38	< 25	
1 a < 2 a	> 43	31-43	< 31	
2 a < 5 a	> 44	32-44	< 32	
5 a < 12 a	> 48	36-48	< 36	
12 a 17 a	> 51	38-51	< 38	
Coagulação 0-2 pontos[h]	Plaquetas ≥ 100 x 10^3/mcLd RNI ≤ 1,3 D-dímero ≤ 2 mg/L FEU Fibrinogênio ≥ 100 mg/dL	1 ponto cada até 2 Plaquetas < 100 x 10^3/mcLd RNI > 1,3 D-dímero > 2 mg/L FEU Fibrinogênio < 100 mg/dL		

(continua)

QUADRO 1 Escore de Sepse de Phoenix (Phoenix Sepsis Score – PSSa) em crianças (*continuação*)

Variáveis	0 ponto	1 ponto	2 pontos	3 pontos
Neurológico[f] 0-2 pontos	ECGlasgow > 10 Pupilas reativas	ECGlasgow ≤ 10[j]	Pupilas fixas bilateralmente	
Critério de sepse de Phoenix				
Sepse	Infecção suspeitada e PSS ≥ 2 pontos			
Choque séptico	Sepse com ≥ 1 ponto no escore cardiovascular			

DVA: drogas vasoativas; ECGlasgow: escala de coma de Glasgow; FiO_2: fração inspirada de oxigênio; PaO_2: pressão parcial arterial de oxigênio; RNI: razão normalizada internacional (tempo de atividade de protrombina do paciente/controle); SpO_2: saturação de pulso de oxigênio; VMI: ventilação mecânica invasiva.

[a]O PSS pode ser calculado na ausência de algumas variáveis (lactato não medido ou sem medicações vasoativas usadas; nesse caso, usar pressão no escore cardiovascular). Obter exames de acordo com orientação médica. Idades não são ajustadas à prematuridade. Critérios não são aplicáveis a hospitalizações para nascimento, recém-nascidos com idade gestacional menor do que 37 semanas ou aqueles com 18 anos ou mais.

[b]SpO_2:FiO_2 usada apenas se $SpO_2 \leq 97\%$.

[c]Disfunção respiratória de 1 ponto aplica-se a qualquer paciente sob oxigenoterapia, alto fluxo, ventilação mecânica invasiva (VMI) e não invasiva (VNI) e inclui PaO_2:FiO_2 < 200 e SpO_2:FiO_2 < 220 em crianças que não estão recebendo VMI. Para crianças sob VMI com PaO_2:FiO_2 < 200 e SpO_2:FiO_2 < 220, ver critério para 2 e 3 pontos.

[d]Medicações vasoativas (DVA) incluem qualquer dose de epinefrina, norepinefrina, dopamina, dobutamina, milrinone e/ou vasopressores para choque.

[e]Variação de lactato é de 0,5 a 2,2 mmol/L (arterial ou venoso).

[f]Idade não é ajustada para prematuridade, e o critério não se aplica a hospitalizações para nascimento, crianças com idade pós-concepcional menor do que 37 semanas ou aqueles com 18 anos ou mais.

[g]Usar medida da pressão arterial média (PAM), preferencialmente invasiva, se disponível, ou não invasiva. Se PAM invasiva não for disponível, usar a PAM calculada (1/3 x sistólica + 2/3 x diastólica) como alternativa.

[h]Valores de coagulação: plaquetas: 150 a 450 x 10 /mcL; D-dímero: < 0,5 mg/L; fibrinogênio: 180 a 410 mg/dL. Razão normalizada internacional (RNI): baseado em referências locais.

[i]O subescore de disfunção neurológica foi pragmaticamente validado em pacientes sedados e não sedados e naqueles recebendo ou não VMI.

[j]A Escala de Coma de Glasgow (ECGlasgow) mede o nível de consciência baseado na resposta verbal, ocular e motora (varia de 3-15, com um escore mais alto indicando melhor função neurológica).

Fonte: Shlapback.[2]

alto valor preditivo positivo e sensibilidade mais elevada ou comparável para mortalidade hospitalar em crianças com infecção suspeita ou confirmada, dentro das primeiras 24 horas, quando comparado com a definição anterior.[3]

Ficou estabelecido que os critérios para identificação de choque séptico e disfunção orgânica remota são:

- Choque séptico: crianças com sepse que apresentem pelo menos 1 ponto no componente cardiovascular do PSS (hipotensão grave para a idade, lactato sérico > 5 mmol/L ou uso de medicações vasoativas).
- Disfunção orgânica remota: crianças que preenchem o PSS, incluindo aquelas com disfunção orgânica limitada ao sítio primário de infecção (disfunção respiratória isolada em criança com pneumonia) e aquelas com o escore que indica disfunção orgânica remota (disfunção respiratória em criança com meningite). Atentar para o fato de que crianças com disfunção orgânica remota representam um importante subgrupo de pacientes com sepse que apresentam maior mortalidade comparadas com aquelas com disfunção do órgão primário).

O Quadro 2 destaca alguns pontos dos novos critérios, contrapondo-os com os anteriores.

QUADRO 2

- O termo SIRS, utilizado na definição anterior, NÃO deve ser mais utilizado para diagnóstico de sepse.
- O termo anterior "sepse grave" NÃO deve mais ser usado, porque sepse é uma condição de disfunção orgânica ameaçadora da vida com infecção, e isso indica a gravidade do quadro, sendo, portanto, redundante.
- A definição de sepse de Phoenix deve ser de uso mundial.
- Os critérios aplicam-se a < 18 anos e não se aplicam a RN com idade gestacional < 37 semanas.
- O novo Escore de Sepse de Phoenix é composto por um modelo de 4 sistemas orgânicos (cardiovascular, respiratório, neurológico e coagulação).
- Disfunção orgânica ameaçadora da vida em crianças com infecção suspeitada ou confirmada pode ser identificada em locais com diferentes recursos por meio do Escore de Sepse de Phoenix de pelo menos 2 pontos.
- Disfunção orgânica remota e choque séptico associam-se a aumento significante da mortalidade.

RN: recém-nascido; SIRS: síndrome da resposta inflamatória sistêmica.

APRESENTAÇÃO CLÍNICA DO CHOQUE SÉPTICO

Avaliando o perfil hemodinâmico do paciente, há duas apresentações clínicas clássicas.[4-6]

- Choque com baixo débito cardíaco (DC): mais frequente em lactentes, caracterizando-se por diminuição do DC e aumento da resistência vascular sistêmica (RVS), tempo de enchimento capilar aumentado (> 5 segundos), pulsos periféricos finos, extremidades frias e diminuição do estado de consciência. Observa-se pressão de pulso estreita (< 1/2 da PAS) que indica diminuição do volume sistólico (VS) ou DC decorrente de déficit hídrico ou disfunção cardíaca.
- Choque com diminuição da RVS: mais frequente em crianças de mais idade (aumento do DC e hipotensão) e aquelas hospitalizadas. Caracteriza-se por tempo de enchimento capilar rápido (< 1 segundo), pele avermelhada e quente, pulsos amplos. Observa-se pressão de pulso ampla (> 1/2 da PAS) ou PAD baixa, que indica tônus vascular reduzido.

DIAGNÓSTICO

O consenso da definição de sepse de Phoenix[2] apresentou um fluxograma para caracterizar pacientes com sepse, baseando-se nas novas definições (Figura 1).

TRATAMENTO DO CHOQUE SÉPTICO NA PRIMEIRA HORA

Estabelecido o diagnóstico, o tratamento deve ser instituído o mais rapidamente possível. Deve ser seguido o protocolo do *Surviving Sepsis Campaign* pediátrico, publicado em 2020,[5] assim como as Diretrizes da Sociedade Brasileira de Pediatria,[7] que destacaram as recomendações para o tratamento precoce da sepse e do choque séptico.

No início do tratamento procede-se à monitorização básica constituída de:

- Oximetria e monitorização cardíaca contínuas.
- Verificação da pressão arterial (PA), temperatura corporal, débito urinário.
- Aferição dos níveis glicêmicos e do cálcio ionizado.

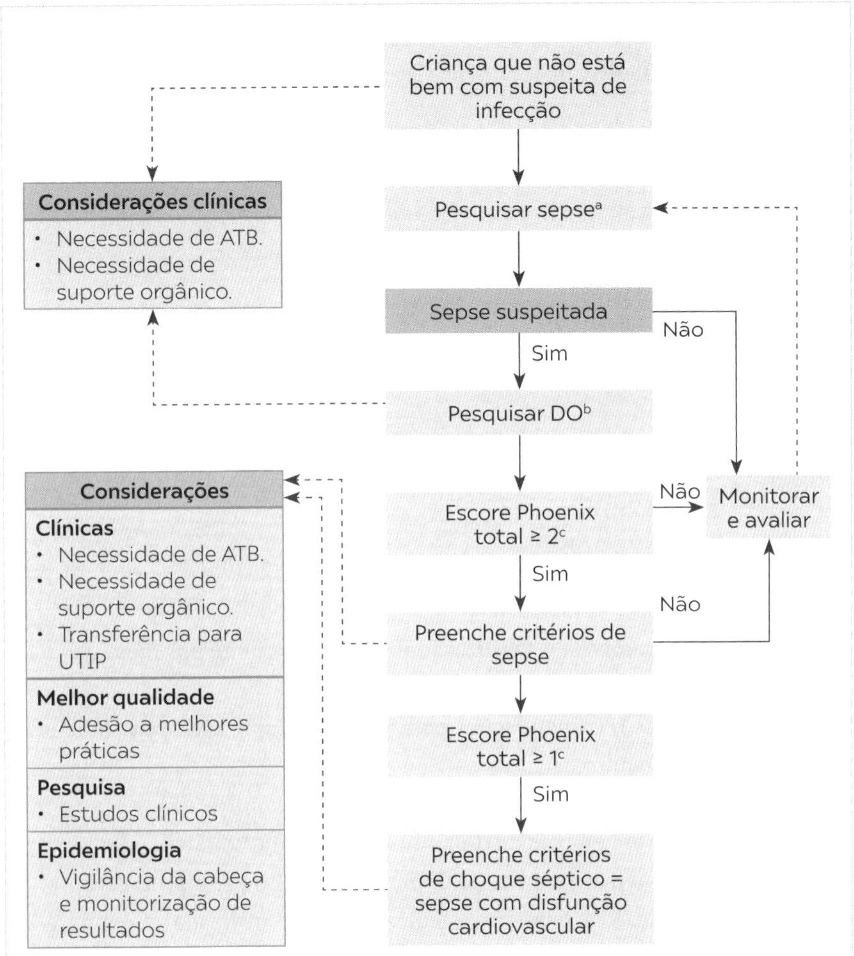

FIGURA 1 Fluxograma diagnóstico de caracterização de pacientes utilizando os novos critérios de sepse e choque séptico para crianças.

ATB: antibióticos; UTIP: unidade de terapia intensiva pediátrica.

[a]Incluir triagem para identificar deterioração do paciente com infecção. Há necessidade de instrumentos baseados em dados para crianças sob risco de desenvolver sepse, as quais precisam ser rigorosamente avaliadas em diferentes contextos. O Escore de Sepse de Phoenix não é proposto para triagem ou reconhecimento de possível sepse e tratamento antes das disfunções orgânicas.

[b]Disfunção orgânica.

[c]Ver Quadro 1 para o Escore de Sepse de Phoenix.

Fonte: adaptada de Shlapback et al.[2]

As metas iniciais preconizadas para o tratamento do choque séptico estão apresentadas no Quadro 3.

QUADRO 3 Metas iniciais do tratamento do choque séptico na primeira hora

Tempo de enchimento capilar ≤ 2 segundos.
Normalização da PA (manter PAM entre os percentis 5 e 50 e/ou > 50 para a idade).
Normalização dos pulsos, sem gradiente central e periférico.
Extremidades quentes.
Diurese maior que 1 mL/kg/hora.
Normalização do estado de consciência.
Saturação venosa central de oxigênio ($SvcO_2$) > 70%.
Índice cardíaco (IC) de 3,5-5,5 L/min/m^2.
Índice de resistência vascular sistêmica {IRVS: 80 x (PAM – pressão venosa central)/IC = 800-1.600 dina-s/cm^5/m^2}.
Tendência dos níveis de lactato.

PA: pressão arterial; PAM: pressão arterial média.

O tratamento envolve a estabilização inicial do paciente por meio de:[5,6]

- Fluidoterapia: as recomendações para a fluidoterapia são apresentadas na Figura 2 e no Quadro 4.
- Medicações vasoativas:[5,7]
  - Usar epinefrina em vez de dopamina em choque com baixo DC.
  - Usar norepinefrina em vez de dopamina em choque hipotensivo.
    - Observação: a primeira medicação a ser utilizada dependerá do padrão hemodinâmico do choque, fatores locais e características do paciente; na prática, epinefrina ou norepinefrina podem ser utilizadas.
  - As medicações vasoativas podem ser administradas, inicialmente, por veia periférica, utilizando concentração diluída.
  - Adicionar vasopressina para crianças que precisam de doses altas de noradrenalina.
- Suporte ventilatório:[5,7]
  - Não foi possível recomendar o momento da intubação traqueal em crianças com choque séptico refratário à fluidoterapia e resistente à catecolamina. Entretanto, na prática, comumente os pacientes são intubados nessas condições.

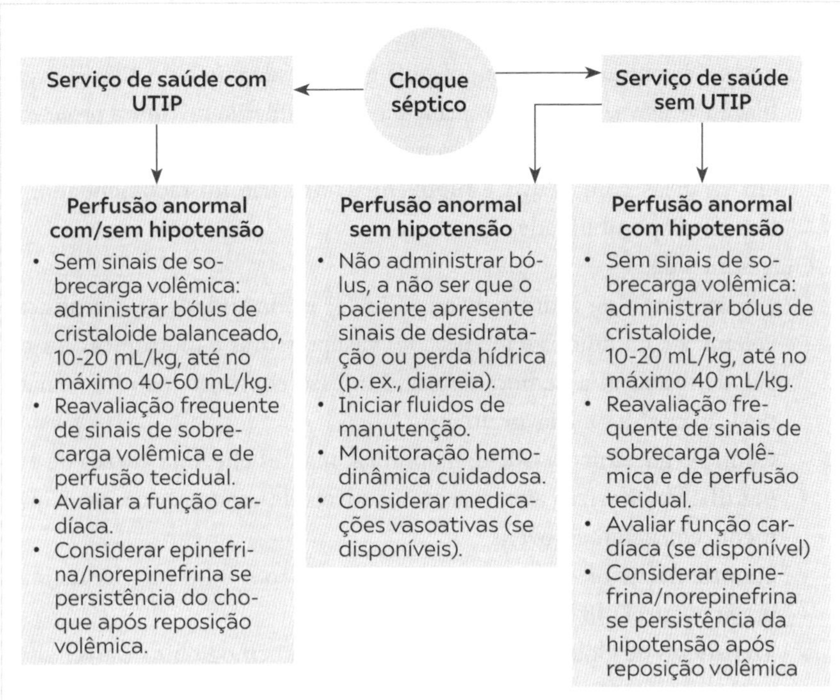

FIGURA 2 Fluxograma de reposição volêmica no choque séptico de acordo com a disponibilidade de recursos e quadro clínico.

UTIP: unidade de terapia intensiva pediátrica.

Fonte: adaptada de Weiss et al.;[5] SPB.[7]

QUADRO 4 Normas da fluidoterapia

• Utilizar cristaloides balanceados e tamponados em vez de coloides (albumina).
• O cristaloide balanceado/tamponado preferido é o Ringer lactato.
• Não se recomenda o uso de amidos e gelatinas.

- Na sequência rápida de intubação, o etomidato não é indicado. Ao contrário, recomenda-se o uso de cetamina e baixa dose de benzodiazepínico.
- Em pacientes com síndrome do desconforto respiratório agudo (SDRA) induzida por sepse, pode-se iniciar o suporte ventilatório com ventilação mecânica não invasiva por pressão positiva (VNI), se não houver indicações óbvias de intubação e o paciente estiver respondendo à ressuscitação inicial.

- Em pacientes com choque séptico e SDRA que não responderam à VNI ou que se encontravam com hipoxemia grave desde o início, utiliza-se ventilação invasiva, seguindo os princípios da ventilação mecânica protetora
- O uso de membrana de oxigenação extracorpórea (ECMO) venoso em crianças com SDRA e hipoxemia refratária foi recomendado, se houver disponibilidade.

- Outras medidas:[5,7]
  - Corticosteroides: hidrocortisona não foi recomendada se a reposição volêmica com fluidos e medicações vasopressoras e inotrópicas for capaz de restaurar a hemodinâmica. Em caso contrário, não foi firmada posição contra ou a favor do uso.
  - Controle glicêmico e cálcio: na prática, manter glicemia abaixo de 180 mg/dL. Monitorizar atentamente os níveis de cálcio sérico, principalmente em lactentes jovens.
  - Suporte nutricional: iniciar nutrição enteral (por tubo gástrico) o mais breve possível (48 horas após admissão).
  - Transfusão de glóbulos vermelhos: quando a hemoglobina estiver abaixo de 7 g/dL.
  - Transfusão de plaquetas: baseada apenas nos níveis de plaquetas em crianças sem sangramento.
- Terapia de substituição renal:[5,7] instituída para evitar ou tratar sobrecarga hídrica em crianças que não respondem à restrição de fluidos e terapia diurética.
- Imunoterapia:[5,7] em casos de síndrome de choque tóxico, principalmente por estreptococos.
- Antibioticoterapia:[5,7] nos casos de choque séptico, deve-se iniciar a antibioticoterapia na primeira hora. Em casos de sepse, mas sem choque, foi sugerido que o início de antimicrobianos seja efetivado em até 3 horas após o reconhecimento do quadro, associada ao controle do foco infeccioso, mas esforços devem ser feitos para que essa introdução seja o mais precoce possível.

O tratamento protocolado na primeira hora é fundamental e pode ser resumido de acordo com a Figura 3.

0 min

Reconhecer diminuição da consciência e perfusão.
Iniciar cateter de alto fluxo de O_2 e estabelecer acesso IO/IV (PALS).

- UTIP +: 10-20 mL/kg até 40-60 mL/kg na 1ª hora.
- Descontinuar se aparecerem sinais de sobrecarga de volume.
- Sem UTIP e sem hipotensão: NÃO fazer bólus. Iniciar manutenção.
- Sem UTIP e com hipotensão: 10-20 mL/kg até 40 mL/kg na 1ª hora com titulação de SS para avaliar o débito cardíaco. Parar se houver sobrecarga.
- Começar antibiótico.

Choque refratário a fluido?

Iniciar adrenalina 0,05-0,3 mcg/kg/min IV periférico/IO, preferencialmente.
Use atropina/cetamina IV/IO/IM se preciso para acesso venoso e via aérea.

Titular adrenalina 0,05-0,3 mcg/kg/min – sinais de baixo débito cardíaco.
Titular norepinefrina: 0,05 mcg/kg/min – hipotensão.

60 minutos

Choque resistente à catecolamina

Se risco de insuficiência adrenal absoluta – considerar hidrocortisona.
Usar ultrassonografia para direcionar fluido, inotrópico, vasopressor, vasodilatador.
Objetivo: PP nl (55 + 1,5 x idd anos), $SvCO_2$ > 70% e IC entre 3,3-6 L/min/m².

FIGURA 3 Tratamento do choque séptico para a primeira hora de atendimento.
IC: índice cardíaco; IM: intramuscular; IO: acesso intraósseo; IV: intravenoso; PALS: Pediatric Advanced Life Support; PP: pressão de perfusão; $SvCO_2$: saturação venosa central de oxigênio; UTIP: unidade de terapia intensiva pediátrica.
Fonte: Weiss;[5] SBP.[7]

CONSIDERAÇÕES FINAIS

Sepse e choque séptico são condições clínicas frequentes e potencialmente letais. Novos critérios para estabelecer o diagnóstico foram recentemente publicados, assim como o tratamento protocolado para a primeira hora de atendimento. É importante que o médico que atende uma criança com quadro infeccioso e que não pareça estar bem suspeite que pode haver sepse. Em seguida, solicitar os exames disponíveis em seu serviço e aplicar o novo Escore de Sepse de Phoenix, avaliando disfunção cardiovascular, respiratória, da coagulação e neurológica. Se o escore resultar em valor maior ou igual a dois pontos, definir sepse. Na criança séptica, havendo pelo menos uma alteração do escore cardiovascular (1 ponto), o paciente deve ser diagnosticado como em choque séptico. Neste caso, o tratamento, segundo o protocolo do *Surviving Sepsis Campaign* de 2020, deve ser aplicado.

REFERÊNCIAS

1. Rudd KE, Johnson SC, Agesa KM, Shackelford KA, Tsoi D, Kievlan DR, et al. Global, regional, and national sepsis incidence and mortality, 1990-2017: analysis for the Global Burden of Disease Study. Lancet. 2020;395(10219):200-11.
2. Shlapback LJ, Watson RS, Sorce LR, et al. International Consensus Criteria for Pediatric Sepsis and Septic Shock. JAMA. 2024;21:1-10.
3. Goldstein B, Giroir B, Randolph A; International Consensus Conference on Pediatric Sepsis. International pediatric sepsis consensus conference: definitions for sepsis and organ dysfunction in pediatrics. Pediatr Crit Care Med. 2005;6(1):2-8.
4. Fioretto JR. Choque séptico. In: Fioretto JR, Bonatto RC, Carpi MF, Franco CF. UTI pediátrica. 2.ed. Rio de Janeiro: Guanabara Koogan; 2020.p.220-7.
5. Weiss SL, Peters MJ, Alhazzani W, Agus MSD, Flori HR, Inwald DP, et al. Surviving sepsis campaign international guidelines for the management of septic shock and sepsis associated organ dysfunction in children. Intensive Care Med. 2020;46 (Suppl 1):S10-S67.
6. Sociedade Brasileira de Pediatria (SBP). Departamento Científico de Terapia Intensiva (2022-2024) – Diretrizes para novas definições e choque séptico em Pediatria – 2024. Phoenix Sepsis Score. Disponível em: https://www.sbp.com.br/imprensa/detalhe/nid/diretrizes-para-novas-definicoes-de-sepse-e-choque-septico-em-pediatria-2024-phoenix-sepsis-score/. Acesso em: abr. 2024.
7. Sociedade Brasileira de Pediatria (SBP). Departamento Científico de Terapia Intensiva (2019-2021). Novas Diretrizes do Surviving Sepsis Campaign 2020 para o tratamento de sepse e choque séptico em Pediatria. Disponível em: https://www.sbp.com.br/fileadmin/user_upload/22924c-DC-Novas_diretrizes_Surviving_Sepsis_em_Pediatria.pdf. Acesso em: maio 2024.

17

Choque séptico em situações especiais (síndrome do choque tóxico; choque meningocócico; dengue)

Marcelo Barciela Brandão

DESTAQUES

- Uso de imunoglobulina no choque séptico.
- Uso de coloides no choque séptico.
- Uso de corticoide no choque séptico.

SÍNDROME DO CHOQUE TÓXICO

A síndrome do choque tóxico (SCT) é uma condição multissistêmica com risco de morte, causada predominantemente por cepas produtoras de superantígenos (exotoxinas pirogênicas ou toxinas proteicas) de *Staphylococcus aureus* e *Streptococcus pyogenes* (estreptococos do grupo A).[1,2] A SCT estafilocócica foi descrita pela primeira vez em crianças por James Todd em 1978, e a síndrome semelhante ao choque tóxico estreptocócico foi relatada pela primeira vez em 1987 por Cone et al.[1,2] Embora esteja associada a morbidade e mortalidade significativas, houve um progresso considerável na compreensão da fisiopatologia e no delineamento do manejo e tratamento.

Os superantígenos produzidos por essas bactérias iniciam uma tempestade de citocinas, resultando nos achados clínicos característicos da SCT, incluindo febre e erupção cutânea, seguidas de hipotensão e falência de múltiplos órgãos secundários ao extravasamento capilar.[1,2] Dessa forma, não se trata de uma ação direta do microrganismo, e sim do superantígeno (toxina) que é produzido por ela. Critérios diagnósticos formais foram desenvolvidos para a SCT estreptocócica e estafilocócica (Quadro 1).[1,2]

QUADRO 1 Definição de caso clínico de síndrome do choque tóxico estafilocócico e estreptocócico

Estafilocócico
1. Febre ≥ 38,9ºC.
2. Hipotensão: abaixo do 5º percentil para a idade da criança.
3. *Rash*: eritema maculopapular difuso.
4. Descamação: 1 a 2 semanas após o início da doença.
5. Envolvimento multissistêmico: 3 ou mais dos seguintes: a. Gastrointestinal: vômito ou diarreia ao início do quadro. b. Muscular: mialgia grave ou creatina fosfoquinase elevada pelo menos 2 vezes o limite superior do normal. c. Membranas mucosas: hiperemia vaginal, orofaríngea e conjuntival. d. Renal: ureia ou creatinina sérica pelo menos 2 vezes o limite superior do normal para a idade. e. Hepático: bilirrubina total, alanina aminotransferase ou asparato aminotransferase pelo menos 2 vezes o limite superior do normal. f. Hematológico: plaquetas ≤ 100.000/L. g. Sistema nervoso central: desorientação ou alterações de consciência sem sinais neurológicos focais.
6. Critérios laboratoriais: resultados negativos nos seguintes testes: a. Cultura de orofaringe, LCR ou hemocultura (a hemocultura pode ser positiva para *S. aureus*). b. Sorologia para febre maculosa, leptospirose ou sarampo.
Classificação de caso: Provável: caso que atende aos critérios laboratoriais e pelo menos 4 dos 5 achados clínicos. Confirmado: caso que atende aos critérios laboratoriais e todos os 6 achados clínicos.
Estreptocócico
1. Isolamento de estreptococos beta-hemolíticos do grupo A: a. De um local normalmente estéril: sangue, LCR, líquido peritoneal, biópsia de tecido. b. De um local não estéril: garganta, vagina, expectoração.

(continua)

QUADRO 1 Definição de caso clínico de síndrome do choque tóxico estafilocócico e estreptocócico (*continuação*)

2. Sinais clínicos de gravidade: a. Hipotensão: menor que o 5º percentil para a idade em crianças. b. Dois ou mais dos seguintes sinais: i. Insuficiência renal: creatinina ≥ 2 vezes o limite superior do normal para a idade. ii. Coagulopatia: plaquetas ≤ 100.000/L ou coagulação intravascular disseminada. iii. Envolvimento hepático: alanina aminotransferase, aspartato aminotransferase ou bilirrubina total duas vezes superior ao limite da normalidade. iv. Síndrome do desconforto respiratório agudo. v. Erupção macular generalizada, eritematosa, que pode descamar. vi. Necrose de tecidos moles: fasceíte necrosante, miosite ou gangrena.
Classificação de caso: • Provável: o caso atende aos itens 1b e 2 (a e b) se nenhuma outra causa para a doença for encontrada. • Definido: o caso preenche os itens 1a e 2 (a e b).

Observe que os critérios 4 e 6 na definição de caso para SST estafilocócica e o critério 1 para SST estreptocócica não são possíveis de cumprir no momento da apresentação, quando o tratamento precisa ser iniciado. Isso destaca que um diagnóstico provisório pode e deve ser feito sem a necessidade de preencher essas definições de caso.
LCR: líquido cefalorraquidiano.

Segundo Wilkins e colaboradores, a condução da SCT tem como base a "regra dos 7 Rs", apresentada no Quadro 2[1].

QUADRO 2 "Regra dos 7R" na condução da síndrome do choque tóxico

1. Reconhecimento	• Reconhecimento precoce. • Reconhecimento de que nem todos os casos de SCT atendem à definição de caso.
2. Ressuscitação	• Suporte fluídico agressivo. • Suporte respiratório e inotrópico.
3. Remoção do foco de infecção	• Desbridamento cirúrgico de feridas, drenagem de abscessos. • Remoção de tampões na SCT estafilocócica.
4. Escolha Racional do antibiótico	• Escolha antibiótica empírica apropriada. • Considerar a necessidade de cobertura contra MRSA.
5. Papel (*Role*) do tratamento adjuvante	• Clindamicina. • Imunoglobulina intravenosa.

(continua)

QUADRO 2 "Regra dos 7R" na condução da síndrome do choque tóxico (*continuação*)

6. Revisão das condutas	• Busca contínua por foco que requer intervenção cirúrgica. • Racionalizar a escolha e a duração dos antibióticos.
7. Reduzir o risco de casos secundários em contatos próximos	• Índice aumentado de suspeição. • Considere quimioprofilaxia em contatos próximos de SCT estreptocócica.

MRSA: *Staphylococcus aureus* resistente à meticilina; SCT: síndrome do choque tóxico.

No caso dos pacientes com SCT o tratamento adjuvante, que inclui o uso de clindamicina e imunoglobulina, deve ser destacado, uma vez que não se trata de uma conduta habitualmente utilizada no tratamento do choque séptico.

A clindamicina tem múltiplas ações que a tornam potencialmente útil como tratamento adjuvante na SCT. Estes incluem a capacidade de superar o "efeito Eagle", a inibição da produção dos superantígenos, melhor penetração nos tecidos e efeito pós-antibiótico mais longo do que as penicilinas, além da potencialização da fagocitose[1]. O "efeito Eagle" refere-se ao fenômeno pelo qual um grande número de estreptococos na fase estacionária de crescimento diminui a expressão da proteína de ligação à penicilina, que torna a penicilina menos eficaz em matar as bactérias, independentemente da dose.[1] A clindamicina também pode reduzir a produção dos superantígenos bacterianos pela inibição da transcrição de genes de exoproteínas, interrompendo potencialmente qualquer estimulação contínua da cascata inflamatória.[1,3] Melhores resultados foram relatados com o uso combinado de um antibiótico betalactâmico e clindamicina.[1,3] A clindamicina não deve ser usada isoladamente porque é bacteriostática e não bactericida e devido a relatos de aumento de resistência bacteriana.[1]

Em relação ao uso de imunoglobulinas, nas recomendações do *Surviving Sepsis Campaign International guidelines for the management of septic shock and sepsis-associated organ dysfunction in children* de 2020, há uma recomendação contra seu uso, entretanto para alguns pacientes específicos pode haver benefício em sua utilização. Para pacientes com SCT, especialmente aqueles com etiologia estreptocócica, a IVIG policlonal pode ter utilidade clínica.[4] O uso de clindamicina associada à imunoglobulina, nestes casos, estaria relacionado a melhor prognóstico.[3,5]

CHOQUE MENINGOCÓCICO

A doença meningocócica é causada pela bactéria *Neisseria meningitidis*, um diplococo Gram-negativo dividido em 13 sorogrupos com base no tipo de cápsula polissacarídica.[6] Os sorogrupos A, B, C, Y e W são mais comumente associados à doença; no Brasil circulam os sorogrupos mais frequentes foram o C, B, W e Y.[7]

Em relação à definição, o Quadro 3 apresenta a proposta pelo Centers for Disease Control and Prevention dos EUA para doença meningocócica invasiva.[8]

QUADRO 3 Definições para doença meningocócica invasiva

Caso confirmado Caso clinicamente compatível e isolamento de *N. meningitidis* de um local geralmente estéril, por exemplo: • Sangue. • Líquor (LCR). • Líquido sinovial. • Líquido pleural. • Líquido pericárdico. • Isolamento de raspagem cutânea de lesão petequial ou purpúrica. OU Detecção de ácido nucleico específico de *N. meningitidis* em uma amostra obtida de um local corporal normalmente estéril (p. ex., sangue ou LCR), usando um ensaio de PCR validado.
Caso provável Caso clinicamente compatível com OU resultado positivo do teste de antígeno OU imuno-histoquímica de tecido fixado em formalina.
Caso suspeito • Caso clinicamente compatível e diplococos Gram-negativos em qualquer líquido estéril, como LCR, líquido sinovial ou raspado de lesão petequial ou purpúrica. • Púrpura fulminante clínica sem cultura positiva.

LCR: líquido cefalorraquidiano.
Fonte: NNDSS.[8]

Os pacientes com maior risco para apresentar a forma invasiva da meningococcemia estão descritos no Quadro 4.[6]

A doença meningocócica invasiva pode ter um quadro clínico inicial com febre, dor de cabeça e mialgia, como as doenças virais comuns. Sua progressão para quadros graves como choque séptico é frequentemente rápida, havendo relatos na literatura de um tempo médio desde o início dos sintomas à admis-

QUADRO 4 Indivíduos com maior risco para desenvolver doença meningocócica invasiva

- Têm deficiências persistentes de componentes do complemento (p. ex., C3, C5-C9, properdina ou fator D ou H ou estão recebendo eculizumabe).
- Têm asplenia anatômica ou funcional (incluindo anemia falciforme).
- Têm infecção pelo vírus da imunodeficiência humana.
- Viajar ou residir em países onde a doença meningocócica é hiperendêmica ou epidêmica.
- Estão em risco durante um surto comunitário atribuível a um sorogrupo vacinal.
- Os trabalhadores de laboratório estão rotineiramente expostos a isolados de *N. meningitidis*.

Fonte: Brady.[6]

são hospitalar, estimado em menos de 22 horas. Cerca de 50% dos casos resultam apenas em meningite e o restante se manifesta como sepse/choque séptico (meningococcemia) ou sepse/choque séptico e meningite.[6]

Os quadros graves podem evoluir com coagulação intravascular disseminada (CIVD), púrpura fulminante, e falência de múltiplos órgãos pode ocorrer rapidamente. Outra evolução, que não é incomum de acontecer, é a hemorragia adrenal que leva à insuficiência adrenal, conhecida como síndrome de Waterhouse-Friderichsen. Os fatores de risco para mortalidade incluem coma, hipotensão, leucopenia, trombocitopenia e ausência de meningite.[6]

A condução dos casos que evoluem com choque segue os mesmos preceitos das recomendações habituais do *Surviving Sepsis Campaign* de 2020. Deve-se ficar atento, como já foi comentado, com a rapidez com que o quadro pode evoluir, assim o pronto reconhecimento é fundamental para que os objetivos pretendidos perante o caso sejam obtidos. Da mesma forma, ficar atento às complicações mais graves são de suma importância, principalmente no que se refere à evolução para CIVD, devendo ser conduzida de forma adequada, assim como a uma maior predisposição para a insuficiência adrenal. Neste caso, o reconhecimento de choque refratário a catecolaminas é fundamental, no sentido da possibilidade de introdução de corticoide. Em relação a esse tema o *Surviving Sepsis Campaign* de 2020 deixa em aberto o uso ou o não uso de hidrocortisona intravenosa se a reposição volêmica adequada e a terapia vasopressora não forem capazes de restaurar a estabilidade hemodinâmica. Essa decisão deve ser tomada de forma judiciosa diante de cada caso, principalmente se existirem sinais diretos ou indiretos de insuficiência adrenal, lembrando que o choque refratário ao uso de vasopressores pode ser um desses sinais.[4]

O *Surviving Sepsis Campaign* de 2020 não recomenda que dose de vasopressores (adrenalina e/ou noradrenalina) deva ser considerada para o diagnóstico de choque refratário, entretanto o *Surviving Sepsis Campaign* para pacientes adultos de 2021 sugere que a hidrocortisona seja iniciada com uma dose de norepinefrina ou epinefrina ≥ 0,25 mcg/kg/min pelo menos 4 horas após seu início.[9] Como não existe recomendação em pediatria, quando chegar às doses sugeridas na recomendação para pacientes adultos, pensar se já não é o momento de iniciar hidrocortisona, se essa conduta estiver sendo avaliada.

DENGUE

É uma infecção causada pelo vírus da dengue, um membro da família Flaviviridae. O vírus é transmitido aos humanos pelos mosquitos fêmeas da espécie *Aedes aegypti*, na ampla maioria das vezes. O vírus da dengue tem 4 sorotipos: DENV 1, 2, 3 e 4, e a infecção com um sorotipo confere imunidade vitalícia contra esse sorotipo. No entanto, pode ocorrer reinfecção com um sorotipo diferente. A infecção secundária por outro sorotipo aumenta o risco de desenvolver dengue grave.[10]

Uma diretriz atualizada da Organização Mundial da Saúde (OMS) em 2009 classificou a dengue como dengue provável, dengue com sinais de alerta e dengue grave[10] (Quadro 5). Essa classificação também forneceu uma classificação de gravidade e o potencial para ser usada como classificação de triagem para auxiliar nas decisões clínicas.[10] O Ministério da Saúde recomenda o estadiamento de gravidade da dengue em quatro grupos. Dados de anamnese e exame físico obtidos serão usados para fazer esse estadiamento e orientar as medidas terapêuticas cabíveis (Quadro 6).[11]

Também pode ser considerada caso suspeito toda criança proveniente de (ou residente em) área com transmissão de dengue, com quadro febril agudo, entre 2 e 7 dias, e sem foco de infecção aparente.

A Figura 1 apresenta a condução dos casos de dengue que evoluem com necessidade de cuidados intensivos.[11]

A síndrome do choque da dengue (SCD) é a manifestação mais grave, caracterizada por aumento acentuado na permeabilidade vascular.[10]

A pressão de pulso (diferença entre a pressão arterial sistólica e a diastólica) é um importante determinante da gravidade do extravasamento vascular plasmático. Antes de o choque evidente se desenvolver, a PA diastólica começa a

QUADRO 5 Classificação de dengue provável, dengue com sinais de alerta e dengue grave (OMS, 2009 e MS, 2024)

Dengue ± sinais de alerta		Dengue grave: um ou mais dos seguintes
Dengue provável	**Sinais de alerta**	
Pessoa que viva em área onde se registram casos de dengue, ou que tenha viajado nos últimos 14 dias para área com ocorrência de transmissão de dengue (ou presença de *Aedes aegypti*). Deve apresentar febre, entre 2 e 7 dias, e duas ou mais das seguintes manifestações: • Náuseas, vômitos. • Exantema. • Mialgia, artralgia. • Cefaleia, dor retro-orbitária. • Petéquias, prova do laço positiva. • Leucopenia.	Dor ou sensibilidade abdominal: • Vômitos persistentes. • Acúmulo clínico de líquidos. • Sangramento da mucosa. • Letargia, inquietação. • Aumento do fígado > 2 cm. Laboratório: aumento do hematócrito (HCT) concomitante com rápida diminuição da contagem de plaquetas.	Extravasamento plasmático grave levando a: • Choque. • Acúmulo de líquidos com dificuldade respiratória, sangramento intenso, envolvimento grave de órgãos. • Fígado: AST ou ALT ≥ 1.000. • SNC: nível de consciência comprometido. • Coração e outros órgãos.

ALT: alanina aminotransferase; AST: aminotransferase; SNC: sistema nervoso central.
Fonte: Tayal;[10] Brasil.[11]

QUADRO 6 Estadiamento de gravidade da dengue do Ministério da Saúde

Cor	Grupo	Prioridade	Caracterização
Azul	A	Atendimento conforme o horário de chegada	• Caso suspeito de dengue. • Ausência de sinais de alarme. • Sem comorbidades, grupo de risco ou condições clínicas especiais.
Verde	B	Prioridade não urgente	• Caso suspeito de dengue. • Ausência de sinais de alarme. • Com sangramento espontâneo de pele ou induzido.

(continua)

QUADRO 6 Estadiamento de gravidade da dengue do Ministério da Saúde (*continuação*)

Cor	Grupo	Prioridade	Caracterização
Amarelo	C	Urgência, atendimento o mais rápido possível	• Caso suspeito de dengue. • Presença de algum sinal de alarme: dor abdominal intensa (referida ou à palpação) e contínua; vômitos persistentes; acúmulo de líquidos (ascite, derrame pleural, derrame pericárdico); hipotensão postural e/ou lipotimia; hepatomegalia > 2 cm abaixo do rebordo costal; sangramento de mucosa; letargia e/ou irritabilidade; aumento progressivo do hematócrito.
Vermelho	D	Emergência, paciente com necessidade de atendimento imediato	• Caso suspeito de dengue. • Presença de sinais de choque, sangramento grave ou disfunção grave de órgãos.

Fonte: Brasil.[11]

subir e a pressão de pulso diminui. Segundo a OMS, o SCD é caracterizado por uma pressão de pulso inferior a 20 mmHg.[10]

Em relação à condução fluídica do paciente com SCD não existe nenhuma recomendação específica no *Surviving Sepsis Campaign* de 2020.[4] Embora nenhum benefício clínico claro tenha sido demonstrado, os efeitos adversos com coloides têm sido motivo de preocupação; os cristaloides são, portanto, a escolha inicial de fluidos de reanimação em SCD, seguindo as recomendações do *Surviving Sepsis Campaign* de 2020.[4,10] Os fluidos devem ser titulados com base na monitorização clínica e, para o caso da dengue, nos valores seriados de hematócrito.[4,10,11]

Solução salina normal (0,9%) e Ringer lactato têm sido os cristaloides de escolha na reanimação com fluidos da dengue.[10] A solução salina normal pode ser escolhida para a reanimação inicial em um paciente com ou sem hiponatremia e com níveis normais de cloreto (95 a 105 mmol/L). Se o paciente apresentar hipercloremia, acidose hiperclorêmica ou hipernatremia, o Ringer lactato pode ser uma escolha melhor.[4]

Já nas recomendações do Ministério da Saúde de 2024 aconselha-se o uso de albumina para pacientes que mantêm o quadro de choque a despeito da

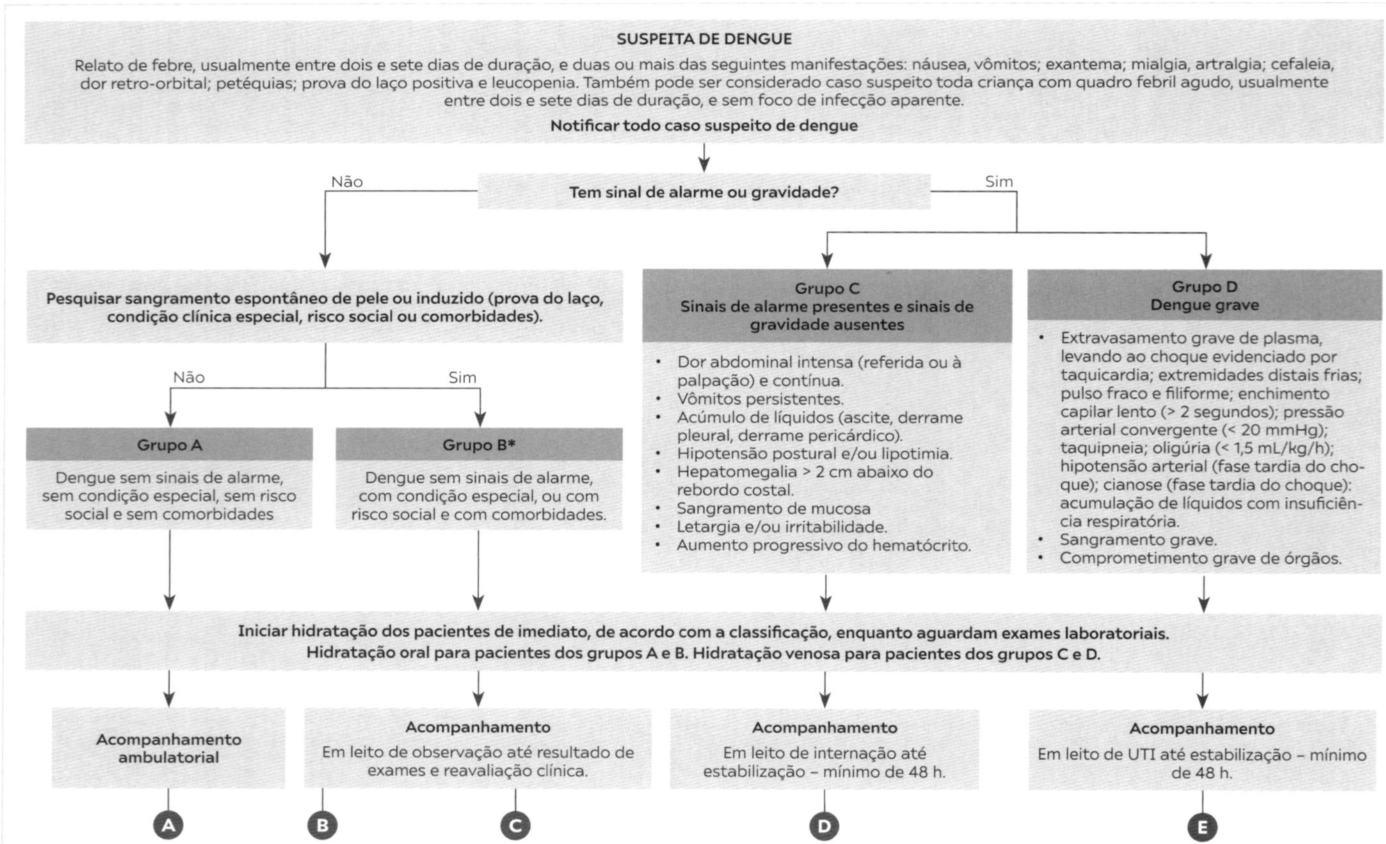
SUSPEITA DE DENGUE
Relato de febre, usualmente entre dois e sete dias de duração, e duas ou mais das seguintes manifestações: náusea, vômitos; exantema; mialgia, artralgia; cefaleia, dor retro-orbital; petéquias; prova do laço positiva e leucopenia. Também pode ser considerado caso suspeito toda criança com quadro febril agudo, usualmente entre dois e sete dias de duração, e sem foco de infecção aparente.
Notificar todo caso suspeito de dengue
Tem sinal de alarme ou gravidade?
Não
Sim
Pesquisar sangramento espontâneo de pele ou induzido (prova do laço, condição clínica especial, risco social ou comorbidades).
Não
Sim
Grupo A
Dengue sem sinais de alarme, sem condição especial, sem risco social e sem comorbidades
Grupo B*
Dengue sem sinais de alarme, com condição especial, ou com risco social e com comorbidades.
Grupo C
Sinais de alarme presentes e sinais de gravidade ausentes
• Dor abdominal intensa (referida ou à palpação) e contínua.
• Vômitos persistentes.
• Acúmulo de líquidos (ascite, derrame pleural, derrame pericárdico).
• Hipotensão postural e/ou lipotimia.
• Hepatomegalia > 2 cm abaixo do rebordo costal.
• Sangramento de mucosa
• Letargia e/ou irritabilidade.
• Aumento progressivo do hematócrito.
Grupo D
Dengue grave
• Extravasamento grave de plasma, levando ao choque evidenciado por taquicardia; extremidades distais frias; pulso fraco e filiforme; enchimento capilar lento (> 2 segundos); pressão arterial convergente (< 20 mmHg); taquipneia; oligúria (< 1,5 mL/kg/h); hipotensão arterial (fase tardia do choque); cianose (fase tardia do choque): acumulação de líquidos com insuficiência respiratória.
• Sangramento grave.
• Comprometimento grave de órgãos.
Iniciar hidratação dos pacientes de imediato, de acordo com a classificação, enquanto aguardam exames laboratoriais.
Hidratação oral para pacientes dos grupos A e B. Hidratação venosa para pacientes dos grupos C e D.
Acompanhamento ambulatorial
Acompanhamento
Em leito de observação até resultado de exames e reavaliação clínica.
Acompanhamento
Em leito de internação até estabilização – mínimo de 48 h.
Acompanhamento
Em leito de UTI até estabilização – mínimo de 48 h.
A
B
C
D
E

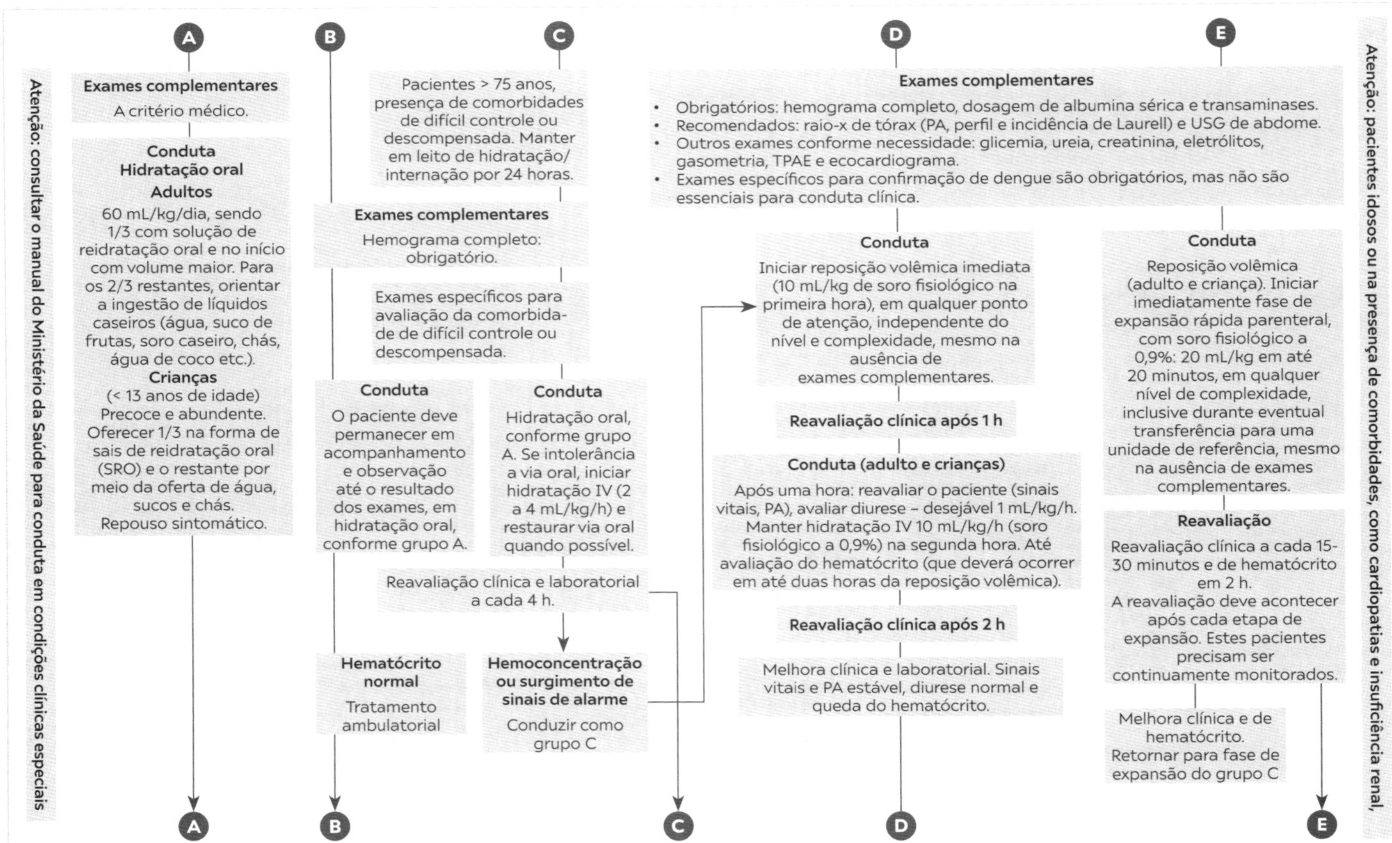
Atenção: pacientes idosos ou na presença de comorbidades, como cardiopatias e insuficiência renal,
A
Exames complementares
A critério médico.
Conduta
Hidratação oral
Adultos
60 mL/kg/dia, sendo 1/3 com solução de reidratação oral e no início com volume maior. Para os 2/3 restantes, orientar a ingestão de líquidos caseiros (água, suco de frutas, soro caseiro, chás, água de coco etc.).
Crianças
(< 13 anos de idade)
Precoce e abundente. Oferecer 1/3 na forma de sais de reidratação oral (SRO) e o restante por meio da oferta de água, sucos e chás.
Repouso sintomático.
A
B
C
Pacientes > 75 anos, presença de comorbidades de difícil controle ou descompensada. Manter em leito de hidratação/ internação por 24 horas.
Exames complementares
Hemograma completo: obrigatório.
Exames específicos para avaliação da comorbida-de de difícil controle ou descompensada.
Conduta
O paciente deve permanecer em acompanhamento e observação até o resultado dos exames, em hidratação oral, conforme grupo A.
Conduta
Hidratação oral, conforme grupo A. Se intolerância a via oral, iniciar hidratação IV (2 a 4 mL/kg/h) e restaurar via oral quando possível.
Reavaliação clínica e laboratorial a cada 4 h.
Hematócrito normal
Tratamento ambulatorial
Hemoconcentração ou surgimento de sinais de alarme
Conduzir como grupo C
B
C
D
Exames complementares
• Obrigatórios: hemograma completo, dosagem de albumina sérica e transaminases.
• Recomendados: raio-x de tórax (PA, perfil e incidência de Laurell) e USG de abdome.
• Outros exames conforme necessidade: glicemia, ureia, creatinina, eletrólitos, gasometria, TPAE e ecocardiograma.
• Exames específicos para confirmação de dengue são obrigatórios, mas não são essenciais para conduta clínica.
Conduta
Iniciar reposição volêmica imediata (10 mL/kg de soro fisiológico na primeira hora), em qualquer ponto de atenção, independente do nível e complexidade, mesmo na ausência de exames complementares.
Reavaliação clínica após 1 h
Conduta (adulto e crianças)
Após uma hora: reavaliar o paciente (sinais vitais, PA), avaliar diurese – desejável 1 mL/kg/h. Manter hidratação IV 10 mL/kg/h (soro fisiológico a 0,9%) na segunda hora. Até avaliação do hematócrito (que deverá ocorrer em até duas horas da reposição volêmica).
Reavaliação clínica após 2 h
Melhora clínica e laboratorial. Sinais vitais e PA estável, diurese normal e queda do hematócrito.
D
E
Conduta
Reposição volêmica (adulto e criança). Iniciar imediatamente fase de expansão rápida parenteral, com soro fisiológico a 0,9%: 20 mL/kg em até 20 minutos, em qualquer nível de complexidade, inclusive durante eventual transferência para uma unidade de referência, mesmo na ausência de exames complementares.
Reavaliação
Reavaliação clínica a cada 15-30 minutos e de hematócrito em 2 h.
A reavaliação deve acontecer após cada etapa de expansão. Estes pacientes precisam ser continuamente monitorados.
Melhora clínica e de hematócrito.
Retornar para fase de expansão do grupo C
E
Atenção: consultar o manual do Ministério da Saúde para conduta em condições clínicas especiais

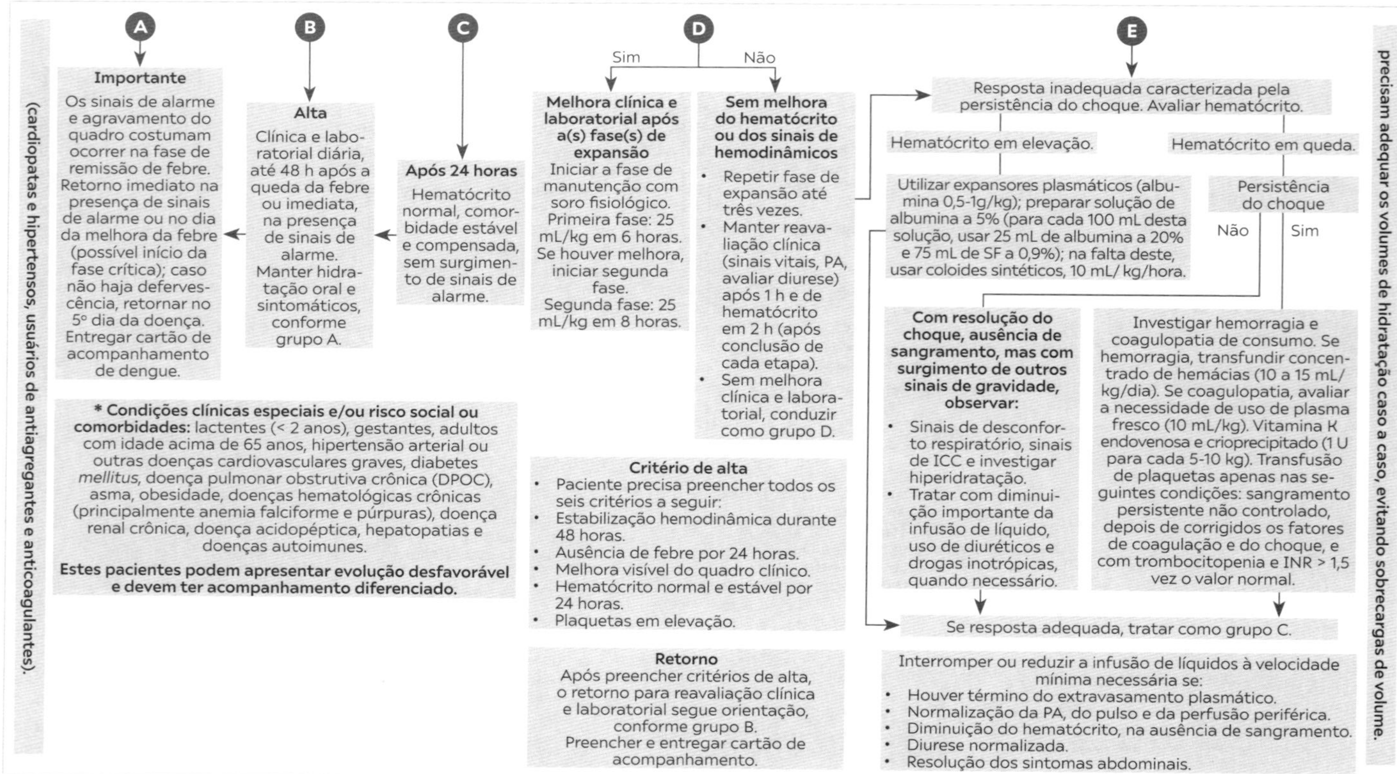

FIGURA 1 Fluxograma de condução de quadros de dengue que envolvem cuidados intensivos.

Fonte: adaptada do fluxograma do Ministério da Saúde, 2024.

reposição volêmica inicial com cristaloide e com hematócrito em elevação.[11] Além da albumina essa mesma recomendação sugere o uso de coloides sintéticos,[11] entretanto o *Surviving Sepsis Campaign* de 2020 recomenda contra o uso de coloides sintéticos.[4] Diante dessas duas posições, opta-se por seguir a última recomendação e não oferecer o coloide sintético.

Resumindo, a recomendação para a SCD é iniciar a expansão volêmica com cristaloide com preferência para soluções balanceadas. Uma vez que não haja uma resposta efetiva tanto ao volume oferecido como ao uso de drogas vasoativas e sendo necessário mais volume, avaliar cada caso individualmente quanto à necessidade de mais volume, podendo ter a opção do uso de albumina nas condições sugeridas pelo Ministério da Saúde, e não fazer uso de coloides sintéticos.[4,10,11]

CONSIDERAÇÕES FINAIS

O uso de imunoglobulina, coloides e corticosteroides é assunto bastante controverso na condução do choque séptico. De qualquer forma, seguir as condutas sugeridas no *Surviving Sepsis Campaign international guidelines for the management of septic shock and sepsis-associated organ dysfunction in children* de 2020 constitui a melhor referência. Entretanto, nas situações referidas neste capítulo, o uso dessas medidas deve ser questionado e, diante de uma avaliação individualizada do caso, pode ou não ser uma opção.

REFERÊNCIAS

1. Wilkins AL, Steer AC, Smeesters PR, Curtis N. Toxic shock syndrome: the seven Rs of management and treatment. J Infect. 2017;74(Suppl 1):S147-S152.
2. Atchade E, De Tymowski C, Grall N, Tanaka S, Montravers P. Toxic shock syndrome: a literature review. Antibiotics (Basel). 2024;13(1):96.
3. Carapetis JR, Jacoby P, Carville K, Ang SJ, Curtis N, Andrews R. Effectiveness of clindamycin and intravenous immunoglobulin, and risk of disease in contacts, in invasive group a streptococcal infections. Clin Infect Dis. 2014;59(3):358-65.
4. Weiss SL, Peters MJ, Alhazzani W, Agus MSD, Flori HR, Inwald DP, et al. Surviving sepsis campaign international guidelines for the management of septic shock and sepsis-associated organ dysfunction in children. Intensive Care Med. 2020;46(Suppl 1):10-67.
5. Zhang H, Dong J, Huang J, Zhang K, Lu X, Zhao X, et al. Evaluating antibiotic regimens for streptococcal toxic shock syndrome in children. PLoS One. 2023;18(10):e0292311.
6. Brady RC. Meningococcal infections in children and adolescents: update and prevention. Adv Pediatr. 2020;67:29-46.
7. Brasil. Ministério da Saúde. Situação epidemiológica. Disponível em: https://www.gov.br/saude/pt-br/assuntos/saude-de-a-a-z/m/meningite/situacao-epidemiologica Acesso em: abr. 2024.

8. National Notifiable Diseases Surveillance System (NNDSS). Meningococcal disease (Neisseria meningitidis) 2015 Case definition. Disponível em:
9. https://ndc.services.cdc.gov/case-definitions/meningococcal-disease-2015/. Acesso em: maio 2024.
10. Evans L, Rhodes A, Alhazzani W, Antonelli M, Coopersmith CM, French C, et al. Surviving Sepsis Campaign: International Guidelines for Management of Sepsis and Septic Shock 2021. Crit Care Med. 2021;49(11):e1063-e1143.
11. Tayal A, Kabra SK, Lodha R. Management of dengue: an updated review. Indian J Pediatr. 2023;90(2):168-77.
12. Brasil. Ministério da Saúde. Dengue: diagnóstico e manejo clínico: adulto e criança. Secretaria de Vigilância em Saúde e Ambiente. Departamento de Doenças Transmissíveis. 6.ed. Brasília: Ministério da Saúde; 2024. Disponível em: http://bvsms.saude.gov.br/bvs/publicacoes/dengue_diagnostico_manejo_clinico_6ed.pdf. Acesso em: maio 2024.

18

Antibioticoterapia empírica: noções fundamentais

Paulo Ramos David João
Leonardo Calil Vicente Franco de Souza

DESTAQUES

- A prescrição de antibioticoterapia empírica deve levar em consideração os potenciais benefícios e riscos ao paciente criticamente doente.
- Nos casos de sepse e choque séptico, o início rápido do tratamento adequado pode ser importante fator de melhora do desfecho do paciente.
- A escolha do antibiótico empírico pode ser feita por uma estratégia de escalonamento ou de descalonamento, devendo-se avaliar sempre o risco de infecções por bactérias resistentes.
- O paciente crítico apresenta diversas alterações fisiopatológicas que podem influenciar na eficácia do tratamento antimicrobiano.
- A reavaliação constante da necessidade de manter ou suspender o tratamento com antibióticos é de extrema importância para evitar seu uso desnecessário.

INTRODUÇÃO

Nas últimas décadas, muitos foram os avanços na assistência a pacientes graves, incluindo o desenvolvimento de novos antibióticos. Apesar disso, as infecções persistem como importante fator relacionado à morbidade e mortalidade infantil, sendo responsáveis por cerca de 40% das internações nessa faixa etária.[1] No Brasil, a incidência de sepse e choque séptico em crianças é estimada em mais de 42 mil casos/ano, com uma taxa de letalidade próxima a 20%.[2]

O início empírico da antibioticoterapia é prática comum no contexto de atendimento ao paciente criticamente doente. Porém, a decisão sobre essa conduta deve levar em consideração os riscos de eventos adversos causados por esses medicamentos, como toxicidade, alterações da microbiota normal e propensão a infecções oportunistas.[3] Além disso, em longo prazo, o uso indiscriminado de antibióticos pode piorar ainda mais o cenário atual de microrganismos multirresistentes, predispondo ao surgimento de novos mecanismos de resistência.[3,4]

TEMPO PARA INÍCIO DO TRATAMENTO

Diante de um caso de infecção grave, sepse e choque séptico, é importante que o tratamento seja instituído precocemente. Embora estudos recentes tragam resultados conflitantes quanto ao real impacto, a administração precoce e adequada do antibiótico parece melhorar o desfecho desses pacientes. A Campanha de Sobrevivência à Sepse, em suas diretrizes publicadas em 2020, sugere que o início da terapia antimicrobiana ocorra dentro de 1 hora do reconhecimento do choque séptico ou de 3 horas quando há disfunções orgânicas associadas à sepse.[1,5]

Entretanto, para infecções menos graves e não associadas a disfunções orgânicas, existem evidências que apoiam uma estratégia de observação vigilante. Ou seja, com algumas exceções, quando não há instabilidade clínica, pode-se aguardar um tempo para que a indicação do antibiótico seja feita de maneira mais assertiva, muitas vezes guiada pela evolução clínica, por biomarcadores (como proteína C reativa e procalcitonina) e pelo resultado de culturas. A exceção são os pacientes com pneumonia (comunitária e relacionada à assistência à saúde, incluindo a associada à ventilação mecânica), bacteremia ou neutropenia febril após quimioterapia, nos quais o atraso no início do tratamento antimicrobiano pode piorar o desfecho.[3,6] Durante o período de avaliação, pode ser possível evidenciar uma infecção viral, que geralmente não requer tratamento específico, ou ainda outras causas não infecciosas que justifiquem o quadro clínico do paciente.[4]

ESCOLHA DO ANTIBIÓTICO

A decisão sobre qual antibiótico será usado para iniciar o tratamento empírico deve levar em consideração, principalmente, o sítio de infecção e o risco de haver patógenos resistentes. A droga de escolha deve ter espectro para os agentes mais comumente envolvidos, penetração adequada no local da infecção e ser utilizada em dose adequada.[4,7]

Existem duas estratégias possíveis para o tratamento antimicrobiano no paciente crítico: a do escalonamento e a do descalonamento. Na primeira, opta-se pelo início empírico de antibióticos de menor espectro, que pode ser ampliado dependendo da evolução clínica e dos resultados laboratoriais. A segunda refere-se à prática de iniciar antibióticos de espectro mais amplo, muitas vezes utilizando a associação de duas ou mais drogas, e posteriormente substituir pelo tratamento orientado pela suscetibilidade dos agentes identificados em cultura e pela resposta clínica. Para os pacientes com sepse ou choque séptico, recomenda-se iniciar o tratamento de amplo espectro, realizando o descalonamento quando possível, após melhor definição do quadro clínico e identificação do agente infeccioso.[3,6,8]

Não existe evidência robusta sobre quais pacientes pediátricos apresentam maior risco de infecção por bactérias resistentes. Entretanto, alguns fatores de risco descritos para pacientes adultos podem ser extrapolados e utilizados para auxiliar na decisão terapêutica de associar empiricamente antibióticos de mais amplo espectro no tratamento inicial de uma infecção. O Quadro 1 elenca os fatores de risco para infecções por bactérias resistentes.[6,9]

Como regra geral, não há indicação para iniciar tratamento empírico contra fungos e vírus em todo paciente crítico com suspeita de infecção. Na maio-

QUADRO 1 Fatores de risco para infecções por bactérias resistentes

- Terapia antimicrobiana nos últimos 90 dias.
- Hospitalização por mais de 48 horas.
- Hospitalização recente (pelo menos 2 dias no último mês).
- Imunossupressão.
- Desnutrição.
- Colonização conhecida ou infecção prévia por patógeno resistente.
- Presença de dispositivo invasivo (p. ex., cateter venoso central, cateter vesical de demora).
- Terapia de substituição renal vigente.
- Doença pulmonar estrutural.
- Cardiopatia congênita.
- Terapia infusional domiciliar.
- Cuidados domiciliares com feridas.
- Residência em instituições de saúde de longa permanência.

Fonte: Sargel et al.;[6] Karsies et al.[9]

ria dos casos, é possível aguardar dados mais precisos para definir a real necessidade de tal terapia e fazê-la de forma dirigida.[4,6] Porém, quando não há testes diagnósticos com resultado rápido, diante de um quadro de maior gravidade, pode-se considerar o tratamento empírico para infecções por influenza (oseltamivir) e SARS-Cov-2 (remdesivir). Também é prudente tratar empiricamente infecções suspeitas por herpes simples em casos de encefalite, após transplante de órgãos sólidos ou de células hematopoiéticas e pacientes recém-nascidos.[6] Para que haja suspeita de infecção fúngica, deve-se considerar a presença dos fatores de risco que predisponham a ela – presença de cateter venoso central, cirurgia abdominal recente, imunossupressão ou neutropenia, utilização de nutrição parenteral, internação prolongada em unidade de terapia intensiva (UTI) e uso de antibioticoterapia de amplo espectro.[4,6]

As Tabelas 1, 2 e 3 trazem informações referentes à suscetibilidade de alguns dos principais agentes envolvidos em infecções no paciente criticamente doente. É de extrema importância, porém, que se conheça o perfil de sensibilidade dos microrganismos adquiridos na comunidade e no ambiente hospitalar.[7]

A combinação de dois ou mais antibióticos empíricos no início do tratamento deve ser considerada quando as taxas de resistência do patógeno mais provavelmente envolvido na infecção sejam maiores que 10%. Considerando uma possível infecção por bactéria Gram-negativa, pode-se associar um betalactâmico ou carbapenêmico com um aminoglicosídeo. Já quando há necessidade de tratar uma possível infecção por *Staphylococcus aureus* resistente à meticilina, mesmo que de origem comunitária, a vancomicina deve ser utilizada.[3,6]

FARMACOLOGIA DOS ANTIBIÓTICOS NO PACIENTE CRÍTICO

A prescrição do antibiótico, além de sua adequação ao patógeno, também deve levar em consideração suas características farmacocinéticas e farmacodinâmicas. Em relação ao paciente crítico pediátrico, tanto as alterações inerentes ao desenvolvimento e à maturação do organismo quanto as doenças e terapêuticas instituídas podem trazer alterações significativas para essas características farmacológicas.[6,10]

A farmacocinética de um medicamento consiste nos processos envolvidos em sua absorção, sua distribuição, seu metabolismo e sua eliminação.

TABELA 1 Atividade antibiótica contra bactérias Gram-negativas

Agente	*Escherichia coli*	*Klebsiella* spp.	*Enterobacter* spp.	*Pseudomonas aeruginosa*	*Acinetobacter* spp.	*Stenotrophomonas* spp.
Ceftriaxona	++++	++++	++++	++++	+++	–
Cefepime	++++	++++	++	+++	+++	–
Ceftazidima	++++	++++	++++	++++	+++	+
Piperacilina-tazobactan	++++	++++	+++	+	++	+
Meropenem	+++++	+++++	+++++	++++	++++	+
Sulfametoxazol-trimetoprim	++	+	–	–	+	++++
Ciprofloxacino	++++	++++	++++	+++	++	+
Doxiciclina	–	–	–	–	+	++
Tobramicina	++++	++++	+++	++++	++	+

Fonte: Franzon et al.[7]

TABELA 2 Atividade antibiótica contra bactérias Gram-positivas

Agente	*Staphylococcus* spp. sensíveis à meticilina	*Staphylococcus* spp. resistentes à meticilina	*Enterococcus faecalis*	*Enterococcus faecium*	*Streptococcus pneumoniae*
Ampicilina	–	–	++++	++	+++
Oxacilina	+++++	–	–	–	+++
Cefazolina	+++++	–	–	–	+++
Vancomicina	+++++	+++++	++++	++++	+++
Linezolida	++++	++++	++++	++++	+++
Clindamicina	++	+	–	–	+++

Fonte: Franzon et al.[7]

TABELA 3 Atividade antibiótica contra fungos

Agente	Candida *albicans*	Candida *glabrata*	Candida *krusei*	Candida *lusitaniae*	Candida *parapsilosis*	*Aspergillus fumigatus*	*Fusarium* spp.
Fluconazol	+	±	–	+	+	–	–
Voriconazol	+	+	+	+	+	+	+
Posaconazol	+	+	+	+	+	+	+
Anfotericina	+	+	+	–	+	+	+
Equinocandinas	+	+	+	+	±	+	–

Fonte: Franzon et al.[7]

A absorção dos antibióticos orais sofre especial influência de alterações no pH gástrico, do tempo de esvaziamento do estômago, do trânsito intestinal, da função pancreática e do metabolismo de primeira passagem. De forma geral, apresentam menor biodisponibilidade e demoram mais tempo para atingir o pico de concentração sérica quando comparadas aos antibióticos parenterais. Assim, na vigência de um quadro grave em que o início de ação do antibiótico deve ser precoce, dá-se preferência para a administração parenteral da antibioticoterapia.[10]

Com relação à distribuição e à eliminação, é necessário analisar separadamente os antibióticos hidrofílicos dos lipofílicos (Quadro 2). Os antimicrobianos mais hidrofílicos tendem a apresentar menor volume de distribuição, menor ligação com proteínas plasmáticas e eliminação predominantemente renal; os mais lipofílicos, ao contrário, geralmente apresentam maior volume de distribuição, maior ligação com proteínas plasmáticas e eliminação predominantemente hepática. No paciente crítico, tanto o volume de distribuição quanto a concentração plasmática de proteínas podem estar alterados, bem como há possibilidade de disfunção renal e/ou hepática. Quando há sobrecarga hídrica e extravasamento capilar, o volume de distribuição aumenta, principalmente dos compostos hidrofílicos, o que reduz a concentração que atinge os tecidos. Dessa forma, a eficácia dos antimicrobianos pode ser reduzida, sendo sugerido utilizar as doses máximas e direcionar especial atenção à resposta clínica do paciente nesses casos.[6,10]

Na presença de disfunções orgânicas, especialmente renal e hepática, há necessidade de maior cautela para a prescrição. Se possível, deve-se evitar drogas

QUADRO 2 Antibióticos hidrofílicos e lipofílicos

Antibióticos hidrofílicos	Antibióticos lipofílicos
• Betalactâmicos (p. ex., penicilinas, cefalosporinas, carbapenêmicos). • Glicopeptídeos (p. ex., vancomicina, teicoplanina). • Aminoglicosídeos (p. ex., amicacina, gentamicina, tobramicina). • Oxazolidinonas (p. ex., linezolida). • Lipopeptídeos (p. ex., daptomicina). • Triazólicos (p. ex., fluconazol). • Equinocandinas (p. ex., micafungina, anidulafungina, caspofungina).	• Fluoroquinolonas (p. ex., ciprofloxacino, levofloxacino). • Macrolídeos (p. ex., azitromicina, claritromicina). • Glicilciclinas (p. ex., tigeciclina). • Lincosamidas (p. ex., clindamicina). • Triazólicos (p. ex., voriconazol). • Poliênicos (p. ex., anfotericina B).

Fonte: Sargel et al.;[6] Lyster et al.;[11] Autmizguine et al.[12]

que possam piorar tais alterações devido à toxicidade. Alguns medicamentos também necessitam ter sua dose ajustada de acordo com o *clearance* de creatinina e a necessidade de terapia de substituição renal. Entretanto, nos pacientes com quadros infecciosos graves, especialmente na vigência de sepse ou choque séptico, sugere-se que a dose não seja ajustada de acordo com a função renal nas primeiras 24 a 48 horas, visando a um alcance mais rápido da concentração plasmática ideal para o tratamento.[4,6,10]

Também é de extrema importância conhecer a relação entre a concentração do antibiótico e o tempo desde sua administração, bem como a influência de ambos em seu efeito farmacológico. Existem alguns parâmetros ou índices farmacodinâmicos (Figura 1), expressos em função da concentração inibitória mínima (CIM), que podem ser utilizados como alvo terapêutico a depender da droga utilizada (o símbolo indica que os índices consideram a fração livre das drogas, não ligadas a proteínas plasmáticas):[6,13,14]

- Razão entre a concentração máxima ($C_{máx}$) e a CIM ($C_{máx}$/CIM): aminoglicosídeos, daptomicina, fluoroquinolonas, metronidazol.
- Razão entre a área sob a curva de concentração (AUC) e a CIM (AUC/CIM): vancomicina, aminoglicosídeos, fluoroquinolonas, azitromicina, linezolida, tetraciclina, tigeciclina.
- Porcentagem do tempo de concentração acima da CIM (%T > CIM): betalactâmicos, clindamicina, macrolídeos (exceto azitromicina), linezolida.

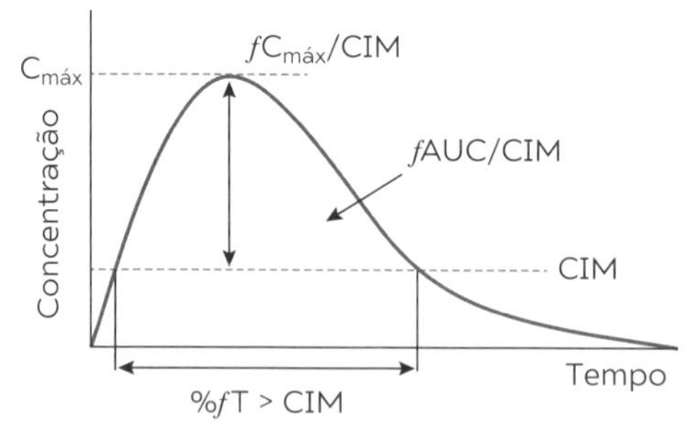

FIGURA 1 Parâmetros farmacocinéticos e farmacodinâmicos.
AUC: área sob a curva; CIM: concentração inibitória mínima; $C_{máx}$: concentração máxima; *f*: fração livre da droga; T: tempo.

Pode haver benefício em realizar infusões prolongadas ou até mesmo contínuas dos antibióticos em que há dependência do tempo (AUC/CIM e %T > CIM). Apesar da dificuldade técnica, principalmente relacionada à disponibilidade de vias de acesso venoso, existem evidências para realizar a administração mais lenta de alguns antibióticos, como vancomicina e betalactâmicos. Quando se opta pela infusão contínua, há necessidade de administrar a primeira dose em bólus, visando atingir a concentração alvo mais rapidamente.[6,13,14]

Já com relação aos aminoglicosídeos, cuja ação depende principalmente da concentração máxima ($C_{máx}$/CIM), a administração de doses maiores e mais espaçadas permite atingir picos de concentração maiores (e, portanto, mais eficazes) e reduzir a incidência de efeitos colaterais (pelo maior tempo de depuração da droga entre as doses).[6]

DESCONTINUAÇÃO DA TERAPIA ANTIMICROBIANA

Um dos meios de reduzir a pressão seletiva dos antimicrobianos sobre agentes multirresistentes é a limitação de seu tempo de uso. Dessa forma, é essencial que a antibioticoterapia seja revista continuamente, visando definir a necessidade de mantê-la ou a possibilidade de descaloná-la. A sistematização dessa reavaliação, bem como a presença de programadas de *stewardship* de antimicrobianos, pode reduzir o uso desnecessário de antibióticos, especialmente os de amplo espectro.[3,6,8,15]

Alguns parâmetros podem ser levados em consideração para que o descalonamento possa acontecer: melhora clínica, melhora de biomarcadores de infecção (especialmente proteína C reativa e procalcitonina) e possibilidade de outros diagnósticos não infecciosos para o quadro do paciente.[3,6]

A duração mais curta da antibioticoterapia é segura quando há melhora do quadro do paciente, entretanto na prática clínica ainda predominam os tratamentos por tempo mais prolongado. O Quadro 3 traz sugestões quanto ao tempo de tratamento a depender do sítio infeccioso, que deve ser, porém, individualizado para cada paciente. Ressalta-se a importância do controle do foco infeccioso (p. ex., drenagem de coleções e abscessos, retirada de dispositivos associados à infecção vigente) como parte dessa estratégia de reduzir o tempo de tratamento.[1,16]

QUADRO 3 Tempo recomendado de antibioticoterapia de acordo com o sítio infeccioso

Foco infeccioso	Tempo de tratamento recomendado
Bacteremia e endocardite	
Bacteremia meningocócica	4-5 dias
Bacteremia pneumocócica	7-10 dias
Bacteremia por *Staphylococcus aureus* sensível à meticilina	7-14 dias
Bacteremia por *Staphylococcus aureus* resistente à meticilina	14 dias ou mais, dependendo do resultado de culturas e da presença de complicações
Bacteremia por Gram-negativos	10 dias
Bacteremia associada a cateter venoso central	Dependente da bactéria causadora e da possibilidade de remoção do dispositivo
Endocardite bacteriana	4-6 semanas
Infecções do sistema nervoso central	
Meningite bacteriana	*Neisseria meningitidis*: 5-7 dias *Haemophilus influenzae*: 7-10 dias *Streptococcus pneumoniae*: 10-14 dias Estreptococos do grupo B: 14-21 dias Bacilos Gram-negativos: 21 dias *Listeria monocytogenes*: 21 dias
Abscesso cerebral e empiema subdural	6 semanas
Infecção associada à derivação ventriculoperitoneal	Não complicada: 10 dias Complicada: 21 dias, objetivando manter 7 dias após melhora do líquor
Infecções respiratórias	
Pneumonia adquirida na comunidade	Casos leves: 3 dias Casos moderados a graves: 7 dias
Pneumonia associada à ventilação mecânica	Boa resposta clínica: 7 dias Bacilos Gram-negativos não fermentadores (p. ex., *Pseudomonas aeruginosa*, *Acinetobacter* spp., *Stenotrophomonas* spp.): 10 dias
Empiema pleural	7 dias
Abscesso pulmonar	4-6 semanas
Infecções musculoesqueléticas	
Osteomielite aguda	3-4 semanas
Artrite séptica	2-3 semanas
Piomiosite	2-3 semanas

(continua)

QUADRO 3 Tempo recomendado de antibioticoterapia de acordo com o sítio infeccioso (*continuação*)

Foco infeccioso	Tempo de tratamento recomendado
Infecções de pele e subcutâneo	
Celulite	5-7 dias
Celulite periorbitária ou orbitária	7-10 dias
Infecção superficial de sítio cirúrgico	5-7 dias
Infecção profunda de sítio cirúrgico	Dependente da melhora clínica e da possibilidade de retirada de material prostético
Infecções abdominais e pélvicas	
Apendicite não complicada	Dose única pré-operatória
Apendicite complicada com infecção intra-abdominal	3-7 dias
Colangite aguda	Dependente da melhora clínica
Enterocolite necrosante	7-10 dias
Infecções geniturinárias	
Cistite	3-4 dias
Pielonefrite	7-10 dias

Fonte: McMullan et al.[16]

CONSIDERAÇÕES FINAIS

A antibioticoterapia empírica no paciente crítico tem extrema importância, especialmente quando há infecção grave, sepse e choque séptico. A assertividade da escolha e da dose do medicamento pode melhorar o desfecho desses casos.

O conhecimento dos perfis de suscetibilidade, bem como da farmacologia dos antibióticos utilizados, pode auxiliar na decisão terapêutica da equipe de profissionais de saúde envolvidos em sua prescrição.

Tão importante quanto conhecer as indicações de iniciar a terapia antimicrobiana é a reavaliação frequente de sua indicação, devendo-se descaloná-la ou suspendê-la assim que possível.

REFERÊNCIAS

1. Weiss SL, Peters MJ, Alhazzani W, Agus MSD, Flori HR, Inwald DP, et al. Surviving Sepsis Campaign international guidelines for the management of septic shock and sepsis-associated organ dysfunction in children. Pediatr Cit Care Med. 2020;21(2): e52-106.

2. Souza DC, Martin JGM, Lanziotti VS, Oliveira CF, Tonial C, Carvalho WB, et al. The epidemiology of sepsis in paediatric intensive care units in Brazil (the Sepsis prevalence assessment database in pediatric population, Spread Ped): an observational study. Lancet Child Adolesc Health. 2021;5(12):873-81.
3. Bruns N, Dohna-Schwake C. Antibiotics in critically ill children: a narrative review on diferente aspects of a rational approach. Pediatr Res. 2022;91(2):440-6.
4. Mau LB, Bain V. Antimicrobial therapy in pediatric sepsis: what is the best strategy? Front Pediatr. 2022;10:1-7.
5. Lane RD, Olson J, Reeder R, Miller B, Workman JK, Thorell EA, et al. Antibiotic timing in pediatric septic shock. Front Pediatr. 2022;10(4):311-7.
6. Sargel CL, Karsies TJ, Thompson Z, Joo SJ. Principles of antimicrobial therapy. In: Shaffner DH, McCloskey JJ, Hunt EA, Tasker RC (eds.). Roger´s textbook of pediatric intensive care. 6.ed. Philadelphia: Wolters Kluwer; 2024. p.1490-519.
7. Franzon DE, Levy ER, Zinter MS. Bacterial and fungal infections. In: Zimmerman JJ, Rotta AT (eds.). Fuhrman & Zimmerman's pediatric critical care. 6.ed. Philadelphia: Elsevier; 2022. p.1263-72.
8. Ribeiro JMFP, Park M. Less empiric broad-spectrum antibiotics is more in the ICU. Intens Care Med. 2020;46(4):783-6.
9. Karsies TJ, Sargel CL, Marquardt DJ, Khan N, Hall MW. An empiric antibiotic protocol using risk stratification improves antibiotic selection and timing in critically ill children. Ann Am Thorac Soc. 2014;11(10):1567-75.
10. Gijsen M, Vlasselaers D, Spriet I, Allegaert K. Pharmacokinetics of antibiotics in pediatric intensive care: fostering variability to attain precision medicine. Antibiotics (Basel). 2021;10(10):1-36.
11. Lyster H, Shekar K, Watt K, Reed A, Roberts JA, Abdul-Aziz MH. Antifungal dosing in critically ill patients on extracorporeal membrane oxygenation. Clin Pharmacokinet. 2023;62(7):931-42.
12. Autmizguine J, Hornik CP, Benjamin Jr DK, Brouwer KLR, Hupp SR, Cohen-Wolkowiez M, et al. Pharmacokinetics and safety of micafungin in infants supported with extracorporeal membrane oxygenation. Pediatr Infect Dis J. 2016; 35(11):1204-10.
13. Federico MP, Sakata RAP, Pinto PFC, Furtado GHC. Noções sobre parâmetros farmacocinéticos/farmacodinâmicos e sua utilização na prática médica. Rev Soc Bras Clin Med. 2017;15(3):201-5.
14. Willems J, Hermans E, Schelstraete P, Depuydt P, Cock PD. Optimizing the use of antibiotic agentes in the pediatric intensive care unit: a narrative review. Pediatr Drugs. 2021;23(1):39-53.
15. Adams SM, Ngo L, Morphew T, Babbitt CJ. Does an antimicrobial time-out impact the duration of therapy of antimicrobials in the Picu? Pediatr Crit Care Med. 2019; 20(6):560-7.
16. McMullan BJ, Andresen D, Blyth CC, Avent ML, Bowen AC, Bitton PN et al. Antibiotic duration and timing of the switch from intravenous to oral Route for bacterial infections in children: systematic review and guidelines. Lancet Infect Dis. 2016;16(8):e139-52.

19

Assistência inicial à criança com cardiopatia descompensada

Haroldo Teófilo de Carvalho
Fábio Joly Campos

DESTAQUES

- A descompensação cardíaca na criança pode se manifestar com sintomas como cianose, taquipneia, dificuldade respiratória, edema (particularmente em áreas periféricas como tornozelos ou abdôme) e sinais de baixo débito cardíaco (como hipotensão e extremidades frias).
- A monitorização contínua da frequência cardíaca, pressão arterial, saturação de oxigênio e débito urinário é crucial. Alterações em qualquer um desses parâmetros podem indicar piora clínica, exigindo intervenção imediata.
- A avaliação da perfusão, função renal e estado neurológico também ajuda a determinar a gravidade da descompensação e a necessidade de tratamentos específicos.
- A escolha e a administração dos medicamentos devem ser ajustadas conforme a condição clínica da criança e monitoradas de perto para evitar complicações.
- Em casos de insuficiência respiratória ou hipoxemia, o suporte ventilatório pode ser necessário, seja por oxigenoterapia simples, ventilação não invasiva ou, em casos mais graves, ventilação mecânica.

INTRODUÇÃO

As emergências cardiovasculares têm apresentado aumento em sua incidência, à medida que a sobrevida de crianças com condições crônicas tem aumentado. As cardiopatias congênitas representam a grande maioria dos casos que necessitam de atendimento nas unidades de emergência cardiopediátricas, seja por conta da própria malformação ou de suas consequências.[1]

As malformações congênitas são defeitos dinâmicos que se originam no embrião, evoluem na gestação e se alteram consideravelmente durante todo o curso da vida extrauterina. Consistem, basicamente, em defeitos na arquitetura cardíaca que interferem na drenagem venosa, septação de segmentos cardíacos e suas sequências, e no funcionamento regular dos aparelhos valvares.[2,3]

Dentre as condições d e emergência mais frequentes, relacionadas ou não às cardiopatias congênitas, destacam-se as arritmias cardíacas, a crise hipoxêmica, a miocardite aguda, a endocardite infecciosa e o choque cardiogênico.[3] Cada uma delas será abordada individualmente no decorrer do capítulo.

ARRITMIAS CARDÍACAS

O diagnóstico e o tratamento dos distúrbios do ritmo cardíaco são desafiantes.[4] Trata-se de uma intercorrência comum nas unidades de emergência, e sua incidência varia entre as crianças com cardiopatias (arritmias primárias) e aquelas com coração estruturalmente normal (arritmias secundárias).

BRADIARRITMIAS

Pouco comum em crianças, são arritmias caracterizadas pela diminuição da frequência ventricular. Na maioria dos casos precede uma parada cardiorrespiratória.

Bradicardia sinusal

Frequência cardíaca abaixo do normal para a idade, com onda P sinusal sucedida de complexo QRS, com intervalo PR fixo. Desencadeada por sepse, hipóxia, acidose, hipertensão intracraniana, secundária a hipotireoidismo, hipopituitarismo, hipercalemia, hipocalcemia, medicações (digitálicos, betabloqueadores, verapamil, sotalol, amiodarona, lidocaína) e doenças do nó sinusal.

Tratamento

- Assintomáticos: tratar causa de base.
- Sintomáticos: suporte básico de vida:
  - Tratar fatores desencadeantes.
  - Epinefrina (doses habituais).

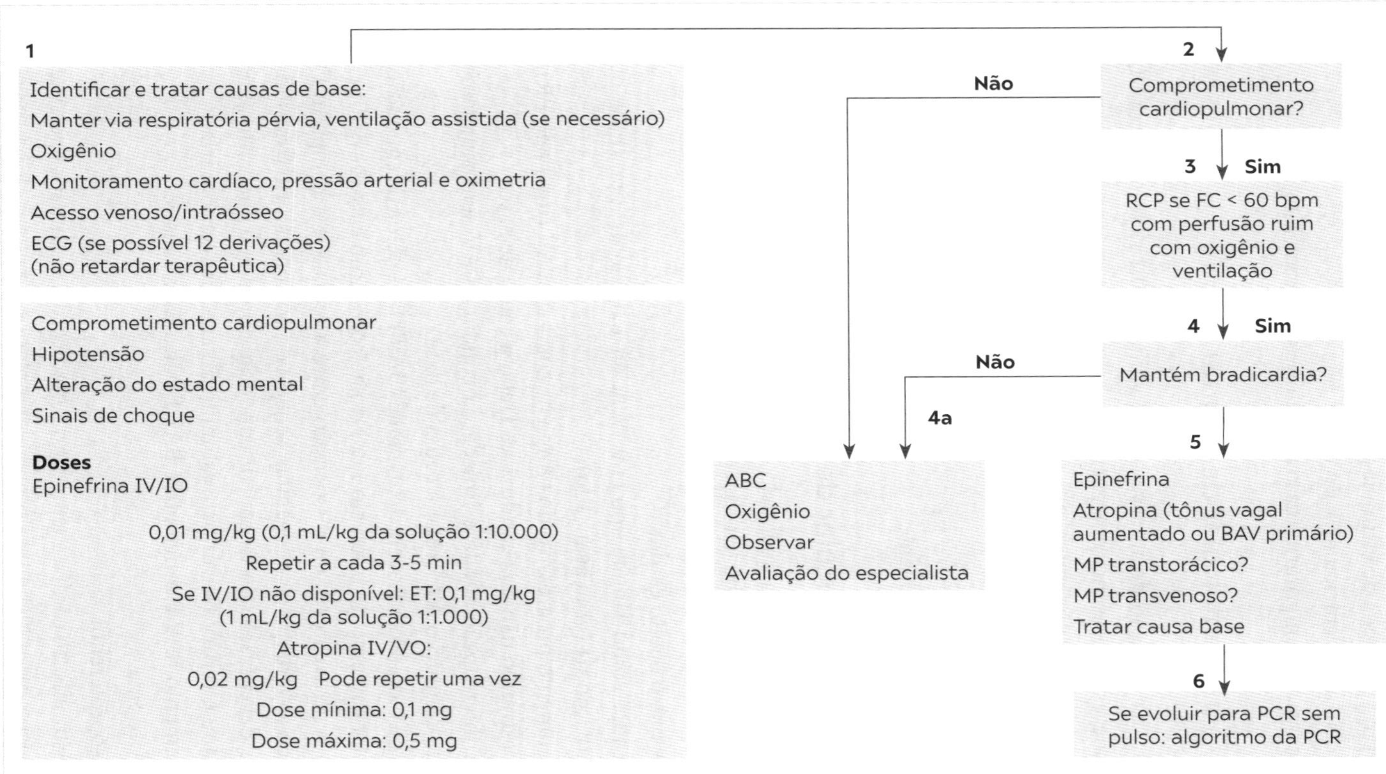

FIGURA 1 Algoritmo para bradicardia com comprometimento cardiorrespiratório.

BAV: bloqueio atrioventricular; ECG: eletrocardiograma; ET: via traqueal; FC: frequência cardíaca; IO: via intraóssea; IV: via intravenosa; MP: marca-passo; PCR: parada cardiorrespiratória; RCP: reanimação cardiopulmonar.

Fonte: adaptada de Kleinman et al.

- Atropina (suspeita de estimulação vagal, toxicidade por colinérgicos ou bloqueio atrioventricular – BAV).
- Marca-passo temporário (casos refratários: baixo débito).

Bloqueio atrioventricular de 1º grau

Aumento na duração do intervalo PR (acima de 0,2 segundo), com QRS normal. Pode estar presente em pacientes com febre reumática, doença de Chagas, cardiopatias congênitas, pós-operatório de cirurgia cardíaca, intoxicação digitálica e distúrbios metabólicos.

Tratamento

Tratar a causa desencadeante.

Bloqueio atrioventricular de 2º grau

Atraso de condução no qual pelo menos uma despolarização atrial (onda P) não é conduzida aos ventrículos. Geralmente associado a miocardites, pós-operatório, intoxicação exógena e medicamentosa. Raramente se associa a sintomas de baixo débito cardíaco.

Classificados como Mobitz tipo I ou Wenckebach, Mobitz tipo II (bloqueio 2:1) e Mobitz tipo III (grau avançado):

- Tipo I: aumento progressivo do tempo de condução AV (intervalo PR), até que um estímulo não seja conduzido. Tratar a causa de base.
- Tipo II: interrupção súbita e isolada da condução AV sem alongamento prévio da condução AV. Tratar a causa de base.
- Tipo III ou bloqueio atrioventricular total (BAVT): há perda da condução AV sem prolongamento do intervalo PR. Não há correlação entre os batimentos atriais e ventriculares, com dissociação entre a onda P e o complexo QRS. Associado a cardiopatias congênitas, sequela de pós-operatório (transitório), infecção, degeneração do sistema de condução, tumores e miocardiopatias.
  - Tratamento BAVT cirúrgico: estimulação cardíaca temporária.
  - Tratamento BAVT congênito e BAVT por outras causas:
    - Atropina.
    - Isoproterenol.
    - Estimulação cardíaca temporária: bradicardia sintomática persistente.
    - Marca-passo definitivo: pacientes refratários com sinais de baixo débito.

TAQUIARRITMIAS

Taquicardia sinusal

Frequência cardíaca acima do normal para a idade que varia com o sono, choro e frequência respiratória. A onda P precede QRS, tem eixo normal e o intervalo PR não varia. Para lactentes, frequência cardíaca (FC) < 220 bpm e para crianças acima de 1 ano FC < 180 bpm. Tratamento: tratar ou retirar causa de base.

Taquicardia supraventricular

Pode ser didaticamente dividida entre taquicardia supraventricular (TSV) dependentes do NAV e não dependentes do NAV.

Taquicardia supraventricular dependente do NAV

FC > 220 bpm (lactentes) ou FC > 180 bpm (maiores de 1 ano). Quando a onda P está presente, seu eixo é anormal. O mecanismo envolve um circuito de reentrada, que pode ser anterógrado (via acessória A-V-A) ou retrógrado (V-A) e por reentrada nodal.

Tratamento do paciente hemodinamicamente estável

- Manobras vagais: reflexo de imersão, no qual se coloca uma toalha embebida em água gelada (5 a 8 graus) por 10 a 30 segundos sobre a face.
- 1ª escolha: adenosina.
- 2ª escolha: amiodarona.
- Outras opções: propafenona, verapamil, sotalol, propranolol e atenolol.
- Flecainide: antiarrítmico da classe IC, potente inibidor dos canais de Na^+ (NAV 1.5). Ainda não disponível no Brasil.
- Cardioversão: 0,5 a 1 J/kg quando as medicações não foram efetivas. É recomendado administrar lidocaína (1 mg/kg, endovenoso – EV), como profilaxia de arritmias ventriculares.

Tratamento do paciente hemodinamicamente instável

- Manobras vagais não devem retardar o tratamento.
- Pacientes com acesso venoso: adenosina, amiodarona ou procainamida. Cardioversão: usar 0,5 a 1 J/kg.

Casos refratários

- Ablação por radiofrequência: utilizada em situações de arritmias refratárias e incessantes, evoluindo com deterioração da função ventricular e insuficiência cardíaca (IC) – taquicardiomiopatia.

Taquicardia supraventricular não dependente do NAV

Flutter atrial

Frequência entre 280 e 450 bpm e resposta ventricular variável. O eletrocardiograma (ECG) mostra o aspecto denteado característico das ondas F. Pouco comum na infância. Geralmente associado à cardiopatia congênita com átrios grandes e em pós-operatório.

Tratamento medicamentoso

- Primeira escolha: digoxina ou deslanosídeo. Pode reverter a ritmo sinusal ou fibrilação atrial (neste caso, a associação com amiodarona pode ser benéfica).
- Adenosina: não reverte a arritmia, entretanto provoca um BAV que possibilita a visualização das ondas F. Útil no diagnóstico.
- Betabloqueadores: úteis no controle da resposta ventricular. Não resolvem a arritmia; os mais indicados são propranolol, atenolol, sotalol e verapamil.
- Amiodarona.

Tratamento não medicamentoso

- *Overdrive* atrial: realizado com cateter transesofágico ou marca-passo atrial. O átrio é estimulado a uma frequência maior que a da taquicardia, e os tipos de resposta são: término da arritmia, diminuição momentânea da FC, porém com manutenção da arritmia ou indução de fibrilação atrial.
- Cardioversão: tratamento de escolha. Usar 0,5 a 1 J/kg, com sedação prévia, se possível.

Casos refratários

- Ablação por radiofrequência: utilizada em situações de arritmias refratárias e incessantes, evoluindo com deterioração da função ventricular e IC (taquicardiomiopatia).

Fibrilação atrial

Ondas atriais grosseiras, irregulares, com frequência de 400 a 700 bpm, com frequência ventricular variável. Podem aparecer em portadores de TSV dependentes do NAV, cardiopatias congênitas, hipotireoidismo (em adolescentes) e origem genética.

Tratamento de pacientes estáveis

- Primeira escolha: digoxina ou deslanosídeo.
- Propafenona.
- Amiodarona.
- Betabloqueadores são úteis para controle de frequência cardíaca.
- Cardioversão na FA aguda: descartar trombos intracavitários com ecocardiograma.

Tratamento de pacientes instáveis

- Cardioversão: usar 0,5 a 1 J/kg. Anticoagulação nos casos com duração superior a 48 horas.

Taquicardia ventricular

Três ou mais batimentos ventriculares ectópicos em sequência. A frequência ventricular é maior que 120 bpm, com complexo QRS alargado e morfologia diferente do sinusal. Dissociação AV é patognomônico. Pode estar associada às cardiopatias congênitas, pós-operatórios, miocardiopatia dilatada, hipertrófica, displasia arritmogênica do ventrículo direito (VD), tumores cardíacos e toxicidade a medicações.

Tratamento do paciente estável

- Retirar a provável causa.
- Na intoxicação por antiarrítmicos:
  - Digitálicos: difenil-hidantoína 5 mg/kg dose.
  - Quinidina: bicarbonato de sódio (1 mEq/kg), lidocaína (1 mg/kg) ou sulfato de magnésio (15 a 30 mg/kg de ataque).
- Primeira opção: lidocaína (caso não haja resposta, iniciar amiodarona).
- Outras opções: esmolol associado a sulfato de magnésio.
  - Procainamida.
  - Atropina (se a FC de base for baixa).
  - Adenosina (TV de via saída do VD).
  - Verapamil (taquicardias fasciculares).
- Marca-passo atrial ou ventricular temporário.

Tratamento do paciente instável

- Cardioversão: 1 a 2 J/kg, dobrando a energia em caso de insucesso (buscar fatores extracardíacos: hipóxia, febre, distúrbios hidroeletrolíticos).

Torsades de pointes

Presença de complexos bizarros, com QRS e segmento ST de limites imprecisos, dando aspecto de torção dos complexos em torno da linha de base imaginária. A frequência cardíaca oscila entre 200 e 250 batimentos.

Tratamento

Correção de anormalidades eletrolíticas e suspensão de medicações que prolonguem intervalo QTc.

- Primeira escolha: sulfato de magnésio.
- Betabloqueadores.
- Marca-passo temporário (casos induzidos por queda na frequência cardíaca).

Fibrilação ventricular

Ausência de contrações ventriculares organizadas. Não há débito cardíaco. Os complexos QRS são bizarros, de tamanho e morfologia variáveis.

Tratamento

- Ressuscitação cardiopulmonar (suporte avançado de vida).
- Desfibrilação com 1 a 2 J/kg. Se não responder, dobrar a dose.
- Buscar fatores extracardíacos: hipóxia, febre, distúrbios hidroeletrolíticos.
- Lidocaína.

Crise hipoxêmica

Caracterizada pela intensificação da cianose preexistente em pacientes com cardiopatias congênitas cianogênicas.[5] A maioria dos pacientes é portadora de tetralogia de Fallot, mas também pode ser consequência da atresia de tricúspide, atresia da pulmonar, transposição dos grandes vasos da base e síndrome de Eisenmenger. Sua fisiopatologia é explicada pela redução do fluxo sanguíneo pulmonar, que na tetralogia de Fallot, por exemplo, é resultado da oclusão da

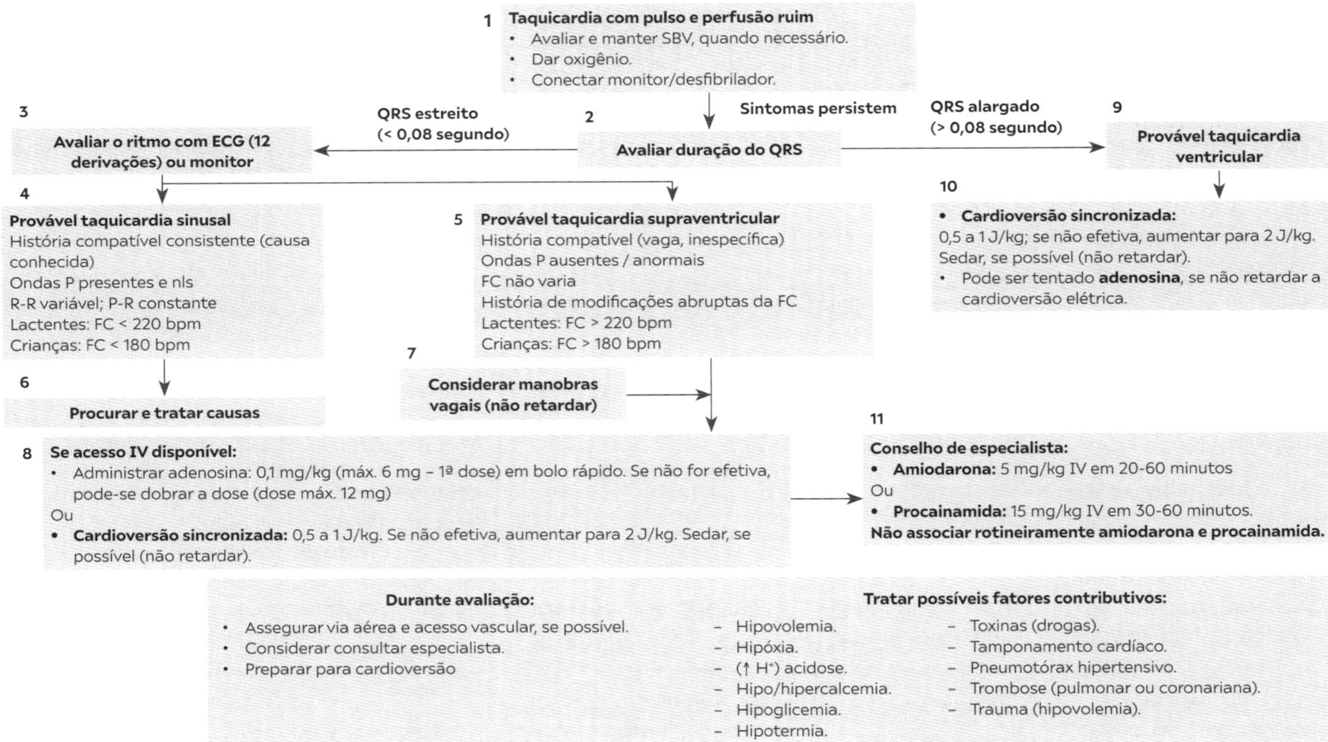

FIGURA 2 Algoritmo para taquicardia com perfusão inadequada.

* Não administrar juntos amiodarona e procainamida.

ECG: eletrocardiograma; FC: frequência cardíaca; IO: via intraóssea; IV: via intravenosa; PRi: intervalo P-R do eletrocardiograma; R-R: intervalo R-R do eletrocardiograma; SBV: suporte básico de vida.

Fonte: adaptada de Kleinman et al.

QUADRO 1 Medicamentos usados no controle das arritmias

Droga	Mecanismo	Ataque	Manutenção	Efeitos colaterais
Adenosina Adenocard® IV	• Reduz o tempo de condução do NAV. • Interrompe a atividade reentrante.	1ª dose: 0,1 mg/kg 2ª dose: 0,2 mg/kg Dose máxima: 12 mg Bólus 10 mL de SF 0,9%	Não é usada na manutenção	Bradicardia, BAV, hipotensão, sensação de desconforto torácico e rubor facial.
Amiodarona Ancoron® IV/VO	• Prolonga a fase 3 do potencial de ação. • Diminui a condução e aumenta o período refratário das vias acessórias AV. • Inibição adrenérgica alfa e beta e diminuição do automatismo sinusal.	5-10 mg/kg IV lento (30-60 minutos) Dose máxima: 300 mg	5-15 mg/kg/dia Intermitente ou contínuo	Fotossensibilidade, hipotensão, bradicardia, palidez, fraqueza, náuseas, tontura, parestesia, depósito na córnea, hipo ou hipertireoidismo, hepatite.
Betabloqueadores				
Atenolol Ablok® VO Angipress® VO	Bloqueador beta-1 seletivo (seletividade diminui com aumento da dose) Inotrópicos negativos.	Não possui dose de ataque	0,7-1,4 mg/kg/dia Dose máxima 2 mg/kg/dia (100 mg/dia)	Hipotensão, cefaleia, hipoglicemia, fadiga, broncoespasmo, dor abdominal e náuseas.
Propranolol Inderal ® VO	Antagonista competitivo dos receptores adrenérgicos beta-1 e beta-2.	0,02-0,1 mg/kg IV	1-4 mg/kg/dia – 4 doses VO: 0,5-1 mg/kg – 6/6 horas	Bloqueios cardíacos, bradicardia sinusal, hipoglicemia, cefaleia e broncoespasmo.
Sotalol Sotacor® VO	Bloqueador de receptor beta-adrenérgico não seletivo (beta-1 e beta-2).	Não possui dose de ataque	> 2 anos 2-8 mg/kg/dia (aumentar a cada 3 dias)	Hipotensão, inotrópico e cronotrópico negativo. Bradicardia e broncoespasmo.

(continua)

QUADRO 1 Medicamentos usados no controle das arritmias (*continuação*)

Droga	Mecanismo	Ataque	Manutenção	Efeitos colaterais
Metoprolol Selozok® VO Seloken® IV	Bloqueador beta-1 seletivo; estabilizador de membrana.	Não possui dose de ataque	1-2 mg/kg/dia Dose máxima: 6 mg/kg/dia (200 mg/kg/dia)	Hipotensão, cefaleia, hipoglicemia, fadiga e broncoespasmo.
Digitálicos				
Digoxina Cardcor® VO	• Inibe a ATPase e a bomba Na^+ e K^+. • Reduz o tônus simpático.	Não possui dose de ataque	10 mcg/kg/dia (2 vezes ao dia)	Anorexia, náuseas, vômitos, diarreia, dor abdominal, cefaleia, confusão, letargia.
Deslanosídeo Cedilanide® IV Deslanol® IV	• Prolonga o período refratário do nódulo AV. • Aumenta o tônus parassimpático.	Lactentes/pré-escolares 20-40 mcg/kg Escolares: 10-20 mcg/kg > 12 anos: 10 mcg/kg Adolescentes: 0,4-0,8 mg	¼ da dose de ataque ou 10 mcg/kg em 2 vezes	Vertigem, arritmia, náusea, vômitos, psicose, fadiga, fraqueza.
Outros				
Lidocaína 2% Xylestesin® IV	Inibe o fluxo iônico necessário para o início de condução.	1-2 mg/kg até 3 vezes (intervalos 15 minutos)	20-50 mcg/kg/minuto	Convulsões, náuseas, sonolência, tremores, agitação e coma.
Procainamida Procamide®	• Bloqueador canal Na+. • Bloqueador canal K+. • Efeito antimuscarínico.	IV: 3-6 mg/kg (5 minutos)	IV: 20-60 mcg/kg/minuto (máximo 2 g/dia) VO: 15-50 mg/kg/dia	Hipotensão, arritmias ventriculares, febre, síndrome lúpus-símile.

(continua)

QUADRO 1 Medicamentos usados no controle das arritmias (*continuação*)

Droga	Mecanismo	Ataque	Manutenção	Efeitos colaterais
Propafenona Ritmonorm® Tunta®	• Bloqueador canal Na+. • Fraca ação betabloqueadora.	1-2 mg/kg em 5 minutos (repetir em 90 minutos s/n)	8-10 mg/kg/dia (máximo 20 mg/kg)	Vômitos, diarreia, cefaleia, bradicardia, BAV, piora de TV e ICC.
Quinidina Quinicardine®	• Bloqueador canal Na+. • Efeito antinoradrenérgico.	Não possui dose de ataque	15-60 mg/kg/dose VO 3-4 doses/dia	Alargamento QRS, arritmias ventriculares, anemia, náuseas, diarreia, hipotensão.
Verapamil Dilacoron®	• Bloqueador do canal Ca+ (antagonista de íons Ca+).	0,1-0,3 mg/kg/dose (em 10 minutos) Repetir 2 vezes – 15 minutos.	4-8 mg/kg/dia VO em 3 doses	Hipotensão, BAV, bradicardia, apneia, assistolia. Não usar < 1 ano.
Diltiazen Cardizem®	• Bloqueador do canal Ca+.	IV: 0,25 mg/kg em 2 minutos. Repetir 15 minutos: 0,35 mg/kg (não disponível no Brasil)	*Off-label* VO: 1,5-2 mg/kg/dia máximo: 6 mg/kg/dia)	Edema, cefaleia, BAV, hipotensão, náusea, vômitos, bradicardia, mialgia e anemia.
Sulfato de magnésio Magnoston®	• Cofator da transmissão neuroquímica e excitabilidade muscular. • Depressor do SNC. • Vasodilatador periférico.	25-75 mg/kg (em 30 segundos)	Não possui dose de manutenção	Rubor, hipotensão, paralisia flácida, depressão cardíaca, depressão do SNC.

AV: atrioventricular; BAV: bloqueio atrioventricular; ICC: insuficiência cardíaca congestiva; IV: intravenoso; SF: solução fisiológica; SNC: sistema nervoso central; TV: taquicardia ventricular; VO: via oral.

via de saída do ventrículo direito, resultando em aumento do *shunt* direita-esquerda, ocasionando hipoxemia e, consequentemente, cianose. A hipoxemia, por sua vez, reduz o pH do sangue, leva à acidose, taquipneia e agitação psicomotora, intensificando o *shunt* D-E e a cianose.

O quadro clínico é marcado pelo paroxismo em virtude da hiperpneia, com respiração rápida e profunda, irritabilidade, agitação psicomotora, choro incoercível e cianose. As crises são frequentemente matutinas, ao despertar, podendo também ser precipitadas pelo esforço físico e choro. Podem durar minutos, com regressão espontânea, ou horas, com evolução para hipoxemia grave e óbito.

Tratamento da crise hipoxêmica

Medidas gerais

- Manter a criança em um local calmo, confortável, com poucas pessoas e manipulação mínima.
- Se possível, colocá-la em posição genupeitoral ou de cócoras, promovendo aumento da resistência vascular periférica e redução do *shunt* D-E.
- Ofertar oxigênio por meio de interface confortável, preferencialmente aquecido e umidificado (o cateter nasal de alto fluxo é uma boa alternativa). Cuidado ao administrar altas concentrações de oxigênio em pacientes com cardiopatias dependentes da patência do canal arterial.
- Administrar 10 a 20 mL/kg de cristaloides balanceados com o objetivo de aumentar a pressão de enchimento do ventrículo direito e consequentemente o fluxo pulmonar.
- Manter hematócrito acima de 45% e hemoglobina maior que 15 mg/dL.
- Controlar processos infecciosos em evolução.
- Corrigir distúrbios hidroeletrolíticos associados.
- Administrar morfina 0,05 a 0,1 mg/kg objetivando a sedação, o controle da taquipneia e a redução do espasmo infundibular, efeito com mecanismo fisiopatológico ainda incerto.
- Caso seja necessária uma sedação mais profunda, sugere-se a administração de cetamina 1 a 3 mg/kg/dose por via EV ou intramuscular (IM). Midazolam e fentanil podem ser utilizados com segurança por via nasal ou IM em pacientes de difícil punção venosa.
- Administração de betabloqueadores para redução da frequência cardíaca e do espasmo infundibular:

- Metoprolol 0,1 a 0,2 mg/kg/dose em 5 a 10 minutos por via EV.
- Esmolol 0,1 mg/kg em 5 minutos por via EV, seguido de infusão contínua de 50 a 75 mcg/kg/minuto.

O uso de vasoconstritores tem como objetivo aumentar a resistência vascular sistêmica, após carga ventricular, e, consequentemente, reduzir o *shunt* D-E. Um aumento de 10 a 30% da pressão arterial é bem tolerado pela maioria dos pacientes.

- Fenilefrina 5 a 20 mcg/kg em bólus, seguido de infusão contínua de 0,1 a 0,5 mcg/kg/minuto, com titulação para atingir um aumento de 20% na pressão arterial basal.
- A fenilefrina não está disponível na maioria das unidades pediátricas do Brasil. Assim, a noradrenalina pode ser administrada para o mesmo fim.
- Noradrenalina 0,5 a 2 mcg/kg/minuto em infusão EV contínua.

Para recém-nascidos com cardiopatias dependentes da patência do canal arterial, deve-se administrar prostaglandina endovenosa (PGE-1).

- Alprostadil 0,01 a 0,5 mcg/kg/minuto em infusão contínua por via EV.

O cateterismo cardíaco para realização de atriosseptostomia (procedimento de Rashking) ou valvoplastia pulmonar é uma opção para os casos em que a comunicação interatrial é restritiva, ou a estenose valvar é significante. A instalação de um *shunt* sistêmico pulmonar (procedimento de Blalock-Taussig modificado) garante bons resultados no período neonatal e no lactente jovem, contudo apenas a cirurgia corretiva garante que novos episódios não aconteçam.

Miocardite aguda

A miocardite pode ser definida como uma doença inflamatória do miocárdio, diagnosticada por critérios histológicos, imunológicos e imuno-histoquímicos.[6] A real incidência é difícil de ser determinada, uma vez que as apresentações clínicas são muito heterogêneas e grande parcela dos casos cursa de forma subclínica, além de haver uma frequência muito baixa de emprego da biópsia endomiocárdica (BEM), o padrão ouro para o diagnóstico. É a principal causa de miocardiopatia dilatada de etiologia indefinida, atingindo cerca de 46% das crianças e sendo responsável por 42% dos casos de morte súbita.

De forma simplificada, pode-se dividir a fisiopatologia das miocardites em infecciosas e não infecciosas. As infecciosas são as mais comuns e incluem uma enorme gama de vírus, bactérias, protozoários, fungos e outros patógenos mais raros (Quadro 2). Os agentes virais são os mais comumente envolvidos e estudados experimentalmente. Do ponto de vista não infeccioso, a autoimunidade está presente, mediante doenças específicas, drogas e autoanticorpos; a predisposição genética exerce papel importante em ambas.

QUADRO 2 Agentes etiológicos frequentemente envolvidos com a miocardite aguda

1. Miocardite infecciosa	
Viral	
Vírus RNA	Virus Coxsackie A e B, echo-vírus, poliovírus, vírus da influenza A e B, vírus sincicial respiratório, vírus da caxumba, vírus do sarampo, vírus da rubéola, vírus da hepatite C, vírus da dengue, vírus da febre amarela, vírus da Chikungunya, vírus Junin, vírus da febre de Lassa, Rabies vírus, vírus da imunodeficiência humana-1
Vírus DNA	Adenovírus, parvovírus B19, citomegalovírus, herpes-vírus humano-6, vírus Epstein-Barr, vírus varicela-zóster, herpes-vírus simples, vírus da varíola, vírus vaccinia
Bactérias	*Staphylococcus, Streptococcus, Pneumococcus,, Meningococcus, Gonococcus, Salmonella, Corynebacterium diphteriae, Haemophilus influenzae, Mycobacterium* (tuberculose)*, Mycoplasma pneumoniae, Brucella*
Espiroquetas	*Borrelia* (doença de Lyme), *Leptospira* (doença de Weil)
Fungos	*Aspergillus, Actinomyces, Blastomyces, Candida, Coccidioides, Crytptococcus, Histoplasma, Mucormycoses, Nocardia, Sporothrix*
Protozoários	*Trypanosoma cruzi, Toxoplasma gondii, Entamoeba, Leishmania*
Parasitas	*Trichinella spiralis, Echinococcus granulosos, Taenia solium*
Rickéttsias	*Coxiella burnetii* (Febre Q)*, R. Rickettsii* (febre maculosa das Montanhas Rochosas)*, R. tsutsugamushi*
2. Miocardite imunomediada	
Alérgenos	Toxoide tetânico, vacinas, doença do soro. Drogas: penicilina, cefaclor, conchicina, furosemida, isoniazida, lidocaína, tetracicina, sulfonamidas, fenitoína, fenilbutazona, metildopa, diuréticos tiazídicos, amitriptilina.

(continua)

QUADRO 2 Agentes etiológicos frequentemente envolvidos com a miocardite aguda (*continuação*)

Aloantígenos	Rejeição do coração transplantado
Autoantígenos	Miocardite linfocítica infecção-negativa, miocardite de células gigantes infecção-negativa associadas a distúrbios autoimunes: lúpus eritematoso sistêmico, artrite reumatoide, síndrome de Churg-Strauss, doença de Kawasaki, doença inflamatória intestinal, esclerodermia, polimiosite, miastenia grave, diabetes melito dependente de insulina, sarcoidose, granulomatose de Wegener, febre reumática, imunoterapia oncológica (inibidores de *check-point* imunológico)
3. Miocardite tóxica	
Drogas	Anfetaminas, antraciclinas, cocaína, ciclofosfamida, etanol, fluorouracil, lítio, catecolaminas, hemetina, trastuzumab, clozapina, interleucina-2, inibidores de *check-point* imunológico
Metais pesados	Cobre, ferro, chumbo
Miscelânea	Picada de escorpião, picada de cobra, picada de aranha, picada de abelha e vespa, monóxido de carbono, inalantes, fósforo, arsênico, azida de sódio
Hormônios	Feocromocitoma
Agentes físicos	Radiação, choque elétrico

A miocardite pode se manifestar de diferentes formas, assim como sua evolução (Figura 3), variando desde quadro leve e oligossintomático até quadros graves, associados a arritmias ventriculares, instabilidade hemodinâmica e choque cardiogênico. O quadro mais comum ocorre em pacientes jovens com dor torácica sem comprometimento coronariano, geralmente após infecção viral respiratória ou intestinal, embora os sintomas virais nem sempre precedam os quadros de miocardite (pode variar de 10 a 80% dos casos).

A apresentação da miocardite por sintomas de insuficiência cardíaca (dispneia, fadiga, intolerância ao exercício) pode ocorrer associada a leve comprometimento da função ventricular, que melhora em semanas a meses. A apresentação da doença na forma fulminante caracteriza-se pelo aparecimento abrupto (dias) dos sintomas de falência cardíaca avançada. Esses pacientes, em geral, têm grave disfunção ventricular, com pouca alteração dos diâmetros ventriculares. Trata-se de uma apresentação dramática que necessita de intervenção precoce.

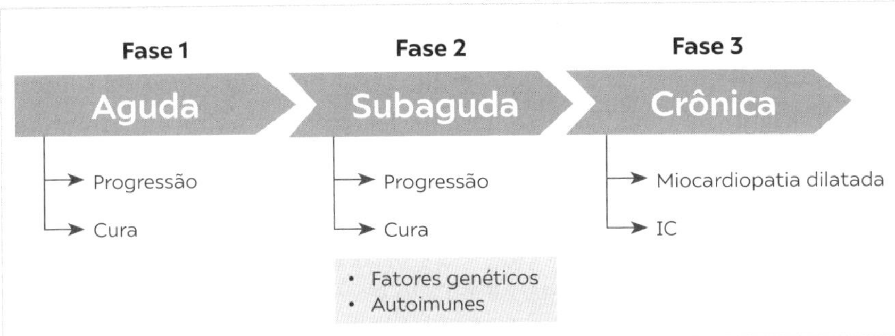

FIGURA 3 Evolução da miocardite aguda.
IC: insuficiência cardíaca.

Pacientes com miocardite podem, ainda, apresentar distúrbios do sistema de condução, como BAV de 2° ou 3° grau ou total, principalmente aqueles que apresentam sinais ecocardiográficos de hipertrofia por edema intersticial.

Marcadores laboratoriais de agressão inflamatória

- Marcadores inflamatórios, contagem de leucócitos, velocidade de hemossedimentação (VHS) e proteína C reativa (PCR) podem estar elevadas em pacientes com miocardite. No entanto, não apresentam valor diagnóstico, pois são inespecíficos.
- As troponinas são mais específicas que CPK e CKMB para lesões miocárdicas e estão frequentemente elevadas em pacientes com miocardite.
- Peptídeos natriuréticos: BNP e NT-pró-BNP podem estar elevados na miocardite. No entanto, não são úteis para confirmação diagnóstica, uma vez que se elevam diante de diferentes causas de IC.

Marcadores laboratoriais de pesquisa etiopatogênica

- Sorologias virais: têm valor limitado no diagnóstico de miocardite, uma vez que anticorpos IgG de vírus cardiotrópicos são muito prevalentes na população geral na ausência de doença cardíaca viral.

Eletrocardiograma

Tem especificidade limitada, embora os pacientes frequentemente apresentem alguma alteração. O padrão de repolarização precoce (RP) no ECG de alguns pacientes com miocardite aguda pode ser a evidência de inflamação/edema localizado no epicárdio do ventrículo esquerdo.

Ecocardiograma

O ecocardiograma tem um papel limitado no diagnóstico da miocardite propriamente dita. Trata-se de uma ferramenta muito importante na exclusão de outras doenças, devendo sempre ser realizada quando houver suspeita clínica. Não existe um achado ecocardiográfico específico, e as alterações encontradas apenas vão espelhar um quadro inflamatório miocárdico. Portanto, pode-se evidenciar desde alterações segmentares (diagnóstico diferencial com as cardiopatias isquêmicas) até alterações difusas (hipocinesia global de um ou ambos os ventrículos). Quando o acometimento é agudo e grave, as cavidades ventriculares são pequenas (não dilatadas), e pode-se evidenciar a presença de edema miocárdico (aumento da espessura parietal), bem como derrame pericárdico, achados comuns na miocardite fulminante. O acometimento do ventrículo direito geralmente reflete um prognóstico mais reservado.

Ressonância magnética cardíaca

Na avaliação dos pacientes com miocardite, apresenta grande utilidade na determinação dos parâmetros morfológicos e funcionais ventriculares. Entretanto, o maior valor da ressonância magnética na avaliação dos pacientes com suspeita ou diagnóstico confirmado de miocardite consiste em sua capacidade de proporcionar detalhada caracterização tecidual. Dessa maneira, permite identificar tanto a lesão miocárdica inflamatória das fases aguda e subaguda quanto as lesões cicatriciais frequentemente presentes na fase crônica da doença.

Biópsia endomiocárdica

A biópsia endomiocárdica (BEM), utilizando critérios histopatológicos padronizados (critérios de Dallas) e imuno-histoquímicos, é o atual padrão ouro para diagnóstico de miocardite. Os critérios de Dallas, isoladamente, apresentam limitações, em virtude do alto grau de variabilidade interobservador na interpretação patológica e da detecção de processos inflamatórios não celulares, diagnosticando em torno de 10 a 20% dos pacientes. Assim, de acordo com a definição da Organização Mundial da Saúde (OMS), a imuno-histoquímica com o uso de painel de anticorpos monoclonais e policlonais é mandatória para diferenciar os componentes inflamatórios presentes.

Atualmente, a principal indicação para BEM ocorre em pacientes com IC de início recente (menos de 2 semanas), acompanhada de apresentação clínica grave (instabilidade hemodinâmica, uso de suporte circulatório mecânico ou inotrópico, refratariedade ao tratamento clínico) ou arritmias de alto risco (arritmias ventriculares sustentada ou sintomática ou bloqueios cardíacos de alto grau).

Em especial, na biópsia é possível analisar todos os vírus que podem ser responsáveis pela doença. Os genomas de vírus cardiotrópicos mais comuns relatados no miocárdio são parvovírus B19 (B19V), enterovírus (EV), adenovírus (ADV), vírus da gripe, vírus do herpes humano-6 (HHV-6), vírus de Epstein-Barr, citomegalovírus, vírus da hepatite C e vírus da imunodeficiência humana (HIV).

Tratamento

O tratamento da miocardite aguda é de suporte na maioria dos casos, e visa ao controle das manifestações clínicas. Em condições específicas em que a biópsia pode ser realizada, o tratamento dito específico pode ser realizado (Figura 4).

- Estabilização: tratar distúrbios hidroeletrolíticos e equilibrar distúrbios ácido-básicos.
- Redução da demanda metabólica: repouso, controle da temperatura, suplementação de oxigênio, preferencialmente aquecido e umidificado por meio de interface confortável e que se adéque às necessidades dos pacientes.
- Ajuste fino da volemia: pode ser necessária a infusão de cristaloides balanceados, assim como a infusão de diuréticos de acordo com o perfil hemodinâmico do doente.

Nos casos de insuficiência cardíaca congestiva ou choque cardiogênico, o uso de agentes vasoativos se faz necessário, e a escolha deve ser realizada após avaliação criteriosa do perfil hemodinâmico do doente:

- Adrenalina 0,1 a 0,3 mcg/kg/minuto.
- Dobutamina 5 a 10 mcg/kg/minuto.
- Milrinone 0,375 a 0,75 mcg/kg/minuto.
- Levozimedam 0,05 a 0,2 mcg/kg/minuto.

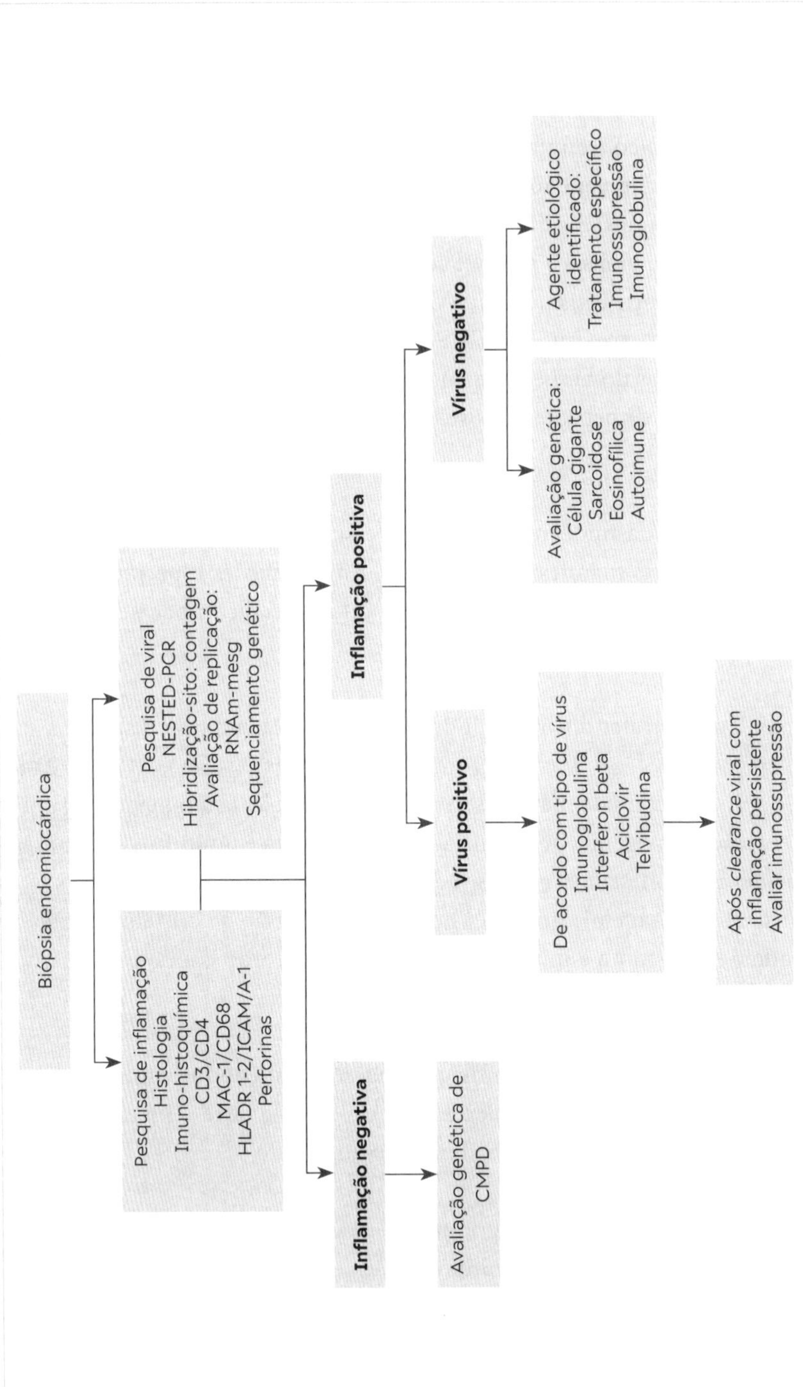

FIGURA 4 Tratamento específico de acordo com resultado da biópsia.

Outros medicamentos usados no tratamento da miocardite aguda

- Imunoglobulina humana 2 g/kg/dia durante 5 dias.
- Aciclovir 500 mg/m^2 a cada 8 horas durante 5 dias.
- Ganciclovir 5 mg/kg a cada 12 horas durante 14 dias.

Em situações como miocardite de células gigantes, miocardite linfocitária ou eosinofílica, e sarcoidose, recomenda-se o seguinte tratamento (Quadro 3):

QUADRO 3 Tratamento de miocardite de células gigantes, miocardite linfocitária ou eosinofílica, e sarcoidose

Miocardite de células gigantes
• Pulsoterapia com corticoesteroide – metilprednisolona 500-1.000 mg por 3-5 dias; prednisona – 1 mg/kg e, depois, retirada lenta e gradual. • Anticorpo antilinfócito – timoglobulina – 1,5 mg/kg/dia, conforme evolução de linfócitos T CD3 – ciclosporina – 3-8 mg/kg. • Azatioprina – 2 mg/kg
Miocardite linfocitária e eosinofílica
• Primeiras 4 semanas – 1 mg/kg. • 5-12 semanas – redução da posologia em 0,08 mg/kg/semana. • 13-20 semanas – manter a dose em 0,3 mcg/kg/dia. • 21-24 semanas – redução da posologia 0,08 mg/kg/semana. • Estudo *Timic*: prednisona – 1 mg/kg por 4 semanas e 0,33 mg/kg por 5 meses; azatioprina – 2 g/kg por 6 meses.
Sarcoidose
• Prednisona – 30 mg/dia – retirada de 5 mg por mês por 12-24 meses. • Associação quando dificuldade de suspensão de corticoesteroide: metrotrexato – 10-20 mg/semana. • Azatioprina – 2 mg/kg: hidroxicloroquina – 200-400 mg/dia. • Leflunomida – 10-20 mg/dia.

Endocardite infecciosa

A endocardite infecciosa (EI) é uma condição pouco frequente, sendo ainda mais incomum em crianças e adolescentes.[7,8] Trata-se da inflamação e infecção do endocárdio e/ou das valvas cardíacas, seguida de recuperação total ou lesão epitelial e/ou valvar irreversível. Sua incidência foi estimada em 0,43 a 0,69 casos por 100 mil crianças por ano, com significativa morbidade e mortalidade, sobretudo nos países de baixa renda.

O Quadro 4 mostra os principais fatores de risco para o desenvolvimento de endocardite infecciosa.

QUADRO 4 Principais fatores de risco para endocardite infecciosa

Doença cardíaca congênita	Vulnerável: fatores de risco adquiridos	Anterior saudável
• Doença cianótica. • Cirurgia cardíaca recente. • Lesões do lado esquerdo. • Defeitos do coxim endocárdico. • Cirurgia cardíaca corretiva recente.	• Imunodeficiência. • EI prévia. • Hemodiálise de câncer.	• Procedimentos odontológicos. • Infecções/lacerações da pele.

EI: endocardite infecciosa.

O endotélio cardiovascular é naturalmente resistente à colonização microbiológica. Assim, a maioria dos pacientes que desenvolvem a endocardite apresenta fatores disruptivos agregados (Figura 5).

Apresentação clínica

A apresentação clínica da EI em crianças é altamente condicionada pela idade. Em adolescentes, os sintomas e achados são bastante semelhantes aos observados em pacientes adultos: febre, inapetência e mal-estar como evidência de processo infeccioso sistêmico. Uma história de cardiopatia congênita ou defeitos cardíacos anteriores que podem ou não ter exigido correção cirúrgica pode aumentar a suspeita. Um novo sopro ou uma mudança em um sopro anterior pode ser ouvido.

Nos casos de instalação subaguda, é comum encontrar deterioração progressiva da classe funcional, com fadiga persistente, mal-estar ou retardo do

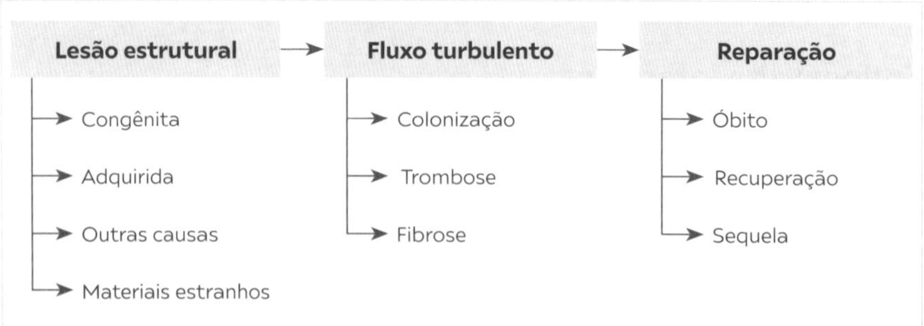

FIGURA 5

crescimento. Pacientes com EI podem apresentar evidências de insuficiência cardíaca aguda devido à destruição valvar.

Pode haver comprometimento imunológico renal (glomerulonefrite), convulsões ou infarto cerebral por embolias cerebrais. Fenômenos imunológicos (Figuras 6, 7 e 8 – nódulos de Osler, manchas de Janeway e Splinter) são menos comuns em crianças do que em adultos.

Em recém-nascidos, as manifestações da EI são inespecíficas e podem ser confundidas com outras infecções sistêmicas mais comuns, como pneumonia ou infecções do trato urinário. Taquicardia, recusa alimentar, vômitos ou febre alta são comuns. As convulsões podem aparecer como evidência de envolvimento do sistema nervoso central. Manifestações cutâneas ou articulares são menos frequentes. O Quadro 5 mostra os principais agentes etiológicos envolvidos na endocardite infecciosa em crianças com cardiopatias e aquelas com coração estruturalmente normal.

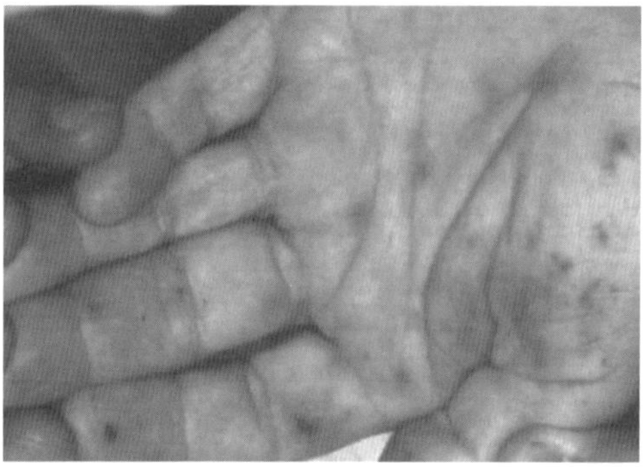

FIGURA 6 Nódulos de Osler.
Fonte: acervo dos autores.

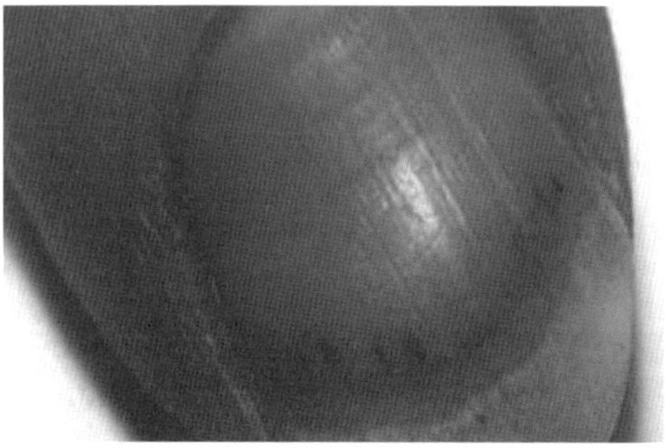

FIGURA 7 Manchas de Janeway.
Fonte: acervo dos autores.

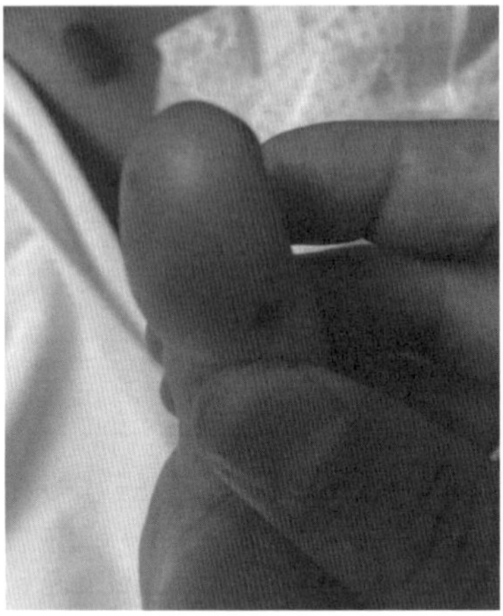

FIGURA 8 Manchas de Splinter.
Fonte: acervo dos autores.

QUADRO 5 Principais agentes etiológicos envolvidos na endocardite infecciosa em crianças com e sem cardiopatias

Sem cardiopatias	Com cardiopatias
S. aureus – 35-40%	*S. aureus* 25-30%
Streptococcus spp. – 35-40%	Coagulase-negativo *Staphylococci* 10-15%
Enterococcus 11%	*Streptococcus* spp. 20-30%
Gram-negativo *bacilli* 10-15%	*Enterococcus* 3%
Coagulase-negativo *Staphylococci* 0-5%	Gram-negativo *bacilli* 25-30%

Diagnóstico da endocardite infecciosa

A EI é diagnosticada com base nos critérios patológicos e nos critérios modificados de Duke, e em crianças é complexo, já que as manifestações clínicas são frequentemente inespecíficas e podem ser confundidas com condições mais comuns. É necessário um alto nível de suspeição.

Os critérios de Duke combinam achados clínicos, ecocardiográficos e microbiológicos – Critérios Duke-ISCVID de 2023 (Quadro 6).

- Definições claras de termos: "embolia arterial", "infecção persistente" e "microbiologia positiva". Essas definições ajudam a padronizar o diagnóstico e a garantir que todos os médicos estejam usando os mesmos critérios.
- Novo critério maior: evidência cirúrgica – visualização direta.

- Novos critérios menores: condições predisponentes (dispositivos cardíacos implantáveis), diagnóstico prévio de EI, fenômenos vasculares (abscesso cerebral ou esplênico) e glomerulonefrite mediada por imunocomplexos dentro da categoria de fenômenos imunológicos.
- Evidência microbiológica positiva: os novos critérios exigem evidência microbiológica positiva para o diagnóstico definitivo de endocardite infecciosa, enquanto os critérios anteriores permitiam o diagnóstico baseado em achados clínicos e laboratoriais específicos.

QUADRO 6 Critérios de Duke – ISCVID de 2023

Critérios maiores:	**Critérios menores:**
• Microbiológicos: – Hemoculturas positivas para microrganismos típicos de EI (p. ex., estreptococos *viridans*, *Staphylococcus aureus*) isolados de duas ou mais hemoculturas. – Hemoculturas positivas para germes que raramente causam EI, isolados em três ou mais hemoculturas. • Testes laboratoriais positivos: – PCR para *Coxiella burnetii*, *Bartonella* sp. ou *Tropheryma whipplei;* ou anticorpos/IF para *Bartonella*. • Imagem positiva para EI: – Evidência de envolvimento valvar em exames de imagem (ECO transtorácico ou transesofágico, TC cardíaca ou FDG PET/CT). Inclui nova regurgitação ao ECO (mudança de sopro preexistente não é suficiente). • Critério cirúrgico: – Evidência de EI documentada à inspeção direta intraoperatória dispensa critérios de imagem ou microbiológicos.	• Predisposição: história prévia de endocardite, intervenção valvar prévia, doença congênita, cardiopatia hipertrófica. • Febre ≥ 38°C. • Fenômenos vasculares: embolia arterial, aneurisma micótico, hemorragia conjuntival, lesões de Janeway, abscesso esplênico. • Fenômenos imunológicos: glomerulonefrite, nódulos de Osler, fator reumatoide positivo. • Fenômenos microbiológicos: evidência microbiológica não satisfazendo critério maior ou sorologia positiva para organismos conhecidos por causar EI (inclui PCR ou amplicon/sequenciamento metagenômico de patógeno atípico). • Imagem: atividade metabólica anormal detectada por [18F] FDG PET/CT dentro de 3 meses após o implante da prótese valvar, enxerto aórtico ascendente, eletrodos de dispositivo intracardíaco ou outro material protético.

ECO: ecocardiograma; EI: endocardite infecciosa; PCR: proteína C reativa; TC: tomografia computadorizada.

Interpretação dos resultados

EI definitiva:

- Dois critérios maiores; ou
- Um critério maior e três critérios menores; ou
- Cinco critérios menores.

EI provável:

- Um critério maior e um critério menor; ou
- Três critérios menores.

EI descartada:

- Diagnóstico diferencial.
- Ausência de recorrência apesar de ATB por 4 dias.
- Ausência de evidência patológica ou macroscópica.
- Não atende aos critérios para endocardite possível acima.

Recomendações para a abordagem da endocardite infecciosa

- Hemoculturas devem ser obtidas de pacientes com FSSL ou FOI (classe I; nível B).
- Hemoculturas se sopro cardíaco patológico, história de doença cardíaca ou endocardite prévia (classe I; nível B).
- É razoável realizar novas hemoculturas se casos de alta suspensão não apresentarem crescimento após 2 dias de incubação (classe IIa; nível C).
- Sempre manter antibioticoterapia até o resultado das culturas adicionais (classe IIb; nível C).
- EI grave: 3 hemoculturas e antibiótico empírico na primeira hora.
- Não há diferenças entre sangue arterial e venoso (classe III; nível B).

Exames complementares

Ecocardiograma

A ecocardiografia transtorácica é a primeira técnica de imagem a ser realizada, pois é altamente disponível, fornece informações relevantes e é útil para acompanhamento e avaliação de complicações. Em casos de alta suspeição diagnóstica com ecocardiograma transtorácico negativo, recomenda-se estender o estudo com ecocardiograma transesofágico.

PET-CT

Crianças com cardiopatia congênita corrigida, especialmente aquelas com válvulas protéticas mecânicas, condutos, *stents* ou dispositivos de assistência ventricular, e na detecção de êmbolos sépticos

Tomografia computadorizada cardíaca multislice

Valor agregado para o diagnóstico de complicações paravalvares, como abscesso.

Tratamento

- Tratamento antimicrobiano (Quadro 7): o regime antibiótico utilizado dependerá do tipo de microrganismo, da suscetibilidade do antibiograma e dos fatores de risco do paciente, incluindo doença cardíaca subjacente. Em relação ao tempo de tratamento antibiótico, em geral, deve ser prolongado em pacientes com válvulas protéticas ou cirurgias corretivas com implante de materiais protéticos. A via de administração para antibioticoterapia será a EV em crianças, evitando-se a administração IM devido ao risco de complicações e à menor massa muscular. Os antibióticos com ação bactericida são preferidos aos bacteriostáticos.

QUADRO 7 Antibióticos de acordo com a etiologia

Agente desconhecido	Ampicilina + gentamicina + oxacilina
	Vancomicina + gentamicina (se for alérgico à penicilina)
	Vancomicina + gentamicina + rifampicina se endocardite valvular protética precoce (< 1 ano) ou EI associada a cuidados de saúde
S. aureus	Nativo: oxacilina ou cefazolina/cefotaxima
	PVE: oxacilina + rifampicina + gentamicina
	PVE: cefazolina/cefotaxima + rifampicina + gentamicina
	Vancomicina ou daptomicina se resistente à oxacilina
Estreptococo	Nativo: penicilina G ou ceftriaxona ou amoxicilina ou vancomicina (alérgico à penicilina)
	PVE: penicilina G ou ceftriaxona ou amoxicilina ou vancomicina (alérgico à penicilina)
	Resistente à penicilina: gentamicina + cefriaxona

(continua)

QUADRO 7 Antibióticos de acordo com a etiologia (*continuação*)

Enterococcus	Ampicilina + cefriaxona
	Vacomicina + gentamicina (se alérgico à penicilina)
	Resistente à aminoglicosídeo: ampicilina + cefriaxona
Grupo Hacek	Cefriaxona ou cefotaxima ou ampicilina-sulbactam
	Alternativa: cefalosporina + aminoglicosídeo
Candida ou *Aspergillus*	Cirurgia + anfotericina B +/– flucitosina
	Terapia supressiva crônica com fluconazol oral ao longo da vida em pacientes que não podem ser submetidos à ressecção cirúrgica

- Tratamento ambulatorial: pode ser considerado em crianças sem complicações ou fatores de alto risco, com hemoculturas de controle negativo, que permanecem afebris e nas quais é possível garantir a adesão terapêutica, a colaboração dos pais e a supervisão próxima dos pais cooperativos e de uma enfermeira de saúde domiciliar.

Tratamento cirúrgico

O Quadro 8 apresenta as principais indicações para tratamento cirúrgico em pacientes com EI.

QUADRO 8 Indicações para cirurgia em pacientes com endocardite infecciosa

- Disfunção da válvula, resultando em sintomas de insuficiência cardíaca.
- EI do lado esquerdo causada por *S. aureus*.
- Microrganismos fúngicos ou altamente resistentes.
- Complicações: bloqueio cardíaco, abscesso anular ou aórtico, pseudoaneurisma ou fístula.
- Infecção persistente (bacteremia persistente, febre > 5-7 dias apesar da terapia antimicrobiana apropriada).
- Infecção recidivante (recorrência de bacteremia após um ciclo completo de antibióticos).
- Vegetação persistente e êmbolos recorrentes apesar da terapia antimicrobiana apropriada.
- Febre persistente.

Complicações

As complicações são mais frequentes em crianças sem doenças cardíacas conhecidas, especialmente aquelas menores de 2 anos. Além disso, as complicações da EI em crianças são menos comuns do que em adultos. As complicações se classificam em cardíacas e extracardíacas (Quadro 9).

- Complicações cardíacas:
  - Insuficiência cardíaca congestiva (ICC) secundária a valvopatia ou obstrução.
  - Abscessos perivalvares.
  - Arritmias.
- Complicação extracardíaca:
  - Infecção mestastática.

QUADRO 9 Fatores de risco para complicações de endocardite infecciosa

- Tamanho da vegetação > 1 cm.
- Idade mais jovem, prematuridade.
- *Staphyloccocus aureus*, infecção fúngica.
- Nenhuma doença cardíaca conhecida.
- Lesão valvular à esquerda.
- Cardiopatia congênita cianótica complexa.
- Contagens mais altas de glóbulos brancos e proteína C reativa plasmática.
- Febre persistente.

Choque cardiogênico

O choque cardiogênico é definido como um estado em que o débito cardíaco ineficaz, causado por um distúrbio cardíaco primário, resulta em manifestações clínicas e bioquímicas de perfusão tecidual inadequada.[9] A instabilidade hemodinâmica cardíaca aguda pode resultar de distúrbios que prejudicam a função do miocárdio, das válvulas, do sistema de condução ou do pericárdio, isoladamente ou em combinação.

Em pediatria, as principais causas de choque cardiogênico são as cardiopatias congênitas, seguidas pelas cardiomiopatias e as miocardites.

Sua fisiopatologia é bastante complexa. Em geral, há uma profunda depressão da contratilidade miocárdica, resultando em uma espiral potencialmente deletéria, caracterizada pela redução do débito cardíaco, hipotensão arterial e isquemia coronariana adicional, seguida por reduções adicionais na contratilidade (ver Figura 1). O ciclo pode levar à morte. Esse paradigma clássico também inclui vasoconstrição sistêmica compensatória, que resulta em piora da lesão cardíaca aguda e volume sistólico ineficaz (Figura 6).

As categorias ou fenótipos do choque cardiogênico podem ser definidas pela presença ou ausência de congestão venosa secundária ao aumento das pressões de enchimento capilar, e hipoperfusão, secundária à diminuição do débito cardíaco

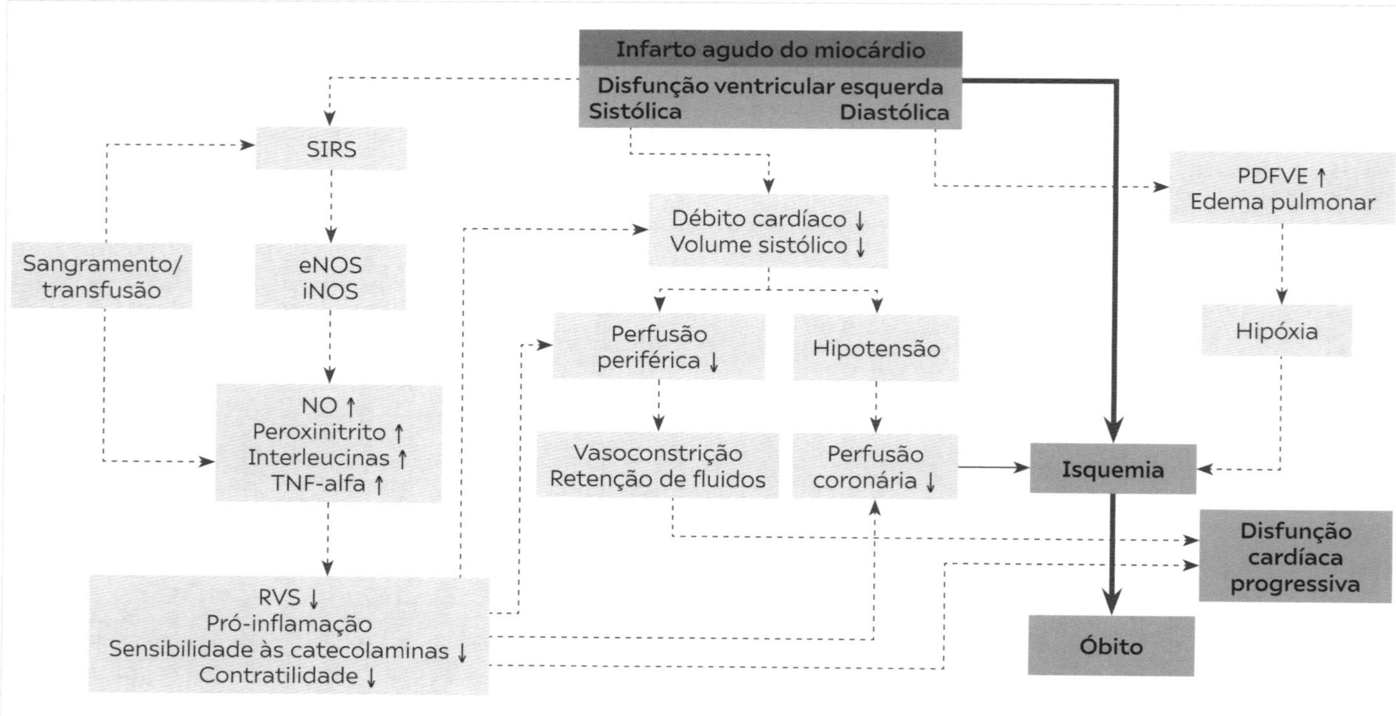

FIGURA 9 Conceito de espiral do choque cardiogênico.

eNOS: óxido nítrico sintase endotelial; iNOS: óxido nítrico sintase induzível; NO: óxido nítrico; PDFVE: pressão diastólica final do ventrículo esquerdo; RVS: resistência vascular sistêmica; SIRS: síndrome da resposta inflamatória sistêmica; TNF-alfa: fator de necrose tumoral-α.

Fonte: adaptada de Hollenberg et al.[10]

e da contratilidade miocárdica. A presença de congestão venosa é descrita como úmida, enquanto sua ausência é descrita como seca; a hipoperfusão é descrita como fria, e a perfusão normal, como quente (Quadro 10). O paciente com congestão venosa pode ter achados clínicos incluindo edema, hepatomegalia, ascite, distensão venosa jugular, ritmo cardíaco de "galope" e estertores crepitantes secundários ao edema pulmonar. Já o paciente frio pode ter extremidades frias, pulsos fracos com baixa pressão, hipotensão arterial e alterações do nível de consciência.

QUADRO 10 Fenótipos hemodinâmicos da falência miocárdica pediátrica classificados pela presença de hipoperfusão e/ou congestão venosa

Quente e seco	• Perfusão normal, sem congestão venosa. • Compensado, mas pode ter disfunção cardíaca significativa.
Frio e seco	• Má perfusão periférica e sem congestão venosa. • Descompensado aparentemente doente. • Resistência vascular periférica aumentada. • Pode apresentar oligúria e alteração do nível de consciência.
Quente e úmido	• Perfusão normal com congestão venosa. • Parcialmente compensado. • Pode se beneficiar de diuréticos e/ou inodilatadores.
Frio e úmido	• Má perfusão periférica e com congestão venosa. • Grupo de pacientes mais comprometidos clinicamente. • Geralmente requer inotrópicos. • Pode exigir suporte ventilatório.

Abordagem inicial

O Quadro 11 apresenta os primeiros passos na monitorização e investigação com exames complementares de pacientes com choque cardiogênico.

QUADRO 11 Monitorização e investigação de choque cardiogênico

Monitorização hemodinâmica	Exames laboratoriais	Ecocardiograma
Diurese Parâmetros gasométricos Pressão arterial média Saturação venosa central Pressão venosa central Débito cardíaco	Hemograma Gasometria Lactato Função renal Função hepática Troponina Peptídeo natriurético atrial	Função sistólica Fração de ejeção *Strain* miocárdico Disfunção diastólica Complicações mecânicas Função de VD Hipertensão pulmonar

VD: ventrículo direito.

Tratamento do choque cardiogênico

O tratamento do choque cardiogênico deve iniciar com a identificação e resolução do fator desencadeante, ou seja, a condição patológica que resultou na falência miocárdica.

- Manejo volêmico: depende do fenótipo hemodinâmico.
- Drogas vasoativas:
  - Milrinona 0,375 a 0,75 mcg/kg/minuto.
  - Levozimedama 0,1 a 0,5 mcg/kg/minuto.
  - Dobutamina 2,5 a 20 mcg/kg/minuto.
  - Adrenalina 0,1 a 0,3 mcg/kg/minuto.
  - Noradrenalina 0,1 a 2 mcg/kg/minuto.
  - Vasopressina 0,01 a 0,04 U/minuto.
- Dispositivos de assistência ventricular (contrapulso, contínuo ou pulsátil).
- Transplante cardíaco.

REFERÊNCIAS

1. de Carvalho H, Bonatto RC, Campos FJ, Martin JG, Fioretto JR. Accuracy of pulmonary ultrasound versus chest radiography for detecting pulmonary congestion resulting from increased pulmonary blood flow in children with congenital heart disease and left-to-right shunting. Progress in Pediatric Cardiology. 2022;67. Disponível em: http://hdl.handle.net/11449/247876.
2. Perloff JK. The clinical recognition of congenital heart disease. 5.ed. Philadelphia: W. B. Saunders; 2003.
3. Thiene G, Frescura C. Anatomical and pathophysiological classification of congenital heart disease. Cardiovasc Pathol. 2010;19: 259-74.
4. Bonatto RC, de Carvalho HT. Arritmias cardíacas. In: Fioretto JR, Bonatto RC, Carpi MF, Ribeiro CF. UTI pediátrica. 2.ed. Rio de Janeiro: Guanabara-Koogan; 2020.
5. Bonatto RC, Pereira NA. Crise hipoxêmica. In: Fioretto JR, Bonatto RC, Carpi MF, Ribeiro CF. UTI pediátrica. 2.ed. Rio de Janeiro: Guanabara-Koogan; 2020.
6. Montera MW, Marcondes-Braga FG, Simões MV, Moura LAZ, Fernandes F, Mangine S, et al. Diretriz de Miocardites da Sociedade Brasileira de Cardiologia – 2022. Arq Bras Cardiol. 2022;119(1):143-211.
7. Fowler VG, Durack DT, Selton-Suty C, Athan E, Bayer AS, Chamis AL, et al. The 2023 Duke-International Society for Cardiovascular Infectious Diseases Criteria for Infective Endocarditis: updating the modified Duke Criteria. Clin Infect Dis. 2023;77(4):518-26.
8. Vicent L, Luna R, Martínez-Sellés M. Pediatric infective endocarditis: a literature review. J Clin Med. 2022;11(11):3217.
9. van Diepen S, Katz JN, Albert NM, Henry TD, Jacobs AK, Kapur NK, et al. Contemporary management of cardiogenic shock: a scientific statement from the American Heart Association. Circulation. 2017;136(16):e232-268.
10. Hollenberg SM, Kavinsky CJ, Parrillo JE. Cardiogenic shock. Ann Intern Med. 1999;131:47-59.

20

Alteração do nível de consciência

Ricardo Maria Nobre Othon Sidou
Larissa Mariane Amorim Silva

DESTAQUES

- Alterações no nível de consciência em crianças podem ser um sinal de condições graves, como traumatismo cranioencefálico, infecções ou distúrbios metabólicos. A avaliação precoce é crucial para direcionar o tratamento adequado e minimizar os riscos à saúde da criança.
- Várias condições podem afetar o nível de consciência em crianças, incluindo doenças infecciosas (como meningite ou encefalite), distúrbios metabólicos, intoxicações, traumas cranianos e condições neurológicas. Compreender as possíveis causas é fundamental para uma abordagem diagnóstica eficaz.
- A avaliação do nível de consciência pode ser feita por meio de escalas como a Escala de Coma de Glasgow, adaptada para a faixa etária pediátrica, e observação clínica dos sinais de alteração do estado mental. A utilização dessas ferramentas auxilia na identificação da gravidade da condição e na tomada de decisões clínicas rápidas.
- Alterações no nível de consciência em crianças exigem ação imediata para evitar complicações a longo prazo. Além da identificação e diagnóstico rápidos, o acompanhamento contínuo e monitoramento do estado da criança são fundamentais para garantir a recuperação e prevenir danos neurológicos permanentes.

INTRODUÇÃO E DEFINIÇÕES

Alteração no nível de consciência em crianças e adolescentes consiste em um espectro de doenças que representam um desafio diagnóstico e terapêutico para o pediatra. Podem ser verificadas alterações na consciência de si próprio, na consciência autopsíquica e/ou na consciência do ambiente ao seu redor, ou na consciência alopsíquica.[1] Esses estados podem variar na intensidade, duração e resolução (tratamento), indo desde a confusão, desorientação ou agitação até letargia, obnubilação e coma.[2]

Em sua intensidade máxima a alteração do nível de consciência em crianças e adolescentes constitui-se no estado de coma (do grego *kõma,* que significa sono profundo).[3] Geralmente esses estados perduram por 2 a 4 semanas, podendo evoluir para recuperação total, ocorrência de sequelas neurológicas ou produzir o óbito do paciente. Quando perduram por mais de 4 semanas, ocorrendo após uma lesão cerebral aguda e seguindo a instalação do estado de coma, são denominados transtornos prolongados da consciência. Coma, portanto, é a representação do envolvimento do tronco encefálico e/ou de alguma estrutura diencefálica primordial para a manutenção do nível de consciência,[4] evidenciando a falência dos mecanismos para sua manutenção.

A Figura 1 apresenta um esboço simplificado dos dois componentes da consciência: nível e conteúdo.[5] No estado de coma farmacológico (anestesia geral) ou patológico (em preto), os pacientes parecem adormecidos (sem vigília), mas não têm nenhuma evidência de conduta voluntária. Nos estados fisiológicos normais (em cinza claro), o nível e o conteúdo estão correlacionados satisfatoriamente (salvo no sono REM). Em transtornos de longo prazo da consciência (em cinza escuro) há dissociação de consciência (ou seja, pacientes

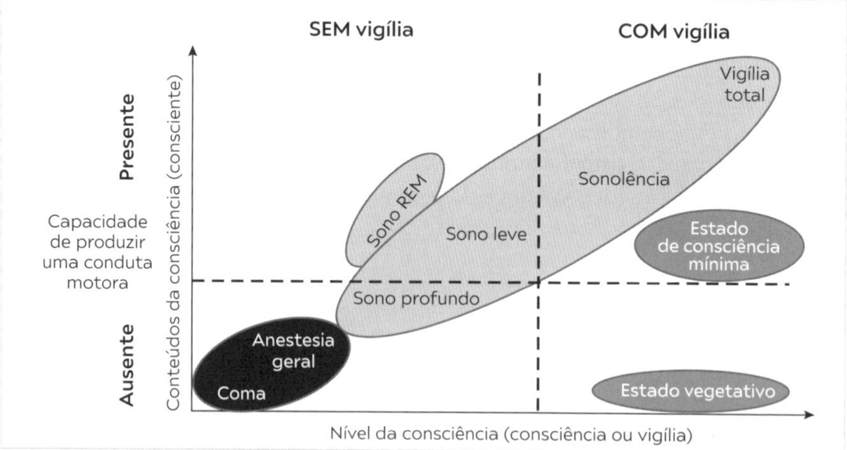

FIGURA 1 Esboço simplificado dos dois componentes da consciência: nível e conteúdo.

Fonte: adaptada de Hernandez-Chaves, Tejada, Calderón, Duke.

aparentemente acordados, mas sem evidência de condutas motoras voluntárias (estado vegetativo) ou condutas propositivas mínimas (isto é, estado de consciência mínima).[5] Portanto, o nível de consciência reflete o funcionamento de estruturas mais primordiais do sistema nervoso representados pelo tronco encefálico e por estruturas diencefálicas (tálamo e hipotálamo) e pelo sistema reticular ativador ascendente (Sara). O conteúdo, por sua vez, diz respeito às funções corticais superiores, como gnosia, praxia, memória, aprendizado, raciocínio e orientação temporoespacial, sendo representado pelo noecórtex.[4]

Neste capítulo será abordado o estado de coma como representante principal das alterações no nível da consciência, pois o reconhecimento de seu causador e o início rápido do tratamento determinam sua evolução, minimizando sequelas neurológicas.

CONCEITO

Posner descreve o coma como um "estado de não responsividade na qual o paciente mantém os olhos fechados e não pode ser despertado mesmo quando submetido a estimulação prolongada e vigorosa".[6,7]

EPIDEMIOLOGIA

Não há grandes estudos realizados na população pediátrica para determinar a incidência das alterações no nível da consciência. Já a taxa anual de internação hospitalar por alteração no nível da consciência decorrente de causa não traumática em crianças gira em torno de 30/100.000.[2]

ETIOLOGIA

As causas de coma em crianças são muito variadas. O Quadro 1 agrupa as causas por mecanismos fisiopatológicos geradores usando da mnemônica VINDICATE.

FISIOPATOLOGIA

Em 1949 o médico italiano Giuseppe Moruzzi descreveu a formação reticular (FR), pequenina estrutura situada no interior do tronco encefálico, cujo estímulo

QUADRO 1 Causas de coma em crianças utilizando o mnemônico VINDICATE

	Mecanismo	Agente etiológico
V	Vascular	AVC, TVP, hemorragia, PRES, malformação arteriovenosa, aneurisma, trombose de seio cavernoso, encefalopatia hipertensiva; hematomas intracranianos.
I	Infecção	Meningite, encefalite, abscesso cerebral, empiema, infecção sistêmica.
	Inflamação	Inflamação do SNC, estado de mal epilético (convulsões).
N	Neurológico	ADEM, estados ictais e pós-ictais.
	Neoplásico	Neoplasias do SNC, infiltração SNC (quimioterapia e/ou radioterapia).
D	Dietético	Deficiência de cofatores (tiamina, piridoxina, cobalamina, ácido fólico, niacina); nutrição parenteral.
I	Intoxicações	Medicamentos (oxicodona, defenidramina, dextrometorfano). Abstinência de barbitúricos, benzodiazepinas, sedativos, hipnóticos, drogas lícitas (álcool) e ilícitas (cocaína). Chumbo, manganês, mercúrio, organofosforados. Monóxido de carbono (uso de narguilé).
C	Congênitas genéticas	Erros inatos do metabolismo: acidemias orgânicas e aminoacidemias, defeitos do ciclo da ureia, distúrbios dos carboidratos, distúrbios mitocondriais e da carnitina, defeitos na oxidação dos ácidos graxos, leucodistrofias.
A	Alérgicas Autoimunes	Encefalite mediada por anticorpo, vasculites do SNC.
T	Trauma	TCE, delírio no PO, abuso (síndrome do bebê sacudido).
E	Endócrino	Hipo ou hiperglicemia, CAD, hipo ou hipertireoidismo, Addison, Cushing, feocromocitoma.
	Metabólico	Hipóxia/isquemia (PCR qualquer etiologia, IC, IR, afogamento); IH, insuficiência renal, DHE, hipo ou hipernatremia; hipo ou hipermagnesemia; hipo ou hipercalcemia, hipofosfatemia; síndrome de Reye; hipo ou hipertermia.

ADEM: encefalomielite disseminada aguda; AVC: acidente vascular cerebral; CAD: cetoacidose diabética; DHE: distúrbio hidroeletrolítico; IC: insuficiência cardíaca; IH: insuficiência hepática; IR: insuficiência respiratória; PCR: parada cardiorrespiratória; PO: pós-operatório; PRES: síndrome da encefalopatia posterior reversível; SNC: sistema nervoso central; TCE: traumatismo cranioencefálico; TVP: trombose venosa profunda.
Fonte: adaptado de Krompotic;[2] Hernandez-Chaves;[5] McClenathan et al.;[8] Michelson et al.;[9] Karpenko e Keegan;[10] SCCM.[11]

leva ao estado de vigília e cuja lesão provoca o estado de coma.[12] Trata-se de conjunto de pequenos núcleos de neurônios que à primeira vista parecem uma rede, um retículo, de onde vem o nome. Espalham-se ao longo do tronco, em organização física não muito conhecida, ainda hoje. O que se sabe bem é que as lesões que atingem essa FR são justamente as tais estratégicas, as causadoras de coma.[4,6]

O substrato anatômico da consciência envolve o córtex de ambos os hemisférios, o sistema reticular ativador ascendente (SRAA) e suas projeções. O SRAA é um agregado de neurônios localizados no tronco cerebral, entre a parte superior da ponte e o mesencéfalo, e no tálamo medial. Contrariamente à clássica noção de coma por lesão de tronco, a máxima intercessão das lesões causadoras de coma está na parte superior da ponte, e não no mesencéfalo, e lesões localizadas somente na ponte podem causar coma mesmo na ausência de lesão no mesencéfalo.[4,8] Assim, na ocorrência de coma, pressupõe-se:

A. Lesão do SRAA ou de suas projeções ou
B. Destruição de grandes áreas de córtex de ambos os hemisférios ou
C. Supressão das funções reticulocerebrais por drogas, toxinas ou alterações metabólicas (hipoglicemia, azotemia ou insuficiência hepática).

QUADRO CLÍNICO

Anamnese

O diagnóstico deve ser feito a partir de uma anamnese cuidadosa, um exame físico diligente, exame neurológico atento e a solicitação adequada de exames laboratoriais. A anamnese deve fornecer a maior parte das informações necessárias para construir o diagnóstico. Pela inconsciência do paciente a anamnese deverá ser respondida por terceiros.[4,9] Um roteiro racional de questionamentos deve, minimamente, compreender:[10]

1. A alteração na consciência ocorreu gradual ou agudamente?
   A. Existiam sinais anteriores, como sonolência excessiva, confusão mental, alterações na memória antes do coma?
   B. Existiam outros sintomas associados, como febre, movimentos incomuns, fraqueza muscular, parestesias, cefaleia, fotofobia, tontura, cervicalgia ou dor nas costas?

   C. O que a pessoa estava fazendo quando o coma ocorreu?
   D. Estava bem até quando?
E. Tem alguma doença crônica, como cardiopatia, diabetes ou outras endocrinopatias, nefropatia, hepatopatia, pneumopatia?
2. História prévia de neurocirurgia?
3. História pessoal ou familiar de convulsão ou estado de mal epiléptico?
   A. História de convulsão febril quando criança?
   B. História de trauma cranioencefálico (TCE) com perda de sentidos?
   C. História de infecção no sistema nervoso central?
4. História de doença psiquiátrica?
   A. História de uso de psicofármacos pelo paciente ou algum membro da família?
   B. Há risco de utilização acidental pela criança?
   C. Relato de ideação suicida?
5. Há relato de abuso de substâncias lícitas e ilícitas?

Um exame físico cuidadoso, bem como a avaliação neurológica cumprindo os cinco passos de Posner, proporcionará condições para construirmos suspeitas etiológicas consistentes, bem como a localização da lesão anatômica no sistema nervoso.

Sinais vitais

Devem ser verificados à admissão e em intervalos regulares durante a internação ou atendimento inicial e são apresentados no Quadro 2.

QUADRO 2 Sinais vitais

Sinal vital		Interpretação
Temperatura	Hipotermia	• Infecção em lactentes, falência circulatória, intoxicações.
	Hipertermia	• Estado de mal epiléptico, infecção (meningite, encefalite, abscesso cerebral), envenenamento por anticolinérgico.
Frequência cardíaca	Taquicardia	• Pode traduzir comprometimento hemodinâmico. • Pode se elevar pela dor, convulsão, intoxicação por substâncias adrenérgicas ou anticolinérgicas • Fibrilação atrial rápida pode ser causa de AVCi.

(continua)

QUADRO 2 Sinais vitais (*continuação*)

Sinal vital		Interpretação
Frequência cardíaca	Bradicardia	• Pode gerar hipoperfusão cerebral quando associada a hipotensão reativa. • Vista na tríade de Cushing que pode significar elevação da PIC (bradicardia, hipertensão e respiração irregular).
Pressão arterial	Hipertensão	• Presente na emergência hipertensiva. • No aumento da PIC se eleva como mecanismo autorregulatório intrínseco para manter o fluxo sanguíneo cerebral (FSC = PAM - PIC). • Pode se elevar pela dor, convulsão, intoxicação por substâncias adrenérgicas ou anticolinérgicas.
	Hipotensão	• Pode resultar em hipoperfusão cerebral e coma. • Presente no choque, doença renal ou hepática em estágio terminal. • Observado também no uso de opiáceos, barbitúricos e benzodiazepínicos. • Intoxicação ou overdose de anti-hipertensivo ou no traumatismo raquimedular com perda do tônus simpático.
Frequência respiratória	Taquipneia	Pode ser hiperventilação neurogênica central nas lesões do mesencéfalo ou diencéfalo.
	Apneia ou respirações irregulares	Quando de origem central: • Respiração de Cheyne-Stokes: - Encefalopatia metabólica. - Lesões supratentoriais. - Lesões do mesencéfalo ou diencéfalo. • Apnêustica nas lesões pontinas. • Atáxica (Biot) nas lesões de medula com prognóstico ruim.

AVCi: acidente vascular isquêmico; FSC: fluxo sanguíneo cerebral; PAM: pressão arterial média; PIC: pressão intracraniana.
Fonte: adaptado de Michelson et al.;[9] Karpenko e Keegan.[10]

Exame físico

O exame físico geral deve, junto à anamnese, ir norteando a conduta de atendimento que fluirá à medida que avançam a anamnese e o exame físico. Os pontos principais a serem pesquisados estão apresentados na Figura 2.

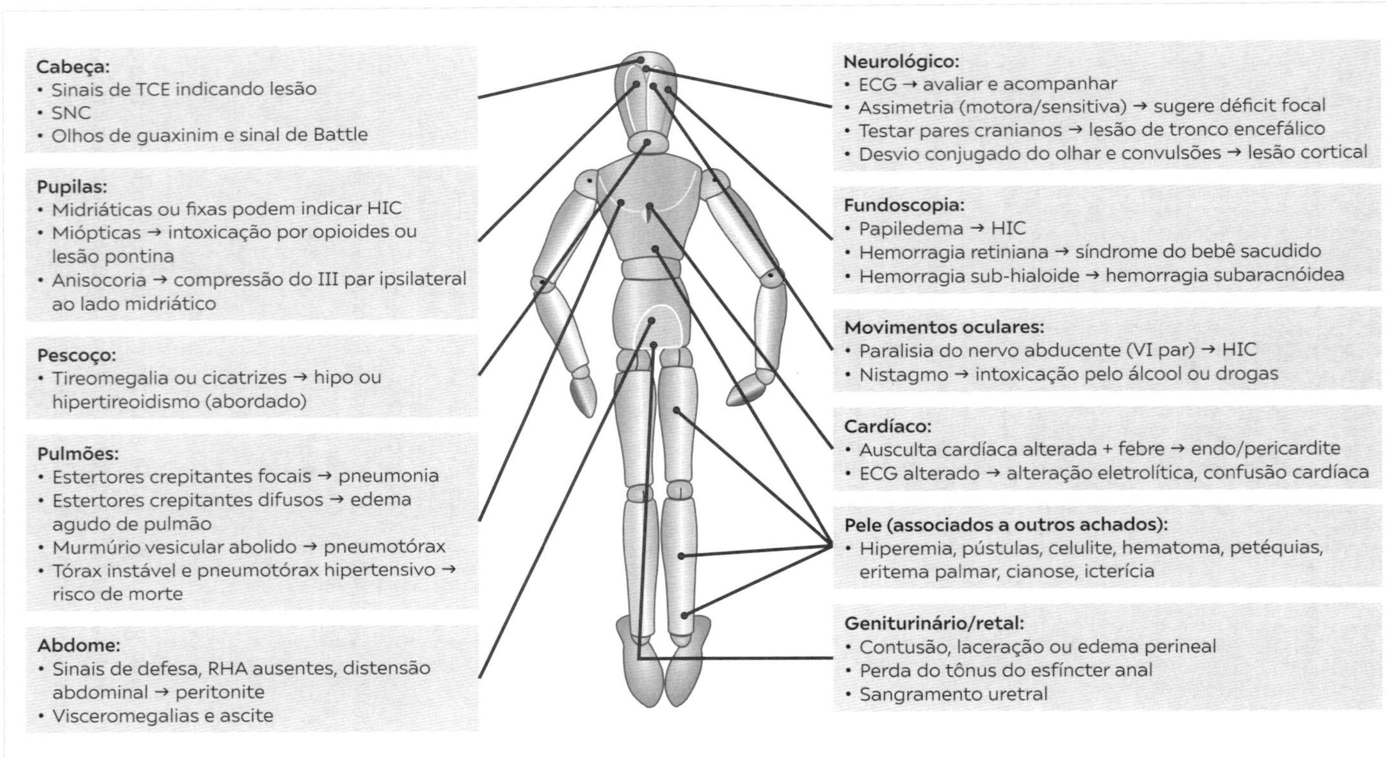

FIGURA 2 Exame físico geral.

HIC: hipertensão intracraniana; SNC: sistema nervoso central; TCE: traumatismo cranioencefálico.
Fonte: adaptada de Damiani.[4]

SEQUÊNCIA DE AVALIAÇÃO NEUROLÓGICA DE POSNER

Os componentes dos cinco passos de Posner serão descritos a seguir. Sua utilização sistemática consiste em colher informações sobre:

1. Nível de consciência.
2. Padrão respiratório.
3. Avaliação das pupilas.
4. Motilidade ocular extrínseca.
5. Postura motora.[6]

Avaliação do nível de consciência

A Escala de Coma de Glasgow (ECG) segue sendo o instrumento para avaliação clínica e acompanhamento do nível de consciência. Trata-se de instrumento de fácil realização e reprodutibilidade, podendo ser utilizada tanto no diagnóstico, seguimento e prognóstico do coma gerado por trauma ou de outra etiologia. Especificamente no traumatismo cranioencefálico, usando a Escala de Goma de Glasgow, podem ser classificados em leve (ECG > 12), moderado (ECG 9 a 12) e grave (ECG 3 a 8)

QUADRO 3 Escala de Coma de Glasgow

ECG > 2 anos		ECG modificada < 2 anos
Abertura ocular		
Resposta verificada	**Escore**	Resposta verificada
Espontânea	4	Espontânea
Por estimulação verbal	3	Por estimulação verbal
Por estimulação à dor	2	Por estimulação à dor
Ausente	1	Ausente
Melhor resposta motora		
Obedece a comandos	6	Movimentação espontânea
Localiza a dor	5	Localiza a dor (retira ao toque)
Retira ao estímulo doloroso	4	Retira à dor
Decorticação (flexão)	3	Flexão ao estímulo doloroso
Descerebração (extensão)	2	Descerebração (extensão)
Ausente	1	Ausente

(continua)

QUADRO 3 Escala de Coma de Glasgow (*continuação*)

ECG > 2 anos		ECG modificada < 2 anos
Melhor resposta verbal		
Orientado	5	Balbucio
Confuso	4	Choro irritado
Palavras inapropriadas	3	Choro à dor
Sons inespecíficos	2	Gemido à dor
Ausente	1	Ausente

ECG: Escala de Coma de Glasgow.
Fonte: adaptado de Sanches-Albisua;[13] Melania et al.;[14] Thompson e Williams.[15]

Avaliação do padrão respiratório

Em condições normais, a criança apresenta padrão respiratório regular (amplitude e frequência) compatível com a faixa etária. Como se pode observar no Quadro 4, alguns padrões respiratórios clássicos são observados e podem auxiliar na localização do agravo no sistema nervoso central. A frequência respiratória está também tabulada e pode ser consultada no Quadro 5.

QUADRO 4 Padrões respiratórios clássicos

Local da lesão Situações de ocorrência	Registro da respiração	Denominação
Diencéfalo Mesencéfalo superior Hipoxemia grave Uremia Encefalopatia hipertensiva	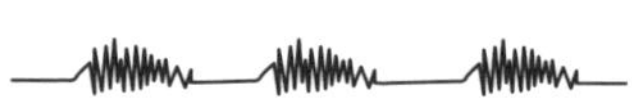	Respiração de Cheyne-Stokes
Mesencéfalo inferior Ponte superior Hiperpneia mantida, rápida e profunda	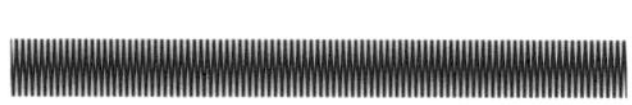	Hiperventilação neurogênica central
Ponte média e caudal	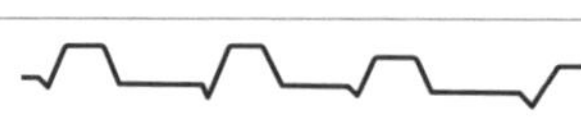	Respiração apnêustica
Sofrimento bulbar (pré-PCR)	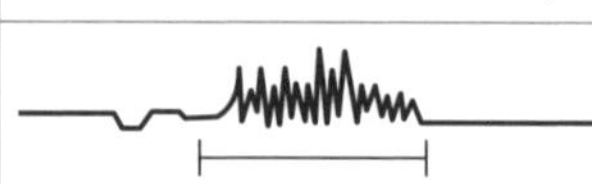	Respiração atáxica
Falência dos mecanismos respiratórios do bulbo Intoxicações por sedativos		Apneia

Fonte: adaptada de Damiani.[4]

QUADRO 5 Frequência respiratória

Idade	Frequência respiratória (mrm)
Recém-nascido	30-60
1-12 meses	30-60
1-2 anos	24-40
3-5 anos	22-34
6-12 anos	18-30
Adolescentes	12-16

Avaliação pupilar

O sistema simpático do nervo oculomotor (III par craniano) é responsável pela dilatação da pupila (midríase), enquanto o parassimpático é o responsável pela constrição pupilar (miose).[1,2] O Quadro 6 relaciona o aspecto pupilar e as possíveis causas e localização do agravo ao sistema nervoso central.

Avaliação da motilidade ocular extrínseca

A motricidade ocular extrínseca (MOE) também nos ajuda na localização da lesão no SNC. Nessa avaliação se verifica a integridade dos pares cranianos oculomotor (III par), troclear (IV par) e abducente (VI par), que se integram no tronco encefálico, sendo o III par em posição mais mesencefálica e o IV e VI pares em posição pontina.

A avaliação da motilidade ocular deve ser realizada observando-se a presença ou ausência de:

1. Movimentos oculares espontâneos.
2. Acompanhamento de estímulos visuais.
3. Presença de nistagmos.
4. Detecção de diplopia, se possível.
5. Reflexo córneo palpebral (estimulação da córnea com algodão ou gaze desperta o reflexo normal de piscamento e o desvio do olhar para cima). Avalia-se com essa manobra semiológica o nervo trigêmeo (V par) em sua via aferente e o nervo facial (VII par) em sua via eferente.

QUADRO 6 Aspecto pupilar e as possíveis causas e localização do agravo ao SNC

Achado ocular	Causa e localização da lesão
Miose bilateral 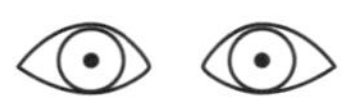	Opiáceos Benzodiazepínicos Barbitúricos Substâncias colinérgicas (pilocarpina, carbacol etc.) Inibidores da colinesterase (neostigmina, organofosforados etc.) Clonidina Fenotiazina Derivados do ergot Lesão pontina
Midríase bilateral 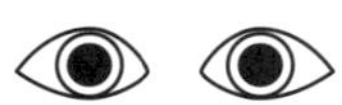	Anticolinérgicos (atropina, defenidramina, escopolamina) Simpaticomiméticos (cocaína, metanfetamina, MDMA, dopamina, fenilefrina, norepinefrina) Serotoninérgicos (inibidores seletivos da recaptação da serotonina, LSD, dextrometorfano) Abstinência de opioides ou de benzodiazepínicos Ocitocina Aumento da PIC com compressão do III par craniano (não reativa) Toxina botulínica Iridoplegia pós-traumática Neuropatia diabética
Anisocoria 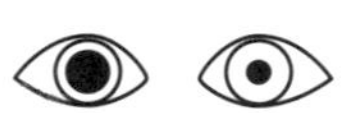	Pode ser achado normal, especialmente se houver mínima diferença de tamanho e ambas forem reativas Compressão unilateral do III par craniano Lesão mesencefálica afetando o núcleo do III par craniano Aneurisma da artéria comunicante posterior Síndrome de Horner Iridoplegia pós-traumática Neuropatia diabética

(continua)

QUADRO 6 Aspecto pupilar e as possíveis causas e localização do agravo ao SNC (*continuação*)

Achado ocular	Causa e localização da lesão
Desvio conjugado do olhar 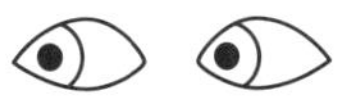	Lesão estrutural envolvendo o lobo frontal ipsilateral à direção do olhar Raramente pode ser causada por lesão pontina Convulsão envolvendo o lobo frontal contralateral à direção do olhar
Desnível (inclinado) 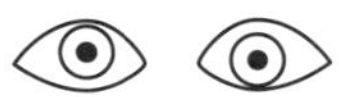	Lesão do tronco cerebral ou cerebelar
Nistagmo 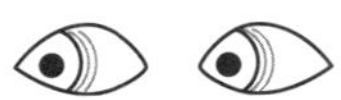	Bidirecional e sustentado, vertical ou rotatório Tronco cerebral ou lesão medular
Sinal do pôr do sol 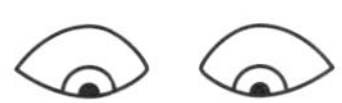	Perda do olhar vertical. Lesão dorsal do mesencéfalo ou hidrocefalia
Balanço ocular 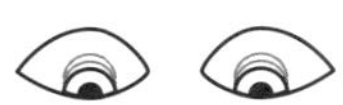	Lesão pontina extensa, associada a um mau prognóstico

LSD: dietilamida do ácido lisérgico; MDMA: 3,4-metilenodioximetanfetamina; PIC: pressão intracraniana.

Fonte: adaptado de Karpenko e Keegan.[10]

6. Reflexo oculocefálico (de olhos de boneca): normalmente a lateralização brusca da cabeça para a direita volta ambos os olhos para a região esquerda e existem movimentos de nistagmos como tentativa de fixação de imagem. Em sua ausência se estará diante do reflexo de olhos de boneca, que indica lesão importante do tronco encefálico baixo. É mandatório ter certeza da ausência de lesão cervical para realizar esse teste.
7. Reflexo oculovestibular é realizado injetando-se água gelada no conduto auditivo. Quando presente, verifica-se a movimentação conjugada de ambos os olhos para o lado do estímulo. Para realizá-lo é preciso ter certeza da integridade das membranas timpânicas e manter o paciente com a cabeceira em elevação de 30 graus com a horizontal

Obs.: os dois últimos reflexos fazem parte da avaliação protocolar de morte encefálica (ME) e precisam estar presentes, com outros achados concomitantes, para a confirmação da ME.

Postura motora

As vias das respostas motoras iniciam-se no córtex cerebral e vão até o bulbo, onde cruzam a linha média e seguem para a medula cervical. Dependendo da altura da lesão, há déficits motores mais superiores ou inferiores e unilaterais ou contralaterais à lesão. Além disso, dois padrões clássicos devem ser mencionados (Figura 3).

AVALIAÇÃO CLÍNICA E LABORATORIAL SIMULTANEAMENTE AO TRATAMENTO

O tratamento deve ser a par e passo com a avaliação do paciente e tem como principal objetivo limitar a lesão cerebral e inicialmente é de suporte. O Quadro 7 mostra avaliação e tratamento correndo em paralelo, ou seja, simultaneamente.

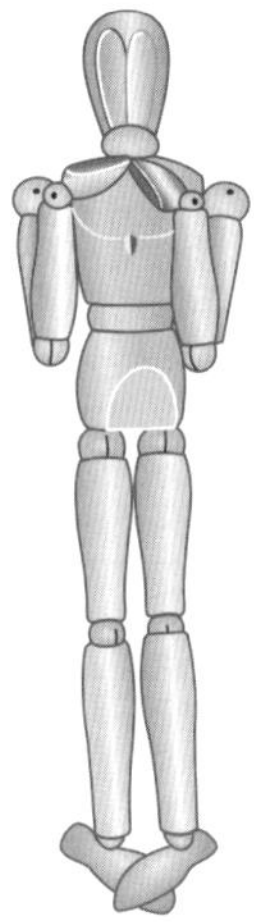

Postura de decorticação

Descrição do padrão motor: postura flexora, com adução e flexão de cotovelo, punhos e dedos nos membros superiores, com postura extensora em membros inferiores.
Localização da lesão: supratentorial.
Interpretação: quando presente, pode ser sinal evidente de herniação transtentorial consequente a HIC.
Pode ser reversível se a HIC for tratada rápida e agressivamente.

Lesão mesencefálica superior

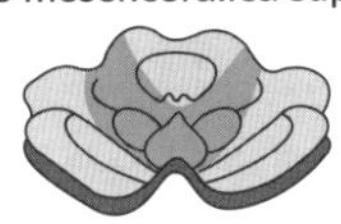

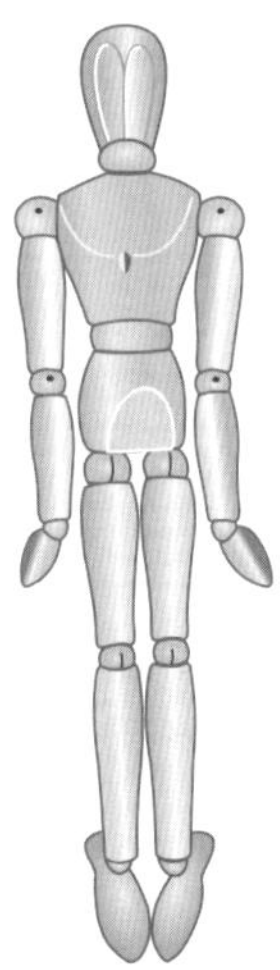

Postura de descerebração

Descrição do padrão motor: postura extensora e pronação dos membros superiores com extensão dos membros inferiores.
Localização da lesão: tronco encefálico superior.
Interpretação: posturas extensoras de membros inferiores com flacidez e ausência de resposta motora representam acometimentos mais graves e de pior prognóstico, frequentemente irreversíveis, com acometimento do bulbo e da região pontina.

Lesão pontina superior

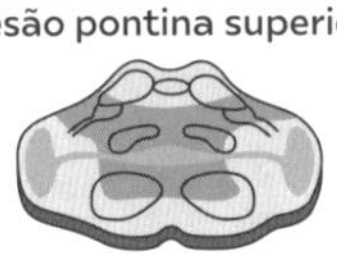

FIGURA 3 Padrões clássicos de postura motora.
Fonte: adaptada de Melania et al.[14]

QUADRO 7 Avaliação e tratamento

Avaliação	Tratamento
• Sinais vitais (T, FC, FR, $SatO_2$, PAM). • Exame físico geral e do trauma. • Exame neurológico e ECG. • Glicemia capilar. • Gasometria (arterial ou venosa). • Triagem laboratorial: – Hemograma, glicemia, eletrólitos, ureia, creatinina, hemoculturas e urinocultura, testes da função hepática (incluindo amônia e lactato), gasometria arterial, testes de coagulação. • Toxicológico no sangue e urina. – Carboxiemoglobina – Concentrações específicas de drogas • TC de crânio se: – Sinais neurológicos focais. – Papiledema outros sinais de aumento de PIC. – Febre + coma – Diagnóstico incerto. – Suspeitas de lesões estruturais » Edema cerebral. » Neoplasia. » Hemorragia. » Hidrocefalia. » Risco de herniação. • RM de crânio (paciente estável). – Idem TC com mais detalhes. • Punção lombar para avaliação do líquor – Afastar HIC (risco de herniação). – Febre + leucocitose + meningismo. – Causa do coma segue obscura • EEG: – Crise convulsiva, principalmente as subclínicas (sem atividade motora evidente). – Diagnóstico permanece obscuro.	• Prioridade máxima é a abordagem ABCDE. • Intubar se ECG ≤ 8 ou insuficiência respiratória. • Estabilizar a coluna cervical (colar). • Suplemento O2. • Acesso IV. • Suporte de pressão arterial conforme necessário. • Hipoglicemia (ver glicemia capilar) – SG10%: 0,25 g/kg (2,5 mL/kg de solução de dextrose a 10). – NÃO atrasar se glicemia tardar a ser avaliada. • Convulsão: – Tratar convulsões definidas. Tratamento inicial: » Lorazepam: 0,1 mg/kg até 4 mg por dose. » Diazepan: 0,15-0,20mg/kg, IV, até 10 mg por dose. » Convulsões continuarem: tratar como estado de mal epiléptico. • Tratamentos empíricos: – Suspeita de infecção: » Ceftriaxona 100 mg/kg (dose única máxima 2 g) e vancomicina (dose específica por idade). » Aciclovir (dose específica por idade). – Suspeita de ingestão de opioide (miose, depressão respiratória e hipotonia): » Naloxona 0,1 mg/kg, IV, em pacientes até 20 kg ou ≤ 5 anos; máximo de 2 mg, IV. – Suspeita de aumento da PIC: » Manitol 0,5-1 g/kg, IV ou » Solução hipertônica 3% 5 mL/kg, IV » Cabeceira elevada e centrada na linha média. – Suspeita de estado de mal epiléptico não convulsivo: » Lorazepam 0,1 mg/kg, dose única máxima de 4 mg. Se a suspeita de convulsões continuar, tratar como para o estado de mal epiléptico. » Fenitoína 20 mg/kg podendo doses adicionais de 5-10 mg/kg. Se a suspeita de convulsões continuar, tratar como para o estado de mal epiléptico. ◊ Compatível só com SF. » Fosfenitoína 20 mg/kg, podendo dar dose adicional de 5-10 mg/kg. ◊ Compatível com SF, SG e RL

ECG: Escala de Coma de Glasgow; EEG: eletroencefalograma; FC: frequência cardíaca; FR: frequência respiratória; HIC: hipertensão intracraniana; IV: intravenoso; PAM: pressão arterial média; PIC: pressão intracraniana; RL: Ringer lactato; RM: ressonância magnética; $SatO_2$: saturação de oxigênio; SF: solução fisiológica; SG: soro glicosado; TC: tomografia computadorizada.

Fonte: adaptado de Thompson e Williams.[15]

REFERÊNCIAS

1. Silva LR, Solé D. Diagnósticos em pediatria. 2.ed. Barueri: Manole; 2022.
2. Krompotic K. A Clinical approach to altered level of consciousness in the pediatric patient. Austin Pediatr. 2016;3(5):1-5.
3. Rezende JM. Linguagem médica. 4.ed. Goiânia: Kelps; 2011.
4. Damiani D. Disorders of consciousness: practical management in an emergency room. Arq Bras Neuroc. 2016. Disponível em: https://www.researchgate.net/publication/310790290_Rebaixamento_do_nivel_de_consciencia_abordagem_pratica_na_sala_de_emergencia/fulltext/59fa84faa6fdcc9a1626db72/Rebaixamento-do-nivel-de-consciencia-abordagem-pratica-na-sala-de-emergencia.pdf. Acesso em: mar. 2024.
5. Hernandez-Chaves MI, Tejada PC, Calderón G, Duk N. Prolonged disorder of consciousness in children: an update. Andes Pediatr. 2021;92(1):15-24.
6. Plum F, Posner JB. Diagnosis of stupor and coma. 4.ed. Oxford: Oxford University Press; 2007.
7. Pearson-Shaver T, Mehta R. Coma and depressed sensorium. In: Fuhrman BP, Zimmerman JJ. Pediatric critical care. 4.ed. Philadelphia: Elsevier; 2011. p.805-21.
8. McClenathan BM, Thakor NV, Hoesch RE. Pathophysiology of acute coma and disorders of consciousness: considerations for diagnosis and management. Semin Neurol. 2013;33(2):91-109.
9. Michelson D, Thompson L, Williams EA. Evaluation of stupor and coma in children. UpToDate. 2024. Disponível em: https://www.uptodate.com/contents/stupor-and-coma-in-children. Acesso em: mar. 2024.
10. Karpenko A, Keegan J. Diagnosis of coma. Emerg Med Clin N Am. 2021;39:155-72.
11. Society of Critical Care Medicine (SCCM). Pediatric fundamental critical care support. 2018. Disponível em: ccm.org/Education-Center/Educational-Programming/Fundamentals/Pediatric-Fundamental-Critical-Care-Support. Acesso em: mar. 2024.
12. Moruzzi G, Magoun HW. Brain stem reticular formation and activation of the EEG. Electroencephalogr Clin Neurophysiol. 1949;1(4):455-73.
13. Sanchez-Albisua I. Impaired consciousness in the pediatric intensive care unit: etiology and diagnostics. English version. Clin Epileptol. 2023;36(Suppl 2):S120-S124.
14. Melania M, Bembea MM, Agus M, Akcan-Arikan A, Alexander P, Basu R, et al. Pediatric organ dysfunction information update mandate (Podium) contemporary organ dysfunction criteria: executive summary. Pediatrics. 2022;149(Suppl 1):S1-S12.
15. Thompson L, Williams EA. Treatment and prognosis of coma in children. UpToDate. Literature review current through: Mar 2024.

21

Convulsões

Veronica Indicatti Fiamenghi
Helena Muller

DESTAQUES

- Convulsões em crianças.
- Estado epilético.
- Convulsão febril.

INTRODUÇÃO

Crises convulsivas são uma causa frequente de consultas em prontos atendimentos e emergências pediátricas, bem como de internação hospitalar.

Este capítulo vai focar o manejo do estado epilético, que é a manifestação mais grave de crises convulsivas, mas vai discutir também a crise convulsiva febril, que é a convulsão mais comum na infância. As considerações do capítulo referem-se a crianças com idade superior a 4 semanas, não contemplando o período neonatal.

O estado epilético (EE) é uma emergência médica, que deve ser prontamente reconhecida e tratada. É a emergência neurológica mais comum em pediatria. Embora o prognóstico seja determinado principalmente pela causa, o tempo de duração é também um fator muito importante.[1,2]

A incidência relatada do EE em crianças varia conforme as publicações, entre 10 e 70 episódios por 100 mil crianças/ano, sendo maior em crianças menores de 2 anos. Os dados de mortalidade estão entre 3 e 8%, e a morbidade varia de 10 a 20%, principalmente com sequelas neurológicas a longo prazo, novas doenças neurológicas diagnosticadas e alterações comportamentais.[2,3]

ETIOLOGIA

As causas mais frequentes de EE em crianças estão listadas no Quadro 1.

É importante ressaltar que aproximadamente 50% das crianças eram saudáveis do ponto de vista neurológico antes da ocorrência do EE. Entre as causas mais frequentes está a crise convulsiva febril prolongada. Qualquer tipo de epilepsia pode se manifestar inicialmente com EE.[4]

QUADRO 1 Causas de estado epilético em crianças

Doenças agudas: • Infecção do sistema nervoso central – meningites, encefalites. • Insulto hipóxico-isquêmico. • Distúrbios metabólicos – hipoglicemia, hiponatremia, hipocalcemia. • Trauma. • AVE. • Intoxicações. • Baixa adesão ao tratamento anticonvulsivante. • Convulsão febril prolongada. • Primeira manifestação de epilepsia.
Doenças crônicas/prévias: • Encefalopatia hipóxico-isquêmica perinatal. • Doenças neurodegenerativas. • Sequelas de insultos cerebrais prévios (infecções, trauma, AVE).
Idiopática.

AVE: acidente vascular encefálico.

DEFINIÇÃO E CLASSIFICAÇÃO

Historicamente o EE era definido como crise convulsiva de duração maior ou igual a 30 minutos, ou crises frequentes de menor duração, mas sem recuperação do estado mental entre as crises.[1]

Em 2015 a International League Against Epilepsy (ILAE) publicou uma nova definição para EE, levando em consideração dois momentos temporais, chamados T1 e T2: EE é uma condição causada por fatores neuronais que promovem crises prolongadas ou pela falha dos mecanismos responsáveis por cessar a crise convulsiva após o T1. É uma condição que pode causar sequelas graves se persistir após o T2. Nessa definição, T1 e T2 são 5 minutos e 30 minutos respectivamente.

Do ponto de vista clínico, deve-se considerar T1 (5 minutos) como o momento em que se deve iniciar o tratamento do EE, e a partir do T2 (30 minutos) o tratamento deve ser mais agressivo para prevenir sequelas a longo prazo.

Esta definição é bem clara para o EE generalizado. Para os EE focais e não convulsivos ainda não há uma definição clara de temporalidade. A sugestão da liga para os EE focais é T1 de 10 minutos e T2 de 60 minutos (Epilepsia 2015).

O EE pode ser classificado em 4 tipos:

1. EE parcial simples: crises focais repetidas ou contínuas sem comprometimento da consciência.
2. EE parcial complexo: crises focais repetidas ou contínuas que podem ser motoras ou não, com comprometimento da consciência; em alguns casos as manifestações convulsivas podem ser sutis ou não aparentes, caracterizando EE não convulsivo.
3. EE convulsivo generalizado: inclui crises tônico-clônicas, tônicas e clônicas, sempre com perda de consciência.
4. EE de ausência: atividade convulsiva generalizada, caracterizada por sensório alterado, mas não necessariamente inconsciência.

Existe também uma classificação do EE baseada na etiologia, mostrada no Quadro 2. [1]

QUADRO 2 Classificação do EE baseada na etiologia

Sintomático	• Agudo: infecções, hipóxia, distúrbios da glicose e hidroeletrolíticos, trauma, AVE. • Remoto: patologias prévias como asfixia perinatal, trauma, infecções, malformações congênitas. • Progressivo: tumores cerebrais, epilepsias progressivas.
Criptogênico	Causa desconhecida.

AVE: acidente vascular encefálico.

TRATAMENTO DO ESTADO EPILÉTICO

Os objetivos do tratamento do EE são:

- Manter o ABC: assegurar via aérea, respiração adequada e circulação.
- Cessar a crise e prevenir recorrência.
- Diagnosticar e tratar a causa.

A prioridade inicial no manejo deve ser observar a patência da via aérea e o padrão ventilatório. Hipóxia é comum nesses pacientes. Deve-se aspirar secreções, posicionar e abrir a via aérea, se necessário, e administrar oxigênio a 100% por máscara facial. Nos casos de depressão respiratória ou se a saturação estiver menor de 90% apesar da oferta de O_2 a 100%, deve-se aplicar ventilação com bolsa-válvula-máscara.[2,5]

Todos os pacientes devem ser monitorizados com monitorização cardíaca, respiratória e oximetria de pulso. Determinação da glicose deve ser realizada, e a hipoglicemia deve ser tratada imediatamente. Monitorar temperatura e tratar febre, pois é um fator que reduz o limiar para crise convulsiva.

As indicações para entubação endotraqueal são: impossibilidade de manter via aérea pérvia e protegida, apneia ou hipoventilação, hipoxemia, EE com duração de 30 minutos.

Os pacientes em geral apresentam taquicardia e hipertensão durante as crises convulsivas. A ocorrência de bradicardia e/ou hipotensão são sinais de hipóxia grave e devem ser tratadas agressivamente com ventilação com pressão positiva e fluidos em bolo para expansão nos pacientes hipotensos.

Acesso venoso deve ser obtido assim que possível, e nas crises prolongadas recomenda-se puncionar dois acessos. Se o acesso venoso não for possível, o acesso intraósseo é uma alternativa. Inicialmente, as primeiras doses de medicações podem ser administradas por outras vias, como intramuscular, via retal, intranasal, enquanto é providenciado acesso venoso ou intraósseo.

A anamnese inicial deve focar na busca da etiologia das crises convulsivas. O profissional deve perguntar sobre história de crises prévias, sobre presença de algum diagnóstico de doença neurológica, sobre história de febre ou outro sintoma agudo e sobre uso de medicações.

Os exames iniciais recomendados são:[5]

- Glicose: hemoglicoteste.
- Eletrólitos e cálcio séricos.
- Nível sérico de anticonvulsivantes nos pacientes que fazem uso.
- Se suspeita de intoxicação: toxicológico no sangue e na urina.

Outros exames serão necessários em alguns casos para investigação da causa do EE. Nos casos de suspeita de infecção, coletar hemograma, proteína C reativa e culturas. Se houver suspeita de encefalite ou meningite, deve-se iniciar antibióticos e antivirais imediatamente. A coleta de líquor através de punção lombar deve ser feita após a estabilização do paciente, após cessar as crises e quando não houver suspeita de hipertensão intracraniana.[2]

História de trauma, presença de sinais neurológicos focais, perda inexplicável da consciência e evidência de hipertensão intracraniana são indicações para realização de tomografia computadorizada do encéfalo. Ressonância magnética pode ser útil para identificar lesões não vistas na tomografia, mas esse recurso nem sempre está disponível.[2]

TRATAMENTO MEDICAMENTOSO

Após cinco minutos de crise, deve-se administrar medicamento anticonvulsivante.

Os medicamentos de primeira linha são os benzodiazepínicos, uma recomendação baseada em fortes evidências científicas. As opções são midazolam, diazepam e lorazepam. Lorazepam é recomendado intravenoso, mas não há disponibilidade dessa apresentação no Brasil. Então se recomenda o uso de midazolam ou diazepam.

Diazepam é altamente lipossolúvel, atravessa rapidamente a barreira hematoliquórica e é eficaz em cessar a crise convulsiva, com efeito em 10 a 20 segundos. Midazolam também é efetivo, com efeito em menos de 1 minuto, mas a duração do efeito é mais curta.[2,6,7]

Os benzodiazepínicos podem ser utilizados no atendimento pré-hospitalar ou na emergência antes de obter acesso venoso. Nestes casos as opções são midazolam intramuscular, oral ou intranasal e diazepam via retal. A recomendação atual na literatura é pelo uso preferencial de midazolam intramuscular como primeira escolha na ausência de acesso venoso, pois é efetivo e seguro.[2,6-9]

Após a obtenção de acesso venoso, esta é a via preferencial para administração das drogas.

Diazepam ou midazolam podem ser utilizados pela via intravenosa. A literatura mostra algumas evidências de superioridade do midazolam e do lorazepam intravenoso sobre o diazepam como medicamento de primeira linha. Sabe-se que o diazepam ainda é o agente mais utilizado e mais difundido.[2,6]

Se a crise não cessar em 5 minutos, uma segunda dose de benzodiazepínico deve ser administrada. Deve-se ter atenção ao risco de depressão respiratória após a segunda dose.[2,6,7,9]

As doses recomendadas dos benzodiazepínicos estão demonstradas no Quadro 3.

QUADRO 3 Doses dos benzodiazepínicos

Midazolam	• IV 0,1 mg/kg máximo 5 mg. • IM 0,2 mg/kg máximo 10 mg. • IN 0,2 mg/kg máximo 10 mg.
Diazepam	IV 0,3 mg/kg máximo 5 mg < 5 anos e 10 mg > 5 anos. VR 0,5 mg/kg máximo 20 mg

IM: intramuscular; IN: intranasal; IV: intravenoso; VR: via retal.

Os pacientes que seguem em EE após duas doses de benzodiazepínicos devem receber os medicamentos de segunda linha. A escolha desses medicamentos depende muito da disponibilidade em cada local. As opções são: fosfenitoína, fenitoína, fenobarbital, valproato, levetiracetam. Os estudos disponíveis não demonstram superioridade de nenhum desses agentes.[7,10,11] No nosso meio as drogas mais facilmente disponíveis são fenitoína e fenobarbital para uso intravenoso no EE.

Fenitoína é amplamente disponível e bastante utilizada no EE como droga de segunda linha. Há dados de controle de 50 a 80% dos casos de crises prolongadas, e tem como vantagem causar pouca depressão respiratória. Os efeitos colaterais que podem ocorrer são arritmias cardíacas, bradicardia e hipotensão. Atenção deve ser dada à infusão para evitar extravasamento, o que pode provocar lesão dos tecidos subcutâneos e até mesmo necrose. A dose recomendada é 20 mg/kg, máximo 1 g, deve ser infundida em 20 minutos diluída em solução salina. Não é recomendada nos casos de EE causado por ingestão de drogas ou síndrome de abstinência a drogas.[2,8]

Fenobarbital é uma medicação anticonvulsivante de longa ação, muito utilizada no tratamento de crises convulsivas na infância. Possui eficácia semelhante à fenitoína, mas frequentemente provoca depressão respiratória e sedação prolongada devido a sua meia-vida longa. Devido a esses efeitos, não é recomendado como a primeira escolha na terapia de segunda linha, principalmente nos locais com outras opções disponíveis, como levetiracetam. Fenobarbital pode ser considerado como uso preferencial em crianças menores de 6 meses, em convulsões febris prolongadas e nos EE causados por ingestão de drogas ou síndrome de abstinência. A dose recomendada é 20 mg/kg, máximo 1 g, com velocidade de infusão de 2 mg/kg/minuto.[2,12]

Levetiracetam é uma boa alternativa nos locais onde há disponibilidade, e vem sendo recomendado em muitas publicações como primeira escolha entre as drogas de segunda linha. É bem tolerado, com poucos efeitos ventilatórios e cardiovasculares.[2,11]

Nos casos de não resposta à primeira medicação de segunda linha, é recomendada a utilização de outra opção após 5 minutos.[2,12]

Em crianças menores de 18 meses nas quais haja suspeita de doença metabólica pode ser utilizada piridoxina.[2]

ESTADO EPILÉTICO REFRATÁRIO

Os casos de EE que persistem após 30 a 40 minutos e após a administração de benzodiazepínicos e de dois medicamentos de segunda linha são considerados EE refratários. A terapia a seguir consiste no uso de infusão contínua de sedativos e/ou anestésicos.

Nesse momento o paciente deve ser internado na unidade de terapia intensiva (UTI), se ainda não estiver. A maioria dos pacientes vai necessitar de entubação e ventilação mecânica, e está indicada a monitorização com eletroencefalograma (EEG) contínuo. É aconselhável também avaliação e acompanhamento de neurologista nos casos refratários.[2,7,12]

As drogas mais utilizadas em infusão contínua são midazolam, thiopental e cetamina. Também nesse contexto não há estudos que demonstrem superioridade de uma ou outra opção. A maioria desses medicamentos apresenta risco de depressão respiratória e hipotensão.[2,7,12] A equipe deve estar atenta para o momento da indicação da entubação e para uso de bolo de fluidos e vasopressores conforme a necessidade.

Midazolam é recomendado como a primeira escolha para infusão contínua, tem rápido início de ação e a eficácia relatada em cessar as crises é de 70 a 95%. A dose varia de 0,1 a 1 mg/kg/hora. Os aumentos podem ser feitos a cada 15 minutos, 0,1 mg/kg/hora de cada vez.[13]

Tiopental é uma opção na dose de 1 a 3 mg/kg/hora, e os pacientes devem ser entubados e colocados em ventilação mecânica. Hipotensão é frequente, com necessidade de uso de vasopressor.

Propofol é citado para uso em EE, mas existem poucos estudos em crianças. Seu uso em infusão contínua está associado à síndrome do propofol, que é uma situação grave caracterizada por acidose metabólica, rabdomiólise, insuficiência renal, hipertrigliceridemia, aumento de enzimas hepáticas e do lactato.

Nos últimos anos têm aumentado estudos com uso da cetamina em infusão contínua no EE refratário com resultados promissores.[7,14] A cetamina é um anestésico sintético que age como antagonista do receptor NMDA, com efeito anticonvulsivante. Alguns estudos experimentais demonstraram efeito de neuroproteção. O início de ação é rápido, menos de 1 minuto, e tem rápida distribuição no cérebro. Cetamina causa menos hipotensão do que as outras drogas, o que é uma vantagem.[7,14] A dose descrita na literatura é 1 a 2 mg/kg em bolo inicial, e depois 10 a 60 mcg/kg/minuto.

Para o melhor manejo do EE refratário é recomendada monitorização com EEG contínuo e avaliação do neurologista, que vai acompanhar e orientar o desmame das drogas após cessarem as crises.

CRISE CONVULSIVA FEBRIL

A convulsão febril é a crise convulsiva mais comum na infância. Ocorre em crianças entre 6 meses e 6 anos e é desencadeada por febre. É uma situação benigna na grande maioria dos casos, mas causa muito temor nos pais e cuidadores. O mecanismo exato é desconhecido.[15-17]

A prevalência varia de 2 a 10% dependendo do grupo étnico. O pico da ocorrência é em torno de 18 meses, e é raro o primeiro episódio após os 4 anos. As infecções mais frequentemente associadas com convulsão febril são infecções respiratórias, varicela, influenza e gastroenterites virais. A crise em geral ocorre quando a temperatura é superior a 38°C. As crises são tônico-clônicas generalizadas na grande maioria das vezes. Após a crise a criança pode apresentar confusão mental e sonolência, mas recupera totalmente em cerca de 30 minutos.[16]

Existem dois tipos de convulsão febril: convulsão febril simples e convulsão febril complexa.

A convulsão febril simples compreende 70% dos casos.

Características

- Convulsão febril simples: tônico-clônica generalizada, ausência de sinais focais, duração até 10 minutos, resolução espontânea, ausência de comprometimento neurológico posterior.
- Convulsão febril complexa: crise focal, duração maior de 10 minutos, não há recuperação total em 1 hora, duas ou mais crises em 24 horas, pode haver comprometimento neurológico posterior, pode ser necessário o uso de anticonvulsivante para cessar a crise, pode ocorrer estado epilético febril.[16]

Os pacientes que apresentam crise convulsiva febril em geral serão avaliados no departamento de emergência. A anamnese é muito importante, deve-se investigar como foi a crise, duração, como foi o pós-ictal, se há antecedentes de convulsão ou outra doença neurológica, o início da febre e outros sintomas associados. O exame clínico e o exame neurológico são importantes para buscar identificar a causa da febre e procurar algum sinal de doença neurológica. Uma preocupação é o risco de estar diante de um quadro de meningite. Deve-se sempre realizar punção lombar nos pacientes que apresentam sinais meníngeos ou algum outro sinal clínico sugestivo de meningite.[15]

A punção lombar deve também ser considerada em lactentes entre 6 e 12 meses, pois nessa idade muitas vezes os sinais clínicos de meningite não são tão evidentes, e nos pacientes que estão em uso de antibióticos, pois pode "mascarar" os sinais de meningite.[15,16]

Exames de imagem não são recomendados para as crianças com crise convulsiva febril simples. Estão indicados nos pacientes com exame neurológico alterado, principalmente com sinais focais e quando há suspeita de hipertensão intracraniana.[15,16]

Eletroencefalograma (EEG) não é recomendado nas crianças neurologicamente saudáveis com convulsão febril simples. EEG e avaliação com neurologista devem ser considerados nas crises complexas prolongadas.[15,16]

Os pacientes com crise convulsiva febril simples que estão em bom estado geral e nos quais foi elucidada a causa da febre não necessitam ser hospitalizados; podem ser liberados após um período de observação de cerca de 6 horas.[16,17]

Para os pacientes que chegam à emergência em vigência de crise, está indicada medicação anticonvulsiva nas crises com duração maior do que 5 minutos e nas crises recorrentes.[16,17]

Os seguintes sinais de alerta nos indicam que o paciente necessita de avaliação e investigação mais detalhada:[16,17]

- Crise convulsiva febril complexa.
- Sinais de irritação meníngea.
- Alteração do nível de consciência por mais de 1 hora após a crise.
- Fontanela anterior tensa.
- Taquicardia persistente após cessação da febre.
- Disfunção respiratória ou dessaturação.

Os pacientes que apresentam algum desses sinais de alerta devem ser hospitalizados para monitorização e investigação de acordo com o sinal apresentado.[16]

O uso de anticonvulsivantes de manutenção não é recomendado como profilaxia de recorrência de convulsão febril. Em algumas situações de recorrências frequentes pode ser utilizado diazepam via retal ou midazolam oral no domicílio para cessar a crise.[16]

CONSIDERAÇÕES FINAIS

Convulsões são uma causa frequente de consultas em prontos atendimentos e emergências pediátricas, bem como de internação hospitalar.

O estado epilético é uma emergência médica, que deve ser prontamente reconhecida e tratada. É a emergência neurológica mais comum em pediatria. O manejo inicial deve ser de avaliar o ABC e ofertar suporte quando necessário. O tratamento medicamentoso é feito em etapas, com medicações de primeira linha, que são os benzodiazepínicos, após os de segunda linha, que são fenitoína e fenobarbital os mais utilizados no nosso meio, e por fim os sedativos e anestésicos em infusão contínua. Um dos objetivos do tratamento também deve ser diagnosticar e tratar a causa do EE.

Convulsão febril ocorre em crianças de 6 meses a 6 anos. A convulsão febril simples cessa espontaneamente na maioria dos casos e não necessita de investigação posterior. Exames e avaliação neurológica são recomendados em alguns pacientes com quadro de convulsão febril complexa quando há exame neurológico alterado.

REFERÊNCIAS

1. Trinka E, Cock H, Hesdorffer D, Rossetti AO, Scheffer IE, Shinnar S, et al. A definition and classification of status epilepticus: report of the ILAE Task Force on Classification of Status Epilepticus. Epilepsia. 2015;56(10):1515-23.
2. McKenzie KC, Hahn CD, Friedman JN. Emergency management of the paediatric patient with convulsive status epilepticus. Position Statement. Paediatrics and Child Health. 2021;50-7.
3. Sofou K, Kristjánsdóttir R, Papachatzakis NE, Ahmadzadeh A, Uvebrant P. Management of prolonged seizures and status epilepticus in childhood: a systematic review. J Child Neurol 2009;24(8):918-26.
4. Singh RK, Stephens S, Berl MM, Chang T, Brown K, Vezina LG, et al. Prospective study of new-onset seizures presenting as status epilepticus in childhood. Neurology. 2010;74:636-42.
5. Riviello JJ Jr, Ashwal S, Hirtz D, Glauser T, Ballaban K, Kelley K, et al. Practice parameter: diagnostic assessment of the child with status epilepticus (an evidence-based review): report of the Quality Standards Subcommittee of the American Academy of Neurology and the Practice Committee of the Child Neurology Society. Neurology. 2006;67:1542-50.
6. Crawshaw AA, Cock HR. Medical management of status epilepticus: emergency room to intensive care unit. Seizure: European Journal of Epilepsy. 2020;145-52.
7. Morales IG, Alonso CF, Koochani NB, Fernandez JMS, Rein AGN, Toledo M, et al. Documento de consenso para el tratamiento del paciente con crisis epileptica urgente. Emergencias. 2020;32:353-62.
8. Portela JL, Garcia PCR, Piva JP, Barcelos A, Bruno F, Branco R, et al. Intramuscular midazolam versus intravenous diazepam for treatment of seizures in the pediatric emergency department: a randomized clinical trial. Med Intensiva. 2015;39(3):160-6.
9. McTague A, Martland T, Appleton R. Drug management for acute tonic-clonic convulsions including convulsive status epilepticus in children. Cochrane Database Syst ver. 2018;1(1).
10. Chamberlain JM, Kapur J, Shinnar S, Elm J, Holsti M, Babcock L, et al. Efficacy of levetiracetam, fosphenytoin, and valproate for established status epilepticus by age group (ESETT): a double--blind, responsive-adaptive, randomised controlled trial. Lancet. 2020;395(10231):1217-24.
11. Klowak JA, Hewitt M, Catenacci V, Duffett M, Rochwerg B, Jones K, et al. Levetiracetam versus phenytoin or fosphenytoin for second-line treatment of pediatric status epilepticus: a meta-analysis. Pediatr Crit Care Med. 2021;22(9):e480-91.
12. Glauser T, Shinnar S, Gloss D, Alldredge B, Arya R, Bainbridge J. Evidence-based guideline: treatment of convulsive status epilepticus in children and adults: report of the guideline Committee of the American Epilepsy Society. Epilepsy Currents. 2016;16(1):48-61.
13. Fernandez A, Lantigua H, Lesch C, Shao B, Foreman B, Schmidt JN, et al. High dose midazolam infusion for refractory status epilepticus. Neurology. 2014;82:359-65.
14. Vossler D, Bainbridge JL, Boggs JG, Novotny EJ, Loddenkemper T, Faught E, et al. Treatment of refractory convulsive status epilepticus: a comprehensive review by the American Epilepsy Society Treatments Committee. Epilepsy Currents. 2020;20(5):245-64.
15. Subcommitee on febrile seizures: neurodiagnostic evaluation of the child with a simple febrile seizure. Pediatrics. 2011;117(2):389-94.
16. Laino D, Mencaroni E, Esposito S. Management of pediatric febrile seizures. International Journal of Environmental Research and Public Health. 2018;15:2232-9.
17. Ferreti A, Riva A, Fabrizio A, Bruni O, Capovilla G, Fioadelli, et al. Best practices for the management of febrile seizures in children. Italian Journal of Pediatrics. 2024;20:95-106.

22

Acidente vascular encefálico em crianças

Eduardo Mekitarian Filho
Werther Brunow de Carvalho
Laila Mahmud Karim

DESTAQUES

- Reconhecer os quadros de acidente vascular encefálico.
- Estabelecer os diagnósticos diferenciais e causas do quadro.
- Implementar as primeiras medidas de tratamento.
- Encaminhar o paciente para tratamento especializado.

INTRODUÇÃO

A incidência estimada dos acidentes vasculares encefálicos (AVE) em crianças varia de 1,3 a 13 por 100 mil e, em recém-nascidos (RN), por volta de 1 a cada 2,5 mil a 5 mil nascidos vivos. Cerca de dois terços das crianças evoluem com importantes deficiências cognitivas e/ou motoras, e essa grande morbidade representa um desafio aos responsáveis por essas crianças, com gastos importantes com a assistência em saúde. Existe grande probabilidade de esses números serem subestimados, devido às principais situações apresentadas no Quadro 1.

QUADRO 1 Possíveis causas de subestimação da incidência real do AVE em crianças

Ausência de suspeição clínica
Reconhecimento tardio (impacto direto no tratamento)
Sinais clínicos inespecíficos (quanto mais nova a criança, pior)
Disponibilidade limitada de exames de imagem em locais menos desenvolvidos
Diagnósticos diferenciais muito variados
Procura muito atrasada dos serviços de saúde

AVE: acidente vascular encefálico.

Os AVE em crianças são condições raras, porém reconhecidas com frequência cada vez maior devido à importância de suas complicações e à variedade de diagnósticos diferenciais. O diagnóstico requer alto índice de suspeição clínica, uma vez que os sinais e sintomas manifestados pela criança, em um primeiro momento, podem carecer de especificidade, de maneira a mimetizar outras apresentações clínicas de doenças neurológicas ou além do sistema nervoso central (SNC). Estudos demonstram que o intervalo de tempo entre o início das manifestações clínicas e o diagnóstico pode variar entre 24 e 72 horas; recente estudo retrospectivo demonstrou menor tempo diagnóstico em crianças com AVE hemorrágico, provavelmente devido à maior gravidade dos sintomas. Os fatores de risco, manifestações clínicas e desfechos são diferentes dos da população adulta.

A detecção precoce do AVE é fundamental para profissionais de saúde, e tem potencial translacional para a aplicação de intervenções trombolíticas, neuroprotetoras e antitrombóticas, bem como de reabilitação, melhorando a qualidade de vida para pacientes e seus familiares.[9,18,19]

O propósito deste capítulo é avaliar os principais mecanismos fisiopatológicos que levam a criança a apresentar um AVE e revisar as mais recentes recomendações acerca da abordagem dos quadros agudos.

DEFINIÇÕES

Um AVE é caracterizado por manifestações clínicas e neurológicas consistentes com tal doença juntamente com evidências radiológicas de isquemia ou infarto em determinado território arterial (AVE isquêmico – AVEi) ou de hemorragia (AVE hemorrágico). Sintomas de AVE que duram menos de 24 horas são chamados de ataques isquêmicos transitórios. Os AVE ainda são divididos em neonatais, que compreendem agravos pré-natais, perinatais (entre 28 semanas de gestação e 7 dias de vida) ou pós-natais, até 1 mês de vida; após essa faixa etária, têm-se os AVE não neonatais ou da infância. A diferenciação entre agravos pré-natais e perinatais clinicamente pode ser difícil, o que leva alguns autores a considerá-los em uma mesma categoria.

ASPECTOS EPIDEMIOLÓGICOS

A incidência de AVE em crianças é de aproximadamente 2 a 8 para 100 mil crianças até 14 anos por ano, com distribuição igualmente proporcional entre eventos hemorrágicos e isquêmicos. Excetuando-se o primeiro ano de vida, essa incidência pode cair pela metade. Dados americanos mostram o acometimento de 3 mil crianças por ano. Considerando os eventos perinatais e neonatais, a incidência aproximada é de 10 a 18 eventos para cada 100 mil nascidos vivos, com relatos recentes mostrando até 63/100.000. Devido às manifestações clínicas distintas, às diversas causas possíveis e ao baixo índice de suspeição habitual para AVE em pediatria, tais dados podem subestimar a real incidência de AVE nessa faixa etária. A recorrência do AVE em crianças pode chegar a 20% e, na presença de múltiplos fatores de risco, pode atingir 42%.

Nos últimos anos, observa-se um aumento na incidência dos AVE, provavelmente devido ao aumento na acurácia diagnóstica por meio de métodos de imagem. Além disso, o aumento da sobrevida de crianças com doenças crônicas como neoplasias, meningites, anemias e cardiopatias congênitas também contribui para tal fato.

Um levantamento demográfico americano realizado entre 1979 e 1998 mostrou queda importante na mortalidade por AVE em crianças, da ordem de 58%, tanto em eventos hemorrágicos quanto isquêmicos. Tal estudo também demonstrou maior risco de mortalidade em crianças de raça negra (inclusive quando excluídas aquelas com anemia falciforme), com risco relativo de aproximadamente 1,75 e nível de significância "p" menor que 0,001 e em crianças do sexo masculino (risco relativo de 1,21, com "p" menor que 0,001, excetuando-se eventos isquêmicos).

Os AVE neonatais têm menor custo que os da infância. Os AVE associados a doença cardíaca congênita ou vasculopatias são mais onerosos; custos mais elevados estão relacionados a piores desfechos e qualidade de vida. A etiologia do AVE influencia diretamente no custo da abordagem do paciente com AVE.

Etiologia e fatores de risco

Os fatores de risco para a ocorrência de AVE em pediatria são múltiplos e diferentes daqueles listados em adultos (p. ex., hipertensão, aterosclerose, tabagismo, obesidade). Entretanto, a maioria dos casos isquêmicos tem como denominador comum a presença de doenças de base como anemia falciforme e cardiopatias congênitas ou adquiridas; dentre os acidentes hemorrágicos, as malformações vasculares e os traumas respondem pela maior parte dos casos. Pode-se citar, desse modo, os fatores de risco mais importantes para o AVE em pediatria:

- Doença cardíaca: congênita (estenose aórtica, defeitos de septo atrial ou ventricular, coarctação de aorta, persistência do canal arterial) ou adquirida (arritmias, endocardites, miocardites, doença reumática, mixoma atrial).
- Doenças hematológicas: anemia falciforme, leucemias ou linfomas, policitemia, trombocitose.
- Coagulopatias: deficiências de proteína S ou C, vitamina K, antitrombina III, fatores V de Leiden, VII ou XIII; anticoagulante lúpico, contraceptivos orais, gestação.
- Vasculites: pós-infecciosas (meningite, varicela, vírus da imunodeficiência humana – HIV –, *Mycoplasma*), imunomediadas (púrpura de Henoch-Schönlein, lúpus eritematoso sistêmico); pós-radiação ou quimioterapia; reações adversas a medicamentos.
- Anomalias vasculares: aneurismas, malformações arteriovenosas, doença de moyamoya, dissecção arterial.
- Infartos venosos: trombose de seios venosos cerebrais, choque.
- Doenças metabólicas: encefalomiopatia mitocondrial, acidose lática e episódios *stroke-like* (síndrome MELAS); homocistinúria e mutação no gene metilenotetraidrofolato redutase (MTHFR); doenças mitocondriais; anomalias lipídicas.
- Vasoespasmo: migrânea, uso de drogas (cocaína, cola).
- Traumas e outras causas: hematomas subdural e epidural, hemorragia subaracnóidea, dissecção espontânea ou traumática, desidratação, tumor cerebral.

Em 2006, Ganesan et al. publicaram estudo que demonstrou os principais fatores de risco para recorrência de eventos isquêmicos em crianças. Os autores encontraram, na população de 212 crianças estudadas, 37% de recorrência clínica entre 1 e 11,5 anos após o primeiro evento. Em todas as crianças, a doença de moyamoya e o baixo peso ao nascer foram variáveis independentes de risco para recorrência. Estados protrombóticos também foram variáveis de risco inclusive em crianças sem o padrão angiográfico da doença de moyamoya. Associados também com recorrência radiológica foram descritos ataque isquêmico transitório prévio, infarto cerebral bilateral, doenças de base (principalmente imunodeficiência) e leucocitose.

Acidente vascular encefálico no período perinatal

Compreende o período entre 28 semanas de gestação e 28 dias de vida. Nessa faixa etária as manifestações clínicas prescindem ainda mais de especificidade, sendo as mais comuns convulsões, episódios de apneia e rebaixamento do nível de consciência, que podem estar presentes em diversas condições graves nos RN.

Os eventos ocorridos nessa faixa etária correspondem a 25% dos acidentes isquêmicos e a 43% dos casos de trombose de seio venoso em pediatria. Fatores de risco independentes listados para AVE nesse período incluem a presença de lipoproteína A, mutação do fator V de Leiden, homocisteinemia, deficiência de proteína C, pré-eclâmpsia, restrição de crescimento intrauterino, ruptura prematura de membranas e corioamnionite. A gestação por si só aumenta os riscos de eventos trombóticos, principalmente pelas baixas concentrações encontradas de proteína S e proteína C ativada.

Malformações arteriovenosas cerebrais também podem causar eventos hemorrágicos ainda no período intrauterino e somente se manifestarem depois, com aumento do perímetro cefálico ou hidrocefalia em um RN clínica e neurologicamente normal.

Os AVE respondem por aproximadamente 10% das crises convulsivas no período neonatal, manifestando-se preferencialmente como crises motoras focais envolvendo uma extremidade. São eventos que têm relação estreita com sequelas cognitivas e/ou motoras durante a infância, sendo algum grau de alteração nessas esferas observado em 28 a 58% dos casos de AVE. Análise retrospectiva de Golomb et al. avaliou seguimento de crianças com diagnóstico prévio de AVE perinatal e mostrou o preocupante dado de que, aos 6 meses de idade, aproximadamente 60% dos pacientes tinham o diagnóstico de epilepsia, com um terço destes, entretanto, com resolução das crises e sem necessidade do uso de anticonvulsivantes.

Acidente vascular encefálico e doença cardíaca

Estudos mostram que algum tipo de anomalia anatômica cardíaca pode ser encontrado em proporção duas a três vezes maior do que na população geral. Considerando doenças cardíacas em geral, podem ser responsáveis por até um terço dos eventos isquêmicos em crianças. Dentre as cardiopatias congênitas, as cianogênicas com *shunt* direita-esquerda têm maior chance de complicações como hipóxia, policitemia ou cianose e podem cursar com eventos isquêmicos cerebrais em até 4% dos casos.

A maioria das crianças com AVE e doença cardíaca não está internada no momento do AVE, e aproximadamente metade dos casos que foram submetidos a cirurgia cardíaca teve AVE mais de 5 anos após o procedimento cirúrgico mais recente; em estudo caso-controle realizado por Fox et al., cerca de 7% dos AVEi e 2% dos AVE hemorrágicos foram atribuídos a doença cardíaca congênita.

No período pré-operatório, crianças com doenças congênitas graves com ou sem instabilidade hemodinâmica são de grande risco para comprometimento de pressão arterial e hipoperfusão cerebral ocasionada pela redução na pressão de perfusão cerebral por baixo débito cardíaco, arritmias ou persistência do canal arterial.

Entretanto, o risco maior encontra-se no período perioperatório das cirurgias cardíacas corretivas, principalmente com o uso de sistemas de circulação extracorpórea (CEC). Algum grau de disfunção neurológica pode ser encontrado em 25 a 45% das crianças após CEC devido a três principais fatores: síndrome da resposta inflamatória sistêmica, micro e macroêmbolos e fluxo sanguíneo cerebral inadequado para a demanda metabólica do órgão, como em períodos de hipotensão ou parada cardiorrespiratória. Considerando o diagnóstico estabelecido de AVE, tal incidência pode variar de acordo com os relatos entre 1 e 15%.

A formação de trombina mediante a ativação da cascata de coagulação pela inflamação sistêmica facilita sua ligação aos receptores ativadores de proteases em monócitos e granulócitos, ocasionando a síntese de mediadores pró-inflamatórios como fator de necrose tumoral, bradicininas e interleucinas 1 e 6, levando a posterior ativação do sistema de complemento e calicreínas, microvasculopatia e consequente redução no fluxo sanguíneo cerebral. Além desses mecanismos, a geração de radicais livres de oxigênio pela ativação da enzima endotelial xantina-oxidase e por leucócitos também determina lesão do tecido cerebral.

Adicionalmente, as membranas ativadas dos neutrófilos são grande fonte de prostanoides como prostaglandinas e tromboxane A2, que precipitam de maneira importante a agregação plaquetária.

Chow et al. avaliaram fatores de risco associados à ocorrência de AVE pós-CEC e encontraram como correlações positivas estatisticamente significativas a idade da criança no momento cirúrgico, o tempo total de CEC e menor tempo de tromboplastina parcial ativada no pré-operatório.

Outros fatores importantes a serem citados incluem a hipotermia acentuada durante a CEC, que, apesar de seu efeito neuroprotetor e diminuição da taxa metabólica cerebral, tem uma série de efeitos deletérios; a pouca capacidade de autorregulação do fluxo sanguíneo cerebral durante o procedimento cirúrgico por conta do débito cardíaco fixo e, por fim, as constantes alterações no pH sanguíneo durante a hipotermia, que tende à alcalemia, com consequente menor disponibilidade de oxigênio para os tecidos e maior suscetibilidade à hipóxia.

De acordo com Miller et al., as consequências neurológicas que podem advir dos mecanismos acima no período pós-operatório, desde leves atrasos de desenvolvimento neuropsicomotor a grave lesão cerebral, podem ser observadas em 23 a 60% das crianças.

Outro fator de risco relacionado ao AVE neste item são as endocardites bacterianas, com a formação de êmbolos sépticos e complicações isquêmicas cerebrais. A incidência não é conhecida em crianças, porém em adultos é relatada a incidência de até 40% de eventos neurológicos associados. Estudos evidenciam bom prognóstico nesse grupo de risco, com menor chance de sequelas motoras com o tratamento da endocardite.

Acidente vascular encefálico e anemia falciforme

A anemia falciforme é um dos principais fatores de risco para a instalação de um quadro encefálico isquêmico, sendo as incidências de tais quadros variáveis conforme a faixa etária da criança. Em crianças menores de

2 anos a incidência é de 0,13%, aumentando para 1% dos casos entre 2 e 5 anos e de 0,79% dos 6 aos 9 anos de idade. Estudo retrospectivo mostrou que os AVE em crianças falcêmicas podem ser até 280 vezes mais frequentes do que na população pediátrica comum. Considerando apenas o achado aleatório de imagens sugestivas de isquemia cerebral obtidas em estudos de ressonância nuclear magnética (RM), pode-se encontrar lesões em até 22% das crianças doentes.

O AVE associado a doença falciforme é um quadro único, que reflete as anormais interações entre o endotélio arterial cerebral e as hemácias falcizadas. Lesão endotelial, ativação da coagulação e resposta inflamatória são implicadas na gênese da vasculopatia cerebral.

São relatados como possíveis fatores de risco a ocorrência prévia de ataques isquêmicos transitórios, altas velocidades de fluxo sanguíneo ao Doppler transcraniano, hipertensão arterial, histórico prévio de síndrome torácica aguda, níveis baixos basais de hemoglobina e alta contagem de leucócitos, sendo esta última relevante inclusive para os raros, porém existentes, eventos hemorrágicos nas crianças falcêmicas.

Apesar de a vaso-oclusão da microcirculação ser importante causa de morbidade na anemia falciforme, a doença vascular cerebral se manifesta como uma vasculopatia de grandes vasos com localizações preferenciais distais à artéria carótida interna e nas porções proximais das artérias cerebrais média e anterior. Gerald et al. estudaram no início da década de 1980 angiografias cerebrais de crianças falcêmicas que demostraram que as lesões acima descritas atingiam, em graus variáveis, até 80% dos pacientes. Tais achados são corroborados por imagens de angiorressonância que, na mesma proporção, mostram porcentagens elevadas de oclusões distais de grandes vasos. Achados histológicos característicos incluem proliferação fibroblástica das camadas íntimas arteriais com descontinuidade da lâmina elástica interna com vasodilatação. A combinação de dilatação arterial com fragilidade no suporte elástico é que confere também propensão para eventos hemorrágicos, aspecto este semelhante ao encontrado na doença de moyamoya.

Infartos de grandes proporções no território da artéria cerebral média, secundários a lesão carotídea, são achados comuns. Pequenas lesões, entretanto, também são encontradas envolvendo os gânglios da base e a substância branca.

No período de 4 anos, dois estudos encontraram altas taxas de recorrências para AVE em crianças falcêmicas, próximas dos 30%.

Não há tratamento específico preventivo para o AVE nessa população. O uso de hidroxiureia, mais comum em crianças com crises álgicas recorrentes ou síndrome torácica aguda, apesar de praticado em centros ao redor do mundo, não pode ser encorajado de maneira rotineira.

Acidente vascular encefálico e doença de Moyamoya

A doença de moyamoya (termo japonês para "nuvem de fumaça", referente ao aspecto observado em estudos angiográficos dos ramos colaterais arteriais) é caracterizada por estenose crônica e progressiva da porção distal intracraniana da artéria carótida interna e, com menor frequência, estenose das porções proximais das artérias cerebrais anterior e média, basilar ou posterior. É responsável por até 6% dos casos de AVE nos países ocidentais; entretanto, é nas crianças orientais que ela tem maior incidência, chegando a 3 casos para 100 mil crianças/ano, sendo o dobro dos casos em meninas. Estima-se que na população ocidental a incidência seja aproximadamente dez vezes menor.

São necessários, para o diagnóstico, a presença de estenose envolvendo a região distal da bifurcação da artéria carótida interna e porções proximais das artérias cerebrais média e anterior, o achado de ramos colaterais arteriais e a característica de alterações bilaterais. Tal definição é motivo de controvérsia, tendo Sebire et al., em 2002, proposto que o achado de estenose unilateral, associado ao achado de ramos colaterais com aspecto típico, também define a doença.

Denomina-se doença de moyamoya o achado de tais aspectos radiológicos sem a presença de fatores de risco e síndrome de moyamoya a associação do padrão descrito com fatores como anemia falciforme, neurofibromatose ou infecções. Nesta última condição, Dobson et al. analisaram retrospectivamente 44 crianças com doença falciforme, e, naquelas com síndrome de moyamoya, a chance de recorrência de eventos isquêmicos cerebrais em longo prazo foi quase duas vezes maior do que no grupo sem o padrão radiológico. Do ponto de vista histológico, a proliferação da camada íntima das artérias, fibrose e perda de elasticidade determinam a progressiva obstrução luminal arterial.

A patogênese da doença é pouco conhecida, mas existem evidências, pelo acometimento de parentes em primeiro grau orientais variando entre 7 e 12%, de que fatores genéticos desempenham papel importante. Pacientes com moyamoya tendem a ter eventos isquêmicos recorrentes; os ataques isquêmicos transitórios são usualmente relacionados a períodos de hiperventilação, sugerindo que a hipoperfusão, e não os eventos vaso-oclusivos, é um mecanismo desencadeante principal.

Aproximadamente dois terços dos pacientes com a doença, quando não tratados, apresentam eventos neurológicos isquêmicos recorrentes. O prognóstico nessa doença está relacionado à rapidez e extensão da oclusão vascular, ao grau de circulação colateral, idade de aparecimento dos sintomas, grau de déficit neurológico e extensão da área isquêmica cerebral em estudos de imagem.

Dissecção arterial cervicocefálica

Esta condição é encontrada em cerca de 7% das crianças com AVEi, mas pode ser subdiagnosticada. Fatores predisponentes para dissecção incluem doença do tecido conjuntivo (síndrome de Marfan, Ehlers-Danlos, displasia fibromuscular), bem como trauma, mas parte dos casos não tem etiologia definida. Evidências de autópsia sugerem que algumas arteriopatias intracranianas podem ser secundárias à dissecção intracraniana.

Acidente vascular encefálico e condições protrombóticas

Em eventos isquêmicos, o achado de doença protrombótica pode ocorrer em até 50% dos casos. As principais condições associadas são as deficiências de proteína C e S, antitrombina III e plasminogênio, além de mutações no fator V de Leiden, polimorfismos da enzima metilenotetraidrofolato desidrogenase (causa importante de homocistinúria), homocisteinemia e altos níveis de lipoproteína A.

A mutação do fator V de Leiden consiste na substituição de um aminoácido que promove resistência a sua inativação pela proteína C ativada, favorecendo a sequência de eventos que culmina na coagulação e formação de fibrina. Crianças heterozigotas para tal mutação têm risco sete vezes maior para desenvolver eventos isquêmicos.

Revisão sistemática publicada em 2002 mostra que as alterações laboratoriais acima citadas estão presentes em maior número em crianças com AVE quando comparadas às crianças sem a doença, o que justifica a pesquisa de trombofilias em crianças vítimas de primeiro evento isquêmico. Mais tarde neste capítulo serão abordados por doença específica os riscos de AVEi nessa situação.

Acidente vascular encefálico hemorrágico

Este termo inclui hemorragia intraparenquimatosa espontânea e hemorragia subaracnóidea não traumática. São citadas como causas principais em análises retrospectivas a presença de malformações arteriovenosas, doenças hematológicas (cursando com plaquetopenia; hemofilia e outras coagulopatias), neoplasias do sistema nervoso, hemangiomas cavernosos, vasculopatias e infecções cerebrais e sistêmicas. Considerando as hemorragias intraparenquimatosas, as malformações arteriovenosas podem responder por até metade dos casos observados. Nos casos de problemas hematológicos, pacientes com púrpura trombocitopênica imunológica têm risco de 0,1 a 1% para desenvolvimento de um evento hemorrágico, sendo tal risco diretamente proporcional à contagem plaquetária, conforme demonstrado por Butros et al. em 2003. Cerca de 71% das crianças descritas nessa análise retrospectiva tinham contagens plaquetárias abaixo de 10.000/mm^3.

Em 2003, Meyer-Heim et al. listaram como fatores associados à recorrência de eventos hemorrágicos, em análise retrospectiva de 34 crianças com eventos hemorrágicos espontâneos, a idade da criança (menor de 3 anos), escala de coma de Glasgow menor ou igual a 7, hemorragia de localização infratentorial e doença hemorrágica de base.

O avanço das técnicas neurocirúrgicas e o diagnóstico precoce por imagem têm diminuído de maneira importante a morbimortalidade associada ao AVE hemorrágico em crianças. Estudos mostram que as taxas de mortalidade são altas e variáveis, podendo atingir até 54%, sendo observadas sequelas neurológicas importantes em aproximadamente 42% das crianças sobreviventes.

Outras causas de acidente vascular encefálico em pediatria

Vasculites, sendo a maioria em crianças proveniente de eventos infecciosos, são de difícil diagnóstico pela baixa especificidade dos métodos diagnósticos. O diagnóstico deve ser suspeitado em eventos recorrentes ou associados com febre, eventos multifocais, lesões de pele associadas, glomerulopatias ou provas inflamatórias elevadas. Infecções como meningite tuberculosa, encefalopatia pós-varicela, aspergilose, infecções fúngicas ou por vírus outros, como HIV e Coxsackie, podem estar envolvidas nessa situação. Vasculites de origem autoimune, como em crianças com lúpus eritematoso sistêmico, podem provocar lesões isquêmicas por diversos mecanismos, como a liberação de êmbolos por endocardite superajuntada, presença de anticorpos antifosfolípide e pela vasculopatia comumente associada a esses quadros.

Em crianças com varicela, o primeiro ano após a infecção é de maior risco para a ocorrência de AVE. Vasculopatia inflamatória, provavelmente associada pela migração do vírus pelo nervo trigêmeo e pela vasculatura cervical, é o mecanismo associado. O mesmo mecanismo de vasculite foi recentemente implicado em relato de caso de paciente em idade escolar com dengue diagnosticada e AVEi, levantando a hipótese de considerar dengue como etiologia diferencial em locais epidêmicos.

As tromboses dos seios venosos da dura-máter apresentam-se como manifestações frequentes de AVE no período neonatal, usualmente com crises convulsivas e letargia. Disjunções e acavalgamento das suturas cranianas durante o nascimento podem acometer as estruturas dos seios cerebrais, aumentando o fator de risco para AVE. A maior parte das tromboses está localizada no seio sagital superior com ou sem trombose sinusal bilateral associada. O achado de asfixia perinatal é comum concomitantemente ao de trombose de seio venoso, podendo inclusive ser fator de risco para este. Alterações de coagulação são encontradas em até 20% dos RN com tal condição. Recente estudo colaborativo multicêntrico internacional (*International paediatric stroke study*) demonstrou em 170 crianças os principais fatores de risco para AVE secundário a trombose venosa – doença crônica em 50% dos casos, doença aguda sistêmica de cabeça ou pescoço em 41%, doenças protrombóticas em 20% e outras anormalidades hematológicas em 19% dos casos; 43% das crianças tinham alterações neurológicas após a alta.

Pacientes com diagnóstico de enxaqueca com aura podem ter maior risco de desenvolver eventos isquêmicos, principalmente no início da adolescência e em meninas em uso de contraceptivos orais; entretanto, tal associação é incerta. Estudos de RM em crianças com enxaqueca mostram que lesões de substância branca em pacientes pediátricos com enxaqueca e aura não são mais comuns do que em pacientes controle.

Outras situações clínicas, como hipertensão, dislipidemia e diabetes *mellitus* em crianças, não guardam relação estatisticamente comprovada com o aumento da incidência de AVE, necessitando de mais estudos para tal comprovação.

MANIFESTAÇÕES CLÍNICAS

As manifestações clínicas dos AVE em pediatria são variadas e muitas vezes pouco específicas, o que pode levar à dificuldade e ao atraso no diagnóstico, que contribuem para o insucesso do tratamento. Crianças que apresentem uma das seguintes características clínicas devem obrigatoriamente ser avaliadas quanto à possibilidade de AVE:

- Início agudo de déficit neurológico focal de qualquer duração.
- Alteração inexplicada no nível de consciência, principalmente na vigência de cefaleia.
- Convulsões no período neonatal e convulsões em criança no período pós-operatório de cirurgia cardíaca.

No período neonatal, a ocorrência de convulsões é o achado clínico mais frequente, como já descrito, embora possa estar ausente segundo dados de necrópsias que apontam em até 60% dos casos de AVE documentados. As crises costumam ocorrer sem relação com outros achados neurológicos relacionados à encefalopatia, e outros sinais e sintomas gerais costumam estar presentes, como hipotonia, letargia ou apneia. A presença de convulsões nos primeiros momentos do diagnóstico parece predispor a criança à epilepsia na vida futura, o que ocorre em 8 a 12% dos casos. De fato, alterações clínicas como hemiparesias estão presentes em menos de 25% dos RN com AVE.

Nessa mesma população, o achado de abaulamento de fontanela associado ou não à pulsatilidade das mesmas com dilatação venosa de cabeça ou cervical deve atentar para a possibilidade de trombose de seios venosos. É um indicador comum da ocorrência de AVE no período neonatal o aparecimento tardio de hemiparesia, em geral entre quatro e oito meses de vida.

A avaliação clínica foi substancialmente melhorada com o desenvolvimento do "NIHSS Pediátrico", a versão pediátrica do *National Institute of Health Stroke Score* utilizada há anos para adultos

À medida que aumenta a faixa etária, os sintomas costumam ser semelhantes aos dos adultos, sendo os sinais e sintomas mais descritos hemiparesia, alteração do nível de consciência e alterações clínicas referentes à lesão de nervos cranianos. Há relatos de séries de casos, em crianças maiores de 1 mês, da ocorrência de hemiparesia variando entre 85 e 100%. Demais sintomas incluem hemiplegia, monoparesia, disfasia, cefaleia, tontura e distúrbios visuais.

Em 2007, Zimmer et al. encontraram, ao realizarem uma revisão, proporções semelhantes de crianças com convulsões ou déficits focais (45% em cada grupo) na faixa etária abaixo de 1 ano. Nas demais crianças, déficits focais foram quase sete vezes mais frequentes que convulsões.

Doenças metabólicas, como a síndrome MELAS (miopatia mitocondrial, encefalopatia, acidose láctica e episódios *stroke-like*), caracterizam-se pela ocorrência de AVE com completa resolução do quadro neurológico entre os eventos, persistindo, após os anos, a ocorrência de sequelas principalmente visuais.

DIAGNÓSTICO DIFERENCIAL

Todas as síndromes que mimetizam quadros clínicos de AVE devem ser potencialmente tratadas como emergências clínicas e discutidas prontamente com o neurologista e o neurocirurgião. Devem ser consideradas as seguintes hipóteses no manejo do diagnóstico diferencial:

- Lesões não acidentais: hematoma subdural.
- Leucoencefalopatia posterior: híper ou hipotensão e após uso de imunossupressores.
- Edema cerebral unilateral, que pode ser secundário a diabetes *mellitus* ou hiperamonemia (insuficiência hepática aguda, deficiência de ornitina carbamil-transferase).
- Migrânea: sempre diagnóstico de exclusão, uma vez em que os sintomas são semelhantes aos apresentados na fase aguda do AVE.
- Paresia de Todd (pós-ictal): costuma ser de curta duração, e sua evolução deve ser acompanhada de exames por imagem seriados.
- Encefalomielite disseminada.
- Meningoencefalites (herpes-vírus).
- Neoplasias de SNC.

MÉTODOS DIAGNÓSTICOS POR IMAGEM

O diagnóstico do AVE em crianças pode se revestir de dificuldades técnicas relacionadas ao grau da lesão cerebral e a sua localização. A tomografia de crânio (TC) é considerada pela maioria dos autores o método de imagem inicial mais adequado por sua rapidez, praticidade e disponibilidade, visualizando com distinção eventos hemorrágicos e os diferenciando dos isquêmicos. Além disso, depende menos da estabilidade clínica da criança para sua realização, condição que muitas vezes contraindica o exame de RM em uma fase inicial da doença.

A ultrassonografia de crânio, no período neonatal, é útil para avaliar hemorragia intraventricular e da matriz germinativa, porém não tem boa sensibilidade para eventos isquêmicos, principalmente em córtex posterior, bem como para AVE cerebelares. Em crianças com suspeita de dissecção arterial extracraniana, tal exame também pode detectar anormalidades no fluxo sanguíneo cerebral.

Ichord et al. elaboraram pela primeira vez a versão pediátrica do *National Institute of Health (NIH) Stroke Scale*. Crianças maiores de 5 anos têm maior confiabilidade na realização da escala. Toda criança com escore maior ou igual a 4 é considerada de alto risco para diagnóstico de AVE. O escore é composto por 9 itens com pontuações variadas, conforme apresentado a seguir.

Escala de Gravidade do AVE Pediátrico (pelo National Institute of Health) – PedNIHSS (tradução livre da publicação original – Ichord RN et al. Stroke 2014)

Realizar as questões na maneira sequencial. Enfatizar que devem ser dadas somente informações precisas, sem incertezas, para aumentar a acurácia da escala.

1A Nível de consciência

Condição	Pontuação
Alerta, responsivo	0
Não está alerta, mas responde rapidamente com mínima estimulação	1
Não está alerta, requer estimulações repetitivas ou estímulos dolorosos com resposta específica	2
Arreflexivo, flácido, ou com resposta motora inespecífica	3

1B Perguntar a idade e solicitar que a criança aponte um membro da família

Condição	Pontuação
Responde corretamente às duas questões	0
Responde corretamente a uma questão	1
Responde incorretamente às duas questões	2

1C Solicitar à criança piscar os olhos e tocar o nariz

Condição	Pontuação
Realiza corretamente as duas tarefas	0
Realiza corretamente uma tarefa	1
Não consegue fazer nenhuma tarefa	2

2 Execução de nistagmo horizontal

Condição	Pontuação
Normal (ausência de nistagmo)	0
Paralisia parcial (nistagmo unilateral)	1
Ausência bilateral de nistagmo após reflexo oculocefálico	2

3 Campo visual (usar contagem de dedos se menor de 6 anos ou outras técnicas de contagem entre 2 e 6 anos)

Condição	Pontuação
Sem perda visual	0
Hemianopsia completa	1
Hemianopsia bilateral	2
Hemianopsia/amaurose bilateral	3

4 Paralisia facial

Condição	Pontuação
Movimento simétrico normal	0
Paralisia leve (sulco nasolabial apagado, assimetria ao sorrir)	1
Paralisia parcial (paralisia total ou parcial da face inferior)	2
Paralisia completa de um dos dois lados (ausência de movimento facial nas porções superiores e inferiores da face)	3

5A Teste da queda do membro superior esquerdo

Resultado	Pontuação
Não há queda; membro suporta 45-90 graus por 10 segundos completos	0
Segura o membro a 45-90 graus, mas solta após 10 segundos completos, sem atingir o leito ou outro suporte	1
Algum esforço contra a gravidade, não consegue segurar o membro a 45-90 graus, batendo no leito ou outro suporte	2
Sem esforço contra a gravidade; membro cai imediatamente	3
Não há movimento espontâneo	4
Paciente amputado ou com doença articular grave	9

A queda é computada se o braço, após levantado, cai antes de 10 segundos; para crianças muito jovens para cumprir ordens ou que não são cooperativas, a graduação da força é observada pela movimentação espontânea.

5B Teste da queda do membro superior direito

Resultado	Pontuação
Não há queda; membro suporta 45-90 graus por 10 segundos completos	0
Segura o membro a 45-90 graus, mas solta após 10 segundos completos, sem atingir o leito ou outro suporte	1
Algum esforço contra a gravidade, não consegue segurar o membro a 45-90 graus, batendo no leito ou outro suporte	2
Sem esforço contra a gravidade; membro cai imediatamente	3
Não há movimento espontâneo	4
Paciente amputado ou com doença articular grave	9

6A Teste da queda do membro inferior esquerdo

Resultado	Pontuação
Não há queda; membro suporta 30 graus por 5 segundos completos	0
O membro cai, mas segura 30 graus por menos de 5 segundos completos	1
Algum esforço contra a gravidade, não consegue segurar o membro por mais de 5 segundos	2
Sem esforço contra a gravidade; membro cai imediatamente	3
Não há movimento espontâneo	4
Paciente amputado ou com doença articular grave	9

6B Teste de queda do membro inferior direito

Resultado	Pontuação
Sem queda do membro; segura a perna a 30 graus por 5 segundos	0
Membro cai em menos de 5 segundos, mas não bate na maca	1
Membro cai em menos de 5 segundos, mas com alguma resistência contra a gravidade	2
Sem nenhum esforço contra a gravidade; membro cai na maca imediatamente	3
Sem movimentação do membro	4
Amputação	9

O teste é pontuado se o membro cai em menos de 5 segundos; em crianças não colaborativas ou sem idade suficiente, observar a movimentação espontânea.

7 Ataxia límbica

Pedir à criança para pegar ou chutar um brinquedo ou, se não cooperativa ou menor que 5 anos, pedir para vir "examinar" a mão do médico.	
Ausente	0
Presente em um membro	1
Presente em dois membros	2

8 Teste de sensibilidade

Normal, sem perda de sensibilidade	0
Leve a moderada perda do sensório, sem reação ou mudança de comportamento após o estímulo	1
Perda grave ou total da sensibilidade; paciente não responde ao ser tocado na face, braços ou pernas	2

Teste *pin-prick* (ligeira picada); para crianças pequenas e não colaborativas observar a resposta à picada.

9 Melhor resposta verbal

Se criança com 6 anos ou mais e sem comprometimento neurológico prévio, pedir para ela descrever figuras, nomear itens, repetir palavras e/ou ler frases; para crianças entre 2-6 anos, pontuar baseado na observação da compreensão da linguagem e discurso durante o exame.	
Normal, sem afasia	0
Afasia leve a moderada	1
Afasia grave	2
Mutismo, afasia global, discurso incompreensível e sem compreensão do comando verbal	3

10 Disartria

Pedir ao paciente que leia e repita frases ou palavras. Exemplos de repetição: • Pare. • Pare e siga. • Se chover, vamos brincar lá dentro. • O Presidente mora em Brasília. Exemplos de leitura: • Pare. • Olhe o cachorro correndo! • As crianças pequenas gostam de brincar fora de casa.	
Normal	0
Leve a moderada; criança tem dificuldade em ler e/ou entender certas palavras	1
Grave; discurso incompreensível, mudo ou disartria total	2
Intubado ou com outra barreira física	9

11 Falta de atenção

Sem anormalidades	0
Desatenção visual, tátil, auditiva ou pessoal ou ausência total de resposta a algum tipo de estímulo	1
Profunda falta de atenção; sem orientação espacial	2

Em crianças com anemia falciforme, o uso do Doppler transcraniano fornece informações úteis sobre a velocidade de pico de fluxo sanguíneo nas porções terminais da artéria carótida interna ou proximais da artéria cerebral média, demonstrando maior risco de AVE quando a velocidade ultrapassa os 200 cm/s. Entretanto, estudos mostram que velocidades menores, por volta de 128 cm/s, já indicam maior risco e requerem estudos de imagem detalhados nos pacientes com essa alteração. O Doppler pode contribuir para reduzir de maneira significativa a morbidade e a mortalidade em crianças com anemia falciforme.

Steen et al. encontraram em estudo retrospectivo incidências altas de alterações radiológicas em crianças com anemia falciforme. Em 35% das crianças estudadas que não tinham diagnóstico prévio de AVE foram encontradas evidências radiológicas de infarto cerebral. Além disso, a ocorrência de lesões vasculares em crianças com padrão de hemoglobina SC foi muito menor do que naquelas com hemoglobina SS (15% *versus* 50% respectivamente, com nível de significância "p" menor que 0,001).

Recomendações brasileiras publicadas em 2011 sugerem o uso do Doppler para prevenção primária do AVE em crianças falciformes, independentemente do genótipo da doença, mas com prioridade para pacientes SS ou HbS/talassemia beta, para pacientes entre 2 e 16 anos de idade.

A angiorressonância magnética é considerada o exame "padrão ouro" para o diagnóstico não apenas da lesão cerebral como da possível obstrução e/ou lesão vascular que desencadeou o evento isquêmico. Quando realizada precocemente, permite a detecção de infartos cerebrais em início de evolução bem antes do estudo tomográfico e deve sempre ser indicada se houver confirmação de lesão isquêmica por qualquer método prévio de imagem. A angiografia digital cerebral deve ser considerada sempre que achados negativos ou conflitantes forem obtidos pela RM ou quando não é encontrada evidência radiológica ou laboratorial da causa do AVE na criança. Também é recomendada sua indicação em crianças com doença de moyamoya que se encontram em programação cirúrgica de revascularização.

O padrão de infarto cerebral pode ser sugestivo da etiologia do AVE quando observada em exame de imagem. O achado de múltiplos infartos em áreas de distribuição arterial diferentes sugerem evento tromboembólico; infartos occipitais e parietais com áreas de intersecção entre territórios venosos são comuns na síndrome MELAS; a distribuição isquêmica entre territórios de irrigação de diferentes artérias cerebrais (zonas de "fronteira") é comum em eventos hipotensivos, e o padrão de pequenas lesões multifocais, principalmente na transição entre substância branca e cinzenta, sugere vasculite.

A angiografia convencional é superior às outras modalidades de imagem vascular, como angiotomografia ou angiorressonância, para doenças como vasculites, dissecções arteriais intracerebrais e aneurismas. Vale ressaltar que os principais riscos inerentes à angiografia são a utilização de contraste iodado e seus riscos de nefrotoxicidade e hipersensibilidade, além da necessidade de punção arterial, normalmente femoral, com riscos de lesão vascular, sangramento e tromboembolia.

As Figuras 1 a 6 apresentam vários exemplos de imagens de pacientes com AVE e suas respectivas descrições.

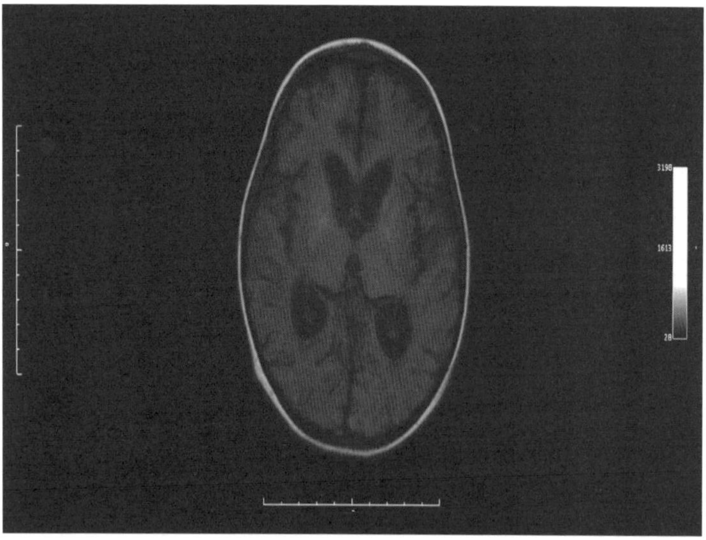

FIGURA 1 Achados tardios da encefalopatia hipóxico-isquêmica em menino de 2 anos. Imagem axial pesada em T1 demonstra aumento de sinal nos núcleos basais, indicativo de necrose hemorrágica. Sulcos corticais pronunciados e aumento volumétrico dos ventrículos, resultantes dos infartos em zonas de fronteira.

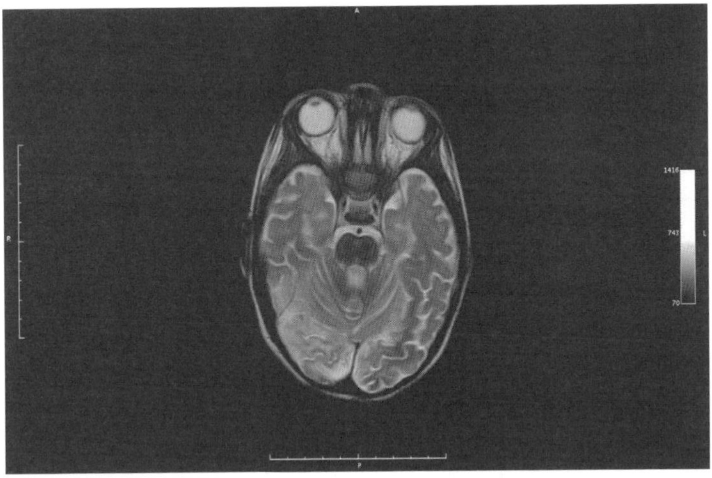

FIGURA 2 Mesmo paciente da Figura 1; a imagem demonstra marcado hipossinal e atrofia dos núcleos rubros, lemniscos, com gliose e encolhimento do tegmento e rafe pontinos.

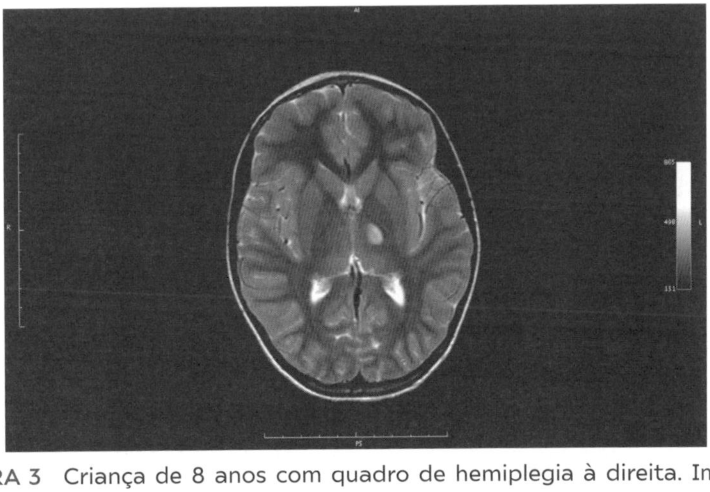

FIGURA 3 Criança de 8 anos com quadro de hemiplegia à direita. Imagem mostra zona ovalada de sinal elevado talamocapsular posterior à esquerda, consistente com lesão isquêmica aguda, presumivelmente embólica, confirmada no mapa de difusão (Figura 4).

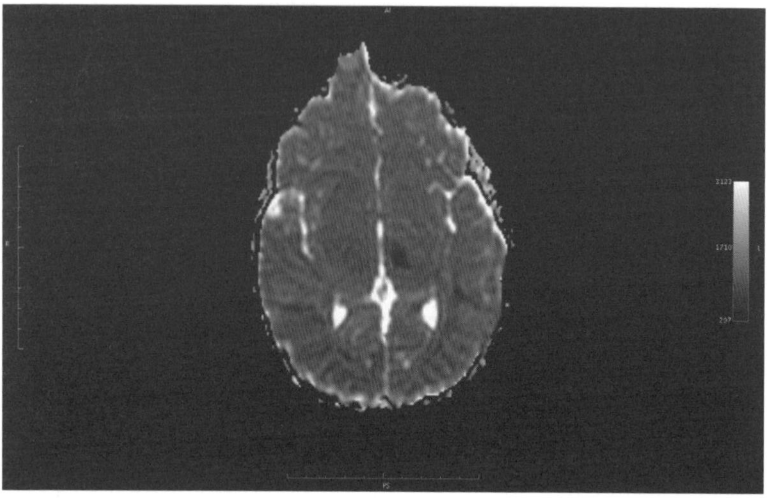

FIGURA 4 Análise de ressonância magnética por difusão do paciente da Figura 3 mostrando área de infarto talâmico à esquerda.

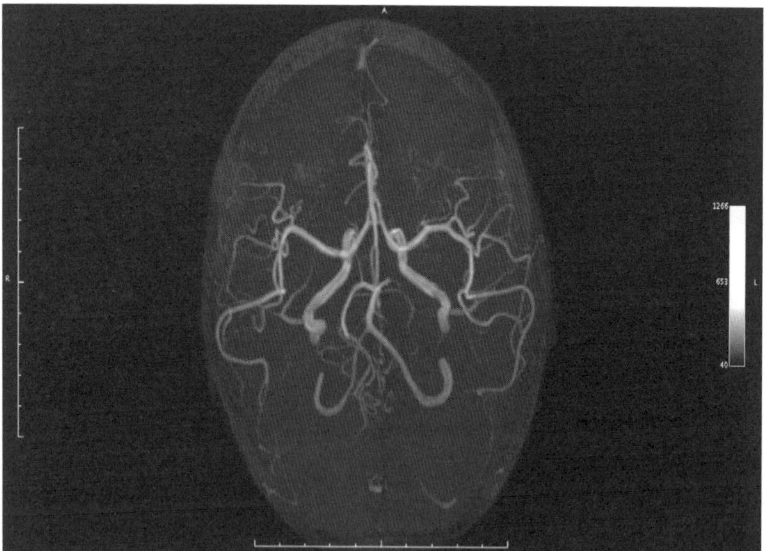

FIGURA 5 Angiorressonância do mesmo paciente das Figuras 3 e 4 demonstrando "ausência de sinal de fluxo" das artérias cerebral posterior e comunicante posterior esquerdas, de onde partem ramos talamoperfurantes posteriores, responsáveis pela nutrição do tálamo e mesencéfalo.

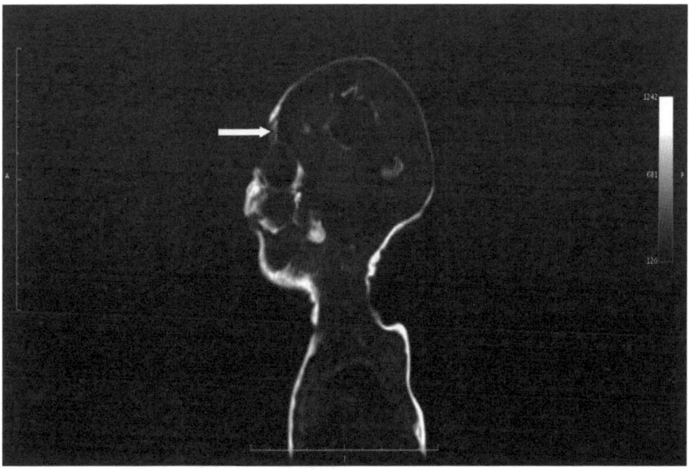

FIGURA 6 Criança de 2 anos com extensa área de encefalomalácia frontoparietal, em continuidade com as superfícies pial e ependimária. Nas paredes da "cavidade" existem hiperintensidades focais, que podem ser atribuíveis a subprodutos tardios de degradação da hemoglobina ou calcificações.

Demais exames subsidiários

Exames hematológicos, reumatológicos, hematológicos e cardíacos devem ser realizados com o objetivo de encontrar possíveis fatores etiológicos para o quadro de AVE. O Quadro 2 sintetiza os principais exames a serem realizados na admissão da criança e suas respectivas utilidades.

A utilização do ecocardiograma com infusão intravenosa de soro fisiológico durante a realização do exame pode detectar, dentre outras anormalidades cardíacas, a presença da patência do forame oval, que, ao permitir *shunt* unidirecional, aumenta a chance de eventos embólicos. Estudos demonstram que a incidência de tal anomalia pode ser até quatro vezes maior em crianças com AVE sem etiologia determinada do que na população geral.

Incluídas no diagnóstico diferencial de AVE estão outras causas de déficit neurológico agudo, como convulsões, trauma, migrânea, obstrução ventricular em casos de hidrocefalia, abscesso cerebral, doenças metabólicas, reações a drogas, meningites, síncope e intoxicação medicamentosa.

Em relação específica às condições protrombóticas, Kumar et al. destacaram a importância dessas doenças em crianças no que se refere aos AVE agudos e aos recorrentes, conforme o Quadro 3.

QUADRO 2 Exames auxiliares no diagnóstico do AVE em crianças

Exame	Comentários
Avaliação de doença cardíaca: ECG, ECO e raio X do tórax	Proposto a avaliar fontes de êmbolos, arritmias e anormalidades estruturais. Carece de especificidade se não houver achados clínicos de doença cardíaca.
Hemograma completo	Achados inespecíficos para doença falciforme, anemia, plaquetopenia e doenças infecciosas.
Coagulograma	Avaliação de problemas de coagulação congênitos ou adquiridos (doença hepática, monitoração de anticoagulação).
Fator antinúcleo	Triagem inicial para diagnóstico de lúpus eritematoso sistêmico; muito sensível e pouco específico.
Eletroforese de hemoglobina	Devido ao fato de a anemia falciforme ser etiologia de risco para eventos isquêmicos cerebrais.
Punção lombar	Detecção de meningites e/ou encefalites em crianças sem sinais clínicos e radiológicos de hipertensão intracraniana.
Lipidograma	Avaliação de fatores de risco adicionais.
Screening para estados de hipercoagulabilidade	Dosagem de proteína C, S, antitrombina III, anticoagulante lúpico, anticardiolipina, homocisteína urinária.
Lactato e piruvato arteriais	Comumente aumentados na doença mitocondrial MELAS (miopatia mitocondrial, encefalopatia, acidose láctica e episódios *stroke-like*).
Sorologia para HIV	Causa conhecida de AVE.
Screening toxicológico	Em crianças de risco.
Eletrólitos, função renal, gasometria arterial e demais análises bioquímicas	Análise completa do paciente e monitoração clínica.

AVE: acidente vascular encefálico; ECG: eletrocardiograma; ECO: ecocardiograma; HIV: vírus da imunodeficiência humana.

QUADRO 3

Trombofilia	Prevalência na população mundial	*Odds ratio* para AVE em crianças (IC 95%)	*Odds ratio* para AVE recorrente em crianças (IC 95%)
Heterozigose para mutação do fator V	1:20	3,7 (2,82-4,85)	0,3 (0,4-2,3)
Heterozigose para mutação do fator II	1:50	2,6 (2,82-4,85)	1,8 (0,2-15)
Deficiência de antitrombina III	1:2000-5000	11 (5,13-23,59)	10,7 (2,5-45,8)
Deficiência de proteína C	1:500	1,49 (0,32-6,92)	0,6 (0,05-6,4)
Hiper-homocisteinemia	Desconhecida	1,36 (0,53-3,51)	3,6 (0,8-5,8)
Aumento de lipoproteína A	Desconhecida	6,53 (4,46-9,55)	2,8 (1,1-7,5)
Dois ou mais fatores de risco para trombólise	Desconhecida	18,75 (6,9-55,14)	1,9 (1,12-3,2)

AVE: acidente vascular encefálico.

TRATAMENTO

Não há até o momento qualquer abordagem uniforme ou que reúna evidências baseadas em estudos duplo-cegos e randomizados que indiquem recomendações específicas para o tratamento dos casos de AVE em pediatria. Diversos grupos de pesquisadores publicaram, em 2004, dois artigos de revisão com recomendações para o tratamento e abordagem aguda do AVE. A maioria dos itens, nas duas revisões, é concordante justamente no fato de a falta de estudos randomizados e controlados não permitir recomendações inequívocas. Em setembro de 2008, equipe de especialistas publicou artigo de revisão na revista *Stroke* agrupando as principais evidências baseadas até o momento.

As principais medidas iniciais baseiam-se na estabilização da criança desde o momento da admissão à emergência até o tratamento em terapia intensiva. Diferentemente dos adultos, os quadros de AVE em crianças dificilmente se manifestam como quadros sistêmicos graves que requeiram medidas imediatas de ressuscitação; entretanto, assegurar a permeabilidade das vias aéreas, fornecer uma oxigenação com ventilação e circulação adequados são fundamentais nos passos iniciais.

O controle metabólico, hídrico e da temperatura corpórea se reveste de extrema importância. Não há em pediatria estudos que atestem segurança e eficácia da utilização da hipotermia como medida clínica auxiliar no sentido da redução da taxa metabólica cerebral; assim, seu uso não pode ser indicado rotineiramente. O controle da glicemia em crianças gravemente doentes também carece de protocolos específicos e de estudos controlados; entretanto, inúmeras evidências recentes apontam para o fato de que a hiperglicemia em crianças graves piora de maneira significativa sua morbimortalidade. Assim, esforços no sentido de manter a glicemia dentro dos limites da normalidade devem ser sempre mantidos. Não há indicação rotineira para o uso de anticonvulsivantes em crianças com AVEi sem a presença de crises convulsivas na apresentação. Desidratação e anemia são fatores de risco isolados para a ocorrência de eventos isquêmicos, principalmente aqueles trombóticos no período neonatal, e devem ser manejados separadamente em todos os casos.

Em RN com eventos hemorrágicos, deve-se observar a manutenção dos níveis de plaquetas próximos da normalidade e repor, em casos específicos, fatores de coagulação e vitamina K, quando necessário. Não há evidências de que a drenagem precoce de hematomas possa contribuir para reduções significativas da pressão intracraniana ou melhore o prognóstico em longo prazo. A hidrocefalia após evento hemorrágico é comum e deve ser tratada com métodos de drenagem ventricular quando persistente ou de grande volume. Nessa mesma faixa etária, não há recomendações para eventos isquêmicos comprovados em virtude da falta de estudos controlados que atestem sua segurança e eficácia, nem em RN com diagnóstico de trombose de seios venosos.

A utilização de anticoagulantes e de heparina em RN com AVE perinatal é rara. Entretanto, pode haver benefício naqueles com doenças protrombóticas confirmadas graves e com múltiplos êmbolos sistêmicos. Primeiros estudos não mostram complicações do uso de heparina de baixo peso molecular em RN com trombose de seios venosos. É importante salientar que não há evidências do benefício do uso de anticoagulantes nessa categoria de pacientes exceto em casos de múltiplas tromboses evidenciadas por exames de imagem e de evidências de progressão do quadro trombótico, a despeito da instituição de terapia de suporte.

Em crianças com anemia falciforme, as medidas iniciais são semelhantes, tendo-se especial atenção à correção da hidratação, hipoxemia e hipotensão. A maioria dos autores indica a transfusão sanguínea em casos agudos de AVE no sentido de reduzir os níveis circulantes de HbS abaixo de 30% e manter os níveis de hemoglobina entre 10 e 12,5 g/dL. Entretanto, o uso da hidratação e transfusão não tem eficácia comprovada por estudos controlados, por ser prática consagrada na literatura. A transfusão evita o risco teórico de aumento da viscosidade, que pode ser acompanhado por aumentos rápidos no hematócrito. Hipoxemia e hipotensão devem ser tratadas e a normoglicemia deve ser objetivada. Além disso, a criança deve ser submetida a um programa regular de transfusões como medida preventiva para a redução de eventos isquêmicos secundários a anemia falciforme, tomados os devidos cuidados com a consequente sobrecarga de ferro.

Descrita como outra medida preventiva importante, a realização periódica anual de Doppler transcraniano em crianças de 2 a 16 anos (em casos de exame normais) é recomendada, sendo útil menor periodicidade em caso de exames alterados, com velocidade de fluxo arterial acima de 200 cm/s (apesar de evidências recentes recomendarem cortes em fluxos menores). É descrita a prevenção de 90% da ocorrência de AVE em crianças assintomáticas com altas velocidades de fluxo ao exame de Doppler e submetidas a programas regulares de transfusão sanguínea. Medidas sem evidência significativa, mas que podem ser utilizadas em casos refratários e/ou recorrentes, incluem uso de hidroxiureia (principalmente em crianças inelegíveis para múltiplas transfusões), transplante de medula óssea e até mesmo cirurgias de revascularização, especialmente em pacientes com múltiplas lesões arteriais e eventos de difícil controle a despeito da abordagem clínica correta.

Crianças com doença de moyamoya beneficiam-se de revascularização cirúrgica, principalmente aquelas com sintomas neurológicos progressivos ou evidência de fluxo sanguíneo inadequado e/ou circulação colateral quando não há contraindicação cirúrgica. O uso de anticoagulantes não é recomendado de rotina pelo risco de evento hemorrágico e pela dificuldade na manutenção de níveis terapêuticos em crianças.

Em casos de AVE hemorrágico, a consulta ao neurocirurgião associada à investigação por imagem com angiorressonância magnética ou angiografia convencional é indispensável na tentativa de se obter a possibilidade de abordagem cirúrgica. Distúrbios de coagulação e plaquetas devem ser prontamente corrigidos. Nesse grupo de pacientes, nenhuma ação terapêutica é eficaz de maneira isolada.

Uso de anticoagulantes

O uso de heparina de baixo peso molecular (HBPM) ou heparina não fracionada não tem ainda eficácia e segurança comprovados na faixa etária pediátrica, exceto por alguns relatos de casos que demonstraram segurança na prevenção de eventos trombóticos pós-AVEi. Em crianças com alto risco de recorrência de embolia de origem cardíaca, trombose de seios venosos ou estados de hipercoagulabilidade, recomenda-se o uso de heparina de baixo peso molecular, e, em crianças após evento isquêmico sem origem determinada, pode-se considerar seu uso de maneira individual. Inicia-se a administração por via subcutânea na dose de 2 mg/kg/dia, monitorando a resposta terapêutica com a dosagem do antifator X ativado em amostra colhida de 4 a 6 horas após a administração de heparina, uma vez que o tempo de tromboplastina parcial ativada não reflete a atividade da heparina. Nesse grupo de crianças, o uso de warfarina deve continuar o processo de anticoagulação em longo prazo.

A maior parte das informações sobre terapia antitrombótica foi extrapolada de estudos na população adulta. A comparação entre HBPM e ácido acetilsalicílico (AAS) para prevenção secundária do AVE foi realizada em pequeno estudo prospectivo não randomizado, sem diferenças na recorrência do AVE ou no risco de sangramento. As recomendações atuais sugerem que o uso do AAS é seguro em crianças com AVE não secundário a anemia falciforme e sem risco de eventos embólicos recorrentes ou hipercoagulabilidade grave.

Em 2004, recomendações da American College of Chest Physicians incluíram a administração de heparina de baixo peso molecular ou heparina não fracionada, excetuando-se as crianças com anemia falciforme, por 5 a 7 dias, até a exclusão de eventos tromboembólicos ou dissecção arterial como causa do AVE. Nestes dois últimos grupos de pacientes, a anticoagulação deve ser mantida por 3 a 6 meses, e, após o término, o uso de AAS deve ser instituído como prevenção secundária. Tal recomendação contrasta com a

QUADRO 4 Guias atualizados sobre terapêuticas de reperfusão para crianças com AVE

Guidelines australianos – 2021 *Australian clinical consensus guideline: The diagnosis and acute management of childhood stroke*	*Royal College of Pediatrics and Child Health Childhood stroke guidelines* - 2017
Potenciais critérios de uso de ativador de plasminogênio tecidual (tPA)	O uso *off label* de tPA pode ser considerado em crianças com AVEi maiores de 8 anos e, particularmente, entre 2 e 8 anos. O AVEi é confirmado por:
1. Idade entre 2-17 anos 2. AVE confirmado por exame de imagem na ausência de hemorragia 3. Escore de gravidade do AVE pediátrico (PedNIHSS) ≥ 4 ou ≤ 24 4. O tratamento só pode ser iniciado se o tempo de início dos sintomas for menor que 4,5 horas. 5. Administração de tPA IV em pacientes com AVE confirmado. Não deve ser feita se o tempo de sintomas for maior que 4,5 horas ou desconhecido. 6. Quando decidida a realização da trombólise, devem-se seguir as recomendações de tPA em adolescentes e adultos.	1. Déficit cerebral focal agudo consistente com isquemia arterial **e** • PedNIHSS entre 4-24 E • Até 4,5 horas do início dos sintomas. • Exclusão de hemorragia em sistema nervoso central. 2. TC e/ou arteriografia cerebral demonstrando parênquima cerebral normal e oclusão total ou parcial de artéria intracerebral correspondendo ao déficit neurológico encontrado.

AVEi: acidente vascular encefálico isquêmico; TC: tomografia computadorizada.
Fonte: adaptado de RCPCH (2017) e Medley et al. (2019).

indicada pelo Royal College of Physicians em 2004, que indica a utilização do AAS como tratamento inicial a despeito da terapêutica anticoagulante. Coorte prospectivo publicado em 2001 por Sträater et al. mostrou não haver diferença na recorrência de eventos isquêmicos entre crianças em longo prazo que utilizaram como profilaxia secundária heparina de baixo peso molecular ou AAS.

A Associação Americana do Coração (American Heart Association) recomenda para crianças com risco de embolismo de origem cardíaca o uso de HBPM ou warfarina por pelo menos 1 ano, ou até a correção da causa de base.

As recomendações de 2008 indicam, exceto em crianças com anemia falciforme, a administração de AAS como medida de prevenção secundária para eventos isquêmicos na dose diária de 3 a 5 mg/kg. Em adultos tal medida se mostrou igualmente eficaz quando comparada à administração de warfarina; entretanto, esse dado não é disponível em crianças com estudos randomizados e controlados.

As crianças são diferentes do adulto no que tange à fisiologia cardiovascular e às consequências de longo prazo para trombólise. No que diz respeito ao tratamento anticoagulante agudo de crianças com AVE, recomenda-se (de acordo com o Royal College) o uso do AAS na dose de 5 mg/kg (máximo 300 mg) nas primeiras 24 horas do AVE, desde que não haja contraindicações, como sangramentos, por exemplo. Essas recomendações são atualizações de 2017.

Kirkham et al. realizaram um fluxograma para a abordagem de crianças com suspeita de AVE na emergência, adaptado na Figura 7.

Trombólise

O verdadeiro número de crianças elegíveis para trombólise no AVE pediátrico é ainda desconhecido e talvez baixo, devido ao atraso na procura pelo serviço de emergência e no diagnóstico, além de possíveis comorbidades existentes que podem impedir o método. Entretanto, no que se refere ao AVE na população adulta, apenas duas intervenções são claramente benéficas na redução da morbimortalidade decorrente da doença: a alteplase e o acompanhamento em unidades especializadas no tratamento do AVE.

Relatos de casos isolados são os trabalhos disponíveis para avaliar segurança e eficácia da trombólise com alteplase em casos de AVEi em crianças.

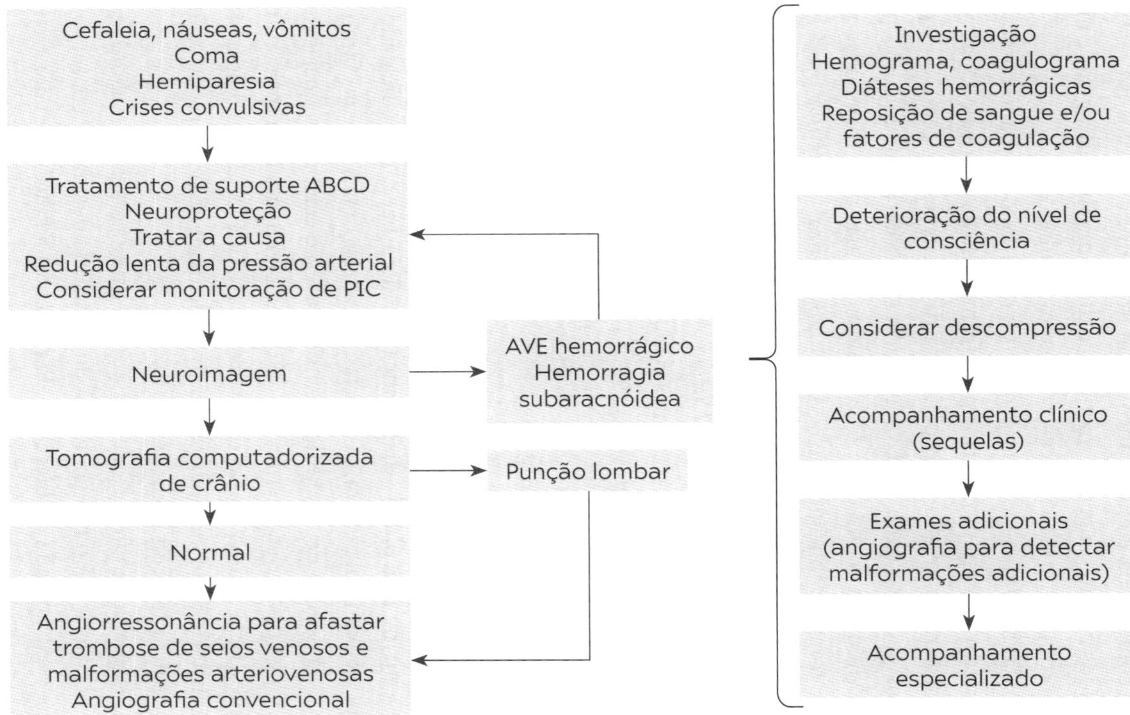

FIGURA 7 Esquema de manejo do paciente com acidente vascular encefálico (AVE) hemorrágico.

AVE: acidente vascular encefálico; PIC: pressão intracraniana.

Além disso, há relatos de hemorragia maciça em crianças por uso de alteplase para trombólise extracerebral da ordem de até 11%. Desse modo, a trombólise química, pela ausência de estudos controlados e pouca experiência em crianças, não é recomendada como prática na abordagem de eventos isquêmicos agudos. Estudos recentes sugerem maior risco de eventos hemorrágicos e mortalidade com trombólise em crianças, comparada a adultos.

O estudo TIPS (*Thrombolysis in pediatric stroke*) foi desenhado como um estudo multicêntrico com os critérios para trombólise descritos no Quadro 4, mas foi prematuramente abortado pela falta de pacientes no geral, e, dentre a maioria dos pacientes com AVE, a ausência dos critérios de inclusão para trombólise evitou sua realização.[19,9,27] Os últimos guias para trombólise medicamentosa foram publicados pelo *Australian clinical consensus guidelines (2019)* e pelo *Royal College of Pediatrics and Child Health Childhood stroke guidelines (2017).*

Adaptada do *Australian Childhood Stroke Advisory Committee* (2017), a Figura 8 apresenta o novo fluxograma mais elaborado para o atendimento inicial de uma criança com suspeita de AVE.

CONCLUSÕES

Pode-se concluir que a ocorrência de AVE em pediatria é condicionada à etiologia multifatorial, na maioria dos casos associada a doenças de base, e pode se revestir de dificuldade diagnóstica devido à baixa especificidade de sintomas, principalmente em faixas etárias pediátricas mais jovens. Também dependentes da doença de base e da extensão da lesão cerebral, sequelas neurológicas a longo prazo e acometimento do desenvolvimento neuropsicomotor são frequentes, bem como as taxas de recorrência, o que justifica o diagnóstico precoce e a instalação de medidas preventivas, de maneira primária ou secundária, para reduzir tais complicações.

Não há esquemas uniformes de tratamento propostos para a abordagem do AVE em crianças até o momento, sendo a maioria dos dados consenso de especialistas e extrapolada da literatura de pacientes adultos. O maior treinamento dos pediatras para o reconhecimento precoce de sinais e sintomas pode contribuir para o diagnóstico rápido e a redução nas sequelas.

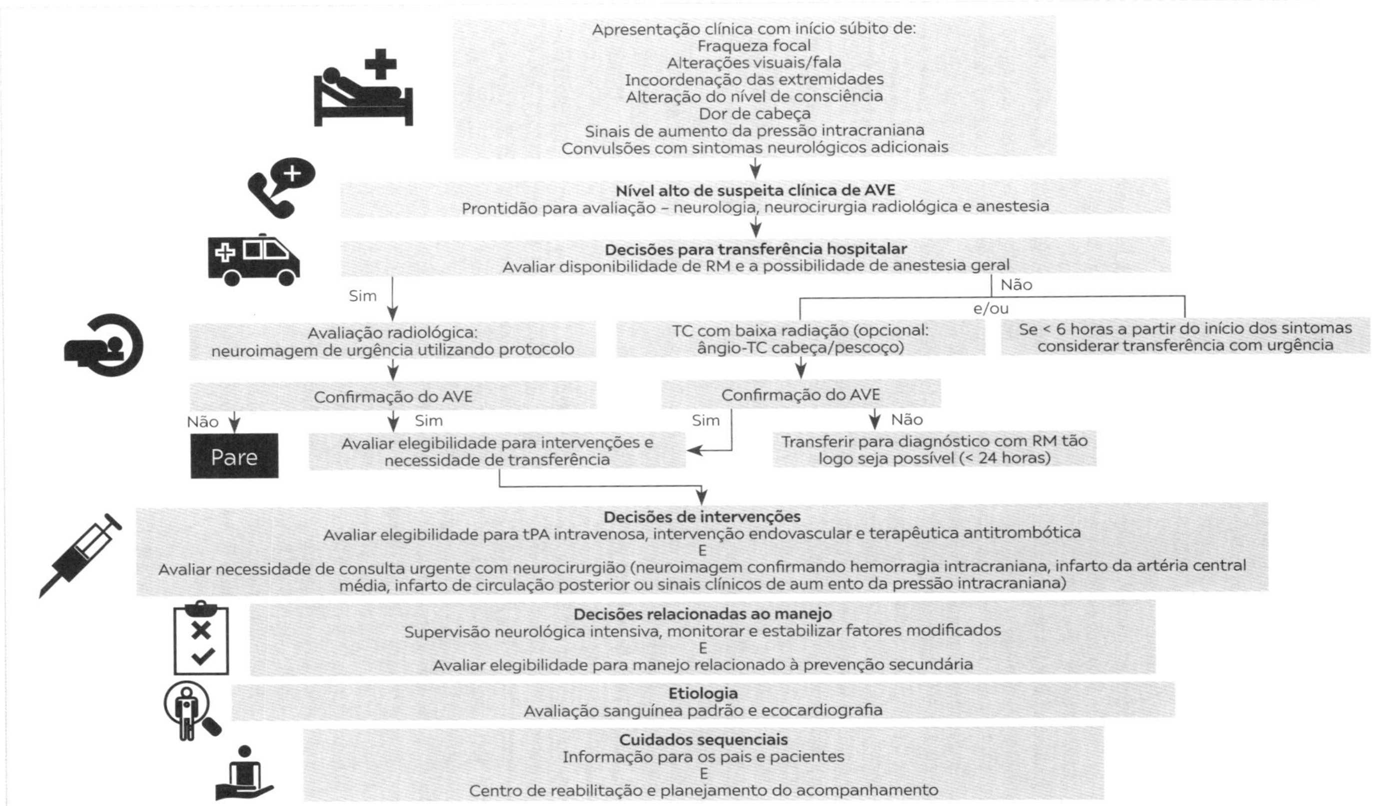

FIGURA 8 Fluxograma para orientar o diagnóstico e o manejo agudo em crianças com acidente vascular encefálico (AVE).

AVE: acidente vascular encefálico; RM: ressonância magnética; TC: tomografia computadorizada; tPA: ativador de plasminogênio tecidual.

Fonte: adaptada de Australian Childhood Stroke Advisory Committee (2017).

REFERÊNCIAS

1. Jordan LC. Thrombolytics for acute stroke in children: eligibility, practice variability, and pediatric stroke centers. Dev Med Child Neurol. 2015;57(2):115-6.
2. Ichord RN, Bastian R, Abraham L, Askalan R, Benedict S, Bernard TJ, et al. Interrated reliability of the Pediatric National Institutes of Health Stroke Scale (PedNIHSS) in a multicenter study. Stroke. 2011;42:613-7.
3. Nanda SK, Javalakshimi S, Mohandas S. Pediatric ischemic stroke due to dengue vasculitis. Pediatr Neurol. 2014;51(4):570-2.
4. Kumar R, Lisa RS, Rodriguez V, Sankar A, Sharma M, Meoded A, et al. Hemostatic and thrombotic considerations in the diagnosis and management of childhood arterial ischemic stroke: a narrative review. Semin Pediatr Neurol. 2022;101003.
5. Royal College of Paediatrics and Child Health (RCPCH). Stroke in childhood – clinical guideline for diagnosis, management and rehabilitation. RCPCH. Royal College of Pediatrics and Child Health. 2017. Disponível em: https://www.rcpch.ac.uk/resources/strokechildhood-clinical-guideline-diagnosis-management-rehabilitation. Acesso em: 20 fev. 2024.
6. Medley TL, Miteff C, Andrews I, Ware T, Cheung M, Monagle P, et al. Australian Clinical Consensus guideline: the diagnosis and acute management of childhood stroke. Int J Stroke. 2019;14:94-106.
7. Ndondo AP, Hammond CK. Management of pediatric stroke: challenges and perspectives from resource-limited settings. Semin Pediatr Neurol. 2022;44:100996.
8. Poisson SN, Schardt TQ, Dingman A, Bernard TJ. Etiology and treatment of arterial ischemic stroke in children and young adults. Curr Treat Options Neurol. 2014;16(10):315.
9. Alshekhlee A, Geller T, Mehta S, Storkan M, Al Khalili Y, Cruz-Flores S. Thrombolysis for children with acute ischemic stroke: a perspective from the kids' inpatient database. Pediatr Neurol. 2013;49(5):313-8.
10. Pappachan J, Kirkham FJ. Cerebrovascular disease and stroke. Arch Dis Child. 2008;93:890-8.
11. Lobo CLC, Cançado RD, Leite ACCB, Anjos ACM, Pinto ACS, Matta APC. Brazilian guidelines for transcranial Doppler in children and adolescents with sickle cell disease. Rev Bras Hematol Hemoter. 2011;33(1):43-8.
12. Dorie A, Guindo A, Saro YS, Touré BA, Fané B, Dembelé AK, Diallo DA. Screening of cerebral vasculopathy in sickle cell anemia children using transcranial Doppler. Arch Pediatr. 2015;22(3):260-6.
13. Ferrero DM, Fullerton HJ, Bernard TJ, Billinghurst L, Daniels SR, DeBaun MR, et al. American Heart Association Stroke Council and Council on Cardiovascular and Stroke Nursing. Management of stroke in neonates and children. Stroke 2019;50:e51-96.
14. Plaisier A, Raets MM, Ecury-Goossen GM, Govaert P, Feijen-Roon M, Reiss IK, et al. Serial cranial ultrasonography or early MRI for detecting preterm brain injury? Arch Dis Child Fetal Neonatal Ed. 2015 Jan 30. pii: fetalneonatal-2014-306129. doi:10.1136/archdischild-2014-306129.
15. Rafay MF, Armstrong D, Dirks P, MacGregor DL, deVeber G. Patterns of cerebral ischemia in children with moyamoya. Pediatr Neurol. 2015 Jan;52(1):65-72.
16. Mar S, Kelly JE, Isbell S, Aung WY, Lenox J, Prensky A. Prevalence of white matter lesions and stroke in children with migraine. Neurology. 2013;81(16):1387-91.
17. Madden NA, Jones GL, Kalpatthi R, Woods G. Practice patterns of stroke screening and hydroxyurea use in children with sickle cell disease: a survey of health care providers. J Pediatr Hematol Oncol. 2014;36(6):e382-6.
18. Ichord RN, Benedict SL, Chan AK, Kirkham FJ, Nowak-Göttl U; International Paediatric Stroke Study Group. Paediatric cerebral sinovenous thrombosis: findings of the International paediatric stroke study. Arch Dis Child. 2015;100(2):174-9.
19. Fasano RM, Meier ER, Hulbert ML. Cerebral vasculopathy in children with sickle cell anemia. Blood Cells Mol Dis. 2015;54(1):17-25.

20. Fox CK, Sidney S, Fullerton HJ. Community-based case-control study of childhood stroke risk associated with congenital heart disease. Stroke. 2015;46(2):336-40.
21. Mallick AA, Ganesan V, Kirkham FJ, Fallon P, Hedderly T, McShane T. Diagnostic delays in paediatric stroke. J Neurol Neurosurg Psychiatry. 2014. pii: jnnp-2014-309188.
22. Kirton A, deVeber G. Paediatric stroke: pressing issues and promising directions. Lancet Neurol. 2015;14(1):92-102.
23. Hamilton W, Huang H, Seiber E, Lo W. Cost and outcome in pediatric ischemic stroke. J Child Neurol. 2015. pii: 0883073815570673.
24. Monagle P, Chan AK, Goldenberg NA, Ichord RN, Journeycake JM, Nowak-Göttl U, et al. Antithrombotic therapy in neonates and children: Antithrombotic Therapy and Prevention of Thrombosis, 9th ed: American College of Chest Physicians Evidence Based Clinical Practice Guidelines. Chest. 2012;141(2 Suppl):e737S-801S.
25. Gabis LV, Yangala R, Lenn NJ. Time lag to diagnosis of stroke in children. Pediatrics. 2002;109:116-23.
26. Bernard TJ, Goldenberg NA. Pediatric arterial ischemic stroke. Pediatr Clin N Am. 2008;55:323-38.
27. Molofsky WJ. Managing stroke in children. Pediatr Ann. 2006;35(5):379-84.
28. Kittner SJ, Adams RJ. Stroke in children and young adults. Curr Opin Neurol. 1996;9:53-6.
29. Roach SE, Faha C, Golomb MR, Adams R, Biller J, Daniels S et al. Management of stroke in infants and children. Stroke. 2008;39:2644-91.
30. Lanthier S, Carmant L, David M, Larbrisseau A, de Veber G. Stroke in children: the coexistence of multiple risk factors predicts poor outcome. Neurology. 2000;54:371-8.
31. Fullerton HJ, Chetkovich MD, Wu YW, Smith WS, Johnston SC. Deaths from stroke in US children, 1979 to 1998. Neurology. 2002;59:34-9.
32. Ganesan V, Prengler M, Wade A, Kirkham FJ. Clinical and radiological recurrence after childhood arterial ischemic stroke. Circulation. 2006;114(20):2170-7.
33. Laugesaar R, Kolk A, Tomberg T, Metsvaht T, Lintrop M, Varendi H, Talvik T. Acutely and retrospectively diagnosed perinatal stroke: a population-based study. Stroke. 2007;38:2234-40.
34. de Veber G. Stroke and the child's brain: an overview of epidemiology, syndromes and risk factors. Curr Opin Neurol. 2002;15:133-8.
35. Nelson KB, Lynch JK. Stroke in newborn infants. Lancet Neurol. 2004;3:150-8.
36. Golomb MR, Garg BP, Carvalho KS, Johnson CS, Williams LS. Perinatal stroke and the risk of developing childhood epilepsy. J Pediatr. 2007;151(4):409-13.
37. Wu LA, Malouf JF, Dearani JA, Hagler DJ, Reeder GS, Petty G, et al. Patent foramen ovale in cryptogenic stroke: current understanding and management options. Arch Intern Med. 2004;164(22):2502.
38. du Plessis AJ. Mechanisms of brain injury during cardiac infant surgery. Semin Pediatr Neurol. 1999;6(1):32-7.
39. Chan AK, de Veber G, Gruenwald C, Yager J, Massicotte MP. Cardiopulmonary bypass and arterial ischemic stroke in infants and children. Prog Pediatr Cardiol. 2005;21:117-21.
40. Hayashida M, Kin T, Tomioka R, Orii H, Sekiyama H, Usui H, et al. Cerebral ischaemia during cardiac surgery in children detected by combined monitoring of BIS and near-infrared spectroscopy. Br J Anaesth. 2004;92:662-9.
41. Chow G, Koirala B, Armstrong D, McCrindle B, Bohn D, Edgell D, et al. Predictors of mortality and neurological morbidity in children undergoing extracorporeal life support for cardiac disease. Eur J Cardiothorac Surg. 2004;26(1):38-43.
42. Miller SP, McQuillen PS, Vigneron D, Glidden DV, Barkovich J, Ferriero DM, et al. Preoperative brain injury in newborns with transposition of the great arteries. Ann Thorac Surg. 2004;77:1698-706.
43. Venkatesan C, Wainwright MS. Pediatric endocarditis and stroke: a single-center retrospective review of seven cases. Pediatr Neurol. 2008;38:243-7.
44. Earley CJ, Kittner SJ, Feeser BR, Gardner J, Epstein A, Wozniak MA, et al. Stroke in children and sickle-cell disease: Baltimore-Washington Cooperative Young Stroke Study. Neurology. 1998;51:169-76.

45. Adams RJ. Stroke prevention and treatment in sickle cell disease. Arch Neurol. 2001;58:565-8.
46. Moser FG, Miller ST, Bello JA, Pegelow CH, Zimmerman RA, Wang WC, et al. The spectrum of brain MR abnormalities in sickle-cell disease: a report from the Cooperative study of sickle-cell disease. Am J Neuroradiol. 1996;17(5):965-72.
47. Gerald B, Sebes JI, Langston JW. Cerebral infarction secondary to sickle cell disease: arteriographic findings. Am J Radiol. 1980;134:1209-12.
48. Suzuki J, Takaku A. Cerebrovascular moyamoya disease: disease showing abnormal net-like vessels in the base of the brain. Arch Neurol. 1969;20:288-99.
49. Pegelow CH, Adams RJ, McKie V, Abboud M, Berman B, Miller ST, et al. Risk of recurrent stroke in patients with sickle-cell disease treated with erythrocyte transfusions. J Pediatr. 1995;126:896-9.
50. Scothorn DJ, Price C, Schwartz D, Terrill C, Buchanan GR, Shurney W, et al. Risk of recurrent stroke in children with sickle-cell disease receiving blood transfusion therapy for at least five years after initial stroke. J Pediatr. 2002;140(3):348-54.
51. Sebire G, Fullerton H, Riou E, de Veber G. Toward the definition of cerebral arteriopathies of childhood. Curr Opin Pediatr. 2004;16(6):617-22.
52. Dobson SR, Holden KR, Nietert PJ, Cure JK, Laver JH, Disco D, et al. *moyamoya* syndrome in childhood sickle cell disease: a predictive factor for recurrent cerebrovascular events. Blood. 2002;99:3144-50.
53. Carlin TM, Chanmugam A. Stroke in children. Emerg Med Clin N Am. 2002;20:671-85.
54. Grabowski EF, Buonanno FS, Krishnamoorthy K. Prothrombotic risk factors in the evaluation and management of perinatal stroke. Semin Perinatol. 2007;31:243-9.
55. Carvalho KS, Garg BP. Arterial strokes in children. Neurol Clin N Am. 2002;20:1079-100.
56. Haywood S, Liesner R, Pindora S, Ganesan V. Thrombophilia and first arterial ischaeamic stroke: a systematic review. Arch Dis Child. 2005;90:402-5.
57. Jordan LC, Hillis AE. Hemorrhagic stroke in children. Pediatr Neurol. 2007;35:73-80.
58. Butros LJ, Bussel JB. Intracranial hemorrhage in immune thrombocytopenic purpura. Arch Dis Child. 1994;71:251-3.
59. Meyer-Heim AD, Boltshauser E. Spontaneous intracranial haemorrhage in children: aetiology, presentation and outcome. Brain Dev. 2003;25:416-21.
60. Jordan LC. Stroke in Childhood. Neurologist. 2006;12:94-102.
61. Lynch JK, Hirtz DG, de Veber G, Nelson KB. Report of the national institute of neurological disorders and stroke workshop on perinatal and childhood stroke. Pediatrics. 2002;109:116-23.
62. de Veber G. Stroke and the child's brain: an overview of epidemiology, syndromes and risk factors. Curr Opin Neurol. 2002;15:133-8.
63. de Veber G, Andrew M and the Canadian Pediatric Ischemic Stroke Study Group. Cerebral sinovenous thrombosis in children. N Engl J Med. 2001;345:417-23.
64. Kirkham FJ, Prengler M, Hewes DKM, Ganesan V. Risk factors for arterial ischemic stroke in children. J Child Neurol. 2000;15:299-307.
65. Mergenthaler P, Dirnagl U, Meisel A. Pathophysiology of stroke: lessons from animal models. Metab Brain Dis. 2004;19:151-67.
66. Härtel C, Schilling S, Sperner J, Thyen U. The clinical outcomes of neonatal and childhood stroke: review of the literature and implications for future research. Eur J Neurol. 2004;11:431-8.
67. Kirton A, de Veber G. Cerebral palsy secondary to perinatal ischemic stroke. Clin Perinatol. 2006;33:367-86.
68. Golomb MR, MacGregor DL, Domi T, Armstrong DC, McCrindle BW, Mayank S, et al. Presumed pre or perinatal arterial ischemic stroke: risk factors and outcomes. Ann Neurol. 2001;50(2):163-8.
69. Shi K, Wang J, Li J, Jiang L, Mix E, Fang F, et al. arterial ischemic stroke: experience in Chinese children. Pediatr Neurol. 2008;38(3):186-90.
70. Rotta NT, Silva AR, Silva FLF, Ohlweiler L, Belarmino Jr E, Fonteles VR. Cerebrovascular disease in pediatric patients. Arq Neuropsiquiatr. 2002;60(4):959-63.

71. Zimmer JA, Garg BP, Williams LS, Golomb MR. Age-related variation in presenting signs of childhood arterial ischemic stroke. Pediatr Neurol. 2007;37:171-5.
72. Hirano M, Pavlakis SG. Mitochondrial myopathy, encephalopathy, lactic acidosis, and stroke-like episodes (MELAS): current concepts. J Child Neurol. 1994;9:4-13.
73. Adams RJ, McKie VC, Carl EM, Nichols FT, Perry R, Brock K, et al. Long-term stroke risk in children with sickle cell disease screened with transcranial Doppler. Ann Neurol. 1997;42(5):699-704.
74. Deane CR, Goss D, O'Driscoll S, Mellor S, Pohl KRE, Dick MC, et al. Transcranial Doppler scanning and the assessment of stroke risk in children with HbSC (corrected) disease. Arch Dis Child. 2008;93(2):138-41.
75. Steen RG, Emudianughe T, Hankins GM, Wynn LW, Wang WC, Xiong X, et al. Brain imaging findings in pediatric patients with sickle cell disease. Radiology. 2003;228(1):216-25.
76. Hutchison JS, Ichord R, Guerguerian AM, de Veber G. Cerebrovascular disorders. Semin Pediatr Neurol. 2004;11(2):139-46.
77. Kirkham FJ. Stroke in childhood. Arch Dis Child. 1999;81:85-9.
78. Gadian DG, Calamante F, Kirkham FJ, Bynevelt M, Johnson CL, Porter DA, et al. Diffusion and perfusion magnetic resonance imaging in childhood stroke. J Child Neurol. 2000;15:279-83.
79. Lechat P, Mas JL, Lascault G, Loron P, Theard M, Klimczac M, et al. Prevalence of patent foramen ovale in patients with stroke. N Engl J Med. 1988;318(18):1148-52.
80. de Veber G. In pursuit of evidence-based treatments for paediatric stroke: the UK and Chest guidelines. Lancet Neurol. 2005;4:432-6.
81. Paediatric Stroke Working Group. Stroke in childhood: clinical guidelines for diagnosis, management and rehabilitation. 2004. Disponível em: http://www.rcplondon.ac.uk/pubs/books/childstroke. Acesso em: 20 fev. 2024.
82. Platt OS. Prevention and management of stroke in sickle cell anemia. Hematology Am Soc Hematol Educ Program. 2006:54-7.
83. Adams RJ, McKie VC, Hsu L, Files B, Vichinsky E, Pegelow C. Prevention of a first stroke by transfusions in children with sickle cell anemia and abnormal results on transcranial Doppler ultrasonography. N Eng J Med. 1988;239(1):5-11.
84. Burak CR, Bowen MD, Barron TF. The use of enoxaparin in children with acute, nonhemorrhagic ischemic stroke. Pediatr Neurol. 2003;29:295-8.
85. Monagle P, Chan A, Massicote P, Chalmers E, Michelson AD. Antithrombotic therapy in children: the Seventh ACCP Conference on Antithrombotic and Thrombolytic Therapy. Chest. 2004;126(3 Suppl):645S-87S.
86. Sträter R, Kurnik K, Heller C, Schobess R, Luigs P, Nowak-Göttl U. Aspirin versus low-dose low-molecular-weight heparin: antithrombotic therapy in pediatric ischemic stroke patients: a prospective follow-up study. Stroke. 2001;32:2554-8.
87. Kirton A, de Veber G. Therapeutic approaches and advances in pediatric stroke. Neurorx. 2006;3(2)133-42.
88. Kirton A, Wong JH, Mah J, Ross BC, Kennedy J, Bell K, et al. Successful endovascular therapy for acute basilar thrombosis in an adolescent. Pediatrics. 2003;112:248-51.
89. Worley G. Pediatric stroke. Air Med J. 2006;25(2):59-65.
90. Carlson MD, Leber S, Deveikis J, Silverstein FS. Successful use of rt-PA in pediatric stroke. Neurology. 2001;57(1):157-8.
91. Cannon BC, Kertesz NJ, Friedman RA, Fenrich AL. Use of tissue plasminogen activator in a stroke after cardiofrequency ablation of a left-sided accessory pathway. J Cardiovasc Eletrophysiol. 2001;12:723-5.
92. Australian Childhood Stroke Advisory Committee. The diagnosis and acute management of childhood stroke. 2017. Disponível em: https://informme.org.au/media/typfmgso/damcs-cg2017_web_final.pdf. Acesso em: 27 maio 2024.

23

Traumatismo cranioencefálico grave

Marcelo Barciela Brandão

DESTAQUES

- Definição de traumatismo cranioencefálico grave.
- Monitorização e alvos terapêuticos.
- Condutas atualmente indicadas.

INTRODUÇÃO

O traumatismo cranioencefálico (TCE) grave é uma condição médica crítica que representa uma das principais causas de morbidade e mortalidade em crianças. Esse tipo de lesão é frequentemente resultado de acidentes de trânsito, quedas ou abusos físicos e pode levar a complicações neurológicas significativas e duradouras. Em pediatria, a abordagem do TCE grave requer uma avaliação rápida e precisa, cuidados intensivos imediatos e um plano abrangente de reabilitação para minimizar os danos a longo prazo e promover a recuperação funcional da criança. A complexidade do tratamento é aumentada pela necessidade de adaptar as intervenções às particularidades anatômicas e fisiológicas dos pacientes pediátricos, exigindo uma colaboração interdisciplinar e o uso de protocolos baseados em evidências para otimizar os resultados clínicos.

DEFINIÇÃO

TCE é definido como alteração na função cerebral, ou outra evidência de patologia cerebral, causada por uma força externa. É necessária a presença de um dos seguintes sinais: perda ou comprometimento da consciência, perda de memória para eventos anteriores ou posteriores à lesão, déficits neurológicos (fraqueza, perda de equilíbrio, visão alterada etc.) ou distúrbios mentais, confusão, desorientação, pensamento lento etc.[1]

É considerado TCE grave o paciente que apresenta escala de coma de Glasgow (ECG) menor ou igual a 8.[1,2]

EXAMES DE IMAGEM

O exame de neuroimagem indicado é a tomografia computadorizada (TC) de crânio, que deverá ser realizada na chegada do paciente após avaliação na unidade de emergência. A TC de crânio não deve ser repetida de forma sistemática 24 horas após a admissão como acompanhamento inicial para decisões sobre intervenção neurocirúrgica, a menos que haja evidência de deterioração neurológica ou aumento da pressão intracraniana (PIC).[3]

MONITORIZAÇÃO E ALVOS TERAPÊUTICOS

A monitorização não neurológica inclui:

- Frequência e ritmo cardíaco por cardioscópio.
- Frequência respiratória.
- Oximetria de pulso.
- Capnografia (se disponível).
- Pressão arterial média (PAM), sistólica e diastólica, de preferência invasiva, uma vez que permite a monitorização da pressão de perfusão cerebral (PPC) em tempo real (PPC = PAM – PIC), assim como melhor avaliação hemodinâmica do paciente.
- Pressão venosa central.
- Débito urinário.
- Temperatura.

O uso de ultrassom à beira de leito com avaliação pulmonar e cardiológica para melhor condução tanto do ponto de vista hemodinâmico como respiratório está indicado, desde que realizado por profissional capacitado.

Monitorização neurológica

Pressão intracraniana

Está indicada sua monitorização nos pacientes com ECG ≤ 8, incluindo pacientes que tenham sido submetidos a procedimento cirúrgico.[3,4] O sítio de inserção considerado padrão ouro é o intraventricular, que também permite condução terapêutica com drenagem de líquido cefalorraquidiano (LCR) como opção quando há aumento da pressão intracraniana (PIC).[3-5] O sítio de inserção habitualmente usado na impossibilidade do intraventricular é o intraparenquimatoso.[5] Além dos valores numéricos que mostram as variações na PIC, a avaliação de sua morfologia também é útil. As diferentes ondas na forma de onda vascular da PIC estão representadas na Figura 1; a onda P1 reflete os pulsos arteriais do plexo carotídeo no LCR, a onda P2 representa a PIC propriamente dita como um correlato dos pulsos arteriais refletidos no parênquima cerebral e a onda P3 reflete o fechamento da válvula aórtica.[5] Quando a P2 fica maior que a P1, significa um potencial aumento PIC, que deve ser monitorizado e avaliado cuidadosamente junto com o valor numérico apresentado.[5]

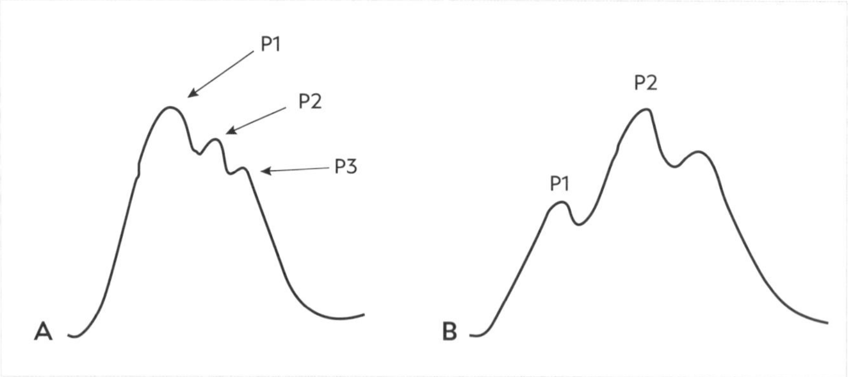

FIGURA 1 A: representa a onda normal da PIC. B: apresenta aumento da P2 em relação a P1, que representa o potencial aumento da PIC.

PIC: pressão intracraniana.

Fonte: Nag et al.[5]

Pressão de perfusão cerebral (PPC)

É a pressão sanguínea efetiva, obtida pela diferença entre a PAM e a PIC.[3,4]

Oxigenação tissular cerebral ($PbrO_2$)

Monitorização introduzida no consenso de 2019. Trata-se da monitorização da oxigenação tissular cerebral medida através de uma sonda inserida no parênquima na região de maior lesão, cujo valor mínimo é de 10 mmHg.[3,4] Utilizada em poucos serviços ao redor do mundo, geralmente relacionados com pesquisa, até o momento não tem descrição de uso no Brasil, e dessa forma não será abordado neste capítulo.

Neuromonitorização avançada

O consenso de 2019 recomenda as seguintes monitorizações: oxigenação tissular cerebral, eletroencefalograma, Doppler transcraniano e índice de reatividade pressórica cerebrovascular (PRx).[3,4] Outra monitorização que vem sendo utilizada, principalmente por ser uma forma não invasiva de monitorização, é a medida da bainha do nervo óptico por ultrassom, cuja utilidade alguns estudos vêm mostrando.[6] No momento utilizada para avaliar se há aumento do diâmetro da bainha que indicariam que a PIC estaria aumentada, não mostrou evidências de que possa ser usada de forma seriada ou como resposta terapêutica. Valores acima de 6,1 mm estão associados à necessidade de monitorização invasiva.[6]

Os alvos terapêuticos estão apresentados no Quadro 1.[3,4] Devem ser seguidos para que se tenha a melhor condução e obtenção dos melhores resultados em face dos pacientes com TCE grave.

MANEJO DO PACIENTE COM TCE GRAVE

A condução atual do tratamento do paciente com TCE grave em pediatria segue, em linhas gerais, as diretrizes preconizadas pelo *Guidelines for the management of pediatric severe traumatic brain injury, third edition*, publicado em 2019.[3] Essa diretriz orienta o manejo por meio de fluxos ou caminhos de tratamento:

QUADRO 1 Alvos terapêuticos para a condução do TCE grave

Variável	Alvo
PIC	< 20 mmHg
PPC	• Valores alvo PPC: manutenção valor mínimo de 40 mmHg. • Limiares específicos para a idade entre 40-50. mmHg. Lactentes extremidade **inferior** e crianças maiores/ adolescentes extremidade **superior**.
PA	• PA normal para a idade: PAM percentil 50 PAM > 65 mmHg (lactentes) OU PAM > 90 mmHg (escolares) OU PAM > 100-110 mmHg (adolescentes). • PAS > [70 + (2 × idade em anos)] mmHg. • PAS > 95 mmHg, mas mantida < 140 mmHg.
PVC	4-10 mmHg OU 8-12 mmHg
Débito urinário	> 1 mL/kg/h → até 30 kg. > 30 mL/hora → > 30 kg.
Na (sérico)	135-150 mEq/L.
Osm (sérico)	• Solução hipertônica: até 360 mOsm/L. • Manitol: até 320 mOsm.
Hb	Mínimo 7 g/dL.
PaO2	90-100 mmHg
PaCO2	35-40 mmHg
SO2	> 92%

Hb: hemoglobina; Na: sódio; Osm: osmolaridade; PA: pressão arterial; $PaCO_2$: pressão parcial de gás carbônico arterial; PAM: pressão arterial média; PaO_2: pressão parcial de oxigênio arterial; PAS: pressão arterial sistólica; PIC: pressão intracraniana; PPC: pressão de perfusão cerebral; PVC: pressão venosa central; SO_2: saturação de oxigênio; TCE: traumatismo cranioencefálico.

1. Cuidados básicos.
2. Herniação.
3. Pressão intracraniana.
4. Pressão de perfusão cerebral.
5. Oxigenação tissular cerebral.
6. Terapias de segunda linha.

É importante ressaltar que, uma vez feito o diagnóstico de TCE grave, sendo cirúrgico ou não, está indicada a monitorização invasiva da PIC.[3,4]

Cuidados básicos

A Figura 2 apresenta as linhas gerais do manejo dos cuidados básicos diante do TCE grave, além de apresentar o fluxograma dos outros fluxos de tratamento.

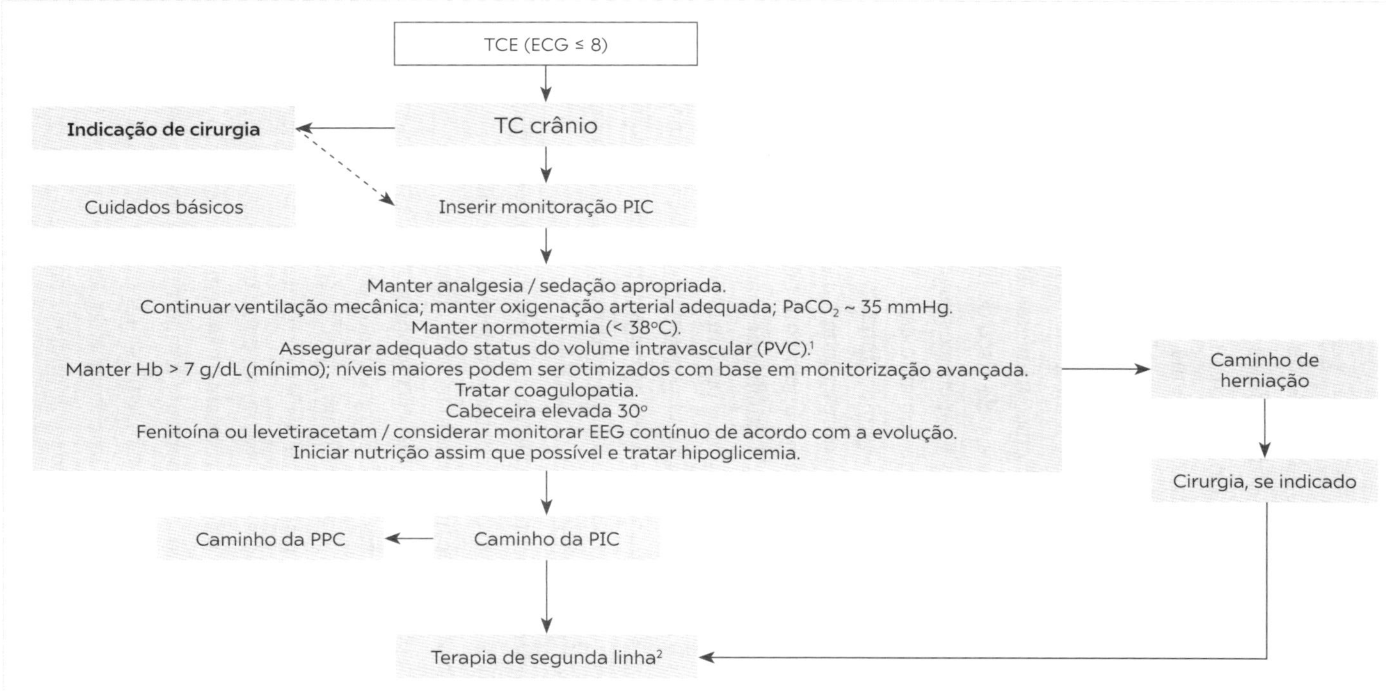

FIGURA 2 **Cuidados básicos do paciente com TCE grave, acompanhado dos outros fluxos de tratamento.**

1. Baseado na PVC, DU, U/Crs, BH e EF.

2. Quando os cuidados são seguidos pela PIC para ser considerado refratário às terapias de segunda linha, depende de muitos fatores, como o nível da PIC, o tempo ae progressão da doença e ou tros.

Fonte: adaptada por Kochanek et al.[4]

BH: balanço hídrico; Cr: creatinina; DU: débito urinário; ECG: Escala de Coma de Glasgow; EF: exame físico; Hb: hemoglobina; $PaCO_2$: pressão parcial de gás carbônico arterial; PIC: pressão intracraniana; PPC: pressão de perfusão cerebral; PVC: pressão venosa central; TC: tomografia computadorizada; TCE: traumatismo cranioencefálico; U: ureia.

Pontos a serem detalhados:

- Oferta hídrica: garantir um *status* adequado do volume intravascular. Oferecer um aporte ao redor de 75%, devendo as decisões sobre o aporte se basear no exame clínico e no balanço hídrico. Em relação ao tipo de solução utilizada, hipotônica ou isotônica, existe uma tendência ao uso de soluções isotônicas, mas deve-se ter um controle rigoroso dos níveis séricos de sódio, da glicemia e da osmolaridade para essa decisão. Para a prescrição inicial de fluidos, pode-se iniciar com solução salina normal, com a opção de adicionar solução de glicose a 5% nas primeiras 48 horas de cuidados, principalmente em menores de 5 anos, pelo risco de hipoglicemia.[3,4]
- Ventilação mecânica: seguir os alvos terapêuticos sugeridos para ter a melhor resposta a manobras ventilatórias quando estas forem necessárias no fluxo da herniação e nas terapias de segunda linha.[3,4]
- Sedação e analgesia: a recomendação apresentada é manter o paciente adequadamente sedado, sendo orientado o início com benzodiazepínicos, no caso midazolam e opioides, fentanil.[3,4] Atualmente não existe contraindicação formal para o uso de cetamina para os pacientes com risco de hipertensão intracraniana, o que inclui o TCE.[7] O esquema de sedação e analgesia pode diferir de um serviço para outro em face das experiências adquiridas em cada serviço seguindo seus protocolos de sedoanalgesia, mas sempre se pautando nas evidências científicas mais atuais.
- Temperatura: manter o paciente normotérmico evitando hipertermia, uma vez que essa condição aumenta o metabolismo cerebral e contribui para o aumento da PIC e a consequente hipertensão intracraniana (HIC). Não existem dados na literatura para recomendar hipotermia nessa fase de tratamento.[3,4]
- Medicações anticonvulsivantes: o TCE grave é uma condição em que o uso profilático de medicações anticonvulsivantes pode ser indicado. Essa indicação ganha mais força na presença de lesões estruturais com sangramento intraparenquimatoso, afundamento de crânio, entre outras. As medicações sugeridas são a fenitoína e o levetiracetam (não tem apresentação intravenosa no Brasil). Entretanto, é importante lembrar que a dose profilática pode mascarar um quadro convulsivo sem manifestação clínica, e nessa situação é importante a monitorização com eletroencefalograma (EEG) contínuo. Se não houver disponibilidade, ponderar dose terapêutica e não profilática da medicação anticonvulsiva.[3,4]

- Corticosteroides: não está indicado seu uso na condução do TCE grave.[3,4]
- Distúrbio de coagulação: deve ser corrigido antes da inserção do cateter de PIC se razão normatizada internacional (RNI) > 1,6; na craniectomia se houver sangramento abundante na presença de RNI > 1,2 e/ou plaquetas < 100.000 mmm^3. É importante ressaltar que estudos recentes sugerem que a ressuscitação com plasma para normalizar RNI após TCE em crianças pode piorar os distúrbios de coagulação.[3,4]
- Nutrição: iniciar o mais precocemente possível, desde que o paciente tenha condições.[3,4]

Herniação

Uma vez que o paciente apresente sinais clínicos de herniação, as medidas a serem tomadas estão representadas na Figura 3. Ao final deverá ser realizada uma TC de crânio de urgência, indicar procedimento cirúrgico se for o caso e passar para as terapias de segunda linha.[3;4]

Em relação à administração de soluções hiperosmolares, recomenda-se a administração de manitol (0,5 a 1 g/kg) durante 10 minutos, ou solução salina hipertônica 3%; 1 a 3 mL/kg, até a dose máxima de 250 mL, com preferência para a solução salina a 3%.[4]

Pressão intracraniana

Esse fluxo se direciona para o controle da PIC, que não deve exceder 20 mmHg. As devidas intervenções a serem realizadas seguem o fluxo apresentado na Figura 4. O início das intervenções se dá quando a PIC fica maior do que 20 mmHg por um período de 5 minutos ou menos tempo caso o valor esteja acima de 25 mmHg. Nesse momento serão checadas as condições que podem estar relacionadas ao aumento da PIC, como sedação e analgesia adequada, hipertermia, crise convulsiva, ventilação e intubação, retenção urinária alterações hemodinâmicas. Uma vez indicada a terapia hiperosmolar, as doses de solução salina a 3% serão 2 a 5 mL/kg em 10 a 20 minutos em caso de bólus e em caso de infusão contínua 0,1 a 1 mL/kg/hora. Bólus adicionais e o aumento da infusão contínua podem ser necessários para o controle da PIC. Estará contraindicada quando a contagem de plaquetas for inferior a 100.000/L, coagulopatia com RNI > 1,4 e nível sérico de creatinina duas vezes o valor de base.[3,4]

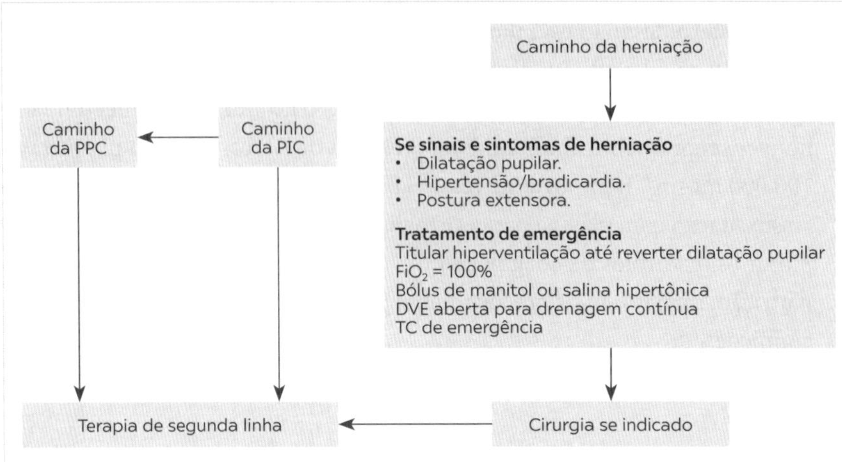

FIGURA 3 Fluxo da herniação no paciente com traumatismo cranioencefálico grave.

DVE: derivação ventricular externa; FiO_2: fração inspirada de oxigênio; PIC: pressão intracraniana; PPC: pressão de perfusão cerebral; TC: tomografia computadorizada; TCE: traumatismo cranioencefálico. Fonte: Kochanek et al.[4]

Quando se optar por uso de bloqueador neuromuscular, é recomendado que seja feita monitorização contínua com EEG.[3,4]

É importante ressaltar que terapia com hiperventilação não faz parte desse cenário.

Pressão de perfusão cerebral

Nesse fluxo (Figura 4) o objetivo é manter PPC (PAM – PIC) adequada, isto é, com valores acima de 50 mmHg, aceitando valores acima de 40 mmHg para lactentes, e para esse objetivo os alvos hemodinâmicos devem ser seguidos. Uma vez que não se obtenha a manutenção desses valores, medidas para adequar a PAM devem ser seguidas, como expansões volêmicas e o uso de drogas vasoativas, assim como estabilizar a PIC se for o caso.[3,4]

Oxigenação tissular cerebral

Fluxo pouco utilizado devido à falta do recurso, mais restrito e centros de pesquisa estabelecidos em outros países. A $PbrO_2$ deverá ser mantida acima de

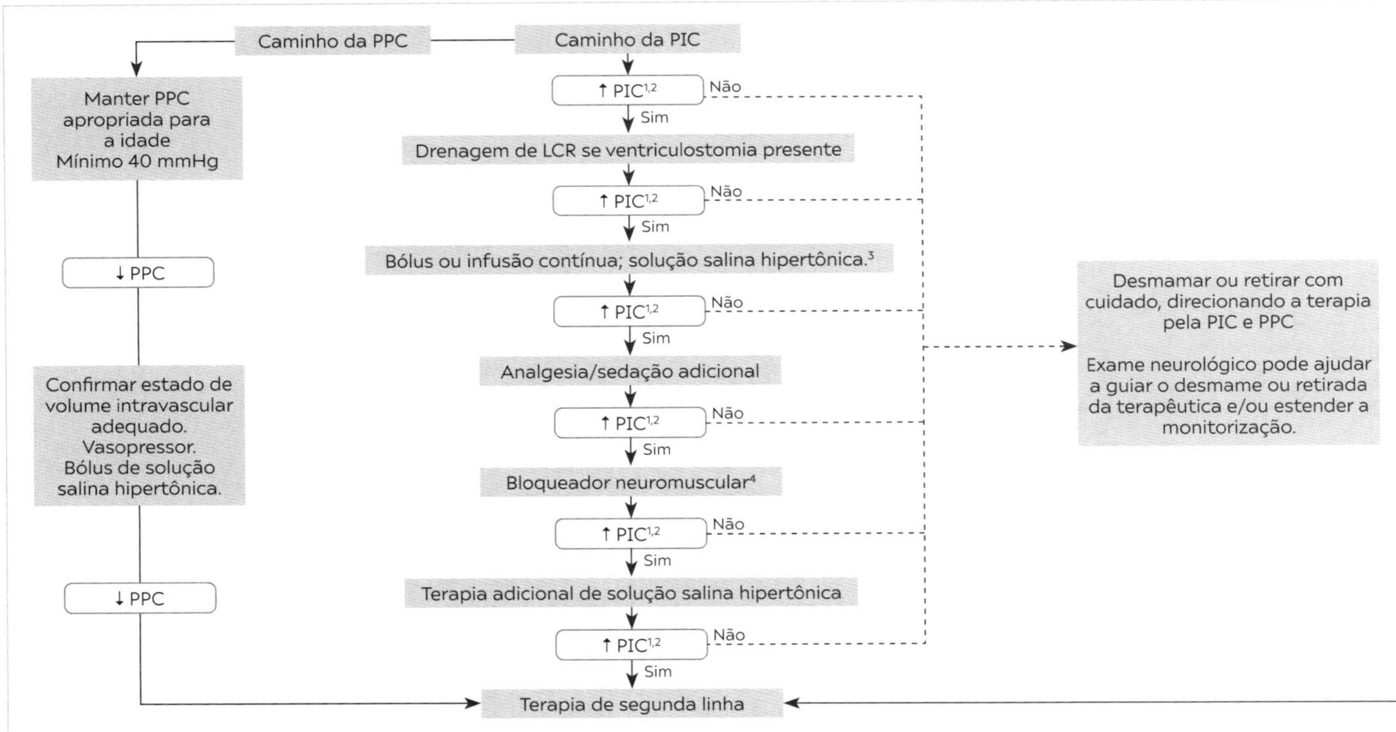

FIGURA 4 Fluxo da PIC e PPC no paciente com TCE grave.

1. O tempo de instituição das terapias de 1ª linha depende de muitos fatores, como o nível de PIC e o tempo de progressão da doença; intervenções podem precisar ser contornadas, repetidas ou iniciadas concomitantemente.
2. PIC 20-25 mmHg por > 5 minutos; mais rapidamente para PIC > 25 mmHg.
3. Pode ser substituído por manitol.
4. Monitorar EEG.

LCR: líquido cefalorraquidiano; PIC: pressão intracraniana; PPC: pressão de perfusão cerebral; TCE: traumatismo cranioencefálico; EEG: eletroencefalograma; LCR: líquido cefalorraquidiano; PIC: pressão intracraniana; PPC: pressão de perfusão cerebral.

Fonte: Kochanek et al.[4]

10 mmHg, e quando esse objetivo não é atingido as medidas indicadas seriam aumento da fração inspirada de oxigênio (FiO_2), aumento da PAM (volume e/ou drogas vasoativas), aumento da $PaCO_2$ (vasodilatação cerebral, com consequente aumento do fluxo sanguíneo cerebral) e otimização da hemoglobina.[3,4]

Terapias de segunda linha

Uma vez que os fluxos anteriores não tiveram sucesso em manter uma PIC e uma PPC dentro dos alvos terapêuticos, segue-se para o fluxo de condutas de segunda linha apresentadas na Figura 5.[4]

A craniectomia geralmente, está indicada quando houve falha com a terapia hiperosmolar e uso de barbitúricos; sua indicação é uma decisão da equipe de neurocirurgia.[3,4]

O uso de barbitúrico contínuo está indicado na falha da terapia hiperosmolar e da hiperventilação. A medicação mais utilizada é o tiopental, com dose de ataque de 1,5 a 5 mg/kg e dose de manutenção de 1 a 5 mg/kg/h. Deve-se ter atenção com o volume oferecido, PAM, PVC e PPC, pois trata-se de medicação que pode levar a instabilidade hemodinâmica, principalmente queda da PAM, necessitando, assim, de drogas vasoativas.[3,4]

Atualmente a tendência é a combinação e gradação de alvos, a chamada *Hypertonic Saline Sliding Scale*, na qual se utiliza solução salina a 3% contínua, hiperventilação com alvo de 28 a 34 mmHg e barbitúrico contínuo, simultaneamente.[3,4]

Outra opção que surgiu junto com o consenso de 2019 é a indicação de uma solução salina mais robusta, sugerindo-se um bólus de solução salina a SH 23,4% para PIC refratária, com dose sugerida de 0,5 mL/kg (máximo de 30 mL). É recomendável evitar quando o sódio sérico estiver acima de 170 mEq/L de forma sustentada (mais de 72 horas), por risco de trombocitopenia e anemia e quando acima de 160 mEq/L de forma sustentada (mais de 72 horas) devido ao risco de trombose venosa profunda.[3,4]

RETIRADA DAS TERAPÊUTICAS

A retirada das condutas tomadas deverá ser realizada a qualquer momento quando PIC, PPC e $PbrO_2$ (se monitoradas) estiverem normalizadas e permanecerem estáveis por 12 a 24 horas. A gravidade do TCE pode influenciar o ritmo de retirada.[3,4]

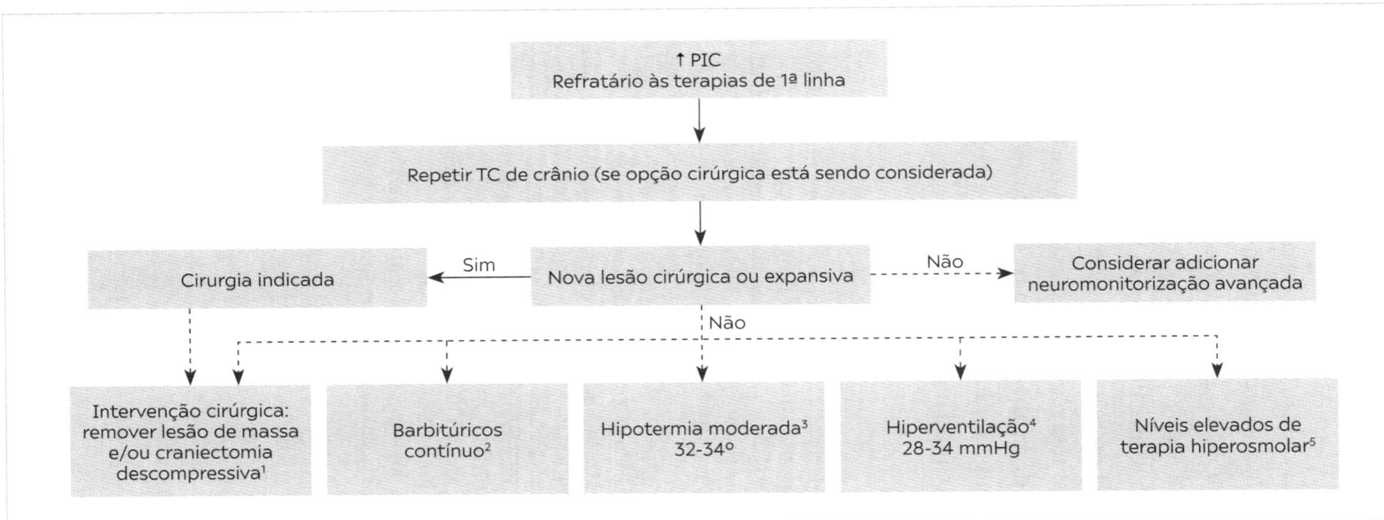

FIGURA 5 Terapia de segunda linha no traumatismo cranioencefálico grave.

Fonte: Kochanek et al.[4]

1. Paciente recuperável e evidência de expansão da lesão em massa ou *swelling* na TC.
2. EEG ativo e sem contraindicações médicas.
3. Sem contraindicações.
4. Considerar adicionar neuromonitorização avançada por isquemia.
5. Dose antecipada de solução salina a 3% ou manitol, ou bólus de solução salina a 23,4%. Se possível, evitar uma concentração sérica de Na^+ > 160 mEq/mL e OSM sérica de 360 mEq/mL.

EEG: eletroencefalograma; Na: sódio; OSM: osmolaridade; PIC: pressão intracraniana; TC: tomografia computadorizada.

CONSIDERAÇÕES FINAIS

O traumatismo cranioencefálico grave é uma condição associada a alta morbidade e mortalidade. Uma abordagem sistematizada, fundamentada nas evidências mais recentes e robustas, proporciona uma evolução mais favorável para o paciente. É crucial seguir pontos-chave para alcançar esse resultado, destacando-se entre eles a monitorização adequada, com a manutenção da pressão intracraniana e da pressão de perfusão cerebral dentro dos limites desejados, baseados nos alvos terapêuticos. Além disso, o uso da terapia hiperosmolar como tratamento de primeira linha, o rápido reconhecimento dos sinais de herniação e sua devida condução, bem como a escolha apropriada das terapias de segunda linha, são fundamentais.

REFERÊNCIAS

1. Pavlovic D, Pekic S, Stojanovic M, Popovic V. Traumatic brain injury: neuropathological, neurocognitive and neurobehavioral sequelae. Pituitary. 2019;22(3):270-82.
2. Kochanek PM, Tasker RC, Carney N, Totten AM, Adelson PD, Selden NR, et al. Guidelines for the management of pediatric severe traumatic brain injury, third edition: update of the brain trauma foundation guidelines, executive summary. Neurosurgery. 2019;84(6):1169-78.
3. Kochanek PM, Tasker RC, Carney N, Totten AM, Adelson PD, Selden NR, et al. Guidelines for the management of pediatric severe traumatic brain injury, third edition: update of the brain trauma foundation guidelines. Pediatr Crit Care Med. 2019;20(3S Suppl 1):S1-S82.
4. Kochanek PM, Tasker RC, Bell MJ, Adelson PD, Carney N, Vavilala MS, et al. Management of pediatric severe traumatic brain injury: 2019 Consensus and Guidelines-Based Algorithm for First and Second Tier Therapies. Pediatr Crit Care Med. 2019;20(3):269-79.
5. Nag DS, Sahu S, Swain A, Kant S. Intracranial pressure monitoring: gold standard and recent innovations. World J Clin Cases. 2019;7(13):1535-53.
6. Laws JC, Jordan LC, Pagano LM, Wellons JC 3rd, Wolf MS. Multimodal neurologic monitoring in children with acute brain injury. Pediatr Neurol. 2022;129:62-71.
7. Laws JC, Vance EH, Betters KA, Anderson JJ, Fleishman S, Bonfield CM, et al. Acute effects of ketamine on intracranial pressure in children with severe traumatic brain injury. Crit Care Med. 2023;51(5):563-72.

24

Trauma raquimedular em crianças

Joelma Gonçalves Martin

DESTAQUES

- O trauma raquimedular em crianças é uma lesão na medula espinhal que ocorre devido a um impacto externo, afetando a transmissão de sinais nervosos entre o cérebro e o corpo.
- Entre as causas mais comuns em crianças estão os acidentes de trânsito, quedas de altura, lesões esportivas e traumas violentos, como agressões. No entanto, traumas não acidentais, como abuso infantil, também podem ser uma causa relevante.
- O trauma raquimedular em crianças pode resultar em déficits neurológicos permanentes, variando de paralisia parcial ou total até disfunções sensoriais, motoras e autonômicas.
- O diagnóstico precoce do trauma raquimedular em crianças é fundamental para reduzir complicações e melhorar as chances de recuperação.

DESTAQUES

Lesões de medula espinal permanecem como um desafio clínico. A avaliação, a classificação e o tratamento inicial dos pacientes com essas lesões são a maneira de minimizar o agravamento.

INTRODUÇÃO

Considera-se traumatismo raquimedular (TRM) a lesão da coluna vertebral, provocada por qualquer causa externa, incluindo ou não a medula ou as raízes nervosas, em qualquer de seus segmentos (cervical, dorsal ou lombossacro).

O TRM é ocorrência rara em pediatria, acometendo aproximadamente 2/100.000 crianças/ano. Apesar da baixa incidência, as taxas de morbidade e mortalidade associadas a ele podem ser extremamente altas, sendo um acontecimento devastador, que traz consigo múltiplos desafios nas fases aguda e crônica do cuidado do paciente. O prognóstico depende do diagnóstico precoce e intervenção imediata.[1]

Estudos epidemiológicos[2] apontam como causas mais frequentes de TRM na infância: acidentes de carro, quedas e, nas crianças maiores, as atividades esportivas, incluindo os acidentes de submersão. Observa-se que as lesões medulares em crianças menores costumam ocorrer em níveis superiores da medula espinal se comparadas com crianças maiores por suas características anatômicas: têm a cabeça relativamente maior que o corpo, a musculatura do pescoço relativamente mais fraca, maior mobilidade do pescoço em decorrência de maior elasticidade ligamentar e articular, além da orientação horizontalizada das articulações facetadas e da ossificação incompleta do odontoide.[2,3] Em contrapartida, lesões em regiões inferiores da coluna acontecem nos maiores de 8 anos cerca de 85% das vezes.[3]

Deve-se suspeitar de TRM em crianças que sofreram acidentes automobilísticos, queda de altura significativa, acidentes com energia de alto impacto, politrauma e acidentes com perda da consciência. Além disso, quando o paciente apresentar queixas de dor nas costas ou no pescoço ou quando parecer estar em posição de defesa com a região dorsal, quando tem limitações sensoriais ou com perdas motoras e queixas parestésicas, quando não conseguir urinar e se tiver doenças pregressas.[3]

FISIOPATOLOGIA

Como na lesão cerebral, lesões na medula espinal podem ser consequência de dois tipos de agressão: a primária e a secundária.

A lesão primária refere-se ao dano neurológico irreversível que inicia no momento do impacto. Os mecanismos envolvidos são: transecção direta por lesões penetrantes ou por fragmentos ósseos deslocados em decorrência de fratura ou subluxação. Podem ser resultado de compressão extrínseca pela presença local de hematomas que comprimem a medula ou por herniação de discos intervertebrais ou ser resultado das forças de hiperflexão e hiperextensão aplicadas na medula durante o trauma, quando o suprimento sanguíneo é rompido, levando à isquemia e infarto locais.[3]

As lesões secundárias se referem ao processo fisiopatológico local que ocorre horas ou dias por outros mecanismos que não necessariamente o acidente.[3] São provocadas principalmente pela liberação maciça de citocinas inflamatórias que iniciam e perpetuam a agressão, ou, ainda, pelo efeito de massa causado por sangramento ou edema locais. Além disso, podem contribuir com a lesão secundária a hipovolemia, a hipóxia ou isquemia.[3]

MANIFESTAÇÕES CLÍNICAS

É frequente a associação do TRM com outros traumas, particularmente o craniano.[4] Pode ocorrer como traumatismo de parto, associado ou não a lesões do plexo braquial. Lesões cervicais altas podem ser causa de mortalidade perinatal.

Pacientes com lesões medulares altas podem ter alterações de sinais vitais, refletindo a interrupção de estímulos autonômicos para o coração e a vasculatura. Esses pacientes apresentam bradicardia, hipotensão e vasodilatação periférica, sendo essa situação conhecida como choque espinal. Eles podem também ter alterações respiratórias que dependem do nível da lesão. Se a lesão ocorrer entre C1 e C4, haverá paralisia diafragmática e o paciente provavelmente necessitará de assistência ventilatória. As lesões entre C5 e T6 podem provocar paralisia da musculatura intercostal e em algum grau levam a comprometimento diafragmático; o suporte ventilatório pode ser necessário. Lesões entre T6 e T12 causam paralisia da musculatura abdominal, que pode diminuir em algum grau o *drive* respiratório (*spinal cord guideline*).

Lesões de medula espinal devem ser suspeitadas em qualquer paciente politraumatizado que reclame de diminuição da força ou que tenha queixas de déficits focais. Já no momento do acidente, lesões graves da medula espinal são geralmente associadas a diminuição ou ausência de reflexos. Lesões parciais inicialmente podem ser associadas com hipertonia e hiper-reflexia iniciais.

Para análise dos déficits motores é importante que se conheça o segmento medular responsável por determinados grupos musculares, bem como os nervos periféricos que os inervam, pois a lesão pode ter ocorrido em um desses segmentos. Por exemplo, o nervo frênico responsável pela inervação diafragmática tem sua trajetória medular a nível de C3-C5, os nervos radiais responsáveis pela inervação do tríceps e dos extensores de punho e dedos localizam-se em C6-C8 na medula e assim por diante. Ao analisar a alteração motora presente, pode-se indicar o nível medular da lesão.

Podem ocorrer déficits sensitivos, e as manifestações variam de parestesias à perda sensitiva completa. Como as fibras sensitivas estão localizadas tanto nos compartimentos dorsais quanto nos laterais da medula espinal, lesões em um desses segmentos podem levar a déficits sensitivos parciais, por exemplo, perda da sensação de dor ou temperatura por lesão do compartimento lateral, mas com manutenção das outras características sensoriais

Muitas lesões da medula espinal envolvem somente um de seus lados. Por causa da distribuição dos neurônios motores e sensitivos, uma lesão à esquerda afeta a transmissão motora do mesmo lado e a transmissão sensitiva no contralateral.

Pacientes inconscientes podem ser avaliados quanto ao tônus motor, força ou reflexos. Anormalidades da postura ou tônus podem ser uma prova da presença de lesão medular.[4]

TRATAMENTO EMERGENCIAL DO TRAUMATISMO RAQUIMEDULAR

A abordagem deve começar no cenário do trauma, o que provavelmente impactará no resultado do tratamento.[5] A abordagem inadequada do paciente na fase inicial do socorro pode mudar drasticamente sua evolução.

Na assistência inicial ao politraumatizado é importante que se considere a existência de lesão medular instável para que haja abordagem apropriada e a correta imobilização da coluna vertebral durante os procedimentos de resgate, desde a retirada do paciente do local até toda a ressuscitação e transporte. As lesões secundárias devem ser prontamente evitadas com a manutenção da pressão arterial e de oxigenação e ventilação adequadas.

Para crianças mais velhas e adolescentes, deve-se utilizar colar cervical semirrígido. Esses colares não são adequados ao lactente, podendo promover hiperextensão da coluna, o que não é desejável; muitas vezes é preferível imobilizá-los com outros dispositivos não rígidos na região lateral do pescoço. O paciente deve ser mantido em posição supina sobre prancha rígida, que para o lactente deve conter uma depressão sob o occipício a fim de que não haja flexão involuntária do segmento cefálico.[5-7]

VIA AÉREA

A via aérea deve ser corretamente posicionada para que se mantenha pérvia, usando a manobra de *jaw thrust*, além da aspiração de secreção, saliva e sangue. Pacientes com "*drive* respiratório" inadequado, que não consigam manter a perviedade da via aérea, com perda dos reflexos protetores locais ou em coma necessitam de ventilação mecânica. A intubação traqueal deve ser precedida da sequência rápida de intubação (SRI). Antes de sua realização, exame neurológico sucinto deve ser feito para ter avaliação neurológica previamente à sedação. A escolha dos medicamentos que farão parte da SRI dependerá dos demais achados do exame físico:

- Sinais de hipertensão intracraniana: lidocaína como pré-medicação, midazolam, tiopental ou etomidato.
- Instabilidade hemodinâmica e sinais de hipertensão craniana (HIC): etomidato é a melhor escolha. Pode ser utilizado midazolam independentemente do estado hemodinâmico, e o tiopental não deve ser utilizado nos instáveis. A cetamina também poderá ser utilizada.

Os problemas ventilatórios podem ser secundários no nível da lesão medular. Lesões acima da quarta vértebra cervical resultam em paralisia da musculatura respiratória, o que levará à total dependência da ventilação mecânica. Lesões inferiores comprometem menos intensamente a capacidade ventilatória, mas podem levar a repercussões como diminuição da capacidade vital, aumento do espaço morto e retenção de secreções. Tais alterações provocam aumento do $PaCO_2$, diminuição da oxigenação, vasoconstrição e falência respiratória se não receberem o suporte adequado.

Também na avaliação respiratória é importante lembrar que lesões de outros órgãos e sistemas podem corroborar com a falência respiratória e, portanto, devem ser prontamente resolvidas.[4]

CIRCULAÇÃO

Em pacientes politraumatizados a hipotensão pode ocorrer por várias etiologias, entre elas as lesões de múltiplos órgãos, que podem levar a hemorragia e hipovolemia. Ressuscitação fluídica deve acontecer imediatamente.

Alguns pacientes com choque espinal podem precisar de vasopressores para manutenção do tônus vascular e da pressão arterial. A primeira linha de medicamentos é a noradrenalina.[4]

AVALIAÇÃO NEUROLÓGICA

Deve ocorrer o mais precocemente possível e ser feita de forma seriada para que se possa acompanhar a evolução do quadro, uma vez que pode ocorrer agravamento da lesão inicial. Em pacientes conscientes, o clínico deve testar a força motora nos quatro membros, tônus, reflexos profundos e tônus retal. A avaliação sensitiva deve conter a análise tátil, dolorosa, de temperatura e proprioceptiva. Em pacientes inconscientes pode ser possível apenas a avaliação do tônus e dos reflexos.[4]

Nas primeiras horas pós-trauma o nível da lesão neuronal pode mudar. Assim, é recomendado que se faça avaliação neurológica seriada a cada 2 horas ou menos se forem observadas instabilidade e progressão.

Próximo à lesão original há uma área isquêmica crítica que pode se expandir com a baixa oxigenação ou perfusão.

Deve ser feita avaliação sistemática da região sacral, pois ela tem valor prognóstico.

HISTÓRIA

Após a estabilização inicial, a história médica completa deve ser realizada, não enfatizando apenas o evento em questão, mas o passado médico do paciente, presença de comorbidades, alergias, uso de medicamentos, última refeição, bem como descrição do evento que levou ao trauma, com ênfase em seu mecanismo. É preciso registrar os sintomas no momento do resgate e como eles evoluíram além do estado atual. A progressão da lesão deve ser sinal de alerta para pronta identificação e conduta.[4]

EXAME FÍSICO

É importante realizar exame neurológico completo, bem como a identificação do nível da lesão:

- Lesão medular completa: perda completa da sensibilidade, reflexos e motricidade abaixo de determinado seguimento.
- Lesão incompleta: quando há manutenção de qualquer dos sinais citados. A função classicamente mantida é na região sacral. Lesão incompleta tem potencial de melhora. São reconhecidos vários modelos de lesão incompleta:
  - Brown-Séquard: perda de força motora ipsilateral com a lesão, hipoestesia sensitiva contralateral à dor e temperatura em nível abaixo da lesão.
  - Síndrome anterior: paralisia motora e anestesia sensitiva completas, com preservação da pressão profunda e da propriocepção. Bom prognóstico.
  - Síndrome posterior: perda da sensibilidade e da pressão profunda e da propriocepção.

AVALIAÇÃO DIAGNÓSTICA

Foram publicadas algumas recomendações pela Associação Americana de Neurocirurgiões sobre a avaliação radiológica no tratamento do paciente pediátrico com TRM.[8] As recomendações gerais são as seguintes:

Maiores que três anos não necessitam de raio X de coluna se:

- Estiverem alertas.
- Sem dor na linha média.
- Sem dor em outros locais que impeçam a percepção da dor cervical.
- Sem déficits neurológicos.
- Sem hipotensão.
- Mecanismo do trauma de baixa energia cinética envolvida.

Crianças menores que 3 anos não necessitam de raio X de coluna se:

- Glasgow > 13.
- Sem déficits neurológicos.
- Sem dor na linha média cervical.
- Sem lesões dolorosas confundidoras.
- História negativa para intoxicação.
- Ausência de hipotensão inexplicada.
- Mecanismo do trauma de baixo impacto e conhecido.

Quando indicadas, as radiografias de coluna devem ser realizadas para avaliação de casos de fratura e subluxações. Quando ausentes não se elimina a possibilidade de lesão medular. A criança, especificamente, pode apresentar lesão medular sem alterações radiológicas (SCIWORA). Esta também foi documentada em adultos mais raramente. As crianças têm maior predisposição à ocorrência da SCIWORA pela maior flexibilidade da coluna, que permite a hiperdistensão da medula espinal sem fratura concomitante.[8] As incidências radiológicas que devem ser solicitadas são as seguintes: AP, perfil (para ser considerado adequado deve conter a imagem das 7 vértebras cervicais) e oblíqua, além da incidência transoral para visualização do processo odontoide.

Em pacientes acordados e sintomáticos, as imagens radiológicas tradicionais devem ser obtidas apenas se não for possível realizar uma tomografia computadorizada (TC) de alta qualidade. Esta, quando disponível no serviço, deve ser a primeira imagem a ser solicitada. Tomografia normal com paciente sintomático indica realização de ressonância magnética (RM).[9]

Pacientes obnubilados deverão realizar tomografia de todo eixo axial.

Mais recentemente, a RM tornou-se o principal exame para a avaliação diagnóstica de pacientes com suspeita de lesão medular. Esta permite imagens detalhadas da medula espinal, evidenciando lesões que podem não ser visualizadas ao raio X ou TC. Casos com muitos achados clínicos, edema da medula espinal, hemorragia ou mesmo transecção da medula espinal podem ser diagnosticados pela ressonância. Também, em casos classificados como SCIWORA pelo raio X ou TC, a ressonância pode ajudar a elucidar o diagnóstico.

A RM deve ser solicitada assim que possível para pacientes com danos neurológicos progressivos, que podem ocorrer por compressão extrínseca da medula espinal por hemorragias epidurais ou herniação de disco intervertebral. Pode ainda indicar prognóstico.

TRATAMENTO ESPECÍFICO

A terapêutica específica para o TRM deve focar a prevenção das lesões secundárias. O objetivo principal da terapia é a imobilização cuidadosa. Em todos os casos, o neurocirurgião deve ser consultado. Se lesões compressivas da medula espinal são notadas, especialmente com lesões incompletas, mas com déficit progressivo, a laminectomia emergencial pode ser necessária. Algumas fraturas e luxações necessitam de imobilização e de provável tração. Alguns são imobilizados por longo período. Pacientes com fraturas instáveis ou subluxações irredutíveis necessitam de cirurgia urgente. Pacientes com SCIWORA costumam ser imobilizados por longo período, pois presume-se que devem ter instabilidade ligamentar da medula.

TRATAMENTO MÉDICO E FARMACOLÓGICO

Assim como no TCE, há fortes evidências de que a hipotensão e a hipoxemia contribuem para a lesão secundária depois do TRM.[4] Como ocorre no TCE, a medula espinal perde a habilidade autorregulatória, o que pode contribuir com a hipoperfusão local. Isso pode ser exacerbado pelo choque espinal, que leva à perda do tônus vascular e piora hipotensão e hipoperfusão. Essa situação pode levar ao aumento do dano secundário ao redor do local da lesão por horas ou dias depois do trauma. Assim, a abordagem inicial deve focar a correção da hipóxia e hipotensão. Pacientes com lesões medulares altas precisarão de cuidadoso manejo das vias aéreas, com intubação traqueal.

A manutenção da pressão arterial (PA) em níveis de normalidade dentro da faixa etária deve ser almejada. Para tanto pode ser necessário o uso de norepinefrina pelos primeiros 7 dias após a lesão, em média.

O uso de corticosteroides no TRM agudo tem sido motivo de discussão e permanece ainda controverso. Literatura recente advoga pela não utilização rotineira de tratamento com corticosteroides em altas doses, pois, além de não haver comprovação da mudança prognóstica, há comprovação de aumento da morbidade e da mortalidade, especialmente secundárias a pneumonia, sepse e síndrome do desconforto respiratório agudo, além de hemorragia gastrointestinal e morte.[10] A hipotermia também tem sido sugerida na mitigação do processo inflamatório local com potencial diminuição dos danos, mas ainda em pesquisa.[11] É importante lembrar que analgesia e sedação precoces podem ser necessárias, bem como o emprego de vasopressores para manutenção da PA caso a ressuscitação volêmica não seja suficiente.

Lesões de medula espinal permanecem como um desafio clínico. Avaliação, classificação e tratamento inicial dos pacientes com essas lesões são a maneira de minimizar o avanço da lesão. A despeito do progresso no tratamento agudo do paciente com TRM, o desfecho neurológico permanece pouco alterado. O seguimento a longo prazo e a compreensão da fisiopatologia do TRM poderão ajudar na melhor resposta prognóstica.

REFERÊNCIAS

1. Greenes DS. Neurotrauma/spinal cord injury. In: Fleischer GR, Ludwig S (eds.). Textbook of pediatric emergency medicine. 6.ed. Philadelphia: Lippincott Williams & Wilkins; 2012.
2. Datasus. 2016. Indicadores de saúde e morbidade. Disponível em: http://www2.datasus.gov.br/DATASUS. Acesso em: mar. 2024.
3. Patel JC, Tepas IJ III, Mollitt DL. Pediatric cervical spine injuries: defining the disease. J Pediatr Surg. 2001;36(2):373-6.
4. Martin JG, Fioretto JR. Trauma raquimedular na infância. In: Protiped. Programa de atualização em terapia intensiva pediátrica. Ciclo 10. v.2. Porto Alegre: Artmed Panamericana; 2019. p.9-26.
5. Leonard JR, Jaffe DM, Kuppermann N, Olsen CS, Leonard JC; Pediatric Emergency Care Applied Research Network (Pecarn) Cervical Spine Study Group. Cervical Spine injury patterns in children. Pediatrics. 2014;133,(5):e1179-e88.
6. Group ALS. Advanced paediatric life support: a practical approach to emergencies (APLS). 6.ed. Hoboken: Wiley; 2016.
7. National Clinical Guideline Centre (UK). Spinal injury: assessment and initial management. National Institute for Health and Care Excellence (Nice guideline 41). 2014. Disponível em: https://www.ncbi.nlm.nih.gov/books/NBK344254/. Acesso em: mar. 2024.
8. Resnick DK. Updated guidelines for management of acute cervical spine and spinal cord injury in pediatric patients. Neurosurgery. 2013:72(Suppl 2):1.
9. Children's Hospital of Orange County. Acute traumatic spinal cord injury care guidelines emergency department manage. 2015. Disponível em: https://choc.org/wp-content/uploads/2015/08/SpinalCordInjuryGuideline.pdf. Acesso em: mar. 2024.
10. Hurlbert RJ, Hadley MN, Walters BC, Aarabi B, Dhall SS, Gelb DE, et al. Pharmacological therapy of acute spinal cord injury. Neurosurgery. 2013;72(Suppl 2):93-105.
11. Ahuja CS, Martin AR, Fehlings M. Recent advances in managing a spinal cord injury secondary to trauma. F1000Res. 2016 May 27;5:F1000 Faculty Rev-1017.

25

Trauma torácico

Tatiana de Campos Melo

DESTAQUES

- Entender as diferenças fisiológicas entre pacientes pediátricos e adultos.
- Conhecer as principais lesões torácicas.
- Entender o diagnóstico e o tratamento das lesões torácicas.

INTRODUÇÃO

O trauma torácico ocorre em aproximadamente 8% das crianças vítimas de politraumatismo, sendo a segunda maior causa de lesão fatal nos pacientes pediátricos.[1,2] Esse trauma é bastante significativo, pois, na maioria dos casos, resulta de mecanismos vigorosos e pode indicar lesões de órgãos e sistemas.[3,4.]

EPIDEMIOLOGIA

Na maioria dos casos de traumatismo torácico, o paciente pediátrico era passageiro ou pedestre em acidentes de veículos motorizados.

Os mecanismos de trauma torácico mais comuns são: contusões (85%), quedas (8 a 10%) e abusos (7 a 8%).[5] Após os 10 anos é observado um aumento na incidência de traumas torácicos.[3] A maioria das lesões torácicas não demanda intervenção cirúrgica, e apenas 15% dos pacientes necessitarão de cirurgia.[2]

FISIOPATOLOGIA

Por ainda não ter ossificação completa das costelas, ter mais cartilagem e menor massa muscular, a parede torácica da criança é mais complacente que a de um adulto, permitindo que durante o trauma contuso ocorra maior transferência de forças aos órgãos subjacentes, com relativa preservação dos arcos costais.[5,6] Pelo fato de terem o mediastino mais móvel que o de um adulto, as crianças pequenas apresentam manifestações clínicas mais exuberantes diante dos quadros de pneumotórax, hemotórax e ruptura diafragmática.[6]

Os pacientes pediátricos são mais suscetíveis a hipoxemia, hipotensão e hipotermia, pois apresentam: altas taxas metabólicas, menor capacidade residual funcional, maior razão entre superfície corpórea e massa corpórea e débito cardíaco mais sensível às alterações na pré-carga e na frequência cardíaca.[6]

PRINCIPAIS LESÕES DO TÓRAX, DIAGNÓSTICO E TRATAMENTO

Fraturas de arcos costais

As fraturas das costelas superiores são associadas a maior gravidade das lesões torácicas. As fraturas das três costelas superiores, da escápula e da clavícula resultam de trauma de alta energia e geralmente estão associadas a lesões vasculares e cardíacas; as crianças vítimas de abuso podem ter múltiplas fraturas sequenciais de costelas.[7] Pode ocorrer em 1 a 2% das crianças vítimas de trauma.

O tórax instável resulta de múltiplas fraturas de costelas, ocasionando instabilidade torácica. Essa é uma lesão incomum nas crianças.[8]

As manifestações clínicas são alterações na frequência respiratória e saturação de oxigênio, dor à palpação torácica, movimento paradoxal da parede torácica, presença de equimose, abrasões ou deformidades da parede torácica, enfisema subcutâneo e alterações na ausculta pulmonar.

O diagnóstico pode ser confirmado por radiografia simples de tórax.[4]

Os pacientes com esse tipo de lesão devem receber medicações para controle da dor, sendo muitas vezes necessário o uso de analgesia intravenosa sistêmica.[6] Nos pacientes com tórax instável a intubação orotraqueal para realização de ventilação pulmonar mecânica (VPM) deve ser indicada.[1]

Hemotórax

Está presente em até 29% das crianças com trauma de tórax.[6] Pode resultar de lesões nos vasos intercostais, parênquima pulmonar, coração e grandes vasos.[1]

As manifestações clínicas são dispneia, ausculta pulmonar abolida e presença de macicez à percussão torácica. Pode estar associado a sinais e sintomas de hipovolemia e choque hemorrágico.[6]

Se o hemotórax for pequeno será possível visualizar no raio X de tórax um pequeno sangramento unilateral no ângulo costofrênico, mas se o sangramento for volumoso é possível notar opacificação completa do pulmão acometido, com desvio mediastinal e desvio de traqueia. O ultrassom à beira-leito mostrará coleção hipoecoica ou anecoica no recesso costodiafragmático.[9]

O tratamento é feito pela drenagem de tórax imediata com quantificação do volume sanguíneo drenado. Se ocorrer drenagem imediata de 20 mL/kg de sangue ou drenagem de 2 a 3 mL/kg/hora de sangue a toracotomia deve ser indicada.[2]

Pneumotórax

O pneumotórax ocorre em cerca de 37% das crianças vítimas de traumatismo torácico[6] e pode resultar de lesões da parede torácica, pulmão, traqueia, brônquios ou esôfago. Se o pneumotórax for hipertensivo, pode causar o colapso do pulmão ipsilateral e comprometer o retorno venoso.[10]

As manifestações clínicas são desconforto respiratório, ausculta pulmonar abolida, timpanismo à percussão torácica do hemitórax comprometido, desvio de traqueia, turgência jugular e cianose.[1]

Na radiografia de tórax é possível notar deslocamento da linha pleural devido ao acúmulo de ar, ausência de vasos pulmonares até a periferia, mudança na radioluminescência e presença de enfisema nos tecidos moles. No pneumotórax hipertensivo (Figura 1) é possível notar desvio de mediastino para

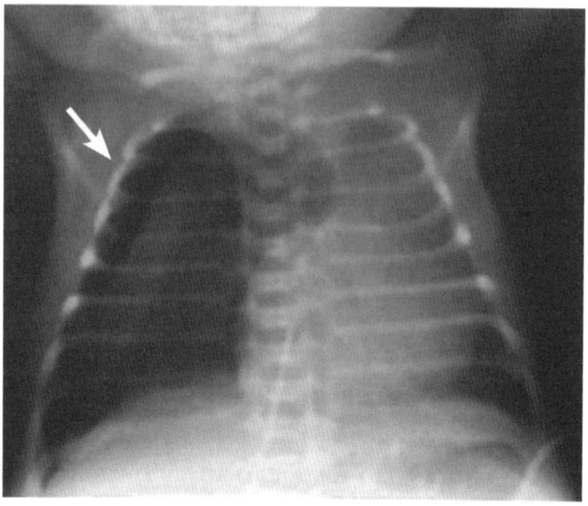

FIGURA 1 Pneumotórax.
Fonte: adaptada de Pearson et al.[7]

o lado contralateral ao pneumotórax, achatamento do diafragma ipsilateral e aumento dos espaços intercostais.[11] O uso do ultrassom à beira do leito pode auxiliar para rápido diagnóstico do pneumotórax, e a tomografia de tórax deve ser indicada para pacientes estáveis hemodinamicamente que tenham suspeita de lesões intratorácicas não identificadas ao raio X de tórax.[10]

O tratamento indicado nos pacientes instáveis hemodinamicamente é a descompressão imediata por agulha, seguida de drenagem torácica em selo d'água.[2,3]

Contusão pulmonar

Essa lesão é frequente após trauma torácico fechado e pode ocorrer mesmo que não haja fratura de arcos costais.[7,12] Ela resulta da aplicação direta de alta energia ao parênquima pulmonar, causando danos alveolares, hemorragia e edema que podem interferir nas trocas gasosas.[12]

Manifesta-se clinicamente com taquipneia, hipoxemia, desconforto respiratório, diminuição do murmúrio vesicular, presença de estertores ou roncos.[13]

Na radiografia de tórax pode-se notar consolidações não anatômicas localizadas na região do impacto, mas alguns pacientes podem não apresentar alterações no exame radiológico. No ultrassom à beira do leito observam-se linhas B e broncogramas aéreos dinâmicos no pulmão. A realização de tomografia de tórax apenas para diagnóstico de contusão pulmonar não é recomendada;

esse exame deve ser reservado para suspeitas de lesões torácicas associadas que justifiquem sua realização.[13,14]

A conduta expectante é o tratamento de escolha para pacientes com contusões pulmonares pequenas e sem hipoxemia. Mas em alguns casos suplementação de oxigênio, restrição hídrica ou ventilação mecânica serão necessários.[6]

Lesão traqueobrônquica

A lesão traqueobrônquica é pouco frequente e com alta taxa de mortalidade.[2] Ela pode ocorrer sem lesão de parede torácica.

O paciente com esse tipo de lesão pode apresentar dispneia, tosse, estridor,[10] hemoptise e enfisema subcutâneo.[6] Se houver persistência de vazamento aéreo persistente mesmo após drenagem torácica, deve-se suspeitar de lesão traqueobrônquica.

O diagnóstico é feito pela radiografia de tórax com presença de ar ao redor dos brônquios, presença de pneumotórax, elevação do osso hioide e presença de ar retido no brônquio. A tomografia de tórax confirma o diagnóstico,[10] e a broncoscopia determina a localização e orienta o manejo da lesão.

Para tratamento da lesão pode ser necessário toracotomia e reparo operatório. No entanto, medidas conservadoras podem ser indicadas em pacientes que apresentem estabilidade do ponto de vista respiratório, resolução do pneumotórax e lesão menor que o terço do diâmetro traqueal.[6]

Lesão cardiovascular

Ocorre muito raramente nos pacientes pediátricos[12] e pode manifestar-se com choque, abafamento de bulhas cardíacas, arritmias cardíacas, hipotensão e pulso paradoxal.[10]

Na radiografia de tórax há alargamento do mediastino ou perda do botão aórtico. Para elucidação diagnóstica podem ser utilizados TC de tórax com contraste, ecocardiografia transesofágica e ultrassonografia intravascular.[6] A ultrassonografia focada para o trauma (FAST) é capaz de confirmar ou descartar a hipótese de tamponamento cardíaco.[2] Para pacientes estáveis com suspeitas de contusão cardíaca devem ser solicitados eletrocardiograma (ECG) de triagem, níveis séricos de troponina, CPK, CKMB. Caso existam alterações nesses exames, o ECO transtorácico deve ser indicado.[2,10]

O tratamento recomendado para pacientes hemodinamicamente instáveis é o controle pressórico com droga vasoativa e cirurgia imediata.[6,10] Nos casos de tamponamento cardíaco, a pericardiocentese subxifoide pode ser realizada como medida de salvamento até que a intervenção cirúrgica esteja disponível.[7] A toracotomia de ressuscitação deve ser considerada nos pacientes com trauma penetrante que perdem sinais vitais durante a avaliação primária. Para pacientes estáveis, a abordagem é definida conforme o tipo de lesão.[2]

Lesão esofágica

Esta lesão é extremamente rara e acomete cerca de 1% das crianças com trauma torácico fechado ou penetrante.[10,15] Como as lesões esofágicas normalmente estão associadas a outros tipos de lesões, elas podem ter diagnóstico tardio, podendo resultar em mediastinite fatal.[16]

As manifestações clínicas nos pacientes com lesão esofágica são taquicardia, dispneia, enfisema subcutâneo, cervicalgia, dor torácica, dor retroesternal com irradiação para pescoço e ombros ou dor abdominal.[10]

Na radiografia de tórax é possível notar pneumomediastino, mas o estudo contrastado de esôfago é o exame padrão ouro para diagnóstico de lesões esofágicas.[2]

Como tratamento são recomendadas reposição volêmica e antibioticoterapia de amplo espectro com cobertura para microrganismos Gram-positivos, Gram-negativos e anaeróbios. Pequenas perfurações sem vazamento podem receber tratamento conservador, mas as lesões com vazamento contínuo devem ter abordagem cirúrgica o mais rápido possível.[10,17]

Lesão diafragmática

A lesão diafragmática ocorre principalmente do lado esquerdo do tórax e pode resultar de traumas penetrantes e não penetrantes.[12]

Manifesta-se com dor torácica e nos ombros, ausência de ruídos respiratórios do lado da lesão, presença de ruídos intestinais no tórax, desconforto respiratório e dor abdominal.[7]

Na radiografia de tórax (Figura 2) é possível notar a presença de gases intestinais ou alças intestinais acima do diafragma, presença da sonda nasogástrica acima do diafragma ou hemidiafragma elevado.[10] Para pacientes com suspeita

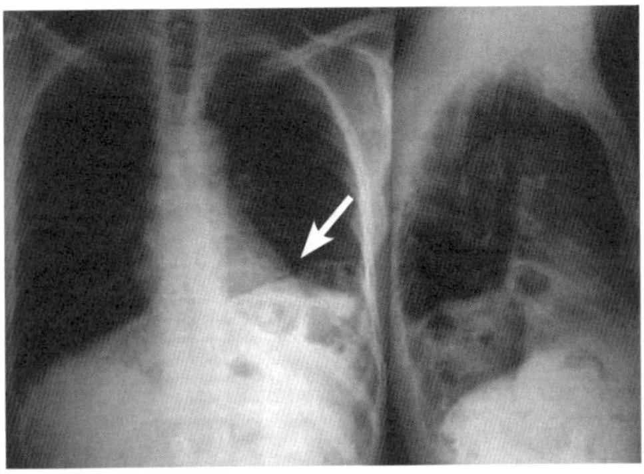

FIGURA 2 Radiografia simples de tórax posteroanterior e perfil contendo vísceras ocas no hemitórax esquerdo.
Fonte: adaptada de Kalil et al.[18]

de lesão diafragmática pode ser indicada a realização da tomografia de abdome com contraste[7] ou, se necessário, laparoscopia ou toracoscopia.[2]

O uso da sonda nasogástrica auxilia reduzindo o tamanho do estômago, o que permite melhor expansão pulmonar. O tratamento definitivo é realizado pela correção cirúrgica da lesão.[10]

CONCLUSÕES

O trauma de tórax na pediatria é relacionado a mecanismos de trauma rigorosos. Ao notar lesões torácicas, é importante lembrar que pode haver lesões de outros órgãos e sistemas. O atendimento inicial deve sempre seguir o passo a passo do ABCDE do trauma.

REFERÊNCIAS

1. Martin JG, Bonatto RC, Carpi MF, Fioretto JR. Trauma raquimedular, torácico e abdominal na infância. In: Simon Junior H, Pascolat G (ed.). Proemped – Programa de atualização em emergência pediátrica: ciclo 3. Porto Alegre: Artmed Panamericana; 2020. p.121-59.
2. Truche P, Mooney D, Botelho F. Trauma torácico. In: Piçarro C (ed.). Fundamentos em cirurgia pediátrica. Santana de Parnaíba: Manole; 2021. p.334-44.
3. American College of Surgeons Committee on Trauma (ed.). Trauma pediátrico. ATLS – Suporte avançado de vida no trauma. 10.ed. Chicago; 2018. p.186-212.
4. Kadish H, Bachur R. Uptodate. 2023. Chest wall injuries after blunt trauma in children. Disponível em: https://www.uptodate.com/contents/chest=-wall-injuries-after-blunt-trauma-in-children?search-thoracic%20trauma%20in%20pediatrics&source=search_result&selectedTitle=1%7E150&usage_type=default&display_rank=1. Acesso em: mar. 2024.

5. Eisenberg M, Bachur R, Wiley J. Uptodate. 2024. Thoracic trauma in children: initial stabilization and evaluation. Disponível em: https://www.uptodate.com/contents/thoracic-trauma-in-children--initial-stabilization-and-evaluation?search=thoracic%20trauma%20in%20pediatrics&source=-search_result&selectedTitle=2%7E150&usage_type=default&display_rank=2. Acesso em: mar. 2024.
6. Alemayehu H, Aguayo P. Pediatric blunt thoracic trauma. J Pediatr Intensive Care. 2015;04(01):035-9.
7. Pearson EG, Fitzgerald CA, Santore MT. Pediatric thoracic trauma: current trends. Semin Pediatr Surg. 2017;26(1):36-42.
8. Borman JB, Aharonson-Daniel L, Savitsky B, Peleg K. Unilateral flail chest is seldom a lethal injury. Emerg Med J. 2006;23(12):903-5.
9. Amboss. 2024. Traumatic hemothorax. Disponível em: https://next.amboss.com/us/article/t80Xo3?q=traumatic%20hemothorax#5ZdiXo0. Acesso em: mar. 2024.
10. EisenbergM,BachurR,WileyJ.Uptodate.2023.Overviewofintrathoracicinjuriesinchildren.Disponívelem: https://www.uptodate.com/contents/overview=-of-intrathoracic-injuries-in-children?sectionName-TRAUMATIC%20ASPHYXIA&search=thoracic%20trauma%20&topicRef=6568&anchor=H4&source=see_link#H4. Acesso em: mar. 2024.
11. Oiseth S, Guia E, Jones L. Pneumothorax. 2023. Disponível em: https://www.lecturio.de/artikel/medizin/pneumothorax/. Acesso em: abr. 2024.
12. Tovar JA, Vazquez JJ. Management of chest trauma in children. Paediatr Respir Rev. 2013;14(2):86-91.
13. Eisenberg M. Pulmonary contusion in children. Uptodate. 2024. Disponível em: https://www.uptodate.com/contents/pulmonary-contusion-in-children. Acesso em: abr. 2024.
14. Lewis BT, Herr KD, Hamlin SA, Henry T, Little BP, Naeger DM, et al. Imaging manifestations of chest trauma. RadioGraphics. 2021;41(5):1321-34.
15. Abdulrahman H, Ajaj A, Shunni A, El-Menyar A, Chaikhouni A, Al-Thani H, et al. Blunt traumatic esophageal injury: unusual presentation and approach. Int J Surg Case Rep. 2014;5(1):16-8.
16. Özdülger A. Thoracic trauma in children. Turkish J Thor Cardiov Surg. 2024;32:21-8.
17. Eroğlu A, Can Kürkçüoğlu İ, Karaoğlanoğlu N, Tekinbaş C, Yımaz Ö, Başoğlu M. Esophageal perforation: the importance of early diagnosis and primary repair. Dis Esophag. 2004;17(1):91-4.
18. Kalil M, Rodrigues J, Lima M, Pancini T, Lugão R. Hérnia diafragmática traumática: relato de dois casos com 20 e 52 anos de evolução. Surg Cases Rep. 2016; p.1-4. Disponível em: https://relatosdocbc.org.br/detalhes/42/hernia-diafragmatica-traumatica--relato-de-dois-casos-com-20-e-52-anos-de-evolucao. Acesso em: abr. 2024.

26

Trauma abdominal

Tatiana de Campos Melo

DESTAQUES

- Particularidades anatômicas da criança.
- Tipos de lesões abdominais no trauma pediátrico.
- Métodos diagnósticos no trauma abdominal.

INTRODUÇÃO

A lesão intra-abdominal acomete aproximadamente 5 a 10% dos pacientes pediátricos que apresentem trauma contuso no tronco.[1] A maior parte das lesões abdominais resulta de mecanismos fechados decorrentes de acidentes automobilísticos e quedas.[2]

EPIDEMIOLOGIA

Os acidentes automobilísticos, atropelamentos e quedas são as principais causas de trauma abdominal nos pacientes pediátricos. Cerca de 25% dos pacientes pediátricos com lesão multissistêmica apresentam lesão intra-abdominal grave. Menos de 1% dos pacientes com trauma abdominal fechado evoluem para óbito.

Os órgãos mais comumente lesionados no trauma abdominal fechado são fígado e baço, seguidos pelos rins.[1]

FISIOPATOLOGIA

As crianças apresentam a parede abdominal mais fina, área abdominal menor, fígado e baço grandes, diafragma horizontalizado e costelas mais flexíveis quando comparadas ao adulto. Se uma criança e um adulto receberem um impacto de igual energia, a criança apresentará maior chance de ter vários órgãos acometidos.

As lesões abdominais são divididas em penetrantes e contusas.[3]

As lesões contundentes causadas por acidentes com veículos motorizados são as mais frequentes no trauma abdominal. Crianças com trauma abdominal fechado que apresentem sinais de cinto de segurança podem apresentar lesões do intestino grosso e delgado com mesentério, estômago, fígado, baço, pâncreas e rins. Nas crianças vítimas de atropelamento a idade é importante, pois as crianças pequenas são mais suscetíveis a lesões por esmagamento no abdome, enquanto as crianças mais velhas apresentam mais lesões por impacto. O trauma abdominal contra o guidão da bicicleta também pode ser responsável por lesão abdominal fechada.[4]

As lesões penetrantes são pouco frequentes, e a hemorragia é a principal causa de morte. O ferimento por arma de fogo é a causa mais comum de ferimento penetrante nas crianças e adolescentes; esse tipo de lesão causa principalmente danos retroperitoneais. As lesões abdominais causadas por arma branca dependem do número de ferimentos causados e da extensão do objeto utilizado. Nos casos de empalamento é importante não remover o objeto, pois a remoção pode resultar na liberação do tamponamento das principais estruturas vasculares.[5]

AVALIAÇÃO CLÍNICA

No trauma abdominal fechado a história clínica, principalmente a cinemática do trauma, e o exame físico são muito importantes.[1]

Na avaliação primária, o objetivo é identificar lesões que ameacem a vida. Nesse momento, durante a avaliação da circulação é possível notar aumento da frequência cardíaca como sinal de hipovolemia nas crianças com trauma abdominal.[1,3,4] Nesses pacientes a reposição volêmica com cristaloide deve ser realizada e o exame ultrassonográfico focado para o trauma (FAST) poderá auxiliar na identificação de líquido intraperitoneal. A avaliação da pelve e o exame retal são complementos importantes ao exame abdominal nos pacientes com suspeita de lesão ureteral ou lesão retal penetrante.[4]

Na avaliação secundária, o abdome deve ser cuidadosamente avaliado, observando se há distensão, equimose, presença/qualidade de ruídos hidroaéreos, dor à palpação abdominal ou presença de massas palpáveis.[6] Para que a avaliação do abdome seja realizada de forma adequada é indicada a sondagem gástrica para descompressão do estômago e a sondagem vesical para esvaziamento do globo vesical, dos pacientes sem sinais de trauma de uretra, devem ser realizadas.[2]

DIAGNÓSTICO

Nas crianças com trauma abdominal fechado é indicada a realização dos seguintes exames laboratoriais: hemograma completo, tipagem sanguínea e prova cruzada, gasometria arterial ou venosa, transaminases séricas, eletrólitos séricos, ureia, creatinina, glicemia, amilase e lipase, coagulograma, urina tipo I.[1]

A tomografia computadorizada (TC) de abdome com contraste endovenoso pode ser indicada para pacientes pediátricos com trauma abdominal fechado e que apresentem estabilidade hemodinâmica. Esse é um exame com alta sensibilidade e especificidade na identificação de lesões do fígado, baço e lesões retroperitoneais. Nos pacientes que sofreram trauma abdominal e que estejam instáveis hemodinamicamente, mesmo após medidas de ressuscitação volêmica, a laparotomia de emergência deve ser indicada sem a necessidade de realização de TC de abdome.[1,2]

O FAST, apesar de ser utilizado em pacientes pediátricos, apresenta limitações para excluir a presença de lesões intra-abdominais, mas, se durante a realização desse exame for encontrado líquido livre na cavidade abdominal, conforme demonstrado na Figura 1, e o paciente permanecer hemodinamicamente estável, a TC de abdome deve ser indicada.[2]

O lavado peritoneal pode ser indicado para o auxílio no diagnóstico de trauma abdominal pediátrico. No entanto, ao contrário do que acontece no adulto, no paciente pediátrico que apresente lavado peritoneal positivo sem

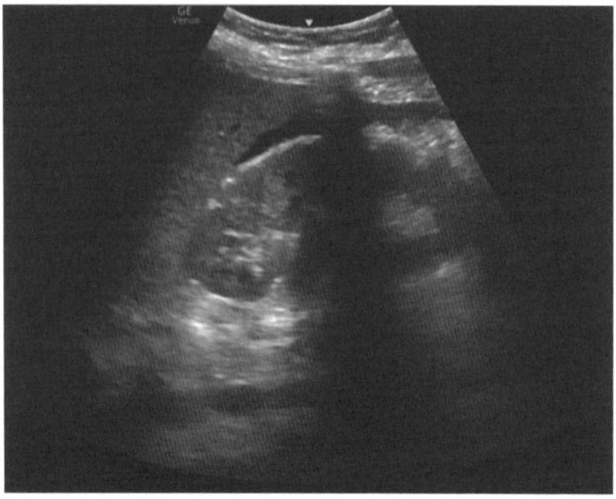

FIGURA 1 FAST realizado em um paciente de 10 anos, vítima de acidente automobilístico. Na imagem pode ser notada a presença de líquido livre na cavidade abdominal.

FAST: exame ultrassonográfico focado para o trauma.

Fonte: imagem cedida pela Dra. Mayara Bosquê Marangon, residente de Emergências do HCFMB/Unesp.

sinais de lesão de vísceras ocas e que se mantenha estável hemodinamicamente é possível realizar tratamento conservador.[7]

TRATAMENTO

No trauma abdominal contuso a indicação do tratamento cirúrgico é baseada nos achados clínicos e hemodinâmicos e, quando necessário, exames de imagem, principalmente a TC.[3]

As indicações para laparotomia imediata são: perfuração de víscera oca com presença de pneumoperitônio, presença de sangramento intra-abdominal de mais da metade do volume sanguíneo do paciente associado à instabilidade hemodinâmica apesar da reposição volêmica e instabilidade hemodinâmica associada a violação da parede abdominal.[1,3] Já as indicações relativas são piora da dor abdominal ou irritação peritoneal e necessidade de transfusão de concentrado de hemácias ou sangue total para sangramento intra-abdominal.[1]

O tratamento conservador, ou seja, sem intervenção cirúrgica, em pacientes hemodinamicamente estáveis e com lesões de órgãos sólidos pode ser indicada com segurança nos pacientes pediátricos. Para indicação desse tratamento com segurança é necessário que:

- O paciente esteja hemodinamicamente estável ao término da avaliação primária, mesmo que necessite de 20 mL/kg de solução cristaloide e reposição de hemocomponentes.
- As lesões sejam identificadas por TC de abdome com contraste.
- O paciente seja mantido em observação em hospital que tenha equipe cirúrgica e anestésica 24 horas por dia, além de exames de imagem e laboratoriais.
- Não haja suspeita de lesões de vísceras ocas.[3]

O Quadro 1 apresenta os principais tipos de lesões abdominais e as condutas específicas.

QUADRO 1 Tipos de lesões abdominais e tratamento

Tipo de lesão	Quando suspeitar	Tratamento
Trauma de estômago	• Sinais de irritação peritoneal ao exame físico e drenagem de sangue pela sonda gástrica. • Presença de pneumoperitônio no exame de imagem.	Laparotomia.
Trauma de duodeno	• Pode estar presente nas vítimas de espancamentos. • Vômitos biliosos, massa abdominal palpável, obstrução intestinal, queda do hematócrito.	Cirúrgico nos pacientes com sinais de laceração, mas em alguns casos podem ser indicadas medidas conservadoras.
Trauma de segmentos do intestino delgado	• Pode resultar de contusão ou trauma penetrante. • Presença de sinais de irritação peritoneal até 24 horas pós-trauma. • Pneumoperitônio pode estar presente.	Laparotomia.
Trauma de cólon e reto	• O trauma de reto pode resultar de traumas penetrantes nas crianças vítimas de abuso ou queda a cavaleiro.	A laparotomia e a antibioticoterapia devem ser indicadas, mas o tratamento conservador deve ser considerado se houver apenas lesão de mucosa e canal anal.

(continua)

QUADRO 1 Tipos de lesões abdominais e tratamento (*continuação*)

Tipo de lesão	Quando suspeitar	Tratamento
Trauma de cólon e reto	• O toque retal deve ser realizado para avaliação da lesão. • O trauma de cólon resulta de lesões penetrantes e pode evoluir com peritonite e sepse.	
Trauma esplênico	• Nos traumas contusos ou fratura de costelas inferiores esquerda. • Hemorragia intra-abdominal e dor abdominal no hipocôndrio esquerdo podem estar presentes.	• Tratamento cirúrgico deve ser indicado para o paciente que necessitar de reposição hídrica maior que 40 mL/kg em 24 horas ou necessitar de uma segunda transfusão de concentrado de hemácias. • Se o tratamento conservador for indicado, o paciente deve ser internado na UTI pediátrica para observação por 24-72 horas.
Trauma hepático	Pode apresentar-se com quadro de dor, sinais de irritação peritoneal e instabilidade hemodinâmica.	• Nos pacientes com instabilidade hemodinâmica, o tratamento cirúrgico deve ser indicado. • O tratamento conservador com observação na UTI pediátrica pode ser indicado para pacientes estáveis hemodinamicamente.
Traumatismo pancreático	Paciente com quadro de dor abdominal e vômitos que ocorrem 24-48 horas após o trauma e aumento dos níveis de amilase sérica 24-48 horas após o trauma.	O tratamento cirúrgico deve ser indicado a depender do tipo de lesão pancreática.
Trauma renal	Presença de hematúria e história de contusões.	No paciente estável hemodinamicamente, o tratamento conservador pode ser indicado.

UTI: unidade de terapia intensiva.
Fonte: adaptado de Barros et al.[8]

CONSIDERAÇÕES FINAIS

O trauma abdominal é uma importante causa de morbidade e mortalidade nos pacientes pediátricos. No entanto, diferentemente do que acontece no paciente adulto, muitos tipos de lesão no trauma abdominal podem ser tratados por medidas conservadoras, sem necessidade de intervenção cirúrgica.

REFERÊNCIAS

1. Saladino R, Conti K, Bachur R, Woodward G, Kim W, Wiley J. Pediatric blunt abdominal trauma: initial evaluation and stabilization. Uptodate. 2024. Disponível em: https://www.uptodate.com/contents/pediatric-blunt-abdominal-trauma-initial-evaluation-and-stabilization?search=trauma%20abdominal&source=search_result&selectedTitle=1%7E150&usage_type=default&display_rank=1. Acesso em: mar. 2024.
2. American College of Surgeons Committee on Trauma (ed.). Trauma pediátrico. ATLS – Suporte avançado de vida no trauma. 10.ed. Chicago; 2018. p.186-212.
3. Truche P, Mooney D, Botelho F. Trauma abdominal. In: Piçarro C (ed.). Fundamentos da cirurgia pediátrica. Santana de Parnaíba: Manole; 2021. p.313-33.
4. Sathish S, Ganapathy N, Santhanam I. Thoracic and abdominal trauma in children. J Pediatr Crit Care. 2017;4(1):67.
5. Mikrogianakis A. Penetrating abdominal trauma in children. Clin Pediatr Emerg Med. 2010;11(3):217-24.
6. Lee L, Farrell C. Trauma management: approach to the unstable child. Uptodate. 2023. Disponível em: https://www.uptodate.com/contents/trauma-management-approach-to-the-unstable-child. Acesso em: mar. 2024.
7. Abib SCV, Guimarães HP. A criança traumatizada. In: Lopes AC, Lopes RD, Vendrame LS (ed.). Prourgem – Programa de atualização em medicina de urgência e emergência: ciclo 11. Porto Alegre: Artmed; 2017. p.11-54.
8. Barros C, Almeida R. Abordagem da criança traumatizada. In: Silva L, Costa L (eds.). Condutas pediátricas no pronto-socorro e na terapia intensiva. 2.ed. Santana de Parnaíba: Manole; 2020. p.26-58.

27

Queimados

Juang Horng Jyh
Daniella Gimenez Caniato

DESTAQUES

- Dentre as emergências médicas, as queimaduras graves são as mais dramáticas, pois, além do trauma em si, que acarreta muita dor, as vítimas estão conscientes.
- As medidas iniciais e precoces para o provimento da homeostase hemodinâmica são fundamentais para reduzir a morbimortalidade, sendo essencial a avaliação do grau (1º, 2º e 3º) e da extensão (superficial e profunda) das queimaduras.
- O volume adequado para a reposição e a manutenção nesses pacientes deve ser calculado pela fórmula de Carvajal (Cincinatti), que é a mais adequada para prover a reanimação hídrica e prevenir lesão renal aguda, sem risco de acarretar sobrecarga hídrica.
- Em vítimas de incêndios deve ser observada a possibilidade de lesão inalatória e adiantar precocemente as medidas de suporte para as vias aéreas e oxigenação.
- Promover analgesia e sedação de acordo com a real necessidade do paciente, titulando a dose conforme a necessidade, principalmente durante procedimentos
- Escarotomia precoce deve ser realizada para evitar isquemia de extremidades e obstrução de vias aéreas extrínsecas.
- Usar antimicrobianos baseados em hemoculturas e antibiogramas. Lembrar que fungos, principalmente *Candida* sp., são frequentes em pacientes queimados.

- Prover precocemente a nutrição hiperproteica e hipercalórica com suplementação de oligoelementos e de vitaminas.
- Amenizar o estado hipermetabólico, que aumenta o gasto energético basal (GEB) e mantém o estado hiperdinâmico com resultados deletérios.

INTRODUÇÃO

A Organização Mundial da Saúde (OMS) relatou que em 2017, no mundo todo, houve cerca de 180 mil óbitos por queimaduras, sendo a maioria ocorrida em países subdesenvolvidos ou em desenvolvimento. As queimaduras graves geram condições catastróficas a suas vítimas em termos de sofrimentos físico e psíquico, na qualidade de sobrevida imposta pelas sequelas e deformações consequentes, bem como de gastos de tempo e financeiros para seus cuidados. A grande maioria dos pacientes não consegue retornar ao seu trabalho.

A maioria dos casos ocorre em crianças até 5 anos, por descuido de seus familiares ou dos responsáveis, sendo, portanto, passíveis de prevenção.

No Brasil a estimativa de acidentes por queimadura por ano é cerca de 1 milhão de casos, sendo cerca de 100 mil com necessidade de internação e cerca de 2.500 com evolução para óbito como causa direta ou indireta.

Nas crianças, a maioria das queimaduras ocorre em ambientes domésticos por escaldaduras, com maior prevalência entre 1 e 2 anos e 37,% por água quente em menores de 5 anos.

DEFINIÇÃO

As queimaduras térmicas podem ser classificadas em:

- Escaldadura (líquidos aquecidos).
- Fogo direto.
- Cáustico (por contato).
- Elétrica.
- Radiação (solar).
- Fricção.

A destruição tecidual está relacionada à duração do contato com o calor, tipo de tecido e grau da temperatura. Quando maior que 44ºC, compromete a estrutura da proteína.

MECANISMO FISIOPATOLÓGICO E PARTICULARIDADES PEDIÁTRICAS

Queimaduras maiores que 20% da superfície corpórea total (SCT) em crianças resultam em efeitos fisiopatológicos mais importantes devido à grande liberação de citocinas inflamatórias, provocando extravasamento capilar, vasoconstrição esplâncnica central e periférica e depressão miocárdica (ligada ao fator de necrose tumoral alfa) e hipotensão.

Alterações na membrana celular levam ao efluxo de potássio e deslocamento compensatório de sódio e fluidos, resultando em edema.

Após grandes queimaduras, ocorre um aumento da taxa metabólica secundária ao catabolismo proteico que aumenta a necessidade nutricional proteica e calórica do paciente. O extravasamento capilar e o estado hipermetabólico em pacientes com queimaduras com mais de 40 a 60% da superfície corpórea queimada (SCQ), resultando em depressão miocárdica, diminuição do débito cardíaco e da perfusão tecidual.

O aumento do cortisol, das catecolaminas e do glucagon na circulação leva a um metabolismo anaeróbio. A elevação concomitante de glicose leva a aumento de produção de lactato

No sistema pulmonar, são observadas síndrome do desconforto respiratório agudo e broncoconstrição mediada por inflamação. A reanimação hídrica exagerada pode levar à congestão pulmonar.

Após cerca de 1 semana da queimadura ocorre diminuição das células progenitoras de eritrócitos, originando anemia não responsiva à eritropoetina, sendo indicada a hemotransfusão como única opção terapêutica.

O conhecimento da fisiopatologia das grandes queimaduras é essencial para a adequada assistência a esses pacientes, assim como das características particulares das crianças, que diferem dos adultos. São as seguintes características fisiopatológicas particulares de um lactente:

- Camada de pele mais fina.

- Grande superfície corpórea (maior do que em adultos), com maior risco de sofrer hipotermia e maior perda de líquidos.
- Taxa de metabolismo maior (acarreta maior risco de desnutrição).
- Menor capacidade do sistema de tampão (tendo maior risco de apresentar acidose).
- Menor reserva hepática de glicogênio (tendo maior risco para fazer hipoglicemia).

Menor capacidade de concentrar a urina e consequente maior retenção hídrica, o que acarreta edema de extremidades.

CLASSIFICAÇÃO DA QUEIMADURA (ZONAS, PROFUNDIDADE E GRAVIDADE)

QUADRO 1 Classificação das queimaduras segundo a profundidade da lesão

Grau	Profundidade	Sinais	Cicatrização
1º grau ou superficial	Epiderme	Eritematosas e dolorosas.	3-6 dias sem sequelas.
2º grau ou parcial	Epiderme e parte da derme	• Eritematosas, dolorosas com bolhas. • Na profunda coloração mais rósea clara, mas empalidece à digitopressão.	• Superficial: 10-15 dias. • Profunda: 3-4 semanas e podem necessitar de enxerto.
3º grau ou total	Epiderme, toda a derme (derme e todo o subcutâneo)	Pálidas, endurecidas e indolores.	• Sem capacidade de reepitelização, a cicatrização pode causar retração. • Requer enxerto.
4º grau*	Tecido subcutâneo como músculo, tendão e osso	Exposição de estruturas profundas.	Meses.

* Muitos autores consideram até o 3º grau como já sendo uma queimadura total.
Fonte: Strobel e Fey R (2018).

QUADRO 2 Modelo de zonas da queimadura de Jackson

Nome	Característica
Coagulação	• Área mais central da queimadura.
	• Localização de maior dano e perda tecidual.
Estase	• Circunda zona de coagulação.
	• Perfusão tecidual diminuída.
	• Área que melhor responde a tratamentos que visam à estabilidade da perfusão e prevenção de lesões teciduais locais secundárias, como infecção
Hiperemia	• Área mais externa da queimadura.
	• Hiperperfusão.
	• Melhor prognóstico para recuperação total.

Fonte: Jackson (1959).

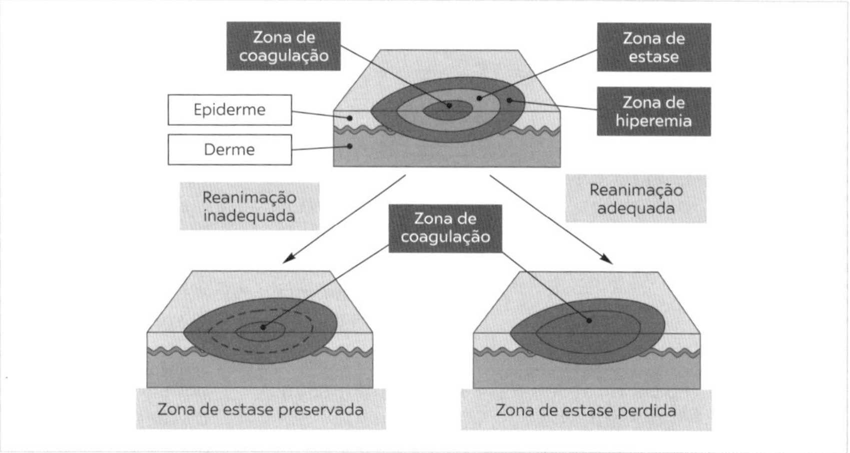

FIGURA 1
Fonte: adaptada de Hettiaratchy e Dziewulski (2004).

QUADRO 3 Avaliação de gravidade de queimadura em crianças segundo o American College of Surgeon

Gravidade	2º grau	3º grau
Leve	< 10% SCQ	< 2% SCQ
Moderada	10-20% SCQ	< 10% SCQ
Grave	> 20% SCQ ou áreas especiais (mãos, pés, face e períneo)	> 10% SCQ ou áreas especiais

SCQ: superfície corpórea queimada.
Fonte: Hartford e Kealey (2007).

QUADRO 4 Fatores de risco que aumentam a mortalidade de crianças queimadas

- Lesão inalatória.
- Grandes SCQ (≥ 60% implica prognóstico ruim).
- Idade < 4 anos.
- Causa não acidental.
- Falência múltipla de órgão (especialmente renal e hepática).
- Sepse por organismo multirresistente.

SCQ: superfície corpórea queimada.
Fonte: Strobel e Fey (2018).

Cálculo da superfície corpórea queimada (SCQ)

Para contabilizar a SCQ, usar apenas a superfície de queimadura de 2º e 3º graus. Em crianças o método mais preciso é o diagrama de Lund e Browder, que leva em consideração as proporções do corpo em relação à idade. Para o cálculo de áreas pequenas ou irregulares adota-se como referência a superfície da palma da mão (mão espalmada = região tenar + hipotenar), que corresponde a 1% da superfície corporal.

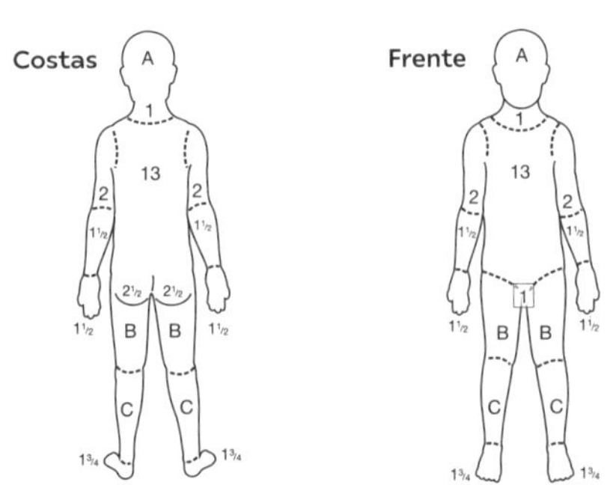

Área (cada lado)	0-1 ano	1 ano	5 anos	10 anos	15 anos	Adultos
A (cabeça)	9 1/2	8 1/2	6 1/2	5 1/2	4 1/2	3 1/2
B (coxa)	2 1/4	3 1/4	4	4 1/2	4 1/2	4 1/4
C (perna)	2 1/2	2 1/2	2 1/4	3	3 1/4	3 1/2

FIGURA 2 Cálculo de Lund-Browder para superfície corporal queimada (SCQ) em crianças.
Fonte: adaptada Roberts e Meltzer (2013).

ATENDIMENTO NA EMERGÊNCIA

- Interromper o processo de queimadura.
- Remover roupas e adereços em ambiente aquecido.
- Cobrir as lesões com tecido limpo.
- Água corrente para lavar as lesões (água fria ajuda a aliviar a dor, mas cuidado para não acarretar hipotermia, pois pode precipitar arritmias).

Procedimentos emergenciais

- Vias aéreas (avaliação): avaliar e manter a permeabilidade das vias aéreas.
- Respiração:
  - Administrar oxigênio a 100% (máscara umidificada) e, na suspeita de intoxicação por monóxido de carbono, manter a oxigenação por 3 horas.
  - Suspeita de lesão inalatória: queimadura em ambiente fechado com acometimento da face, presença de rouquidão, estridor, escarro carbonáceo, dispneia, queimadura das vibrissas, insuficiência respiratória.
  - Manter a cabeceira elevada (30°).
  - Indicar intubação orotraqueal quando: Escala de Coma Glasgow < 8; na gasometria: PaO_2 < 60 mmHg; $PaCO_2$ > 55 mmHg; $SatO_2$ < 90% na oximetria; apresentar edema importante de face e orofaringe.
    - Lembrar que o pico de edema da via aérea inferior ocorre entre 12 e 36 horas, principalmente após a reposição volêmica e hidratação.
- Cardiocirculatório: avaliar o estado hemodinâmico e a reanimação volêmica discutida adiante conforme SCQ.
  - Acesso venoso: tentar primeiramente um acesso venoso periférico e calibroso, evitando área queimada; na impossibilidade, utilizar acesso venoso central.
  - Acesso intraósseo se houver dificuldade de acesso venoso para reanimação volêmica imediata.
  - Expansão com 20 mL/kg de cristaloide (solução fisiológica, preferencialmente).
  - Sondagem vesical de demora para o controle da diurese nas queimaduras graves.

- Avaliar o estado neurológico e traumas associados, doenças prévias, alergias ou outras incapacidades para providências imediatas.
- Expor a área queimada e avaliar a profundidade e a SCQ; verificar a perfusão distal e o aspecto da lesão da queimadura. Queimaduras circulares no tórax, abdome, pescoço, membros superiores e inferiores podem causar isquemias quando não realizadas escarotomias precocemente.

INDICAÇÕES DE INTERNAÇÃO EM UTI ESPECIALIZADA EM QUEIMADOS

O Quadro 5 reúne as indicações de transferência para centro especializado no tratamento de queimados

QUADRO 5 Indicações para transferência do paciente para o centro de queimados*

- Queimadura de 2º grau com SCQ > 10% em crianças com idade < 10 anos ou > 20% de SCQ em qualquer idade.
- Queimaduras de 3º grau > 5% de SCQ.
- Queimaduras em rosto, mãos, pés, órgãos genitais, períneo ou grandes articulações.
- Queimaduras elétricas.
- Queimaduras químicas.
- Lesão inalatória.
- Queimaduras em pacientes com doenças crônicas debilitantes.
- Queimaduras em politraumatizados.
- Queimaduras com suspeita de abuso (principalmente em vulneráveis, que apresentam pequenas queimaduras circulares, ou em luvas e botas, ou nas regiões glúteas).

* Adotado pelo Serviço de Queimados no Hospital Municipal Dr. Carmino Caricchio (São Paulo-SP).

REANIMAÇÃO VOLÊMICA (FÓRMULAS E OBJETIVO)

Reanimação hídrica

A perda hídrica no grande queimado em crianças é proporcionalmente superior àquela verificada no adulto, uma vez que a criança apresenta maior área de superfície corporal em relação ao peso, comparando com um adulto.

A reposição volêmica adequada é de vital importância para os grandes queimados, sendo prioritário o acesso venoso para início da reposição. Evitar lesão renal aguda e pré-renal é fundamental.

Reposição hídrica nas primeiras 24 horas

Deve ser iniciada o mais rápido possível após o trauma térmico com solução isotônica (Ringer lactato ou soro fisiológico 0,9%) e taxa de infusão compatível com o quadro geral do paciente, até que se proceda a avaliação mais precisa da área queimada, com expansões de cristaloide de 20 mL/kg rápido, até o total de 60 mL/kg para estabilização hemodinâmica. Verificar a necessidade de drogas vasoativas após expansões conforme o perfil hemodinâmico do choque.

As fórmulas para cálculo da reposição são imprecisas, especialmente em crianças, devendo ser utilizadas apenas como uma base inicial; os ajustes posteriores são realizados de acordo com a resposta de cada paciente, levando em consideração débito urinário, sinais vitais e condições gerais.

Esquema de hidratação por Parkland

A fórmula de Parkland é a mais utilizada principalmente em serviços não especializados em queimados, por ser mais fácil. Estima-se que são necessários 3 a 4 mL/kg/% SCQ de 2º e 3º graus. Para manter um débito urinário médio mínimo de 1 mL/kg/hora, em crianças abaixo de 30 kg pode ser necessário o acréscimo de soluções de manutenção, de acordo com o peso corpóreo; são constituídas por soluções salinas isotônicas.

Esquema de hidratação por Carvajal (Cincinatti)

Desenvolvido especificamente para a criança queimada, é o mais adequado, mas serve para todas as faixas etárias, sendo a adotada pelo Serviço de Queimados do Hospital Municipal Dr. Carmino Caricchio (São Paulo-SP).

Nas primeiras 24 horas do acidente, procede-se conforme apresentado na Figura 3.

Em ambas as fórmulas, metade do volume estimado para 24 horas deve ser infundida nas primeiras 8 horas após o acidente e o restante nas 16 horas seguin-

Reposição: 5.000 mL × SCQ

\+

Manutenção: 2.000 mL × SC*

$$*SC = \frac{4P + 7}{90 + P}$$

FIGURA 3

SCTQ (superfície corpórea total queimada) = SC x SCQ.

P: peso; SC: superfície corpórea.

tes. Introduzir o potássio e a glicose, com cuidado, uma vez que há uma tendência à hiperpotassemia pela lesão celular hemática e à hiperglicemia pelo estresse em resposta metabólica ao trauma e ao hipercatabolismo. A SCQ máxima considerada para cálculo do volume é de 50%, para evitar sobrecarga de volume.

A Figura 4 apresenta um exemplo da diferença entre as duas fórmulas.

Reposição hídrica: menino de 7 anos,
P = 30 kg, com 40% SCQ por álcool há 2 horas

Parkland: 4 mL x P (kg) x %Q → 4 x 30 x 40 → 4.800 mL

Carvajal: Rep.: 5.000 mL x %SCQ = 2.116 mL
+
Manut.: 2.000 mL x SC = 2.116 mL
Total: 4.232 mL

* % SCQ = Q x SC = 0,4 x 1,058 = 0,4233

FIGURA 4 Neste exemplo, metade do volume deve ser administrada dentro de 6 horas, uma vez que o acidente ocorreu 2 horas antes do atendimento; a outra metade deve ser administrada em 16 horas.
Fonte: Juang (2007).

Para o 2º dia (Carvajal modificado)

Reposição: 3.750 mL x SCTQ
+
Manutenção: 2.000 mL x SC (se peso > 30 kg → 1500 mL x SC)

Recomenda-se, a partir do 2º dia, caso necessário (com albumina sérica < 2), a administração de coloides, sendo o mais utilizado a albumina humana a 5%.

Após 24 horas, o potássio pode ser acrescido ao soro de manutenção, conforme o exame laboratorial.

A partir do 3º dia: manutenção: 2.000 mL × SC + reposição: 10% do volume da manutenção para queimadura de 2º grau e 20% para queimaduras de 3º grau.

Monitoração da reposição hídrica

É fundamental o controle de reposição hídrica adequado, evitando hiperidratação (*fluid creep*) com risco de síndrome compartimental dos membros, ou abdominal, edema pulmonar ou, por outro lado, uma reposição hídrica insuficiente, com consequente lesão renal aguda, o que aumenta a morbimortalidade. Assim, devem ser realizados os seguintes controles:

- Débito urinário: deve ser superior a 1 mL/kg/hora, e na vigência de hemoglobinúria e mioglobinúria deve ser aumentado o débito para mais de 2 mL/kg/hora, objetivando evitar a toxicidade renal desses pigmentos.
- É importante o controle dos sinais vitais: pressão arterial, temperatura, pulso, frequência respiratória, perfusão, $SatO_2$ e mesmo pressão venosa central (PVC).

EXAMES LABORATORIAIS

São fundamentais os exames apresentados no Quadro 6, que devem ser continuamente monitorados, conforme a necessidade e alterações vigentes.

QUADRO 6

Gasometria arterial	Glicemia
Hemograma completo	Coagulograma
Eletrólitos	CPK, CK-MB, troponina (lesões elétricas)
Função renal (ureia e creatinina)	Urina I com sedimentoscopia
ECG	Exames toxicológicos: CO e cianeto
Proteínas total e frações (albumina)	Radioimagens: raio X, ECO, TC, RM, US
Função hepática (transaminases)	Mioglobinúria e hemoglobinúria

CO: monóxido de carbono; ECO: ecocardiograma; RM: ressonância magnética; TC: tomografia computadorizada; US: ultrassonografia.

LESÕES INALATÓRIAS

Inalação de ar seco e quente, fumaças e produtos irritantes de combustão incompleta acarretam disfunção em qualquer parte do trato respiratório, que se manifesta nos primeiros 5 dias após o acidente. São determinantes expressivos da mortalidade em vítimas de incêndio e correspondem de 20 a 50% dos pacientes assistidos em centros de tratamento de queimados; a letalidade é de 60 a 70%.

Todos os pacientes que sofreram queimaduras em ambientes fechados devem ser considerados quanto à possibilidade de lesões inalatórias, sendo os sinais sugestivos:

- Escarro fuliginoso, presença de carbono e alterações inflamatórias agudas em orofaringe.
- Queimadura facial ou oral.
- Chamuscamento de pelos nasais, cílios e sobrancelhas.
- Sinais de edema de vias aéreas altas, como rouquidão, tosse metálica, taquipneia, tiragens, agitação ou torpor.

Nesses casos, a intubação orotraqueal deve ocorrer de forma precoce, pois a evolução para edema de via aérea pode ser rápida e tornar-se uma via aérea difícil ou impossível e até mesmo para a colocação de dispositivos como a máscara laríngea e a realização de cricotomia.

Na suspeita de lesão inalatória, oferecer oxigênio a 100% e investigar intoxicação por cianeto e monóxido de carbono.

A lesão inalatória pode levar à síndrome do desconforto respiratório agudo (SDRA), o que também aumenta a morbimortalidade.

É ideal a realização de broncoscopia para o diagnóstico de possíveis lesões e também antes do procedimento para a extubação de cânula traqueal.

CUIDADOS COM AS FERIDAS

As feridas devem ser bem limpas, retirando corpos estranhos e sujeiras. O desbridamento de tecidos necrosados é fundamental.

Os curativos, conforme a profundidade da lesão, podem ser realizados conforme a seguir:

- Primeiro grau: aloe vera e hidratantes emolientes, bem como a vaselina, podem ser usados com segurança.
- Segundo grau superficial: Lavar com água e sabão, não usar clorexidina que prejudica a cicatrização. Bolhas menores que 1 cm^2 e íntegras não devem ser rompidas. Maiores de 1 cm^2 e na iminência de se romper devem ser debridadas em ambiente estéril; se íntegras, pode-se aguardar por até 2 dias para romper, pois funcionam como protetor físico para dor e germes e evitariam maior perda de líquidos. O ideal é fazer o curativo 2 vezes por com bacitracina ou vaselina com gaze não aderente.
- Segundo grau profundo: curativos com sulfadiazina argêntica nas primeiras 48 horas com trocas diárias; depois, não havendo tecido necrótico, só

uso de colagenases, com trocas a cada 48 horas. Avaliação cirúrgica para desbridamento e enxertia precoce.
- Terceiro grau: avaliação cirúrgica para desbridamento e enxertia precoce.

A fisioterapia e a terapia ocupacional precoces e diárias são fundamentais para a recuperação física e funcional desses pacientes. É fundamental manter o pescoço e as articulações estendidas, evitando futuras retrações. Está indicada a aplicação da vacina antitetânica nos pacientes queimados graves.

QUEIMADURA ELÉTRICA

A maioria das queimaduras elétricas domésticas é de baixa tensão voltaica (menor que 1.000 V) e por corrente alternada em fios expostos. A principal causa de morte são paradas cardíacas ou respiratórias. A reanimação nesses casos de choque elétrico ou por raios deve ser mais prolongada e tem mostrado sucesso.

Os pacientes com lesão por alta voltagem (maior que 1.000 V) ou por raio devem ser avaliados para lesão cardíaca, rabdomiólise e lesão renal e devem ser adequadamente cuidados com relação à presença de mioglobinúria e hemoglobinúria, devendo receber hidratação mais agressiva, uso de diuréticos osmóticos e até mesmo alcalinização urinária para evitar lesão renal aguda.

MANEJO DA DOR E PRURIDO

Para a dor leve recomenda-se o uso de dipirona, paracetamol ou ibuprofeno. Para dores moderadas e fortes devem ser utilizados opioides (morfina, nalbufina e até mesmo fentanil) antes de cada procedimento e até a cada 4 horas conforme a necessidade (após procedimentos cirúrgicos: desbridamentos e enxertias).

Lembrar que pacientes sedados e tranquilos necessitam de menor quantidade de analgésicos.

Durante os procedimentos de troca de curativo há opções de sedoanalgesia como, administrados intravenosamente (IV):

- Morfina: 0,05 a 0,1 mcg/kg para analgesia. Apresenta risco de depressão respiratória, hipotensão, prurido, *delirium*, constipação.
- Cetamina: 1 a 4 mg/kg para sedação e analgesia. Pode acarretar alucinação e taquicardia, hipersalivação, *delirium* e laringoespasmo.

- Propofol: 1 a 2 mg/kg para sedação; apresenta risco de hipotensão por diminuir resistência vascular sistêmica e contratilidade.
- Dexmedetomidina: 1 mcg/kg. Tem efeito ansiolítico e analgésico; apresenta risco de hipotensão e bradicardia.
- Clonidina: 2 a 3 mcg/kg, similar ao dexmedetomidina.
- Midazolam: 0,1 a 0,2 mg/kg, tem ações ansiolítica, sedativa, hipnótica, amnésica anterógrada, anticonvulsivante e miorrelaxante. Apresenta risco de hipotensão e depressão respiratória

O prurido está presente em cerca de 80% dos pacientes queimados e pode perdurar até 2 anos. Podem ser utilizados:

- Anti-histamínicos de primeira geração (clorfeniramina e hidroxizina), ou de segunda geração (cetirizina e loratadina).
- Gabapentina (primeiro dia 5 mg/kg/dose 1x/dia; segundo dia 12/12 horas; 3º dia 8/8 horas; máximo 300 mg/dose) tem efeito antipruriginoso. Seu uso permite a redução da dose de opioides devido a sua ação em nível central.

O GRANDE QUEIMADO E O ESTADO HIPERMETABÓLICO

O grande queimado, dentro das primeiras 48 horas, entra em estado hipermetabólico induzido pelo estresse e inflamação, com secreção aumentada de catecolaminas, glucagon, dopamina e glicocorticoide. É uma das principais causas do desfecho desfavorável em queimados, pois leva a catabolismo grave e disfunção de múltiplos órgãos.

Estudos recentes mostraram que a resposta hipermetabólica pode perdurar até 2 anos ou mais após o acidente térmico, devido ao aumento das necessidades energéticas, produção exacerbada de catecolaminas, cortisol e citocinas, causando prejuízo ao metabolismo de glicose e resistência à insulina.

A hiperglicemia em pacientes queimados está associada a aumento de infecções, sepse, pneumonia, catabolismo, hipermetabolismo e principalmente mortalidade, portanto o controle de glicemia tem mostrado aumento de sobrevida e melhora das funções orgânicas.

O metabolismo lipídico também está alterado no estado hipermetabólico, provavelmente associado a mudanças na resistência insulínica, provocando lipólise e produzindo ácidos graxos, glicerol e infiltração gordurosa em órgãos, o que também aumenta o risco de mortalidade.

O estado hiperdinâmico cardiovascular é caracterizado pela taquicardia e aumento do consumo de oxigênio pelo miocárdio, causando hipóxia local.

Assim, é recomendado o uso de propranolol para reduzir o estado hipermetabólico. O propranolol diminui a frequência cardíaca em 15 a 20% e demonstra melhorar a sobrevida de pacientes pediátricos por reduzir trabalho e estresse cardíaco, lipólise, catabolismo e esteatose hepática; também melhora a síntese proteica muscular esquelética e a redução da liberação de catecolaminas.

Abordagem do estado hipermetabólico

- Propranolol 1 a 2 mg/kg/dia de 8/8 horas.
- Nutrição precoce para o suporte energético e proteico, com nutrientes adequados, é o principal pilar para diminuir o catabolismo.
- Desbridamento e enxerto precoces reduzem a resposta inflamatória, o gasto energético basal, a mortalidade, bem como os custos terapêuticos.

SUPORTE NUTRICIONAL

É difícil adotar uma fórmula que seja factível de ser aplicada em pacientes queimados graves, por múltiplos fatores. Esse tipo de paciente é o que mais apresenta necessidades calóricas e proteicas, além das vitaminas e dos oligoelementos que possam ajudar na cicatrização das queimaduras e na manutenção da imunidade, por isso deve receber esses suplementos diariamente. As crianças também necessitam de maior aporte nutricional para seu crescimento.

O importante é iniciar dieta oral ou mesmo dieta por sonda entérica precocemente, que ameniza o estresse metabólico e a atrofia da mucosa intestinal, facilitando a translocação bacteriana.

CONSIDERAÇÕES FINAIS

A assistência ao grande queimado exige seu conhecimento fisiopatológico, reanimação hídrica imediata e adequada, utilizando a fórmula de hidratação como âncora de apoio, pois deve ser mais bem assistido com a monitoração contínua do débito urinário, dos sinais vitais e dos exames laboratoriais. Não devem ser utilizados corticoides nesses pacientes, mesmo com lesões inalatórias, nem soluções hipertônicas para reposição volumétrica ou bloqueadores neuromusculares, especialmente os curarizantes.

REFERÊNCIAS

1. Cruz BF, Cordovil PBL, Batista KNM. Epidemiological profile of patients who suffered burns in Brazil: literature review. Brasil. Ministério da Saúde. Queimados. Brasília: MS; 2017. Disponível em: http://portalms.saude.gov.br/component/content/article/842-queimados/40990-queimados. Acesso em: mar. 2024.
2. Cuignet O, Pirson J, Soudon O, Zizi M. Effects of gabapentin on morphine consumption and pain in severely burned patients. Burns. 2007;33(1):81-6.
3. Fairbrother H, Long M, Haines E. Optimizing emergency management to reduce morbidity and mortality in pediatric burn patients. Pediatr Emerg Med Pract. 2020;17(Suppl 6-2):1-51.
4. Finnerty CC, Herndon DN. Is propranolol of benefit in pediatric burn patients? Adv Surg. 2013;47:177-97.
5. Hartford E, Kealey P. Care of outpatient burns. In: Total burn care. 3.ed. 2007. p.67-80.
6. Hettiaratchy S, Dziewulski P. Pathophysiology and types of burns. British Medical Journal. 2004. 328;1427.
7. Jackson D. Diagnosis in the management of burns. BMJ. 1959;1(5132):1266
8. Jeschke MG, Herndon DN. Burns in children: standard and new treatments. Lancet. 2014;383(9923):1168-78.
9. Jeschke MG, Pinto R, Herndon DN, Finnerty CC, Kraft R. Hypoglycemia is associated with increased postburn morbidity and mortality in pediatric patients. Crit Care Med. 2014;42(5):1221-31.
10. Klein GL, Herndon DN. Burns. Pediatr Rev. 2004;25(12):411-7.
11. Mondardini MC, Sperotto F, Daverio M, Amigoni A. Analgesia and sedation in critically ill pediatric patients: an update from the recent guidelines and point of view. Eur J Pediatr. 2023; 182:2013-26.
12. Nuñez-Villaveirán T, Sánchez M, Millán P, García-de-Lorenzo A. Revisión sistemática del efecto del propranolol sobre el hipermetabolismo del quemado. Med Intensiva. 2015;39:101-13.
13. Pruitt Jr BA. Protection from excessive resuscitation: "pushing the pendulum back". J Trauma. 2000;49:567-8.
14. Richardson C, Upton D, Rippon M. Treatment for wound pruritus following burns. J Wound Care. 2014;23(5):227-8.
15. Roberts S, Meltzer JA. An evidence-based approach to electrical injuries in children. Pediatric Emergency Medicine Practice. 2013;10(9):9.
16. Stoddard FJ, Saxe G, Ronfeldt H, Drake JE, Burns J, Edgren C, et al. Acute stress symptoms in young children with burns. J Am Acad Child Adolesc Psychiatry. 2006;45(1):87-93.
17. Strobel AM, Fey R. Emergency care of pediatric burns. Emerg Med Clin North Am. 2018 May;36(2):441-58.
18. Williams KN, Szilagyi A, Conrad P, Halerz M, Kini AR, Li Y, et al. Peripheral blood mononuclear cell-derived erythroid progenitors and erythroblasts are decreased in burn patients. J Burn Care Res. 2013;34(1):133-41.

28

Afogamento

Ricardo Maria Nobre Othon Sidou
Larissa Mariane Amorim Silva

DESTAQUES

- O afogamento é uma das principais causas de mortalidade e morbidade em crianças, tornando-se um motivo frequente de internação em unidades de terapia intensiva pediátrica. Compreender os mecanismos fisiopatológicos do afogamento, bem como os fatores de risco e os cuidados iniciais, é fundamental para a otimização do tratamento e a redução de complicações a longo prazo.
- O afogamento em crianças pode ocorrer em diversos cenários, como em piscinas, banheiras, rios, lagos e até mesmo em recipientes de água em casa.
- Durante o afogamento, a obstrução das vias aéreas por água leva a uma interrupção da oxigenação e da troca gasosa, causando hipoxemia, acidose e, em casos graves, parada cardiorrespiratória.
- O tratamento de crianças vítimas de afogamento requer uma abordagem multidisciplinar que inclui suporte respiratório, controle hemodinâmico, monitoramento neurológico e intervenções específicas, como a ventilação mecânica e o manejo da acidose.

INTRODUÇÃO E DEFINIÇÃO

Violências e acidentes são causas externas de morbidade e mortalidade. Os afogamentos são, em geral, causados por acidentes, porém, evitando dar uma conotação equivocada de "algo inesperado", o mais apropriado seria denominá-los injúrias não intencionais, logo passíveis de prevenção.[1] Constituem-se na terceira causa de morte por lesões não intencionais em todo o mundo, afetando em torno de 236 mil vítimas a cada ano. Entre 1990 e 2017 as taxas de afogamento tiveram uma redução de 44,5%,[2] graças a programas de educação para a prevenção e suporte básico de vida.

Uma força-tarefa versando sobre afogamento foi convocada em Amsterdã como parte do Congresso Mundial sobre Afogamento, em 2002. Desde então, o International Liaison Committee on Resuscitation (Ilcor) endossou uma revisão da terminologia que define afogamento e termos correlatos, conforme apresentado no Quadro 1.

QUADRO 1

Condição	Definição
Afogamento	É o processo de experimentar um CR por submersão ou imersão em líquido.
Afogamento fatal	É o afogamento com um desfecho fatal.
Afogamento não fatal	É o afogamento em que o processo de CR é interrompido antes da morte (por resgate ou reanimação) e a vítima sobrevive. A OMS propôs uma classificação baseada na gravidade do CR logo após a interrupção do processo de afogamento em: • Leve: respiração espontânea, tosse involuntária e estado de alerta total. • Moderado: dificuldade para respirar e/ou desorientado, mas consciente. • Grave: não respira e/ou está inconsciente.
Submersão	Incidente em que o corpo da vítima está totalmente inserido na água.
Imersão	Incidente em que a vítima está apenas parcialmente inserida na água, embora para que ocorra o afogamento pelo menos a face e as vias aéreas devam ser cobertas.
Resgate	Ação que impede a progressão para afogamento em um indivíduo que está submerso, mas que não desenvolve sintomas respiratórios ou outro comprometimento.

CR: comprometimento respiratório; OMS: Organização Mundial da Saúde.

Ao mesmo tempo que firma conceitos, o Ilcor orienta que termos como "quase afogado", "afogamento secundário", "afogamento úmido" e "afogamento seco", que eram usados no passado, devem ser abandonados.

A cadeia de sobrevivência do afogamento expressa um passo a passo que inclui todas as ações, desde como evitar o afogamento até a assistência hospitalar, quando necessário. Ela surgiu como uma atualização da cadeia de sobrevivência postulada em 2002 e foi consolidada em *workshop* na Conferência Mundial sobre Prevenção de Afogamentos em 2013 (WCDP-2013). Vale ressaltar que a medida socialmente mais eficaz no enfrentamento dos casos de afogamento é a prevenção, que, para ser eficaz, demanda conhecer os principais fatores de risco para a gênese do afogamento em crianças e adultos:[3]

- Supervisão por adulto (ausente ou inadequada): é a variável de maior impacto.
- Idade: as maiores taxas de afogamento ocorrem em crianças de 1 a 4 anos, seguidas pelas de 5 a 9 anos. Na primeira infância, por conta da curiosidade natural e pela falta de percepção do perigo, principalmente na ausência de barreiras físicas ao redor de reservatórios de água e de supervisão rigorosa. Já na adolescência o principal fator de risco está no comportamento de risco como mergulho em águas rasas, o abuso de álcool ou drogas ilícitas.[4]
- Gênero: meninos correm maior risco de afogamento quando comparados às meninas, e entre os adolescentes a diferença aumenta em 10 vezes.[4]
- Acesso a reservatórios de água naturais ou artificiais (mares, rios, piscinas). Crianças que vivem perto de fontes de água abertas estão especialmente em risco.
- Transportes aquáticos: barcos em áreas de grandes vias aquáticas de transporte de pessoas e mercadorias.
- Não saber nadar ou superestimar suas habilidades.
- Comportar-se assumindo o risco: turistas que desconhecem o local onde nadam.
- Uso de álcool.
- Hipotermia (nadar em água fria): pode gerar exaustão e arritmia.
- Condições médicas prévias: acidente vascular cerebral, infarto agudo do miocárdio, arritmia, convulsão, transtorno do desenvolvimento/comportamento (neurodivergência).
- Hiperventilação precedendo mergulho: gerando hipóxia cerebral, convulsões, perda de consciência.

A cadeia da sobrevivência ao afogamento[5] mostrada na Figura 1 tem na compreensão de seus elos uma forma fácil de recordar os pontos necessários à abordagem dos afogamentos.

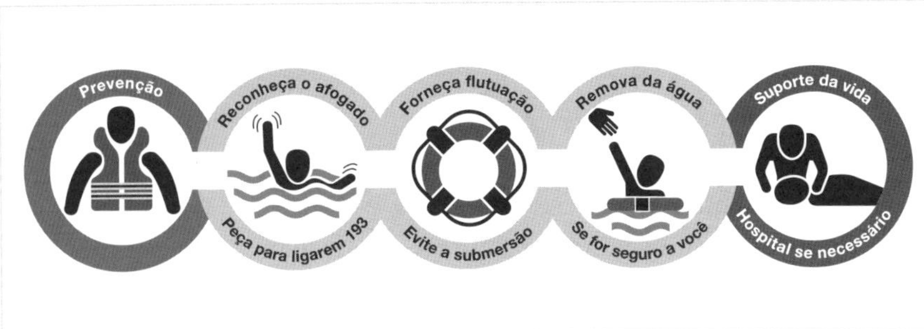
Prevenção
Reconheça o afogado
Peça para ligarem 193
Forneça flutuação
Evite a submersão
Remova da água
Se for seguro a você
Suporte da vida
Hospital se necessário

FIGURA 1 Cadeia de sobrevivência do afogamento.
Fonte: Szpilman et al.[5]

- Prevenir:[6] elo inicial e "o mais importante contribuinte para a redução de morbidade e mortalidade por afogamentos" em crianças e adultos e consiste em:
  - Manter a criança a no máximo um braço de distância quando dentro da água.
  - Nadar em locais onde existam salva-vidas.
  - Cercar piscinas e outras massas de água, impedindo o livre acesso.
  - Usar um colete salva-vidas em embarcações,
  - Ensinar a nadar e a realizar suporte básico de vida (BLS).
- Reconhecer a angústia – Pedir ajuda:
  - Reconhecer os sinais de angústia da vítima de afogamento precoce. Diferentemente do que acredita o senso comum, vítimas de afogamento não conseguem acenar ou pedir ajuda.
  - Solicitar que alguém peça ajuda (usar o celular, acenar para alguém) enquanto estiver prestando assistência.
  - Observar o local da vítima na água (sua localização) ou pedir a um espectador que fique atento constantemente e vá informando.
- Fornecer flutuação (interrompendo o processo de afogamento):
  - Resgatar a vítima de fora da água, reduzindo o risco de tornar-se vítima também.
  - Jogar algo que flutue para a vítima.
  - Na dificuldade, tentar não entrar em pânico. Usar o que conseguir para manter sua flutuação.
  - Sinalizar pedindo ajuda o mais rápido possível e seguir se mantendo flutuando.

- Retirar da água (só realizar se for seguro fazê-lo):
  - Ajudar a vítima, orientando-a sobre como salvar-se a si própria. Fornecer instruções de como sair da água.
  - Tentar extrair a vítima sem entrar na água.
  - Somente entrar na água se for seguro fazê-lo.
  - Resgatar a vítima usando qualquer modo de flutuação disponível.
- Prestar os cuidados necessários (procurar atendimento médico):
  - Vítima não respira?
    - Iniciar imediatamente a ressuscitação cardiopulmonar (RCP) (ventilações e compressões), seguindo o clássico ABC da reanimação.
    - Usar oxigênio e desfibrilador externo automático o mais rápido possível, se disponível.
  - Vítima respira?
    - Permanecer ao lado da vítima até que a ajuda chegue.
    - Encaminhar a vítima ao hospital se:
      - » Apresentar algum sintoma neurológico, respiratório ou cardiovascular.
      - » Tiver sido reanimada.

EPIDEMIOLOGIA

Dados estimados pela Organização Mundial da Saúde (OMS) apontam que, apenas em 2019, 236 mil pessoas morreram por afogamento, tornando-o um grave problema de saúde pública mundial. O afogamento é a terceira causa de óbito por causa externa não intencional e corresponde sozinho a 7% de todas as mortes relacionadas a esse tipo de injúria.[3] No mundo é a primeira causa de morte da faixa etária dos 5 aos 14 anos entre os homens e a quinta entre as mulheres.[5] No Brasil, em dados do Datasus, é a primeira causa de morte acidental em crianças de 1 a 4 anos (31,7%) e a segunda na faixa etária de 0 a 14 anos.[6]

ETIOLOGIA

O Quadro 2 relaciona a idade da vítima com os locais mais frequentes de ocorrência do afogamento.

QUADRO 2 Local de afogamento mais frequente segundo a faixa etária

Faixa etária	Local do afogamento
0-1 ano	• Banheira, vaso sanitário, baldes e tanques. • Crianças pequenas podem morrer em recipientes com 5 cm de água. • Causa intencional sempre possível.
1-4 anos	• Piscina, banheira, reservatórios e oceano. • Causa intencional sempre possível.
5-14 anos	• Piscina, lago, rio, represa e oceano. • Causa intencional sempre possível.
Adolescentes	• Mar aberto, grandes lagos, rios e esportes aquáticos. • Causa intencional sempre possível.

Fonte: adaptado de Katayama.[2]

FISIOPATOLOGIA

A fisiopatologia do afogamento é complexa e pouco esclarecida, porém todos os acontecimentos culminam com a ocorrência de hipóxia e suas consequências deletérias às funções dos diversos sistemas orgânicos.

O indivíduo que se afoga, estando ainda consciente, busca desesperadamente manter suas vias aéreas fora do líquido, porém sem sucesso acaba por lançar mão da apneia voluntária. Cuspindo ou engolindo o líquido ativamente, o organismo tenta manter a via aérea aberta até que, não resistindo, sobrevém uma primeira aspiração involuntária de água. Vale ressaltar que a ingestão de líquidos propicia a ocorrência de vômitos e aspiração de conteúdo gástrico, que, também, contribuem para a ocorrência e magnitude da injúria pulmonar aguda.[8-10] O líquido aspirado, além de tosse intensa, pode provocar laringoespasmo involuntário, interrompendo o fluxo aéreo, piora da hipóxia cerebral e perda de consciência.[10] A aspiração pulmonar de líquidos leva à destruição de surfactante, microatelectasias, alveolite com prejuízo na difusão alveoloarterial de oxigênio, *shunt* intrapulmonar e edema pulmonar não cardiogênico[8,11] e, em última essência, resulta em hipóxia, hipercapnia e acidose.[9]

À medida que o afogamento progride, com a acentuação da hipóxia e a instalação da acidose, ocorre intensa vasoconstrição periférica, diminuição do débito cardíaco e hipotensão arterial, além de hipertensão pulmonar e do aumento da resistência dos vasos pulmonares. A ocorrência de fibrilação ventricular em humanos está relacionada à hipóxia e à acidose e não à

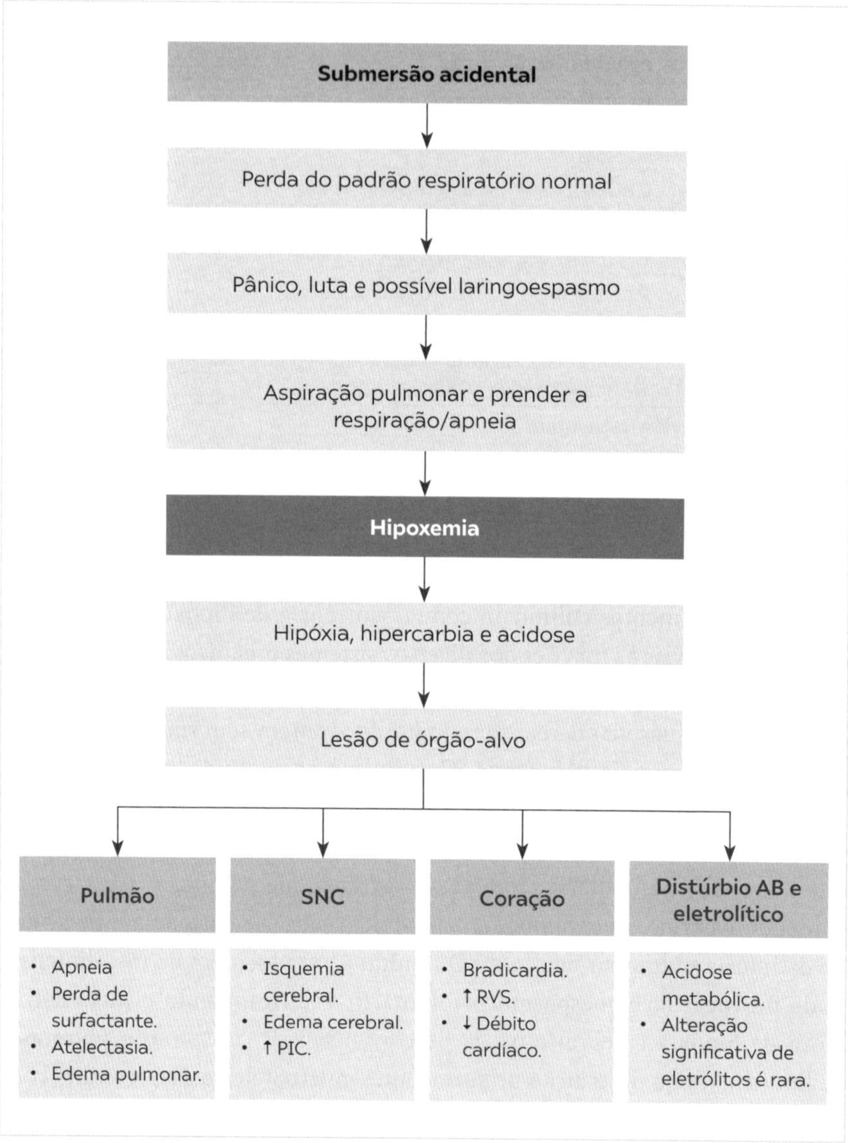

FIGURA 2 Repercussão do afogamento nos diversos órgãos.

PIC: pressão intracraniana; SNC: sistema nervoso central.

Fonte: Macur e Latour.[7]

hemodiluição, hemólise e hipercalemia, como acontece em animais. Secundariamente à apneia, caso a vítima não seja ventilada rapidamente, ocorrerá parada cardíaca.

As principais lesões que determinam o risco de morte ou sequela são decorrentes da privação de oxigênio ao cérebro, que é piorada pela redução do fluxo sanguíneo cerebral. A duração da submersão está diretamente relacionada à lesão neurológica. Dano irreversível ao sistema nervoso central (SNC) se inicia após 4 a 6 minutos de anóxia. Em geral, parada cardíaca ocorre após esse período.

QUADRO CLÍNICO

A aparência inicial da criança afogada após ter sido resgatada é variável, e ela pode estar falando e agindo normalmente ou com aparência de morta.[11] Os achados encontrados no paciente afogado envolve m os sistemas nervoso, respiratório e cardiovascular, embora outros sistemas e órgãos possam estar envolvidos durante a evolução, configurando a síndrome de disfunção de múltiplos órgãos.[10,11] Como resultado de afogamento, quatro desfechos são possíveis de ocorrer: recuperação total (sem lesão neurológica), lesão neurológica, estado vegetativo persistente e morte.[11]

Ao exame físico a vítima pode apresentar-se com temperatura corporal baixa, achado frequente, mesmo naquelas que se afogam nas águas quentes de um país tropical como o nosso, com esforço respiratório ausente, irregular ou laborioso, com palidez ou cianose, retrações, tiragens e tosse produtiva de cor rosa. À ausculta pulmonar se pode evidenciar tosse, chiado, estertoração e roncos.[10] Em consequência da hipóxia e da piora da complacência pulmonar ocorre aumento do trabalho respiratório, com evidentes taquipneia e dispneia.

O comprometimento cardiovascular pode revelar vasoconstrição periférica, pulsos finos ou ausentes e hipotensão consequente à depressão miocárdica.[10] Pela intensa hipóxia e acidose grave acontecem frequentemente arritmias cardíacas. Choque cardiogênico resulta da lesão hipóxica miocárdica e da redução do desempenho miocárdico secundária à acidose.[10]

Na avaliação neurológica a vítima pode estar alerta ou apresentar qualquer dos níveis de alteração da consciência (Escala de Coma de Glasgow). Pode mostrar-se agitada ou com comportamento de luta imediatamente após o acontecido ou, ainda, em coma profundo,[11] ou mesmo em postura estereotipada de decorticação, descerebração ou com flacidez de extremidades. Pode existir associação a sinais de hipertensão intracraniana, tais como:

- Alteração no ritmo respiratório (apneia, hiperventilação, respiração de Cheyne-Stocks).
- Alteração nos reflexos de tronco cerebral (pupilas e reflexos da tosse, corneopalpebral, oculovestibular, oculoencefálico).

Nesse momento do exame, lembrar que convulsões ou sinais localizatórios focais reforçam a suspeita de trauma cranioencefálico ou de medula, sendo mais evidentes em pacientes em que o afogamento foi secundário a um trauma.[12]

Outros órgãos e sistemas podem ter sua função deprimida ou alterada pela anóxia decorrente do quadro de afogamento. É o caso dos rins, onde a necrose tubular renal e a destruição da membrana basal glomerular podem ocorrer em pacientes afogados que sofreram anóxia intensa,[5,11] ou no caso de lesão no endotélio vascular associado à disfunção hepática anóxica,[4] quanto coagulação intravascular disseminada pode ocorrer com sangramentos intensos consequentes à ativação da cascata da coagulação com consumo de fatores de coagulação e fibrinólise secundária.[5]

A Figura 3 reúne os principais achados clínicos, fisiopatológicos e laboratoriais de pacientes afogados, de acordo com o órgão acometido.[13]

EXAMES SUBSIDIÁRIOS

Os exames a serem solicitados no atendimento inicial e no seguimento de pacientes afogados estão listados no Quadro 3.

TRATAMENTO

A revisão da literatura publicada por Rossouw, Maree e Latour[7] apresenta um mapeamento e descreve a abordagem e as intervenções usadas por profissionais de saúde ao cuidar de uma criança após um incidente de afogamento. Foram avaliados 32 artigos relevantes, publicados em inglês, entre 2010 e 2022. A Figura 4 sintetiza um resumo das intervenções utilizadas para o manejo de uma criança após um incidente de afogamento e fornece informações sobre as

Órgão		Achados clínicos	Mecanismos	Fisiopatologia	Quadro clínico	Resultado
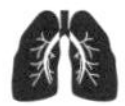	Lesão pulmonar	• Taquipneia. • Roncos. • Estertores. • Sibilos.	• Lavagem de surfactante. • Rompimento da membrana alveolocapilar. • Aumento da permeabilidade.	• Complacência pulmonar ↓. • Prejuízo da relação V/Q. • ↑ *Shunt* intrapulmonar.	• EAP não cardiogênico. • SDRA.	**Hipoxemia**

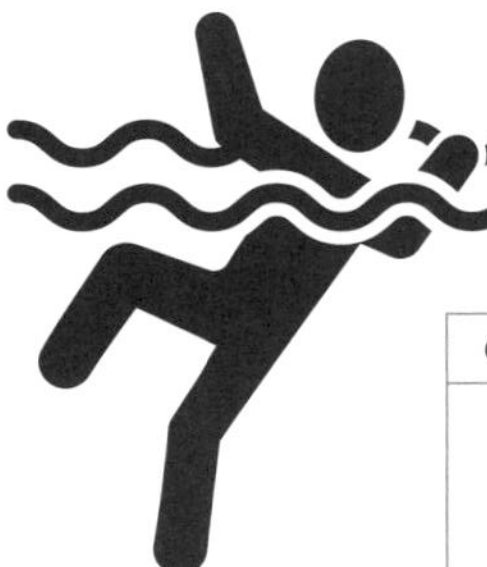

Órgão		Achados clínicos	Mecanismos	Fisiopatologia	Quadro clínico	Resultado
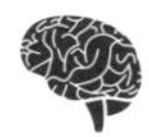	**SNC**	• Tremores mioclônicos • Atividade convulsiva	**HIPOXEMIA**	• Edema cerebral • ↑ PIC	Estado de mal convulsivo não epilético	• Intoxicantes • Hipotermia • Distúrbios metabólicos

Órgão		Achados clínicos	Mecanismos	Fisiopatologia	Quadro clínico	Resultado
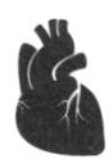	**Lesão pulmonar**	• Taquicardia. • Assistolia. • Cianose. • Pulsos ↓.	• Hipoxemia. • Hipotermia.	• Isquemia cardíaca. • Depressão cardíaca por hipotermia.	• Arritmias. • Apneia (hipotermia).	**Hipoxemia**

Alteração pH	Eletrólitos	Rim	Alteração na coagulação	DMOS
• Acidose mista	• Distúrbios variados.	IRA → NTA decorrente: • Hipoxemia. • Choque. • Hemoglobinúria. • Mioglobinúria.	Hemólise e coagulopatias são raras.	Óbito.

FIGURA 3 Dados clínicos, fisiopatológicos e alterações laboratoriais, segundo o órgão acometido, em pacientes afogados.

EAP: edema pulmonar agudo; IRA: injúria renal aguda; NTA: necrose tubular aguda; PIC: pressão intracraniana; SDRA: síndrome do desconforto respiratório agudo; SNC: sistema nervoso central.

Fonte: Knepel e Aemisegger.[13]

QUADRO 3 Exames solicitados no atendimento inicial e no seguimento

Exame	Achados
Hemograma completo	• Leucocitose em metade dos casos. • Hematócrito raramente é anormal.
Eletrólitos	• Normais.
Glicemia	• Normal ou reduzida, em especial nos casos de hipotermia, ingestão de álcool e jejum.
Gasometria arterial	• Variável.
Função renal	• Normal ou alterações relacionadas ao choque, hipóxia ou hemoglobinúria.
ECG	• Alterações isquêmicas + sobrecarga de câmaras.
EEG	• Atenuação e ausência de atividade elétrica, convulsões.
TC crânio	• Precoce (1-3 dias após acidente): normal ou com edema cerebral difuso. • Tardiamente: difusa perda da diferenciação da massa cinzenta-branca, perda da simetria e alterações de densidade nos gânglios da base (sugestivo de combinação de isquemia e infarto cerebral e edema vasogênico).
Potencial evocado somatossensorial	Ausência bilateral relaciona-se com pior prognóstico.
Raio X de tórax	Congestão, atelectasias e SDRA.
Screening urinário para drogas lícitas e ilícitas	Investigar em pré-adolescentes e adolescentes.

ECO: ecocardiograma; EEG: eletroencefalograma; SDRA: síndrome do desconforto respiratório agudo; TC: tomografia computadorizada.

intervenções utilizadas e descritas na literatura desde o local do afogamento (ambiente pré-hospitalar), no pronto-socorro até a unidade de terapia intensiva (UTI) pediátrica.[7]

Os indicadores de mau prognóstico que devem ser levados em consideração[8] na avaliação das condutas tomadas e na confecção do prognóstico do afogado são:

- Submersão prolongada (> 10 minutos).
- Retardo no início da reanimação cardiopulmonar.
- Acidose metabólica grave (pH < 7,1).
- Assistolia na chegada à emergência.
- Escala de Coma de Glasgow < 5.
- Pupilas midriáticas fixas.

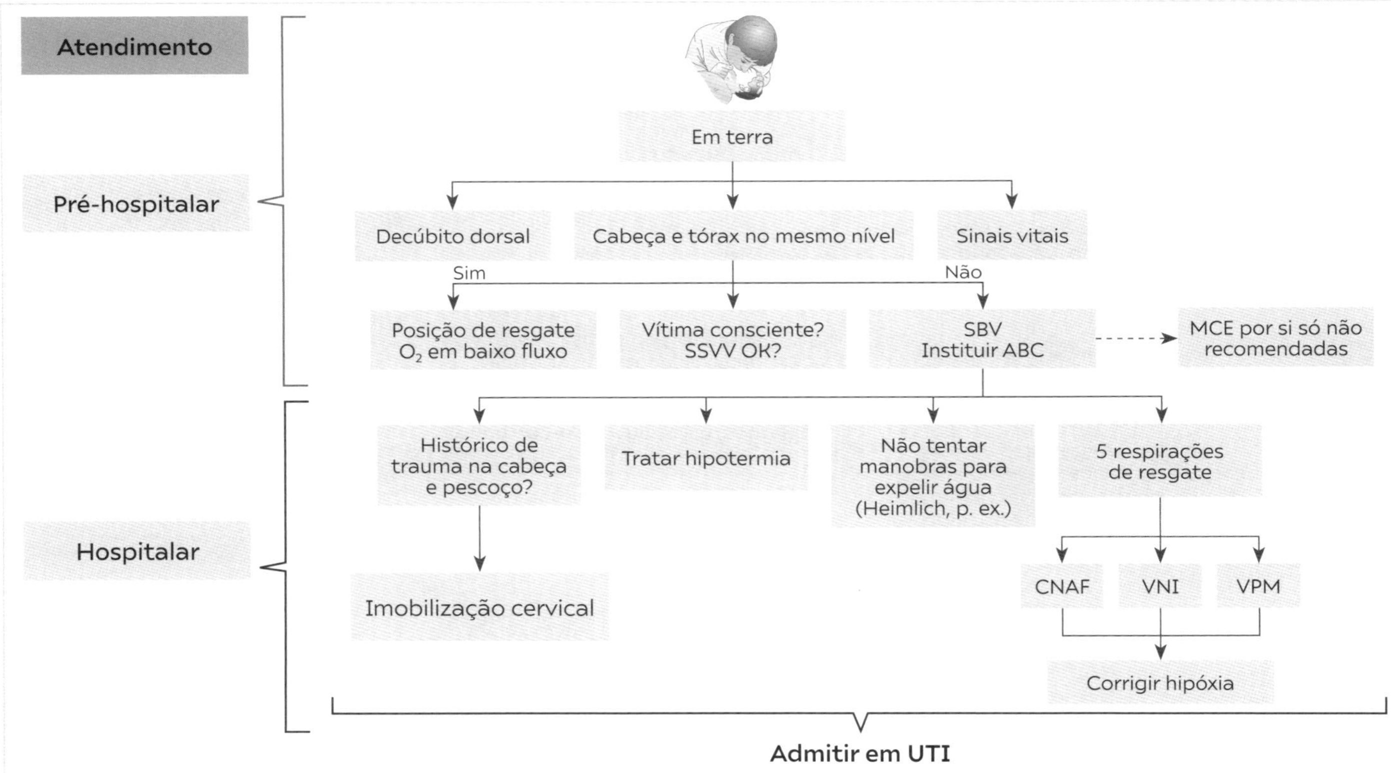

FIGURA 4

CNAF: cateter nasal de alto fluxo; SBV: suporte básico de vida; UTI: unidade de terapia intensiva; VNI: ventilação não invasiva; VPM: ventilação pulmonar mecânica.

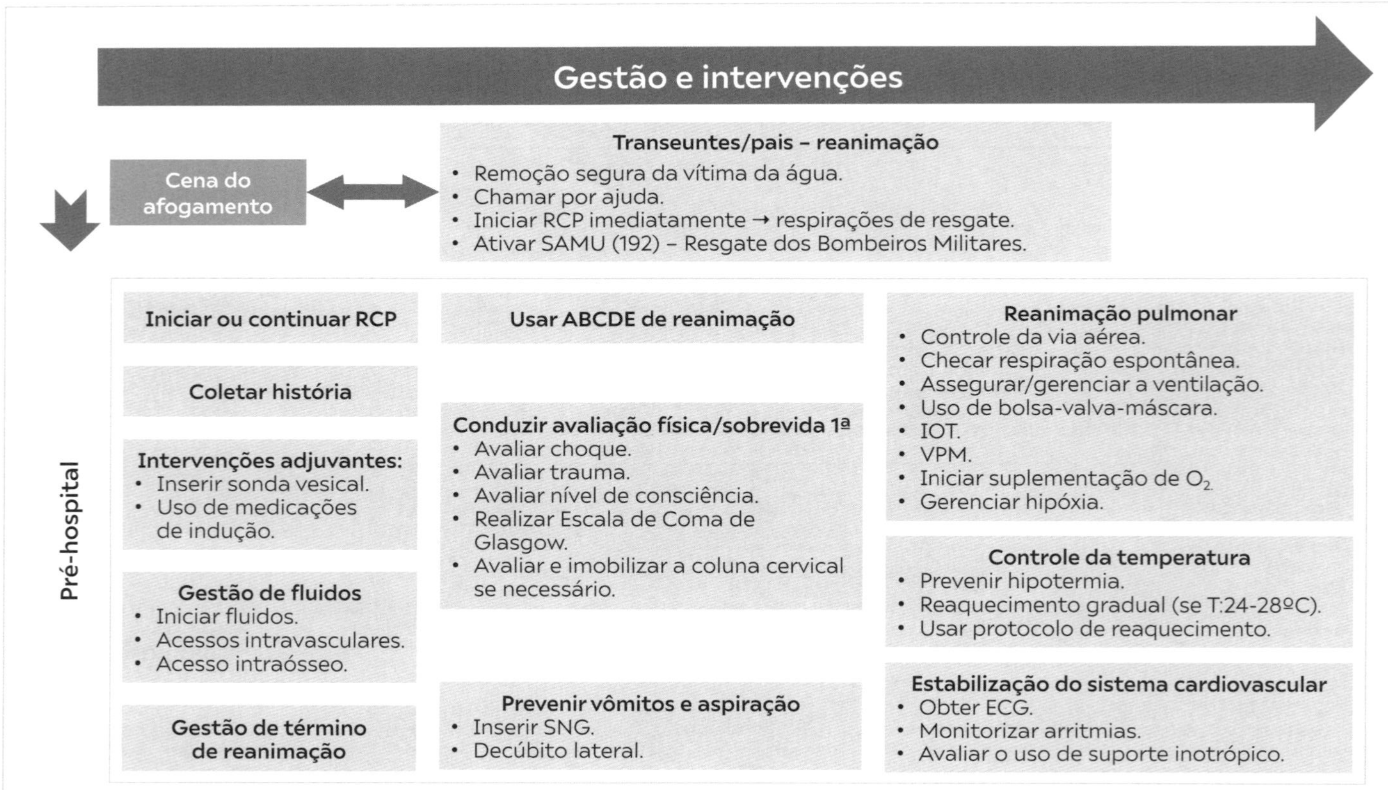
Gestão e intervenções
Cena do afogamento
Transeuntes/pais – reanimação
• Remoção segura da vítima da água.
• Chamar por ajuda.
• Iniciar RCP imediatamente → respirações de resgate.
• Ativar SAMU (192) – Resgate dos Bombeiros Militares.
Pré-hospital
Iniciar ou continuar RCP
Coletar história
Intervenções adjuvantes:
• Inserir sonda vesical.
• Uso de medicações de indução.
Gestão de fluidos
• Iniciar fluidos.
• Acessos intravasculares.
• Acesso intraósseo.
Gestão de término de reanimação
Usar ABCDE de reanimação
Conduzir avaliação física/sobrevida 1ª
• Avaliar choque.
• Avaliar trauma.
• Avaliar nível de consciência.
• Realizar Escala de Coma de Glasgow.
• Avaliar e imobilizar a coluna cervical se necessário.
Prevenir vômitos e aspiração
• Inserir SNG.
• Decúbito lateral.
Reanimação pulmonar
• Controle da via aérea.
• Checar respiração espontânea.
• Assegurar/gerenciar a ventilação.
• Uso de bolsa-valva-máscara.
• IOT.
• VPM.
• Iniciar suplementação de O_2.
• Gerenciar hipóxia.
Controle da temperatura
• Prevenir hipotermia.
• Reaquecimento gradual (se T:24-28ºC).
• Usar protocolo de reaquecimento.
Estabilização do sistema cardiovascular
• Obter ECG.
• Monitorizar arritmias.
• Avaliar o uso de suporte inotrópico.

FIGURA 5

ECG: eletrocardiograma; IOT: intubação orotraqueal; RCP: ressuscitação cardiopulmonar; SNG: sonda nasogástrica; VPM: ventilação pulmonar mecânica.

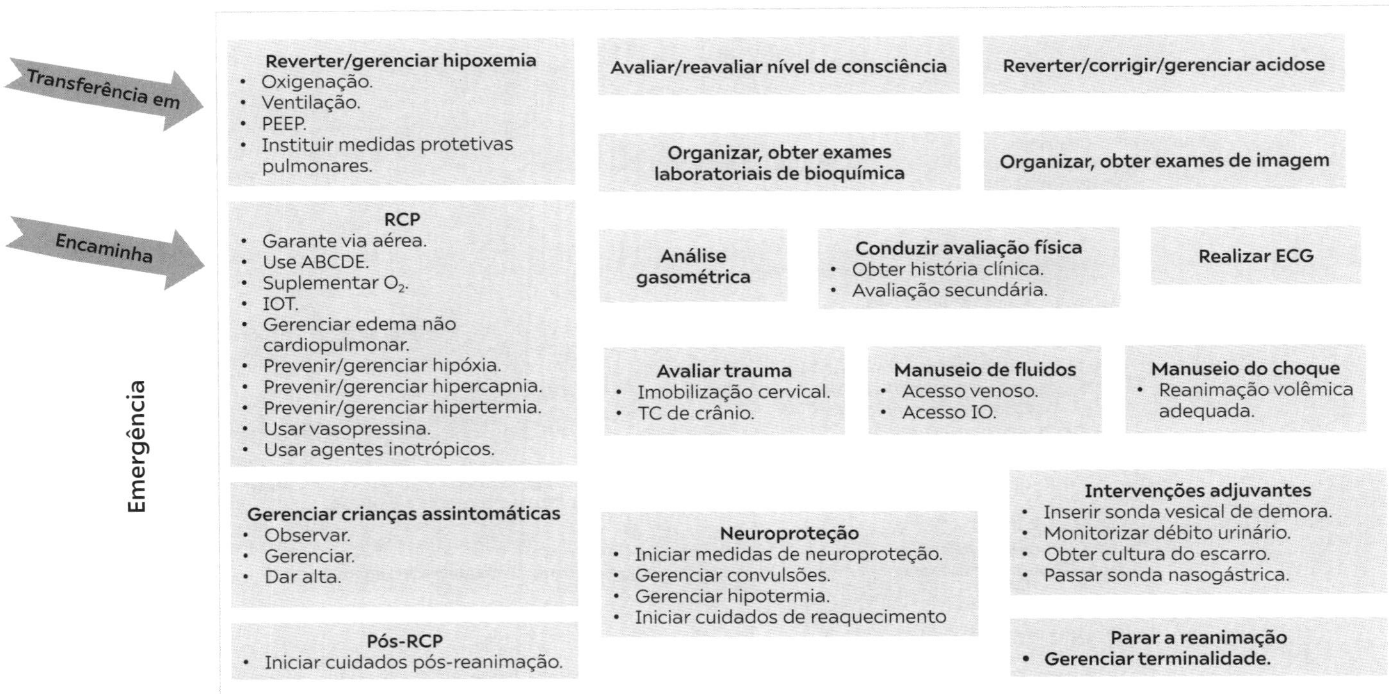

FIGURA 6

ECG: eletrocardiograma; IO: intraósseo; IOT: intubação orotraqueal; RCP: ressuscitação cardiopulmonar; TC: tomografia computadorizada.

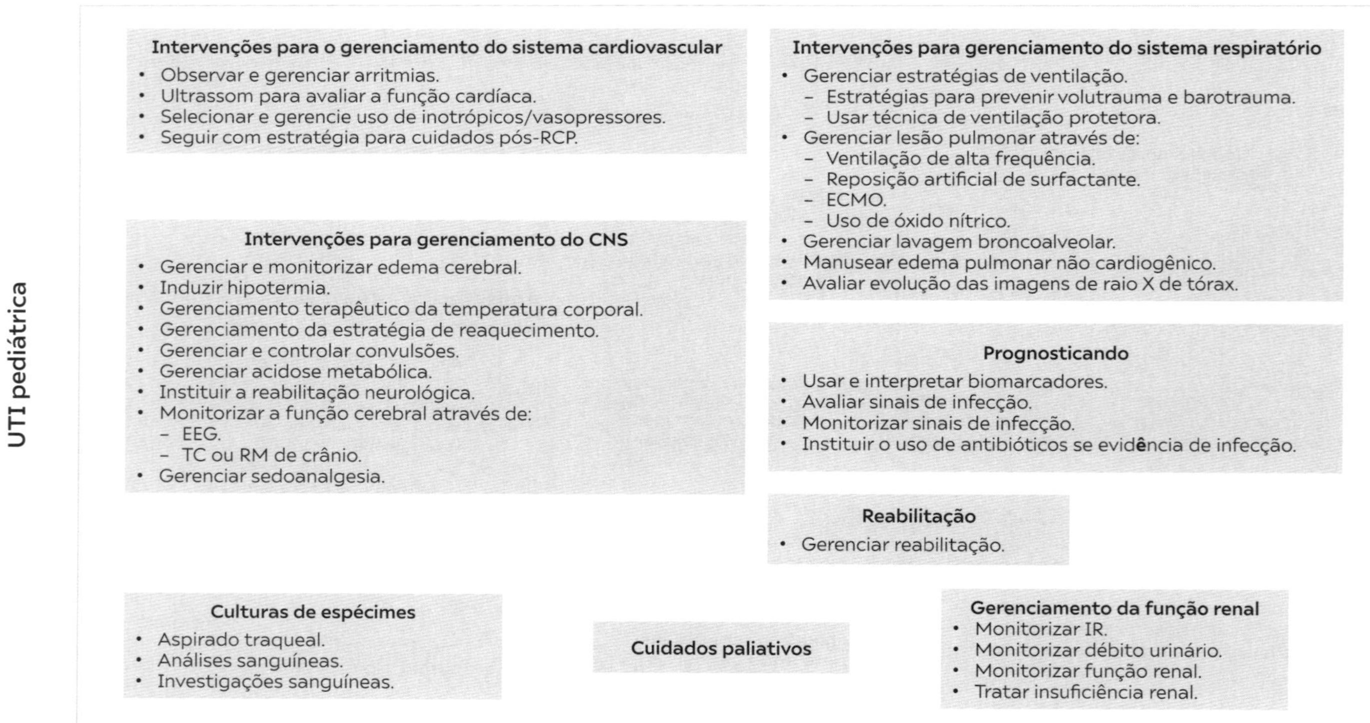

FIGURA 7

ECMO: oxigenação por membrana extracorpórea; EEG: eletroencefalograma; RCP: ressuscitação cardiopulmonar; RM: ressonância magnética; TC: tomografia computadorizada.

Fonte: adaptada de Macur e Latour.[7]

REFERÊNCIAS

1. Ministério da Saúde. Vigilâncias dos acidentes e violências. 2024. Disponível em https://www.gov.br/saude/pt-br/composicao/svsa/vigilancia-de-doencas-cronicas-nao-transmissiveis/vigilancia-dos-acidentes-e-violencias. Acesso em: mar. 2024.
2. Franklin RC, Peden AE, Hamilton EB, Bisignano C, Castle CD, Dingels ZV, et al. The burden of unintentional drowning: global, regional and national estimates of mortality from the Global Burden of Disease 2017 Study. Inj Prev. 2020;26:i83-i95.
3. Chandy D, Richards D. Drowning (submersion injuries). UpToDate. Literature review current through: Mar 2024. Disponível em: https://www.uptodate.com/contents/drowning-submersion-injuries?search=drowning%20&source=search_result&selectedTitle=1%7E88&usage_type=default&display_rank=1. Acesso em mar. 2024.
4. World Health Association (WHO). Health topic: drowning. 2023. Disponível em: https://www.who.int/news-room/fact-sheets/detail/drowning. Acesso em: mar. 2024.
5. Szpilman D, Webber J, Quan L, Bierens J, Morizot-Leite L, Langendorfer SJ, et al. Creating a drowning chain of survival. Resuscitation. 2014;85(9):1149-52.
6. Denny SA, Quan L, Gilchrist J, McCallin T, Shenoi R, Yusuf S, et al. Prevention of drowning. Pediatr. 2021;148(2):e2021052227.
7. Macur SR, Latour JM. Aquest for an integrated management system of children following a drowning incident: a review of the literature. J Spec Pediatr Nurs. 2024;29:e12418.
8. Szpilman D. Afogamento na infância: epidemiologia, tratamento e prevenção. Rev Paul Pediatr. 2005;23(3):142-53.
9. Pessôa ZFC. Afogamento. In: Duarte MCMB, et al.; IMIP. Terapia intensiva em pediatria. Medbook; 2008. p.583-95.
10. Szpilman, D. Afogamento – BLS. 2004. Disponível em: HTTP://www.resgate.com.br/index.php?op=NEPrint&sid=312. Acesso em: mar. 2024.
11. Zuckerbraum NS, Saladino RA. Pediatric drowning: current management strategies for immediate care. Clin Ped Emerg Med. 2005;6:49-56.
12. Fleisher GR, Ludwig S, Henritig FM. Textbook of pediatric emergency medicine. 5.ed. Philadelphia: Lippincott Williams & Wilkins; 2006.
13. Knepel S, Aemisegger A. Pediatric drowning. 2011. Disponível em: https://www.reliasmedia.com/articles/130661-pediatric-drowning. Acesso em: mar. 2024.
14. Layon AJ, MAodelo JH. Afogamento: atualização 2009. Anestesiologia. 2009;110(6):1390-401.
15. Pellegrino F, Raffaldi I, Rossi R, De Vito B, Pagano M, Garelli D, et al. Epidemiology, clinical aspects, and management of pediatric drowning. Italian J Pediatr. 2023;49:74.
16. Tenenbein M, Macias MG, Sharieff GQ, Yamamoto LG, Schafermeye R. Drowning. In Strange and Schafermeyer's pediatric emergency medicine. 5.ed. Strange, Pediatric Emergency Medicine, Mc Graw Hill; 2019.

29

Distúrbios endócrino-metabólicos: cetoacidose diabética, insuficiência adrenal aguda e hipoglicemia

Nilzete Liberato Bresolin
Claudia Mei

DESTAQUES

- A cetoacidose diabética tem como fator desencadeante a deficiência de insulina (absoluta ou relativa).
- Os pilares do tratamento são: reidratação, reversão da cetose pela administração de insulina, monitoração de complicações, identificação de fatores de descompensação.
- O edema cerebral é uma complicação grave que deve ser prontamente abordada.
- A orientação a pacientes e cuidadores para evitar recorrência do quadro é crucial.

CETOACIDOSE DIABÉTICA

Introdução

A cetoacidose diabética (CAD) é a principal complicação em pacientes com diabetes *mellitus* (DM), podendo apresentar frequência de 15 a 70% no DM tipo 1 (DM1) e frequência menor (5 a 25%) no DM tipo 2 (DM2).[1,2] Cerca de 13 a 80% dos pacientes com DM1 apresentam quadro de CAD à época do diagnóstico, a primodescompensação. A taxa de mortalidade geral nos pacientes com CAD é de 0,5 a 0,9%, porém na presença do edema cerebral esses valores se elevam para 21 a 24%.[1,3] A identificação precoce da CAD alinhada à intervenção adequada interrompe as alterações metabólicas graves, reduzindo complicações, sequelas e mortalidade.[4]

Definição

A CAD é caracterizada pela tríade bioquímica de hiperglicemia (glicemia $>$ 200 mg/dL ou 11 mmol/L); cetonemia (beta-hidroxibutirato $\geq$ 3 mmol/ L) ou cetonúria (moderada a grave) e acidose metabólica (pH $<$ 7,3 e bicarbonato $<$ 18 mmol/L). A CAD é classificada conforme as alterações metabólicas encontradas em:[1]

- CAD leve: pH $<$ 7,3 ou HCO3 $<$ 18.
- CAD moderada: pH $<$ 7,2 ou HCO3 $<$ 10.
- CAD grave: pH $<$ 7,1 ou HCO3 $<$ 5.

Fisiopatologia

A fisiopatologia envolvida na CAD, representada na Figura 1, é decorrente das alterações endocrinometabólicas que aumentam a disponibilidade de glicose no corpo, reduzem o transporte da glicose para alguns tecidos, aumentam o catabolismo das gorduras, proteínas e glicogênio.[5] A deficiência absoluta ou relativa da insulina é responsável pela elevação dos hormônios contrarreguladores: glucagon, catecolaminas, cortisol e hormônio do crescimento. Essa combinação resulta em um estado hipercatabólico, com aumento da disponibilidade de glicose pelo fígado, pela glicogenólise e gliconeogênese, e redução da utilização periférica da glicose, que resultam no aumento da glicemia e osmolaridade séricas. Ocorre também lipólise, que resulta no aumento da oxidação dos ácidos graxos, e da produção de dos corpos cetônicos (cetogênese), esta última ocasionando cetonemia e acidose metabólica. A hiperglicemia, ao ultrapassar a capacidade de filtração renal, valores $>$ 180 mg/dL, associada à hipercetonemia, resulta em diurese osmótica, desidratação e perda de eletrólitos (sódio, potássio, magnésio, fósforo, cloro); a elevação do lactato ocorre pela má perfusão tecidual.[1,4,6]

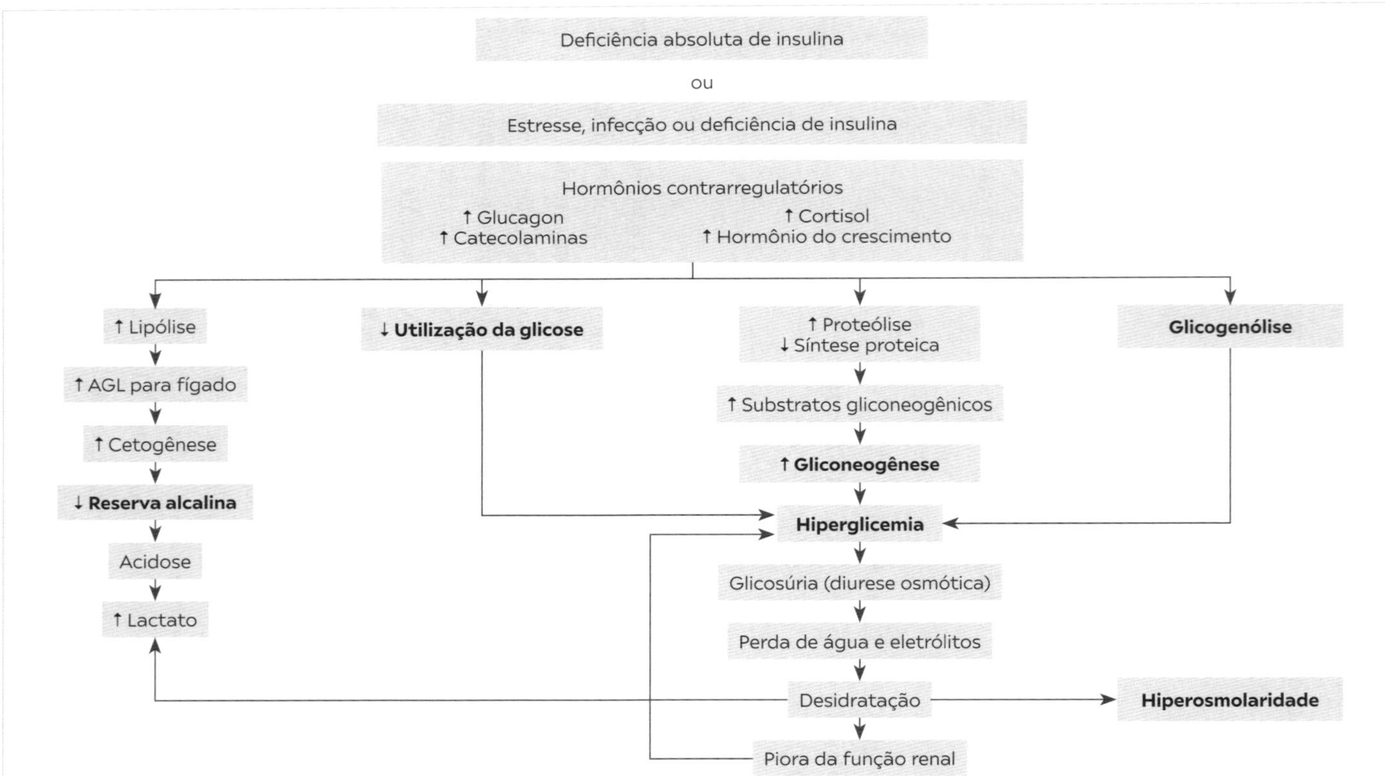

FIGURA 1 Fisiopatologia da cetoacidose diabética.

AGL: ácidos graxos livres.

Fonte: adaptada de Diabetes Care. 2006;29:1150-9.

Quadro clínico

Em geral os pacientes apresentam queixa de dor abdominal, vômitos e redução da ingesta alimentar. Perda de peso, poliúria, polidipsia e polifagia nem sempre são identificadas na história clínica pregressa.[4]

Ao exame físico, pode-se encontrar sinais de desidratação: mucosas secas, tempo de enchimento capilar lento, extremidades frias, turgor da pele reduzido e taquicardia. Hipotensão e pulsos finos podem estar presentes nos quadros graves, mas esses achados são mais raros. Taquipneia, respiração de Kussmaul, presença de hálito adocicado, ou cetônico, devido a acidose metabólica e cetonemia, são facilmente identificados. O nível de consciência também pode estar alterado, variando entre letargia, sonolência, obnubilação e coma. A febre pode estar presente e é associada a um processo infeccioso bacteriano ou viral.

Importante: pacientes com taquipneia e alteração do sensório devem sempre ser triados para CAD com medida de glicemia, gasometria e/ou pesquisa de cetonúria.[1,4,6]

Diagnóstico diferencial

Os principais diagnósticos diferenciais são abdome agudo inflamatório, gastroenterite infecciosa, sepse, pneumonia, infecção urinária, meningite, encefalite, e doenças que cursam com acidose metabólica como o coma hiperosmolar não cetótico; intoxicações exógenas (salicilatos, metanol, etilenoglicol, paraldeído, etanol, ferro, cianeto); erros inatos do metabolismo; e cetose por privação nutricional. Os pacientes precisam ser avaliados de maneira cuidadosa, utilizando os critérios diagnósticos descritos acima a fim de evitar atraso na abordagem da CAD.[6]

Exames complementares

Os exames descritos a seguir devem ser solicitados sempre que disponíveis, pois servem tanto para a confirmação diagnóstica, investigação de processo infeccioso subjacente, como para monitorar as alterações eletrolíticas no decorrer do tratamento, assim como detectar reversão do quadro de CAD.

- Hemogasometria arterial ou venosa, glicemia sérica e capilar, cetonúria, dosagem de beta-hidroxibutirato, quando disponível.

- Na, K, Ca, Mg, P, Cl, ureia, creatinina, albumina, hemograma, proteína C reativa, culturas para triagem infecciosa a depender da história clínica.
- Manter coletas de hemogasometria arterial ou venosa a cada 1 a 2 horas no decorrer do tratamento, controle de eletrólitos a cada 2 a 4 horas.[1,7,8]
- Em caso de suspeita de complicações da CAD, solicitar exames específicos.

Tratamento

Os objetivos no tratamento da CAD são:

- Correção da desidratação.
- Correção da acidose e reversão da cetose.
- Restaurar valores de glicemia para valores próximos ao normal.
- Monitorar complicação do tratamento e abordar alterações prontamente.
- Identificar e tratar fator desencadeante da CAD.

Avaliação inicial

A abordagem inicial ao paciente com quadro de CAD deve observar a sequência de avaliação do paciente grave, seguindo a sistematização da American Heart Association (AHA) e a sequência ABCDE. Algumas particularidades na abordagem da CAD:[1,9]

- Avaliar a permeabilidade e patência das vias aéreas. Em caso de sensório rebaixado associado a vômitos, passar sonda gástrica para reduzir risco de broncoaspiração. Em caso de indicação de via aérea definitiva, atenção para não hiper ou hipoventilar, pois pode agravar a acidose[1,7] e o edema cerebral.[10]
- Perfusão capilar lentificada, extremidades frias e taquicardia são causadas pela acidose e desidratação. Nesses casos, administrar alíquotas de 10 a 20 mL/kg, em 30 a 60 minutos. Na presença de hipotensão, administrar solução salina isotônica em alíquotas de 20 mL/kg (máximo 1.000 mL/vez) em 10 a 20 minutos, máximo de 40 mL/kg. Considerar suporte inotrópico se persistir hipotensão.[7] O choque não é a principal causa de óbito.
- Avaliar o nível de consciência, aplicar Escala de Coma de Glasgow (ECG). ECG < 9 é indicação de intubação traqueal; durante o procedimento atentar para a hiper ou hipoventilação, pois pode agravar o edema cerebral.

Fluidos

Volume

O cálculo do volume da hidratação é composto por três etapas:

- Volume da fase inicial: 10 a 20 mL/kg/hora de cristaloides (SF 0,9% ou RL), não utilizar coloides. Volume máximo: 1.000 mL por bólus
- Volume referente ao déficit de água: esse valor deve ser estimado conforme a classificação de gravidade da CAD, subtraindo-se o volume administrado na primeira hora. Em caso de choque, não há necessidade de subtrair esse volume inicial. Esse resultado deve ser resposto em 24 a 48 horas.[7,9]
  - CAD leve: 5%.
  - CAD moderada: 7%.
  - CAD grave: 10%.
- Volume da solução de manutenção (cálculo conforme fórmula de Holliday-Segar): após o cálculo da solução de manutenção para 24 horas, acrescentar o volume referente ao déficit de água.

Atenção para utilizar peso máximo para cálculo de 75 kg, e volume máximo de bólus de 1.000 mL por vez.[1]

Tipo de solução de manutenção

Pode-se utilizar SF 0,9% ou ainda 0,45%, inicialmente sem glicose. À medida que ocorrer a redução da glicemia até 250 mg/dL, ou ocorrer uma variação acentuada (inferior a 50 a 100 mg/dL), acrescentar glicose à solução. Iniciar com concentração de glicose a 5%, podendo chegar a concentrações de até 12,5% (concentração máxima para administrar em acesso venoso periférico). Para evitar mudanças de soluções, pode-se utilizar o método de duas bolsas de soluções (uma com SF 0,9% ou RL e outra com glicose 10%). A variação da infusão pode ser ajustada conforme valores de glicemia.[5]

Eletrólitos

Potássio (K+)

É esperada a redução do K^+ corporal total por perda gastrointestinal, diurese osmótica e hiperaldosteronismo secundário a hipovolemia. Essa redução, associada ao uso da insulina, aumenta o risco de hipocalemia. Monitorar as

QUADRO 1 Valores de oferta de potássio

Valor K^+	Aporte de K^+
< 3,5 mEq/dL	Aporte rápido de (K^+) 0,5 mEq/kg/hora, antes de iniciar insulinoterapia
3,5-5,5 mEq/dL	(K^+) na solução de manutenção, na concentração de 40 mEq/L
> 5,5 mEq/dL	Não administrar potássio

Observar se o paciente apresenta diurese, antes de iniciar a reposição do potássio.

alterações e correções de K^+ com o ECG. O Quadro 1 reúne valores de oferta de potássio, de acordo com as necessidades.

Fosfato (P+)

Deve-se estar atento aos valores do P^+, pois entre 50 e 60% dos pacientes apresentam hipofosfatemia. A hipofosfatemia grave, $P^+ < 1$ mg/dL (0,32 mmol/L) deve ser prontamente corrigida com a administração de fosfato de potássio. Ela pode ocasionar encefalopatia metabólica, convulsões, piora da contratilidade miocárdica, arritmia ventricular, falência respiratória, anemia hemolítica, rabdomiólise, íleo paralítico e disfunção muscular. Durante a correção, interromper temporariamente a infusão de insulina e monitorizar valores de K^+, Ca^+, Mg^+.[1,6,7]

Sódio (Na^+)

A hiponatremia esperada na CAD é decorrente do aumento da osmolaridade sérica, que provoca o efluxo de água do meio intracelular para o extracelular, provocando a hiponatremia dilucional. Ao avaliar um resultado de sódio em paciente com hiperglicemia, deve-se fazer o cálculo do sódio corrigido pela hiperglicemia.

$$Na_{corrigido} = Na_{medido} + 1,6 \times [(glicose\ mg/dL - 100)/100]$$

Bicarbonato

A correção de bicarbonato de sódio não deve ser realizada, a não ser em pH inferior a 6,9 ou hipercalemia grave, ou ainda comprometimento miocárdico grave (instabilidade hemodinâmica). A correção do bicarbonato está relacionada ao maior risco de desenvolvimento do edema cerebral, além do risco de induzir hipocalemia.[11]

Insulina

O tratamento com insulina deve ser iniciado após a primeira hora de fluidoterapia. Sua administração deve ser sob infusão venosa contínua, na dose de 0,05 a 0,1 UI/kg/hora, em solução diluída com SF 0,9%. Não administrar insulina em bólus. Em caso de queda da glicemia abaixo de 100 mg/dL, mesmo em uso de solução com glicose, deve-se reduzir a dose da insulina de 0,1 para 0,05 UI/kg/hora. Em caso de a glicemia alcançar um valor inferior a 72 mg/dL, administrar um bólus de glicose (2 mL/kg SG10%), pausar a solução de insulina por 1 hora e retornar depois, caso o paciente ainda esteja em CAD.[1,7,9]

Em quadros de CAD leve e moderada, e diante da impossibilidade de administração de insulina por via venosa contínua, pode-se utilizar a insulina regular a cada 4 horas ou a insulina rápida (lispro ou aspartato) a cada 1 a 2 horas, por via subcutânea (SC), nas doses 0,13 a 0,17 e 0,1-0,15 UI/kg/hora, respectivamente.[6,12]

Critérios de transição

A insulina venosa contínua só deve ser suspensa e modificada para insulina via SC após melhora da acidose, pH > 7,3, HCO3 ≥ 18, glicemia < 200 mg/dL, ou ainda com valor de beta-hidroxibutirato < 1 mmol/L, além da presença da capacidade do paciente de tolerar líquidos via oral.[1]

Administrar insulina regular (0,1 UI/kg) (rápida) 30 minutos antes de suspender a infusão contínua, e manter controles a cada 4 a 6 horas, antes das refeições. O tratamento deve ser seguido com insulina regular ou rápida, associada à insulina NPH ou outra insulina lenta. Uma vez revertido o quadro da acidose, pode-se adiar a suspensão da infusão de insulina venosa contínua, até o horário da insulina NPH. A dose da insulina NPH para pacientes recém-diagnosticados pode variar entre 0,5 e 1 UI/kg/dia, dividida em dois terços pela manhã e um terço à noite. Os pacientes que já usam insulina NPH devem manter o uso das doses habituais.[6,12]

A abordagem só se completa, após a identificação do fator desencadeante. Este pode ser um processo infeccioso vigente, corresponder ao quadro de primeira descompensação em pacientes sem diagnóstico prévio de DM1 (primodiagnóstico), decorrer de uma falha/falta de administração da insulina, ou ainda ser consequência de uma transgressão alimentar.[1]

Monitoramento

Pacientes com quadro de CAD necessitam receber avaliação clínica e intervenções muito frequentes. Reavaliar os seguintes dados:

- Sinais vitais: pressão arterial (PA) não invasiva, frequência cardíaca (FC), frequência respiratória (FR), saturação de oxigênio, além do controle do débito urinário e outras perdas hídricas.
- Glicemia capilar registrada a cada hora e a dose de insulina em uso.
- Hemogasometria arterial ou venosa e eletrólitos (Na, K, Ca, Mg, P) a cada 2 a 4 horas.
- Cetonúria para critério diagnóstico.
- Beta-hidroxibutirato (se disponível) para diagnóstico e acompanhamento, a cada 2 a 4 horas.

Outros exames complementares podem ser necessários a depender da evolução ou surgimentos de outros sintomas.[1,7]

Complicações

As principais complicações são: alterações eletrolíticas e metabólicas, pancreatite, rabdomiólise, edema agudo de pulmão, arritmias e trombose venosa profunda (TVP), portanto se deve evitar o uso de cateter venoso central, e é indicado o uso profilático de heparina de baixo peso molecular em adolescentes maiores de 16 anos.

A lesão tubular aguda e insuficiência renal aguda geralmente são reversíveis com o restabelecimento da volemia e do controle glicêmico.

A acidose metabólica hiperclorêmica, que pode advir da administração de cloro presente no SF 0,9%, pode ser confundida com a persistência da acidose pela cetose. Identificar a etiologia da acidose persistente é necessário. Uma vez que a cetose seja corrigida, não há necessidade de manter o uso de insulina venosa, pois a acidose metabólica hiperclorêmica tem resolução espontânea.[1,4,13] O ânion *gap* na CAD está elevado pela presença das cetonas. Já na acidose hiperclorêmica está elevado pelo excesso de cloro. Para diferenciar, pode-se utilizar a fórmula a seguir. Se valores negativos, está-se diante da acidose metabólica hiperclorêmica.[7]

$$\text{Excesso de base atribuído ao cloro} = \text{Na} - \text{Cl} - 32$$

Edema cerebral

O edema cerebral é uma complicação da CAD que merece destaque pelo aumento da mortalidade e risco de sequelas. A ocorrência chega a 24 a 26% em países em desenvolvimento.[14] Sua etiologia pode estar relacionada à redução do fluxo sanguíneo cerebral, devido a hipocapnia e desidratação intensa, que resulta em vasoconstrição e hipoperfusão, alteração da barreira hematoencefálica, resultando em edema vasogênico.[6,15] Fatores de risco relacionados ao desenvolvimento do edema cerebral: uso de bicarbonato, $PaCO_2$ muito baixa, ureia elevada (relacionados à gravidade), idade inferior a 5 anos.[11]

Uma vez suspeitado, o edema cerebral deve ser prontamente tratado, sem aguardar exames complementares radiológicos. O Quadro 2 apresenta os critérios clínicos, maiores e menores para o diagnóstico clínico de edema cerebral. A presença de um critério diagnóstico ou dois critérios maiores ou um maior e dois menores é sugestiva de edema cerebral (sensibilidade 92% e falso-positivo em 4%).[1]

QUADRO 2 Critérios clínicos de edema cerebral

Critérios diagnósticos	• Resposta a dor normal: verbal ou motora. • Decorticação ou descerebração. • Paralisia de par craniano (especialmente III, IV, VI). • Padrão respiratório neurogênico: grunhido, Cheyne-Strokes, apnêustico.
Critérios maiores	• Alteração do estado mental, confusão, flutuação do nível de consciência. • Redução sustentada da frequência cardíaca não explicada por ressuscitação volêmica ou pelo sono. • Incontinência inapropriada para a idade.
Critérios menores	• Vômitos. • Cefaleia. • Letargia não facilmente despertável. • Pressão diastólica > 90 mmHg. • Idade < 5 anos.

Fonte: Glaser et al.[1]

Tratamento do edema cerebral

- Manitol na dose de 0,5 a 1 g/kg, administrar em 15 minutos. Pode ser repetido em 30 minutos.

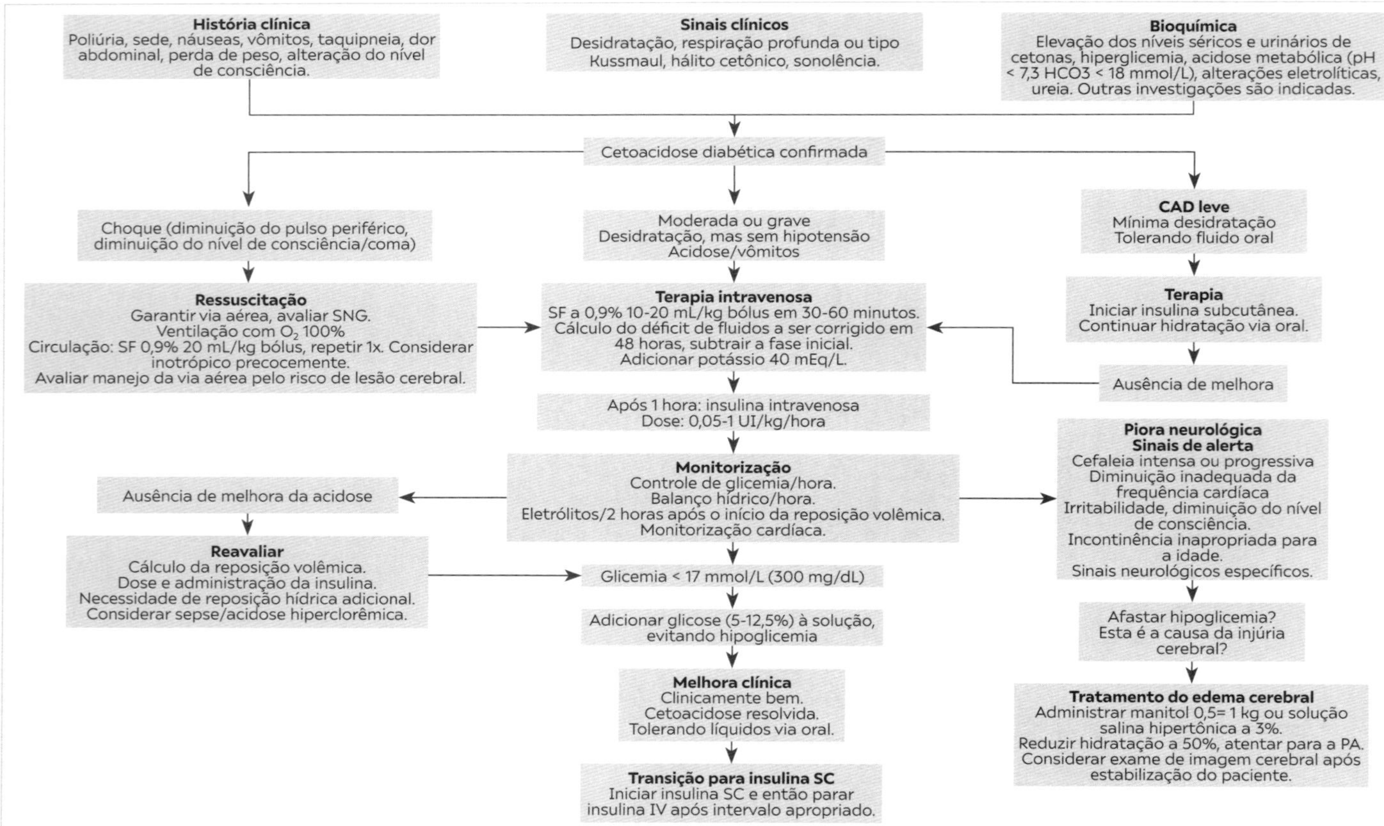

FIGURA 2 Fluxograma de abordagem da cetoacidose diabética.[7]

IV: intravenoso; PA: pressão arterial; SC: subcutâneo; SF: solução fisiológica; SNG: sonda nasogástrica.

- Solução salina hipertônica 3% na dose de 2,5 a 5 mL/kg em 10 a 15 minutos, em caso de não resposta ao manitol. O uso da terapêutica associada tem efeito aditivo.
- Reduzir hidratação para 50% e manter controle de volemia.[7]
- Se houver indicação de intubação traqueal, atentar para os valores de $PaCO_2$.
- Outras medidas para hipertensão intracraniana: cabeceira em posição neutra e elevada a 30 graus; sedação e analgesia adequadas também são indicadas.[1,6,9]

INSUFICIÊNCIA ADRENAL

DESTAQUES

- Deve ser incluída no diagnóstico diferencial de crianças que se apresentem com quadro inexplicável de desidratação grave ou choque.
- Caracteriza-se pela tríade: hiponatremia, hipercalemia e hipoglicemia.
- O tratamento deve incluir, segundo as manifestações clínicas: ressuscitação fluídica, reposição de esteroides e abordagem da hipoglicemia e hipocalemia.[16]

Introdução

A insuficiência adrenal (IA) pode ser primária (IAP), central (IAC) ou de origem genética. A IAP resulta de deficiência na síntese de esteroides, destruição adrenal ou desenvolvimento anormal da glândula afetando seu córtex.[17] A IAP adquirida é denominada doença de Addison. A IAC é causada por uma produção ou liberação prejudicada do hormônio adrenocorticotrófico (ACTH) secundária à doença hipofisária (secundária) ou à liberação prejudicada do hormônio liberador de corticotropina (CRH) pelo hipotálamo (terciária). Causa genética subjacente deve ser investigada em todos os casos de IA que se apresentam no período neonatal ou nos primeiros meses de vida, embora a IA seja relativamente rara nessa idade (1:5.000 a 10.000).[17]

O córtex adrenal é composto por três zonas: zona glomerulosa, zona fasciculada e zona reticular, responsáveis pela síntese de aldosterona, cortisol e andrógenos, respectivamente. A produção de aldosterona está sob o controle do sistema renina-angiotensina (SRA), enquanto o cortisol é regulado pelo eixo hipotálamo-hipófise-adrenal (HHA). Assim, os pacientes afetados por IAC manifestam apenas deficiência de glicocorticoides, enquanto a função mineralocorticoide é poupada. O hormônio liberador de corticotrofina (CRH) é secretado do núcleo paraventricular hipotalâmico para o sistema venoso portal hipofisário em resposta à luz, estresse e outros estímulos. Liga-se a um receptor específico de melanocortina 2 e estimula a liberação de hormônio adenocorticotrófico (ACTH) pré-formado.[17] O ACTH se liga às células esteroidogênicas da zona fasciculada e reticular, ativando a esteroidogênese adrenal. Por apresentar efeito trófico no tecido adrenal quando há deficiência de ACTH, há, também, atrofia adrenocortical.

A secreção de cortisol segue um ritmo circadiano e ultradiano de acordo com amplitudes variadas dos pulsos de ACTH, que são maiores por volta da hora de acordar e diminuem ao longo do dia, atingindo um ponto mais baixo durante a noite.[18] Este padrão pode ser alterado em doenças graves, cirurgia de grande porte e privação de sono. Frente a situação de estresse, a secreção de glicocorticoides pode aumentar até 10 vezes para facilitar a sobrevivência com aumento da contração miocárdica e do débito cardíaco, sensibilidade às catecolaminas, capacidade dos músculos esqueléticos e disponibilidade de reservas de energia.[17] O cortisol exerce *feedback* duplo negativo no eixo HHA, reduzindo a síntese e liberação de CRH e ACTH. O ACTH inibe a secreção de cortisol por *feedback* mediado no nível do hipotálamo. Frequentemente, há aumento da produção de andrógenos nos casos de déficits enzimáticos da biossíntese de cortisol.[17]

Epidemiologia e etiologia

A IAP afeta 10-15/100.000 indivíduos com diversas causas genéticas além de, processos infiltrativos (histiocitose, hemorragia adrenal bilateral, p. ex., durante o parto ou por endotoxinas bacterianas), causas infecciosas (tuberculose, citomegalovirose, vírus da imunodeficiência humana, infecções fúngicas), drogas (etomidato, altas doses de cetoconazol, opioides, fenitoína e rifampicina), adrenalite autoimune (doença de Addison). A hiperplasia adrenal congênita é uma das principais causas de IAP no período neonatal com incidência estimada de 1:10.000 e 1:20.000 nascimentos. Estima-se que IAC afete 150 a 280/1.000.000, e deve ser suspeitada quando a função mineralocorticoide estiver preservada. Pode ser secundária à supressão iatrogênica do HHA em terapia prolongada com glicocorticoides ou à remoção de um tumor produtor de ACTH ou cortisol (síndrome de Cushing) ou, também, a várias causas genéticas.

Manifestações clínicas

A crise adrenal é um evento fisiológico causado por insuficiência aguda relativa de hormônios adrenais, com elevada taxa de óbito, e necessita ser reconhecida e tratada prontamente. Pode se apresentar com sintomas inespecíficos e ser confundida com outras situações de risco de vida (choque séptico resistente a catecolaminas, sepse recorrente ou abdome agudo cirúrgico). Também, pode ser desencadeada por estresse fisiológico em um paciente suscetível e, deve ser considerada, especialmente, em pacientes com IAP, hipopituitarismo (qualquer déficit conhecido de hormônios hipofisários ou quadros clínicos indicativos de risco elevado) e curso prolongado prévio ou atual (2 a 4 semanas) de terapia com esteroides, e, disso, em crianças com quadros graves e inexplicáveis de deterioração clínica aguda.[17] A crise adrenal pode ser a primeira manifestação de IA de base ou pode ocorrer em paciente com história sugestiva de hipoadrenalismo crônico.[16]

Dados clínicos traduzem deficiência de glicocorticoides e mineralocorticoides, e podem incluir: fraqueza, fadiga, anorexia, náusea, vômito, tontura, síncope, perda de peso, confusão, convulsão, além de processos infecciosos ou traumáticos que podem representar o gatilho para a apresentação. Ao exame, deve-se acessar sinais de desidratação, hipotensão, taquicardia, pigmentação nas dobras da pele, leito ungueal ou cicatrizes (podem ocorrer em IAP), sinais em sistema nervoso central (SNC, nos casos de adrenoleucodistrofia), confusão e coma.[16]

Diagnóstico laboratorial

Para o diagnóstico hormonal da IA deve-se confirmar a baixa secreção de cortisol sérico e determinar a etiologia da IA a partir dos níveis de ACTH plasmático. Deve-se dosar o cortisol sérico basal (entre 7 e 8 horas da manhã). Como os valores de cortisol sérico dependem do nível da globulina ligadora do cortisol (*cortisol binding globulin*, CBG), pacientes em uso de estradiol podem apresentar valores falsamente elevados de cortisol, e torna-se necessária a suspensão dessa reposição para avaliar o eixo hipotálamo-hipófise-adrenal.[18] O diagnóstico da IA é altamente provável se cortisol sérico basal pela manhã ≤ 5 mcg/dL. Se o cortisol sérico basal ≥ 10 mcg/dL tem um alto valor preditivo para uma resposta normal em testes de estímulo (teste da cortrosina, teste de hipoglicemia insulínica ou teste com hormônio estimulador de ACTH). O sulfato de de-hidroepiandrosterona (DHEAS) baixo para sexo e faixa etária pode contribuir para o diagnóstico de IA. Os pacientes devem, também, ser avaliados para deficiência de mineralocorticoide pela dosagem de aldosterona e renina plasmáticas, observando que a deficiência de mineralocorticoide costuma ser mais tardia que a deficiência de cortisol. Valores de aldosterona abaixo de 3 ng/dL com renina elevada são diagnósticos de hipoaldosteronismo e podem resultar em hiponatremia, hipercalemia, hipoglicemia e acidose metabólica com necessidade de reposição de mineralocorticoide.[18]

Na IAC observam-se baixos níveis de cortisol sérico basal (≤ 5 mcg/dL) com ACTH plasmático baixo ou normal para o método de dosagem. Nível de cortisol sério basal entre 5 e 10 mcg/dL e ACTH plasmático normal dificultam o diagnóstico. Nessa situação, a recomendação é realizar o teste de estímulo. Em virtude da indisponibilidade da cortrosina, a alternativa para confirmar o diagnóstico é realizar o teste de tolerância à insulina (*insulin tolerance test* – ITT) ou teste de hipoglicemia insulínica, que consiste em induzir hipoglicemia (potente estímulo para liberação de CRH e ACTH), e avaliar a resposta do cortisol sérico. Se houver diagnóstico de IAC sem antecedente de hipopituitarismo é necessário avaliar a função hipofisária pela dosagem dos hormônios: hormônio de crescimento (GH), fator de crescimento semelhante à insulina tipo 1 (IGF1) ou somatomedina C, gonadotrofinas (LH e FSH), estradiol (mulheres) e testosterona total e/ou testosterona livre (homens), hormônio tireoestimulante (TSH), T4 livre e prolactina (PRL).[19]

Diagnóstico por imagem

Nos pacientes com IAP deve-se realizar tomografia computadorizada de abdome superior com investigação da presença de calcificações ou massas adrenais, que possam sugerir uma etiologia infecciosa ou lesões secundárias metastáticas. Na presença de lesões sólidas ou císticas, indicar biópsia da lesão para elucidação diagnóstica e tratamento.

Nos pacientes com IAC, recomenda-se ressonância magnética da hipófise e hipotálamo para avaliar a presença ou progressão de lesões.[18]

Tratamento[17]

Paciente com IA necessita de reposição de glicocorticoide por longo prazo. Aqueles com IAP necessitam, também, de reposição de mineralocorticoide, além de reposição de sal de acordo com a necessidade.[17]

- Reposição básica: hidrocortisona 7,5 a 15 mg/m^2/dia, fludrocortisona 0,1 a 0,2 mg/dia (em IAP), cloreto de sódio 1 g/dia (até 1 ano).
- Dose em doença estressante: 2 a 3 vezes a dose normal oral ou até 3 anos: hidrocortisona 25 mg intramuscular (IM); 3 a 12 anos: hidrocortisona 50 mg IM; maiores de 12 anos: hidrocortisona 100 mg IM.
- Cirurgia maior sob anestesia geral ou regional: hidrocortisona 2 mg/kg na indução, infusão endovenosa (EV) contínua até 10 kg: 25 mg/24 horas; 11 a 20 kg: 50 mg/24 horas; acima de 20 kg: pré-puberal 100 mg/24 horas, puberal 150 mg/24 horas. Dose pós-operatória: hidrocortisona 2 mg/kg 4x/dia IM ou EV.
- Procedimentos menores que requerem anestesia geral: hidrocortisona 2 mg/kg/EV ou IM na indução, seguido pelo dobro da dose normal por no mínimo 24 horas.
- Procedimento menor sem anestesia geral: hidrocortisona 2 vezes a dose normal da manhã.
- Crise adrenal: glicocorticoide 4 mg/kg bólus EV, seguido por infusão contínua de 2 mg/kg/dia até a estabilização. Se peso desconhecido: maior de 5 anos: 100 mg; de 2 a 5 anos: 50 mg; menor de 1 ano: 25 mg. Outra possibilidade: hidrocortisona ataque de 100 mg/m^2/EV seguido por 50 a 100 mg/m^2/dia, contínuo ou dividido em 4 doses.
- Fluidos: SF 0,9% 20 mL/kg/bólus EV, que podem ser repetidos até 60 mL/kg em 1 hora em caso de choque. Se houver hipoglicemia: SG 10% 5 mL/kg bólus EV. Mineralocorticoide pode ser desnecessário se o paciente tem o eixo renina-angiotensina-aldosterona normal e secreção normal de aldosterona como na IAC. Por outro lado, nos pacientes com IAP, com deficiência de aldosterona confirmada, deve-se repor fludrocortisona paralelo à hidrocortisona.[17] A crise adrenal é uma condição de risco de vida cujo tratamento deve ser imediato.[16] Em casos de acesso venoso difícil pode-se

utilizar bólus a cada 4 horas EV ou IM. O potássio sérico deve ser monitorado e tratado, sempre que necessário.[17]

HIPOGLICEMIAS

DESTAQUES

- A hipoglicemia é uma emergência grave que deve ser prontamente abordada.
- Doenças graves endocrinometabólicas podem se apresentar com hipoglicemia, e muitas necessitam de tratamento específico.
- Na emergência, é importante identificar crianças que necessitam de monitorização da glicemia capilar e de uma investigação diagnóstica mais completa.
- Episódios recorrentes e prolongados de hipoglicemia estão relacionados a danos neurológicos mais relevantes.

Introdução

A hipoglicemia na faixa etária pediátrica e neonatal é uma emergência médica que exige uma rápida abordagem, pois pode resultar em convulsões, danos neurológicos permanentes e, em casos raros, resultar em morte.[20] A hipoglicemia não representa um diagnóstico clínico *per se*; é uma manifestação bioquímica do desequilíbrio da homeostase da glicose,[21] que pode ser secundária à adaptação no período neonatal, a uma doença metabólica subjacente, ao diabetes *mellitus* mal controlado ou consequência de um jejum prolongado, ou ainda ser decorrente de uma doença aguda em curso.[22]

A presença de hipoglicemia persistente geralmente resulta de um defeito congênito da regulação da secreção de insulina, ou deficiência de cortisol e/ou hormônio do crescimento; ou ainda defeitos no metabolismo de glicose, glicogênio e ácidos graxos, que fazem parte do grupo de patologias chamado de erros inatos do metabolismo (EIM).[23]

Apesar de a hipoglicemia ser comum na faixa etária pediátrica, ainda não há consenso sobre os valores de corte de modo a determinar o tratamento, o intervalo de monitorização e o fluxo de investigação diagnóstica, devido à ampla diversidade de doenças que cursam com hipoglicemia.[21] O tratamento adequado alinhado à prevenção de episódios de hipoglicemia é de extrema relevância clínica para evitar danos neurológicos, uma vez que as crianças têm uma elevada taxa metabólica cerebral, quando comparadas aos adultos, e a glicose é sua principal fonte de energia.[20]

Definição

Os valores normais de glicemia variam conforme a faixa etária, como está descrito no Quadro 3. Em adolescentes e nas crianças maiores (capazes de verbalizar), a hipoglicemia é caracterizada pela presença da tríade de Whipple: sintomas de hipoglicemia (neuroglicopenia ou neurogênicos), valor baixo de glicemia documentado e resolução dos sintomas após a correção do distúrbio. Em lactentes e crianças menores, a hipoglicemia precisa estar associada a sinais clínicos de disfunção cerebral, neuroglicopenia.[1] Na faixa etária neonatal, devido ao processo fisiológico da hipoglicemia transitória (que dura aproximadamente até o terceiro ou quinto dias de vida), deve-se delinear os fatores de risco do recém-nascido (RN) para uma adaptação inadequada, e que determinarão a indicação de monitorizar a glicemia, intervalo de medidas, tratamento, além da investigação diagnóstica.[25] Para RN prematuros ainda existem outras peculiaridades que vão além do escopo desta abordagem.

QUADRO 3 Hipoglicemia conforme faixa etária

Faixa etária	Valores de glicemia sérica
Recém-nascidos a termo < 48 horas de vida	Glicemia < 47-50 mg/dL
Recém-nascidos a termo > 48 horas de vida	Glicemia < 50 mg/dL
Recém-nascidos a termo > 72 horas de vida	Glicemia < 60 mg/dL
Crianças e adolescentes	Glicemia < 70 mg/dL

Fonte: Quarta et al.;[20] Casertano et al.;[21] Thornton et al.;[23] Faustino et al.[24]

Fisiopatologia

A principal fonte de energia para o metabolismo cerebral é a glicose. Durante o período agudo de diminuição da concentração de glicose no plasma ocorrem alterações endócrinas e metabólicas no intuito de preservar a glicose e prover outros substratos para suprir a demanda metabólica. Quando a glicemia plasmática reduz, a secreção de insulina é suprimida. À medida que esse valor se aproxima de 65 a 70 mg/dL, são liberados o glucagon e a epinefrina, que estimulam a degradação do glicogênio hepático, porém esse estoque é limitado.

Uma vez que a glicemia persiste em queda, abaixo de 65 mg/dL, os níveis de cortisol e hormônio do crescimento se elevam e, junto com o glucagon, promovem a gliconeogênese por aminoácidos, e a lipólise, liberando ácidos graxos livres e glicerol, que servirão de substrato para o tecido muscular. Os ácidos graxos são metabolizados em nível hepático em beta-hidroxibutirato e aceto acetato (cetonas), que pode ser utilizado pelo cérebro.[23] Em estados de jejum mais prolongado, o cérebro consegue suprir sua demanda energética na quase totalidade por corpos cetônicos.

O processo fisiológico de adaptação do RN se destaca por um valor de estabilização de glicemia entre 45 e 80 mg/dL, passando a valores semelhantes aos da vida adulta a partir do terceiro dia de vida.[25]

Quadro clínico

Os sinais e sintomas da hipoglicemia podem ser divididos em neurogênicos e neuroglicopênicos. Os neurogênicos são secundários à resposta neuroendócrina, enquanto os neuroglicopênicos são devidos à baixa disponibilidade de glicose para o cérebro. Variam segundo a faixa etária, conforme apresentado no Quadro 4.[21,23]

Além dos sinais e sintomas associados à hipoglicemia, outros achados clínicos podem ser investigados no exame físico, geralmente associados à doença de base, como distúrbio do crescimento, hiperpigmentação da pele, hepatomegalia, atraso no desenvolvimento neuropsicomotor, cirurgia gastrointestinal ou malformações de linha média.

Diagnóstico

A hipoglicemia, uma vez diagnosticada pelos sintomas clínicos e a medida de glicemia capilar, com valores conforme a Tabela 1, deve ser confirmada pela medida da glicemia sérica, pois existe diferença de até 15% entre valores mensurados (quanto menores os valores, maior a variação de resultados).[26]

Pesquisar sobre episódios anteriores, jejum prolongado, ingestão alimentar reduzida, uso de insulina, hipoglicemiantes ou outras medicações.

QUADRO 4 Sinais e sintomas de hipoglicemia

Faixa etária	Sintomas de neuroglicopenia (glicemia < 30 mg/dL)	Sintomas neurogênicos (glicemia < 55-65 mg/dL)
Recém-nascido	Sucção débil ou dificuldade para alimentação, choro fraco ou agudo, alteração no nível de consciência (letargia, coma), convulsões, hipotonia.	Agitação, tremores, palpitação, palidez, sudorese, irritabilidade, taquipneia.
Bebê/criança	Dificuldade para concentração, confusão mental, cansaço, sonolência, coma, morte.	Colinérgicos: sudorese, fome, parestesias.
		Adrenérgicos: palpitações, tremores, ansiedade.

Em neonatologia existem fatores de risco para hipoglicemia, que indicam a necessidade de *screening* em RN assintomáticos, com intervalos predeterminados conforme o fator de risco apresentado:[26]

- Prematuros com idade gestacional inferior a 37 semanas.
- Bebês grandes para a idade gestacional.
- Lactentes com restrição de crescimento fetal.
- Filhos de mães diabéticas.
- Lactentes com estresse perinatal devido a asfixia, eritroblastose fetal, policitemia.
- Lactentes que necessitam de cuidados intensivos.
- Lactentes de mães que usam betabloqueadores ou hipoglicemiantes orais.
- História familiar de hipoglicemia de origem genética.
- Síndromes genéticas (p. ex., Beckwith-Wiedemann) e características físicas anormais (p. ex., malformações faciais da linha média e microcefalia).[26]

Diagnóstico diferencial

O Quadro 5 apresenta diagnósticos diferenciais conforme o mecanismo envolvido na hipoglicemia.[27]

Exames laboratoriais

Para pacientes que necessitam de exames complementares para investigação de doença subjacente, é recomendada a coleta de amostra crítica, em vi-

QUADRO 5 Diagnósticos diferenciais das hipoglicemias em pediatria

Hipoglicemia cetótica idiopática	
Hipoglicemia hiperinsulinêmica	Insulina exógena (diabetes, hiperinsulinismo fictício
	Hiperinsulinismo congênito
	Síndrome de *dumping*
	Insulinoma
	Síndrome de Beckwith-Wiedemann
Insuficiência adrenal	Insuficiência adrenal primária
	Retirada de corticosteroides exógenos
	Hipopituitarismo
Deficiência de hormônio do crescimento	Hipopituitarismo
	Deficiência isolada de hormônio do crescimento
Glicogenoses	Doenças de depósito de glicogênio (I, III, VI, IX)
	Deficiência de glicogênio sintase (GSD 0)
Deficiência do transportador de glicose	Síndrome de Fanconi-Bickel
Transtornos da gliconeogênese	Deficiência de frutose-1,6-bisfosfatase
	Deficiência de glicose-6-fosfatase (GSD I)
Distúrbios de oxidação de ácidos graxos	Deficiência primária de carnitina e defeitos do ciclo da carnitina
	Deficiência de acil-CoA desidrogenase de cadeia média e outros distúrbios de beta-oxidação
	Deficiência múltipla de acil-CoA desidrogenase
Transtornos da cetogênese	Deficiências de HMG-CoA sintase
Intolerância hereditária à frutose	
Acidemias orgânicas de cadeia ramificada e doença da urina em xarope de bordo	
Defeitos da cadeia respiratória mitocondrial	
Doença hepática	
Infecções	Gastroenterite
	Septicemia
	Malária
Drogas (especialmente insulina, sulfonilureias, betabloqueadores, álcool)	

gência de hipoglicemia, porém nem sempre é um procedimento simples de ser realizado, tanto pela disponibilidade e complexidade dos exames como pela instabilidade clínica.

Determinar quais pacientes devem ser submetidos a essa investigação mais completa é desafiador:

- Exames iniciais: glicemia plasmática, cetonas (principalmente beta-hidroxibutirato) ou cetonúria (urina). Triagem infecciosa de acordo com a história clínica. Avaliar a presença de cetose por medida de beta-hidroxibutirato ou a presença de cetonúria. Hipoglicemia não cetótica deve ser sempre investigada. A hipoglicemia cetótica pode ser investigada conforme o fluxograma representado na Figura 3.[22]
- Exames específicos que devem ser coletados na vigência da hipoglicemia (amostra crítica) (GLC < 50 mg/dL): lactato, insulina, peptídeo-C, 3-hidroxibutirato, ácido graxos livres, cortisol, GH.
- Exames específicos que devem ser coletados após a correção da hipoglicemia: perfil de acilcarnitinas, cromatografia de aminoácidos, amônia, ureia, eletrólitos, perfil hepático.
- Exame de urina após episódio da hipoglicemia: cetonúria, ácidos orgânicos na urina.[22,27]
- Testes genéticos para doenças metabólicas.[22]

Tratamento

O tratamento de urgência da hipoglicemia consiste na oferta de glicose ao paciente, independente do diagnóstico da doença de base. Caso seja uma hipoglicemia induzida por insulina, deve-se interromper a sua administração.

Para os pacientes que estão com o nível de consciência preservado, pode ser ofertado carboidrato por via oral (10 a 15 g); caso contrário, deve-se puncionar um acesso venoso e administrar SG 10%, na dose de 2 mL/kg.

Na maioria dos casos é possível manter valores de glicemia acima de 70 mg/dL com uma taxa de infusão de glicose de 4 a 8 mg/kg/minuto, mas, na suspeita de hipoglicemia secundária ao hiperinsulinismo congênito, taxas de até 10 a 20 mg/kg/minuto podem ser necessárias, às vezes necessitando de um cateter venoso central.[27]

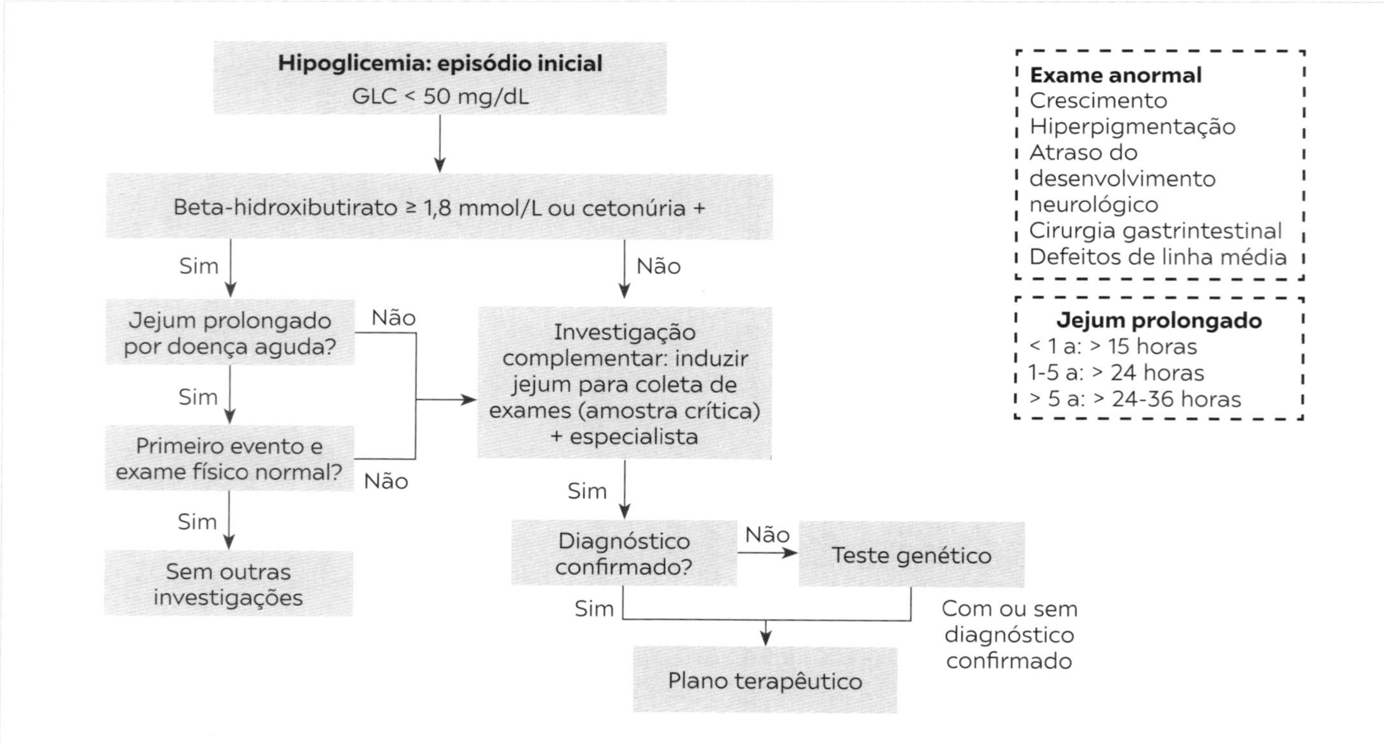

FIGURA 3 Fluxograma de investigação de hipoglicemia.

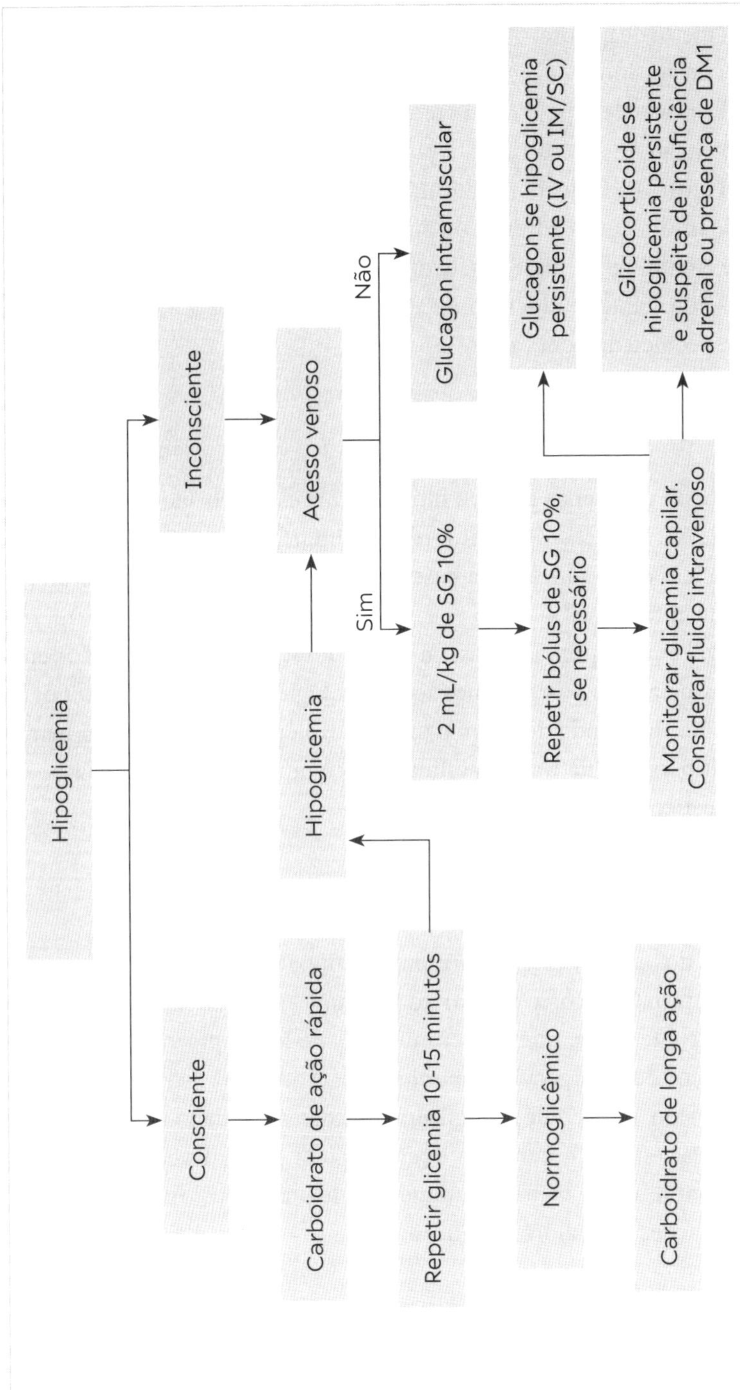

FIGURA 4 Tratamento da hipoglicemia.
SG: soro glicosado.

Após a oferta de glicose, observar melhora dos sintomas e realizar controles frequentes de glicemias em 15, 30 e 60 minutos, pelo risco de hipoglicemia recorrente. Em caso de hipoglicemia recorrente, administrar glucagon. Em caso de não obtenção de acesso venoso, pode ser administrado o glucagon via SC ou IM[28] (Figura 4). Considerar administração de glicocorticoide em caso de suspeita de insuficiência adrenal, ou ainda em caso de DM1, o uso rotineiro de corticoide em hipoglicemia é desencorajado.[23]

Em caso de doença endocrinometabólica já diagnosticada, proceder ao tratamento específico da doença.

Complicações

No contexto da doença grave, a hipoglicemia está associada ao aumento da mortalidade em crianças,[29,30] a hemorragia e infarto intracranianos, anormalidades talâmicas e dos gânglios da base, bem como lesões corticais em RN não criticamente enfermos.[29]

A hipoglicemia espontânea, assim como duração e recorrência dos episódios, está associados a pior prognóstico neurológico.[29] A relação da hipoglicemia esporádica e/ou induzida com o dano neurológico ainda não está bem definida.[24] A hiperglicemia e a variabilidade glicêmica também têm relação com pior prognóstico nessas crianças graves.[29]

CONCLUSÃO

Até 10% dos pacientes que apresentam hipoglicemia inexplicada em um ambiente de pronto-socorro pediátrico têm uma condição metabólica ou hormonal subjacente grave, que requer cuidados de longo prazo. É fundamental que os serviços de emergência disponham de protocolos definidos para identificá-los, devido ao risco de hipoglicemia recorrente e dano neurológico permanente.[31] Pacientes em curso de doença aguda grave devem ter valores de glicemia monitorados e receber tratamento adequado, buscando não provocar grandes variações nos valores de glicemia.[29]

REFERÊNCIAS

1. Glaser N, Fritsch M, Priyambada L, Rewers A, Codner E, Cherubini V, et al. ISPAD Clinical Practice Consensus Guidelines 2022 : Diabetic ketoacidosis and hyperglycemic hyperosmolar state. Pediatr Diabetes. 2022;23(7):835-56.
2. International Diabetes Federation. IDF Diabetes Atlas. 10.ed. 2021. Disponível em: https://www.diabetesatlas.org/. Acesso em: maio 2024.
3. Mencher SR, Frank G, Fishbein J. Diabetic ketoacidosis at onset of type 1 diabetes: rates and risk factors today to 15 years ago. Glob Pediatr Heal. 2019 Aug 13:6:2333794X19870394.
4. Kostopoulou E, Sinopidis X, Fouzas S, Gkentzi D, Dassios T, Roupakias S, et al. Diabetic ketoacidosis in children and adolescents; diagnostic and therapeutic pitfalls. Diagnostics. 2023;13(15).
5. Collett-Solberg P. Diabetic ketoacidosis in children: review of pathophysiology and treatment with the use of the "two bags system". J Pediatr (Rio J). 2001;77(1):9-16.
6. Piva J, Garcia PCR. Medicina intensiva em pediatria. Second. Rio de Janeiro: Revinter; 2015. p.35-49.
7. Heddy N. Guideline for the management of children and young people under the age of 18 years with diabetic ketoacidosis (British Society for Paediatric Endocrinology and Diabetes). Arch Dis Child Educ Pract Ed. 2021;106(4):220-2.
8. Rugg-Gunn CEM, Deakin M, Hawcutt DB. Update and harmonisation of guidance for the management of diabetic ketoacidosis in children and young people in the UK.BMJ Paediatr Open. 2021;5(1):e001079.
9. Prentice P. Updated Nice guidance: diabetic ketoacidosis in children and young people 2020. Arch Dis Child Educ Pract Ed. 2021;106(4):229.
10. Tasker RC, Lutman D, Peters MJ. Hyperventilation in severe diabetic ketoacidosis. Pediatr Crit Care Med. 2005;6(4):405-11.
11. Glaser N, Barnett P, McCaslin I, Nelson D, Trainor J, Louie J, et al. Risk factors for cerebral edema in children with diabetic ketoacidosis. The Pediatric Emergency Medicine Collaborative Research Committee of the American Academy of Pediatrics. N Engl J Med. 2001,344:344(4):264-9.
12. Cengiz E, Danne T, Ahmad T, Ayyavoo A, Beran D, Ehtisham S, et al. ISPAD Clinical Practice Consensus Guidelines 2022: Insulin treatment in children and adolescents with diabetes. Pediatric Diabetes. 2022;23:1277-96.
13. Morrison W, McMillan KN, Shaffner DH. Rogers' handbook of pediatric intensive care. 4.ed. Philadelphia: Lippincott Wilians Wilkins; 2000.
14. Varadarajan P. Risk factors for mortality in children with diabetic ketoacidosis from developing countries. World J Diabetes. 2014;5(6):932.
15. Kuppermann N, Ghetti S, Schunk JE, Stoner MJ, Rewers A, McManemy JK, et al. Clinical trial of fluid infusion rates for pediatric diabetic ketoacidosis. N Engl J Med. 2018;378(24):2275-87.
16. Royal Children's Hospital. Adrenal crisis and acute adrenal insufficiency. 2019. Disponível em: https://www.rch.org.au/clinicalguide/guideline_index/Adrenal_crisis_and_acute_adrenal_insufficiency/. Acesso em: maio 2024.
17. Nisticò D, Bossini B, Benvenuto S, Pellegrin MC, Tornese G. Pediatric adrenal insufficiency: challenges and solutions. Ther Clin Risk Manag. 2022;18:47-60.
18. Bornstein SR, Allolio B, Arlt W, Barthel A, Don-Wauchope A, Hammer GD, et al. Diagnosis and treatment of primary adrenal insufficiency: an Endocrine Society clinical practice guideline. J Clin Endocrinol Metab. 2016;101(2):364-89.
19. Fleseriu M, Hashim IA, Karavitaki N, Melmed S, Murad MH, Salvatori R, et al. Hormonal replacement in hypopituitarism in adults: an Endocrine Society clinical practice guideline. J Clin Endocrinol Metab. 2016;101(11):3888-921.
20. Quarta A, Iannucci D, Guarino M, Blasetti A, Chiarelli F. Hypoglycemia in children: major endocrine-metabolic causes and novel therapeutic perspectives. Nutrients. 2023;15(16):3544. l.

21. Casertano A, Rossi A, Fecarotta S, Rosanio FM, Moracas C, Di Candia F, et al. An overview of hypoglycemia in children including a comprehensive practical diagnostic flowchart for clinical use. Front Endocrinol (Lausanne). 2021;12:1-16.
22. Thornton PS, Hawkes CP. Approach to the patient: investigation of pediatric hypoglycemia in the emergency department: a practical algorithm. J Clin Endocrinol Metab. 2024;109(7):e1513-e1521.
23. Thornton PS, Stanley CA, De Leon DD, Harris D, Haymond MW, Hussain K, et al. Recommendations from the Pediatric Endocrine Society for evaluation and management of persistent hypoglycemia in neonates, infants, and children. J Pediatr. 2015;167(2):238-45.
24. Faustino EVS, Hirshberg EL, Asaro LA, Biagas KV, Pinto N, Srinivasan V, et al. Short-Term adverse outcomes associated with hypoglycemia in critically ill children. Crit Care Med. 2019;47(5):706-14.
25. Sociedade Brasileira de Pediatria (SBP). Departamento Científico de Endocrinologia (2019-2021). Hipoglicemia neonatal. Disponível em: https://www.sbp.com.br/fileadmin/user_upload/23452c-DC_Hipoglicemia_neonatal.pdf. Acesso em: mar. 2024.
26. Kallem VR, Pandita A, Gupta G. Hypoglycemia: when to treat? Clin Med Insights Pediatr. 2017;11:117955651774891.
27. Ghosh A, Banerjee I, Morris AAM. Recognition, assessment and management of hypoglycaemia in childhood. Arch Dis Child. 2016;101(6):575-80.
28. Lee SC, Baranowski ES, Sakremath R, Saraff V, Mohamed Z. Hypoglycaemia in adrenal insufficiency. Front Endocrinol (Lausanne). 2023;14:1-7.
29. Gunst J, De Bruyn A, Jacobs A, Langouche L, Derese I, Dulfer K, et al. The association of hypoglycemia with outcome of critically ill children in relation to nutritional and blood glucose control strategies. Crit Care. 2023;27(1):1-14.
30. Hildenwall H, Ngwalangwa F. Improving management of hypoglycaemia in children. Bull World Health Organ. 2021;99(12):904-6.
31. Rosenfeld ETP. Hypoglycemia in neonates, infants, and children. In: Feingold KR, Anawalt B, Blackman MR, et al. (eds.). Endotext. South Dartmouth (MA): Endotext. Disponível em: https://www.ncbi.nlm.nih.gov/books/NBK594592/. Acesso em: maio 2024.

30

Doença diarreica aguda

Kathia de Oliveira Harada
Emmerson Carlos Franco de Farias

DESTAQUES

- Identificar precocemente os principais sinais e sintomas de desidratação.
- Instituir terapêutica de reposição de líquidos via oral ou endovenosa, para prevenir e tratar a desidratação grave e distúrbios hidroeletrolíticos.
- Manutenção e estímulo do aleitamento materno em menores de 6 meses, sempre que possível.
- O diagnóstico é clínico, sem necessidade de investigação laboratorial, exceto menores de 2 meses, pacientes toxemiados e imunocomprometidos.
- Indicar o uso de antibióticos nos pacientes com sangue nas fezes e comprometimento do estado geral, bem como naqueles com imunocomprometimento ou alto risco de complicações e/ou doença invasiva.
- Reconhecer as melhores evidências para o uso de medicamentos adjuvantes (racecadotril, probióticos, vitamina A e zinco).

INTRODUÇÃO

A doença diarreica (DD) aguda (DDA) ainda permanece como um importante problema de saúde pública mundial, especialmente em países em desenvolvimento, com elevada morbimortalidade e agravamento do binômio desnutrição/infecção. Globalmente a DD é a terceira principal causa de morte em crianças menores de 5 anos e é responsável pela morte de cerca de 443.832

crianças todos os anos. O Brasil apresenta elevados indicadores de morbidade por doenças diarreicas, com redução nas taxas de mortalidade infantil, de 70 mil óbitos/nascidos vivos na década de 1970 para cerca de 15 mil óbitos/nascidos vivos na década atual.[1,2]

Em regiões com menor desenvolvimento, crianças menores de 3 anos apresentam em média três episódios de diarreia por ano. Em cada episódio, ocorre redução da ingesta alimentar, promovendo então a desnutrição. As crianças subnutridas têm maior probabilidade de adoecer devido à diarreia.[1]

A incidência da DDA reflete uma complexa interação multifatorial: biológica, econômica, sociocultural e ambiental. Em países com menor desenvolvimento, destacam-se como relevantes fatores de risco: baixo acesso à água tratada e coleta regular de lixo, rede de saneamento domiciliar e comunitária inadequadas, baixa renda familiar e escolaridade, reduzida cobertura de vacinação contra rotavírus, presença de desnutrição e baixa frequência de aleitamento materno.[1,2]

As altas taxas de mortalidade associadas à DDA eram decorrentes principalmente da desidratação grave; no entanto, com a introdução das terapias de reidratação oral (TRO) e terapia de reidratação intravenosa (TRI), na década de 1970, houve significativa redução da mortalidade. A melhoria das condições de vida e o acesso à saúde da população de forma geral contribuíram conjuntamente para o atual cenário.[2]

Apesar desse cenário favorável, ainda hoje muitas crianças apresentam desfechos desfavoráveis associados à DDA, sobretudo nos pacientes com sepse, desnutrição grave e imunocomprometidos. Em geral, mais de 90% das diarreias são classificadas como agudas e possuem etiologia infecciosa.[1,2]

DEFINIÇÃO

Episódio diarreico de início abrupto, etiologia presumivelmente infecciosa, potencialmente autolimitado, com duração em torno de 5 dias e inferior a 14 dias, ocorre aumento no volume e/ou na frequência de evacuações com consequente aumento das perdas de água e eletrólitos.

Eliminação súbita de três ou mais evacuações de fezes amolecidas ou líquidas nas últimas 24 horas.[3,4]

CLASSIFICAÇÃO

De acordo com a Organização Mundial da Saúde (OMS), a doença diarreica pode ser dividida em diarreia aguda, persistente ou crônica.[5,6]

Diarreia persistente é a diarreia aguda com duração maior que 14 dias e menor que 30 dias, e a diarreia crônica tem duração maior que 30 dias ou presença de três ou mais evacuações com consistência amolecida em um período de 2 meses.

Diarreia aguda: duração até 14 dias e quadro autolimitado. Tem dois subgrupos:

↓

Diarreia aguda aquosa:

- Perda de grande volume de fluidos.
- Desidratação grave frequente.
- Origem infecciosa: bactérias e vírus.
- Pode levar à desnutrição rapidamente.

↓

Diarreia aguda com sangue (disenteria):

- Lesão da mucosa intestinal com presença de sangue nas fezes.
- Complicações: sepse, desidratação grave.
- Agente mais frequente bactéria *Shigella*.

FIGURA 1

FISIOPATOLOGIA

A absorção e a secreção de água e eletrólitos no intestino são um processo dinâmico e bem equilibrado. O advento da diarreia resulta em desequilíbrio desses mecanismos. A absorção normal de água ocorre tanto no intestino delgado quanto no cólon, com 99% de todos os fluidos que entram e são produzidos no trato gastrointestinal sendo absorvidos.[6]

Os dados disponíveis sobre o manejo quantitativo de água e eletrólitos no intestino delgado de bebês e crianças são muito limitados, mas provavelmente seguem o mesmo padrão observado em adultos, como a produção e movimento de fluidos no trato gastrointestinal, ingestão exógena (dieta) e produção endógena (glândulas salivares, estômago, pâncreas, fígado e o próprio intestino delgado). Cerca de 93% do fluido é absorvido até o nível da válvula ileocecal. No intestino grosso ainda ocorre absorção de cerca de 6%, com eliminação de 10 mL/kg/dia em crianças menores e 100 mL/dia nas crianças maiores, como ocorre nos adultos.[7,8]

A população pediátrica apresenta depleção de volume e de potássio mais rapidamente do que os adultos, devido à relação superfície/volume aumentada e à capacidade compensatória renal limitada.

Mecanismos das diarreias:[6-8]

- Diarreia osmótica: a absorção de água no intestino depende da absorção adequada de solutos. Se quantidades excessivas de solutos forem retidas no lúmen intestinal, a água não será absorvida e ocorrerá diarreia. Resulta de duas situações:
  - Ingestão de um substrato mal absorvido: a molécula agressora é geralmente um carboidrato ou íon divalente. Exemplos comuns incluem manitol ou sorbitol, sais de magnésio, alguns antiácidos ($MgOH_2$) e uso de antibióticos.
  - Má-absorção: a incapacidade de absorver certos carboidratos. É o déficit mais comum nessa categoria de diarreia, como a intolerância à lactose resultante de deficiência na enzima lactase.
- Diarreia secretora: a secreção de água no lúmen intestinal excede a absorção. As características da diarreia secretora incluem diarreia de grande volume, falta de resposta ao jejum e intervalo iônico normal nas fezes (ou seja, 100 mOsm/kg ou menos), indicando que a absorção de nutrientes está intacta.
- Diarreia inflamatória e infecciosa: quando ocorre a ruptura do epitélio do intestino devido a patógenos microbianos ou virais, pela lise de fagossomos e apoptose de macrófagos liberando interleucina (IL)-1 e quimiotaxia de leucócitos. A destruição do epitélio resulta não apenas na exsudação de soro e sangue para o lúmen, mas muitas vezes está associada à destruição generalizada do epitélio absortivo. A ativação dos leucócitos leva-os a secretar mediadores inflamatórios e citocinas que podem estimular a secreção, impondo, na verdade, um componente secretor no topo de uma diarreia inflamatória.
- Diarreia associada à dismotilidade: distúrbios na motilidade que aceleram o tempo de trânsito podem diminuir a absorção, resultando em diarreia, mesmo que o processo de absorção em si estivesse ocorrendo adequadamente. Alterações na motilidade intestinal (geralmente aumento da propulsão) são observadas em muitos tipos de diarreia. O que normalmente não é claro e é muito difícil de demonstrar é se as alterações primárias na motilidade são realmente a causa da diarreia ou simplesmente um efeito.

Ressalta-se que é comum que mais de um dos quatro mecanismos estejam envolvidos na patogênese de um determinado caso.[6-8]

EPIDEMIOLOGIA

A diarreia aguda geralmente é causada por infecções: 74% delas causadas por vírus; 20% por bactérias; 6% por parasitas intestinais. O Rotavírus é o agente mais comum, encontrado em qualquer idade, porém mais prevalente em menores de 5 anos, com maior frequência em crianças entre os 6 e os 24 meses.[3-5]

Atinge ambos os sexos igualmente, porém o sexo feminino tem maior incidência de infecções por espécies de *Campylobacter* e síndrome hemolítico-urêmica (SHU). Em relação à idade, a diarreia viral é mais comum em crianças pequenas. Adenovírus é mais prevalente em crianças menores de 2 anos. Secundariamente os Astrovírus e norovírus geralmente infectam crianças menores de 5 anos. A *Yersinia* enterocolítica normalmente infecta crianças menores de 1 ano, e o organismo *Aeromonas* é uma causa significativa de diarreia em crianças pequenas.[9,10]

Os fatores de risco para adquirir diarreia aguda são: contato com pessoas com diarreia infecciosa; viver em condições de higiene precária; perda precoce do aleitamento materno.[9,10]

ETIOLOGIAS

As principais causas de diarreia aguda na infância estão descritas no Quadro 1.[3,4,5,9,10]

QUADRO CLÍNICO

Os sinais e sintomas mais frequentes são:[3,4,9-11]

- Desidratação: letargia, consciência deprimida, fontanela anterior afundada, mucosas secas, olhos encovados, falta de lágrimas, turgor da pele pobre, enchimento capilar lento.
- Dor, cólica abdominal, tenesmos, borborigmos e eritema perianal.

QUADRO 1 Principais causas de diarreia aguda na infância

Diarreia aguda*	Lactentes e pré-escolares	Escolares e adolescentes
Presença de abdome agudo		
Anormalidades anatômicas	• Intussuscepção. • Enterocolite associada a Hirschsprung (megacólon tóxico). • Obstrução intestinal parcial. • Síndrome da alça cega (também em pacientes com dismotilidade). • Linfangiectasia intestinal. • Síndrome do intestino curto. • Má rotação intestinal.	• Apendicite. • Obstrução parcial. • Síndrome da alça cega. • Neoplasias (linfossarcoma, linfoma). • Polipose intestinal. • Ressecções ileais.
Ausência de abdome agudo		
Infecciosas: foco abdominal	• Vírus: rotavírus, coronavírus, adenovírus, calicivírus (em especial o norovírus) e astrovírus. • Bactérias: *Escherichia coli* (enteropatogênica clássica, enterotoxigênica, êntero-hemorrágica, enteroinvasiva, enteroagregativa e enteroaderente difusa), *Aeromonas, Plesiomonas, Salmonella* sp., *Shigella* sp., *Campylobacter jejuni, Vibrio cholerae, Yersinia enterocolitica.* • Parasitos: *Entamoeba histolytica, Giardia lamblia, Cryptosporidium, Isospora belli, Strongyloides, Trichuris trichiura* e *Schistosoma mansoni.* • Fungos: *Candida albicans.* • Pacientes imunocomprometidos ou em antibioticoterapia prolongada podem ter diarreia causada por: *Klebsiella* sp., *Pseudomonas* sp., *Aereobacter* sp., *Clostridium difficile, Cryptosporidium, Isospora*, HIV e outros agentes. • Ileomesenterites e colites específicas (*M. tuberculosis, M. avium*).	
Infeciosas: foco não abdominal	• Inflamação na orelha.* • Infecções do trato urinário.* • Outras infecções sistêmicas.	• Infecções sistêmicas. • Síndrome do choque tóxico estafilocócico.

(continua)

QUADRO 1 Principais causas de diarreia aguda na infância (*continuação*)

Diarreia aguda*	Lactentes e pré-escolares	Escolares e adolescentes
Não infecciosas		
Dieta	• Diarreia funcional (p. ex., ingestão excessiva de frutose e/ou sorbitol [sucos de frutas])/superalimentação). • Alergia alimentar (alergia a proteína heteróloga; alergia alimentar múltipla; enteropatia ambiental). • Diarreia secundária a dieta exclusivamente líquida.	• Diarreia secundária a dieta exclusivamente líquida.
Doenças inflamatórias intestinais	• Doença inflamatória intestinal de início precoce (rara, monogênica). • Doença de Whipple. • Gastroenteropatia eosinofílica. • Desnutrição prote-energética.	• Colite ulcerativa (megacólon tóxico). • Doença de Crohn (megacólon tóxico).
Síndromes disabsortivas	• Fibrose cística. • Doença celíaca. • Síndrome de Shwachman. • Deficiência congênita de lipase. • Deficiência congênita de tripsinogênio. • Deficiência de dissacaridase (p. ex., deficiência de lactase devido à diarreia infecciosa).* • Acrodermatite enteropática.	• Doença celíaca. • Deficiência de dissacaridase (primária ou secundária).* • Acrodermatite enteropática. • Tumores secretores neuroendócrinos. • Pancreatite crônica.
Imunodeficiências	• Imunodeficiências combinadas graves e outras doenças genéticas.** • Infecção pelo HIV.	Infecção pelo HIV.
Endocrinopatias	Hiperplasia adrenal congênita.	• Hipertireoidismo. • Hipoparatireoidismo.

(continua)

QUADRO 1 Principais causas de diarreia aguda na infância (*continuação*)

Diarreia aguda*	Lactentes e pré-escolares	Escolares e adolescentes
Miscelâneas	• Diarreia associada a antibióticos.* • Colite por *Clostridium difficile* (± colite pseudomembranosa). • Toxinas. • Síndrome hemolítico-urêmica. • Retirada de medicamentos neonatais.	• Diarreia associada a antibióticos.* • Colite *C. difficile* (± colite pseudomembranosa). • Toxinas (quimioterapia; enterite por radiação; drogas). • Púrpura de Henoch-Schönlein. • Síndrome do intestino irritável.* • Distúrbios psicogênicos.*

* Devido à sobreposição entre os casos de diarreia aguda e crônica, considerou-se que algumas etiologias de origem crônica podem inicialmente manifestar-se como diarreia aguda.

** Deficiência congênita das dissacaridases (alactasia congênita, deficiência congênita de sacarase-isomaltase); intolerância congênita aos monossacarídeos (má-absorção congênita de glicose-galactose, intolerância hereditária à frutose); defeitos congênitos no transporte intestinal de minerais (cloridorreia congênita, diarreia congênita perdedora de sódio); deficiências congênitas do transporte de gordura (abetalipoproteinemia; doença de retenção de quilomícrons [doença de Anderson]); doença de inclusão microvilositária; enteropatia em tufos.

*** Agamaglobulinemia; deficiência de IgA secretória; imunidade celular alterada; imunodeficiência combinada; enteropatia autoimune.

Fonte: adaptado de WHO;[1] Levy;[9] Harris et al.[10]

DIAGNÓSTICO E EXAMES COMPLEMENTARES

A maioria dos casos de diarreia pode ser diagnosticada clinicamente e raramente necessita de investigações laboratoriais.[3,4,9-11]

- História clínica: perguntar como iniciou, sintomas associados, história de viagens, história alimentar, familiar e exposição a alimentos contaminados, água não tratada ou pessoas doentes e estado de cobertura vacinal.
- Exame físico: avaliar o estado neurológico, mucosas, fontanela anterior, turgor da pele, enchimento capilar e estado nutricional.
  - Sinais vitais: medir a temperatura, frequência cardíaca e respiratória, além da pressão arterial. Quantificar diurese para avaliar a gravidade da desidratação.
  - Exame abdominal: realizar exame abdominal completo em busca de sensibilidade, distensão ou massas.

Avaliação do estado de hidratação de pacientes pediátricos com doença diarreica aguda, de acordo com os critérios sugeridos pela OMS e pelo Ministério da Saúde, está descrita no Quadro 2.[12,13]

QUADRO 2 Avaliação do estado de hidratação de pacientes pediátricos com doença diarreica aguda

Observe	A	B	C
Estado geral	Bem alerta	Irritado, intranquilo	Comatoso, hipotônico*
Olhos	Normais	Fundos	Muito fundos
Lágrimas	Presentes	Ausentes	Ausentes
Boca e língua	Úmidas	Secas	Muito secas
Sede	Bebe normalmente	Sedento, bebe rápido e avidamente	Bebe mal ou não é capaz de beber*
Examine	**A**	**B**	**C**
Sinal da prega abdominal	Desaparece rapidamente	Desaparece lentamente	Desaparece muito lentamente (> 2 segundos)
Pulso	Cheio	Rápido, débil	Muito débil ou ausente*
Enchimento capilar	Normal (até 3 segundos)	Prejudicado (3-5 segundos)	Muito prejudicado (> 5 segundos)

(continua)

QUADRO 2 Avaliação do estado de hidratação de pacientes pediátricos com doença diarreica aguda (*continuação*)

Examine	A	B	C
Perda de peso	Sem perda	Até 10%	Acima de 10%
Decida**	Não tem desidratação	Se apresentar dois ou mais dos sinais descritos, existe desidratação	Se apresentar dois ou mais dos sinais descritos, incluindo pelo menos um dos assinalados com asterisco, existe desidratação grave

* Para avaliar o enchimento capilar, a mão da criança deve ser mantida fechada e comprimida por 15 segundos. Abrir a mão da criança e observar o tempo no qual a coloração da palma da mão volta ao normal. A avaliação da perfusão periférica é muito importante, principalmente em desnutridos nos quais a avaliação dos outros sinais de desidratação é muito difícil.
** Em caso de dúvida no momento da decisão, optar pelo pior cenário clínico.
Fonte: adaptado de Brasil;[12] WHO.[13]

A apresentação com diarreia aguda aquosa e sem sangue indica uma etiologia viral, enquanto a diarreia com fezes com sangue e febre alta indica infecção bacteriana. Convulsões podem estar associadas à gastroenterite causada por Shigella. Algumas condições cirúrgicas, como apendicite e intussuscepção, também podem apresentar fezes moles. Os médicos devem ser capazes de avaliar e apreciar a extensão da desidratação em crianças com diarreia, uma vez que a falta de reconhecimento pode levar à desidratação grave, desequilíbrio eletrolítico, insuficiência renal e até à morte.[12-14]

São considerados sinais de alerta para casos mais graves e necessidade de investigação laboratorial, de acordo com o Quadro 3.[12-15]

Exames complementares[9-14]

- Exames de laboratório: hemograma completo, eletrólitos séricos, função renal e testes de coagulação, se houver suspeita de desidratação grave.
- Exames de fezes: amostras de fezes para análise microbiológica, incluindo pesquisa de leucócitos, parasitas e patógenos bacterianos, especialmente em casos de diarreia persistente ou sanguinolenta.
- Exames de imagem: podem ser indicados em situações específicas para avaliar complicações ou causas subjacentes.

QUADRO 3 Sinais de alerta para casos mais graves

- Idade abaixo de 2 meses.
- Piora clínica (diarreia volumosa e frequente, mais de 8 evacuações diárias, e com duração maior que 3 dias, vômitos incoercíveis, percepção dos pais sobre desidratação presente).
- Diarreia sanguinolenta/diarreia mucoide/esteatorreia.
- Sinais e sintomas de desidratação moderada a grave.
- Falha na reidratação oral, desnutrição.
- Crianças de alto risco (comorbilidade concomitante, p. ex., diabetes *mellitus*, insuficiência renal ou hepática, prematuridade, doença inflamatória intestinal, entre outras).
- Sintomas sistêmicos (febre alta persistente, inapetência, toxemia).
- Sintomas associados (p. ex., úlceras orais, dores nas articulações, erupção cutânea, doença, diarreia subaguda ou crônica com duração superior a 2 semanas).
- Surtos na comunidade, viagem recentes a áreas de grande risco e vulnerabilidade social.

- Radiografia de abdome: identificação de obstrução intestinal, perfuração, presença de corpos estranhos ou evidências de megacólon tóxico em casos de colite grave. Também pode ajudar a descartar pneumoperitônio em casos de perfuração.
- Ultrassonografia abdominal: avaliação de complicações abdominais, como apendicite, obstrução intestinal, colelitíase, abscessos intra-abdominais e avaliação do trato urinário em casos de suspeita de infecções renais.
- Tomografia computadorizada (TC) abdominal: reservada para situações em que a ultrassonografia não fornece informações adequadas ou quando há suspeita de complicações graves, como perfuração intestinal, abscessos intra-abdominais, trombose mesentérica ou outras condições que necessitam de avaliação detalhada.
- Endoscopia digestiva alta e colonoscopia: nos casos de suspeita de doença inflamatória intestinal, colite grave, hemorragia gastrointestinal ou quando há falha de resposta ao tratamento convencional. Podem ajudar a identificar a presença de lesões inflamatórias, úlceras, sangramento ou outras anormalidades no trato gastrointestinal.

TRATAMENTO

O objetivo do tratamento da doença diarreica aguda é prevenir a desidratação pela reposição das perdas fecais de água e eletrólitos, restabelecendo o equilíbrio hidroeletrolítico do paciente até que o processo diarreico evolua para cura, assim como proporcionar um aporte proteico-calórico suficiente para impedir a instalação ou o agravo da desnutrição.[14-16]

Em quase todos os casos, isso é conseguido com o emprego da terapia de reidratação oral (TRO), e venosa (TRV), em casos especiais, e a instituição da realimentação precoce, medidas relativamente simples, mas que têm reduzido a mortalidade infantil nos últimos anos.[14-18]

A estratégia terapêutica, de acordo com os achados, está descrita no Quadro 4.[14-18]

Ao concluir a hidratação, é altamente recomendável retomar a alimentação. Na verdade, muitos estudos demonstram convincentemente que a alimentação precoce acelera a recuperação, sem o uso de fórmulas especiais.[12-18]

- Probióticos: permanecem sem recomendações fortes e de alto nível de evidência, pois não há demonstração de que os probióticos diminuam as perdas diarreicas. As cepas de *Lactobacillus GG, Saccharomyces boulardii* e *Lactobacillus reuteri* DSM 17938 foram avaliadas em ensaios clínicos e demonstraram ser capazes reduzir em média 24 horas o tempo de duração da diarreia.[14,20]
- Racecadotril: sua ação consiste na inibição da enzima encefalinase, responsável pela degradação das encefalinas, substâncias que regulam a motilidade intestinal. Ao bloquear essa enzima, a racecadotril ajuda a reduzir a secreção excessiva de líquidos no intestino, aliviando os sintomas da diarreia sem afetar diretamente o peristaltismo intestinal. A dose recomendada é de 1,5 mg/kg, administrada 3 vezes ao dia, durante 3 a 7 dias.
- Antiparasitários: na amebíase, com presença de trofozoítos de *Entamoeba histolytica* nas fezes, e giardíase, está indicando o uso de antiparasitários:[12-18]
  - Metronidazol: giardíase: 15 mg/kg/dia, divididos em 3 doses (máximo de 500 mg), por 5 a 7 dias. Amebíase: 35 a 50 mg/kg/dia, divididos em 3 doses (máximo 1 g), por 7 a 10 dias.
  - Albendazol: giardíase: 10 mg/kg (máximo 400 mg) por 5 dias.
  - Nitazoxanida: giardíase e amebíase: 7,5 mg/kg, 2 vezes ao dia, por 3 dias (dose máxima de 500 mg por dose).
  - Secnidazol: giardíase e amebíase: 30 mg/kg (máximo 2 g) em dose única.
  - Tinidazol: giardíase e amebíase: 50 mg/kg em dose única, no máximo 2 g.

QUADRO 4 Estratégia terapêutica

PLANO A	• Ofertar líquidos caseiros (água, chá, suco, água de coco, sopas) ou solução de sais de reidratação oral (SRO) após cada evacuação diarreica e episódio de vômito, em pequenas quantidades e com maior frequência. • Não utilizar refrigerantes e, preferencialmente, não adoçar o chá ou o suco.
	• Menores de 10 kg de peso corporal ou menores de 1 ano: 50-100 mL de líquidos para cada episódio de diarreia ou vômito. • Maiores de 10 kg de peso corporal ou idade entre 1 e 10 anos: 100-200 mL de líquidos para cada episódio de diarreia ou vômito. • Acima de 30 kg ou maiores de 10 anos: ofertar a quantidade de líquidos que o paciente aceitar para cada episódio de diarreia ou vômito.
	• Deve-se procurar atendimento médico em estabelecimento de saúde: Não melhorar em 2 dias e se presença de sinais de alerta: piora da diarreia (p. ex., aumento da frequência ou do volume), vômitos repetidos, sangue nas fezes, diminuição da diurese, muita sede e recusa alimentar. • Orientar o paciente ou acompanhante para reconhecer os sinais de desidratação e sinais de alerta, preparar e administrar a solução de sais de reidratação oral e praticar medidas de higiene pessoal e domiciliar (lavagem adequada das mãos, tratamento da água intradomiciliar e higienização dos alimentos). • Administrar zinco 1 vez ao dia, durante 10 a 14 dias (menores 6 meses 10 mg/dia e maiores de 6 meses 20 mg/dia).
PLANO B	• O paciente deve permanecer no estabelecimento de saúde até a reidratação completa. • Se o paciente desidratado, durante o manejo do **Plano B**, apresentar vômitos persistentes, administrar uma dose de antiemético ondansetrona 0,15-0,3 mg/kg até no máximo de 8 mg por via oral ou intravenosa: 6 meses a 2 anos: 2 mg / 2 anos a 10 anos (até 30 kg): 4 mg / acima de 10 anos (> 30 kg): 8 mg. • Reavaliação periódica, a cada hora: se desaparecerem os sinais de desidratação: **Plano A**. • Se continuar desidratado, indicar a sonda nasogástrica (gastróclise). • Se o paciente evoluir para desidratação grave: **Plano C**. • Se após 6 horas de tratamento não houver melhora da desidratação, encaminhar ao hospital de referência para internação.

(continua)

QUADRO 4 Estratégia terapêutica (*continuação*)

PLANO B	• SRO (50-100 mL/kg, média de 75 mL/kg ao longo de 4-6 horas). • A quantidade de solução ingerida dependerá da sede do paciente. • A solução de SRO deverá ser administrada continuamente, até que desapareçam os sinais de desidratação.
	Orientar o paciente ou acompanhante para reconhecer os sinais de desidratação e sinais de alerta, preparar e administrar a solução de sais de reidratação oral e praticar medidas de higiene pessoal e domiciliar (lavagem adequada das mãos, tratamento da água intradomiciliar e higienização dos alimentos).
PLANO C	O paciente deve receber a TRV em estabelecimento de saúde/hospital. **Fase rápida ou de expansão:** • Reavaliação periódica, a cada hora: reavaliar o estado de hidratação e orientar quanto ao tratamento apropriado a ser seguido. • Se não houver melhora da desidratação, aumentar a velocidade de infusão. • Após 2-3 horas do início, havendo melhora clínica e paciente capaz de ingerir líquidos: iniciar a reidratação por via oral com solução de SRO. **Fase de reposição**: • Reavaliar essa quantidade de acordo com as perdas do paciente, ajustando a dose em média entre 20-50 mL/kg ou de acordo com as perdas individualizadas. **Fase de manutenção:** • Soro glicosado a 5% + soro fisiológico a 0,9% na proporção de 4:1 (manutenção). A etapa de manutenção deve ser prescrita em 24 horas. Adicionar KCL10% via endovenosa na dose de 2 mL para cada 100 mL da solução da fase de manutenção (cerca de 35 mEq/L). • Interromper a reidratação por via endovenosa somente quando o paciente puder ingerir a solução de SRO em quantidade suficiente para se manter hidratado. A quantidade de solução de SRO necessária varia de um paciente para outro, dependendo do volume das evacuações. Observar o paciente por pelo menos 6 horas.

(continua)

QUADRO 4 **Estratégia terapêutica (*continuação*)**

PLANO C	• Fase de expansão: menores de 1 ano: solução de Ringer lactato ou solução salina 0,9%: 30 mL/kg na primeira hora e 70 mL/kg nas próximas 5 horas e maiores de 1 ano: solução de Ringer lactato ou solução salina 0,9%: 30 mL/kg em 30 minutos e 70 mL/kg nas próximas 2,5 horas. Recém-nascidos ou menores de 5 anos com cardiopatias graves: 10 mL/kg de peso. • Fase de reposição: soro glicosado a 5% + soro fisiológico a 0,9% na proporção de 1:1. Iniciar com 50 mL/kg/dia. • Fase de manutenção: peso até 10 kg 100 mL/kg. Peso de 10 a 20 kg 1.000 mL + 50 mL/kg de peso que exceder 10 kg. Peso acima de 20 kg 1.500 mL + 20 mL/kg de peso que exceder 20 kg (no máximo 2.000 mL).
	• Sinais de choque circulatório: 20 mL/kg solução salina 0,9% em 20 minutos, duas vezes.

TRV: terapia de reposição venosa.

Antibióticos não estão indicados rotineiramente, à exceção daqueles pacientes com diarreia com sangue (disenteria) e comprometimento do estado geral, nos quais prevalece a hipótese de shigelose, ou em casos de cólera grave, imunossuprimidos, pacientes com anemia falciforme, portadores de prótese e nas crianças com sinais de disseminação bacteriana extraintestinal.[12-18] Os mais indicados são:

- Ciprofloxacino: 15 mg/kg a cada 12 horas (máximo 500 mg por dose), via oral, por 3 dias como primeira linha.
- Ceftriaxona: 50 a 100 mg/kg, intramuscular, 1 vez ao dia, por 2 a 5 dias, como alternativa para os casos grave e hospitalizados.
- Cefotaxima: 100 mg/kg divididos em 4 doses, como uso alternativo à ceftriaxona.
- Azitromicina: 10 a 12 mg/kg no primeiro dia e 5 a 6 mg/kg por mais 4 dias, via oral, para o tratamento dos casos de diarreia por *Shigella* suspeitos ou comprovados, como esquema alternativo.

O tratamento da diarreia causada por diferentes agentes infecciosos pode variar de acordo com o patógeno específico envolvido e a gravidade da infecção. Os antibióticos comumente utilizados para tratar diarreias associadas a cada um dos agentes mencionados, bem como as doses típicas para adultos e crianças, estão descritos a seguir.[9-11,21]

- *Salmonella* não tifoide: indicado apenas se houver fatores de risco para doença invasiva, pois pode prolongar a excreção e não encurtar a duração dos sintomas gastrointestinais. Está indicado em menores de 3 meses e pacientes de alto risco (p. ex., imunocomprometidos, doença falciforme). Deve-se usar o mesmo esquema para os casos de *Shigella*.[12-18,21]
- *Campylobacter* geralmente envolve a administração de antibióticos apenas em casos graves ou em pacientes com fatores de risco para complicações:[9-11,21] azitromicina 10 mg/kg no primeiro dia, seguida de 5 mg/kg 1 vez ao dia durante 2 a 5 dias ou a eritromicina 30 a 50 mg/kg por dia, dividida em doses a cada 6 horas, durante 5 a 7 dias.
- *Clostridium difficile*: metronidazol 15 mg/kg/dose, 3 vezes ao dia, ou vancomicina 10 mg/kg/dose, 4 vezes ao dia.[9-11,21]

- *Clostridium perfringens*: geralmente não é necessário o tratamento com antibióticos, a menos que haja infecção invasiva. Em casos graves, pode ser utilizada penicilina ou clindamicina.[9-11,22]
- *Aeromonas*: ciprofloxacino 15 mg/kg a cada 12 horas, ou cotrimoxazol (trimetropim/sulfametoxazol) 40 mg/kg, 2 vezes ao dia por 5 a 7 dias.[9-11,22]
- *Cryptosporidium*: não existe tratamento específico com antibióticos para infecção por *Cryptosporidium*. O tratamento visa principalmente aliviar os sintomas e evitar a desidratação.[9-11,22]
- *Escherichia coli*: a escolha do antibiótico depende do tipo de *E. coli* e da resistência local. Opções comuns incluem ciprofloxacino ou azitromicina. Dose similar à indicada para *Aeromonas*.[9-11,22]
- *Plesiomonas*: ciprofloxacino ou cotrimoxazol. Dose similar à indicada para *Aeromonas*.[9-11,21]
- *Vibrio cholerae*: azitromicina ou doxiciclina: 4 mg/kg de peso corporal na dose inicial, seguido de 2 mg/kg de peso corporal administrados a cada 12 horas. Azitromicina é similar à indicada para *Aeromonas*.[9-11,22]
- *Yersinia*: ciprofloxacino ou doxiciclina.

CONSIDERAÇÕES FINAIS

A diarreia aguda na infância é uma preocupação global de saúde pública devido a sua alta incidência e impacto significativo na morbidade e mortalidade infantil. Diante disso, é crucial implementar medidas eficazes de prevenção e controle de surtos para mitigar o ônus dessa condição.[4,9-11,14,23]

A promoção da higiene, acesso à água potável e saneamento adequado, práticas alimentares seguras, como o incentivo ao aleitamento materno exclusivo por no mínimo até os 6 meses de idade e a introdução de alimentos complementares seguros e nutritivos, imunização para doenças gastrointestinais preveníveis como rotavírus e cólera, são medidas que visam diminuir a doença diarreica aguda na infância.

Tratamentos simples e orientações eficazes aos pais ou cuidadores são capazes de tratar os danos causados pela diarreia, evitando complicações e diminuindo a morbimortalidade.

A prevenção e o controle de surtos de diarreia aguda na infância exigem uma abordagem abrangente e multidisciplinar, que envolve intervenções em múltiplos níveis e a colaboração entre diferentes partes interessadas, incluindo governos, organizações não governamentais, profissionais de saúde e comunidades. Essa abordagem integrada é essencial para reduzir a incidência e o impacto da diarreia aguda, promovendo assim a saúde e o bem-estar das crianças em todo o mundo.[9-11,14]

REFERÊNCIAS

1. World Health Organization (WHO). Exploratory meeting to review new evidence for integrated management of childhood illness danger signs, Geneva, Switzerland, 4–5 September 2018. Geneva: World Health Organization; 2019 (WHO/MCA/19.02)
2. Brasil. Ministério da Saúde. Portaria n. 221, de 17 abril de 2008. Publica em forma do anexo a lista brasileira de internações por condições sensíveis à atenção primária. Brasília: Diário Oficial da União, 2008. Disponível em: https://bvsms.saude.gov.br/bvs/saudelegis/sas/2008/prt0221_17_04_2008.html. Acesso em: mar. 2024.
3. Nice. Review of Clinical Guideline (CG84) – Diarrhoea and vomiting caused by gastroenteritis: diagnosis, assessment and management in children younger than 5 years. Disponível em: https://www.nice.org.uk/guidance/cg84. Acesso em: mar. 2024.
4. Brandt KG, Castro Antunes MM, Silva GA. Acute diarrhea: evidence-based management. J Pediatr (Rio J). 2015;91(6 Suppl 1):S36-S43.
5. WHO/Unicef. Joint statement: clinical management of acute diarrhoea. 2004. Disponível em: https://www.who.int/publications/i/item/WHO_FCH_CAH_04.7. Acesso em: mar. 2024.
6. Nemeth V, Pfleghaar N. Diarrhea. [Updated 2022 Nov 21]. In: StatPearls. Treasure Island (FL): StatPearls Publishing; 2024 Jan. Disponível em: https://www.ncbi.nlm.nih.gov/books/NBK448082/ Acesso em: mar. 2024.
7. Hoque KM, Chakraborty S, Sheikh IA, Woodward OM. New advances in the pathophysiology of intestinal ion transport and barrier function in diarrhea and the impact on therapy. Expert Rev Anti Infect Ther. 2012;10(6):687-99.
8. Kelly L, Jenkins H, Whyte L. Pathophysiology of diarrhoea. Paediatr Child Health. 2018; 28(11):520-6.
9. Levy J. Diagnostic approach to diarrhea in children in resource-abundant settings. In: UpToDate. Retrieved July 27, 2022. Disponível em: https://www.uptodate.com/contents/diagnostic-approach-to-diarrhea-in-children-in-resource-abundant-settings. Acesso em: mar. 2024.
10. Harris JB, Pietroni M, Chisti MJ. Approach to the child with acute diarrhea in resource-limited settings. In: UpToDate. Retrieved January 26, 2024. Disponível em: https://www.uptodate.com/contents/approach-to-the-child-with-acute-diarrhea-in-resource-limited-settings. Acesso em: mar. 2024.
11. Drancourt M. Acute diarrhea. Infectious Diseases. 2017;335-340.e2.
12. Brasil. Ministério da Saúde. Cartaz. Manejo do paciente com diarreia. Brasília: Ministério da Saúde, 2015. Disponível em: http://bvsms.saude.gov.br/bvs/cartazes/manejo_paciente_diarreia_cartaz.pdf. Acesso em: mar. 2024.
13. World Health Organization (WHO). The treatment of diarrhoea: a manual for physicians and other senior health workers, 4th revision (2005). Disponível em: chrome-extension://efaidnbmnnnibpcajpcglclefindmkaj/https://iris.who.int/bitstream/handle/10665/43209/9241593180.pdf?sequence=1. Acesso em: mar. 2024.
14. Sociedade Brasileira de Pediatria (SBP). Diarreia aguda: diagnóstico e tratamento. Guia prático de atualização. Departamento Científico de Gastroenterologia. Março de 2017. Disponível em: http://

www.sbp.com.br/fileadmin/user_upload/2017/03/Guia-Pratico-Diarreia-Aguda.pdf. Acesso em: mar. 2024.

15. Guarino A, Lo Vecchio A, Dias JA, Berkley JA, Boey C, Bruzzese D, et al. Universal recommendations for the management of acute diarrhea in nonmalnourished children. J Pediatr Gastroenterol Nutr. 2018;67(5):586-93.
16. King CK, Glass R, Bresee JS, Duggan C; Centers for Disease Control and Prevention. Managing acute gastroenteritis among children: oral rehydration, maintenance, and nutritional therapy. MMWR Recomm Rep. 2003;52(RR-16):1-16.
17. Shane AL, Mody RK, Crump JA, Tarr PI, Steiner TS, Kotloff K, et al. 2017 Infectious Diseases Society of America clinical practice guidelines for the diagnosis and management of infectious diarrhea. Clin Infect Dis. 2017;65(12):e45-e80.
18. Guarino A, Ashkenazi S, Gendrel D, Lo Vecchio A, Shamir R, Szajewska H, et al. European Society for Pediatric Gastroenterology, Hepatology, and Nutrition / European Society for Pediatric Infectious Diseases evidence-based guidelines for the management of acute gastroenteritis in children in Europe: update 2014. J Pediatr Gastroenterol Nutr. 2014;59(1):132-52.
19. National Collaborating Centre for Women's and Children's Health (UK). Diarrhoea and Vomiting Caused by Gastroenteritis: diagnosis, assessment and management in children younger than 5 years. London: RCOG Press; April 2009.
20. Szajewska H, Guarino A, Hojsak I, Indrio F, Kolacek S, Orel R, et al. Use of probiotics for the management of acute gastroenteritis in children: an update. J Pediatr Gastroenterol Nutr. 2020;71(2):261-9.
21. National Institute for Health and Care Excellence (Nice). ESNM12: Acute diarrhoea in children: racecadotril as an adjunct to oral rehydration. Last updated 12 March 2013. Disponível em: https://www.nice.org.uk Acesso em: mar. 2024.
22. World Health Organization (WHO). Recommendations on the management of diarrhoea and pneumonia in HIV-infected infants and children (2010). Disponível em: chrome-extension://efaidnbmnnnibpcajpcglclefindmkaj/https://iris.who.int/bitstream/handle/10665/44471/9789241548083_eng.pdf?sequence=1. Acesso em: mar. 2024.
23. World Health Organization (WHO). First steps for managing an outbreak of acute diarrhoea (2010). Disponível em: chrome-extension://efaidnbmnnnibpcajpcglclefindmkaj/https://iris.who.int/bitstream/handle/10665/70538/WHO_CDS_CSR_NCS_2003.7_Rev.2_eng.pdf?sequence=1. Acesso em: mar. 2024.

31

Abordagem na dor abdominal aguda

Kathia de Oliveira Harada
Patrícia Barbosa de Carvalho

DESTAQUES

- 5 a 10% das crianças com dor abdominal têm doença orgânica subjacente, e 1% delas necessitará de cirurgia de urgência.
- A história da doença atual, bem como a história médica pregressa, contribuirá para a decisão médica mais apropriada.
- A analgesia não deve ser negligenciada e não mascarará causas graves de dor.[1]
- O exame clínico e laboratorial, de forma seriada, pode ser útil para avaliar a persistência ou evolução dos sinais clínicos, além de avaliar resposta ao tratamento.
- A apendicite aguda é o motivo mais comum de dor abdominal aguda que requer tratamento cirúrgico na população pediátrica.

INTRODUÇÃO

A dor abdominal aguda é uma queixa comum em crianças, tanto nos departamentos de urgência quanto nas visitas ao consultório de pediatras e cirurgiões, sendo uma das principais responsáveis por dias escolares perdidos, além de uma utilização significativa de recursos de saúde, e que pode sugerir uma vasta gama de possibilidades diagnósticas.[2,3] Geralmente a dor abdominal aguda é uma condição benigna e autolimitada, porém 1% dos casos requer intervenção cirúrgica urgente, sendo esse o principal desafio para o médico assistente, uma vez que ignorar uma etiologia orgânica grave aumenta significativamente a morbimortalidade.[4] Nas diferentes faixas etárias, inúmeras condições clínicas apresentam dor abdominal como sintoma, desde um simples quadro viral até uma condição grave que requer cirurgia imediata, sendo necessário avaliação clínica, além de estudos de laboratório e imagem, direcionados para diferenciar condição urgente *versus* não urgente.

EPIDEMIOLOGIA

A dor abdominal aguda é geralmente definida como dor de origem não traumática com duração máxima de 5 dias, responsável por cerca de 5 a 10% das visitas à emergência pediátrica, cuja incidência varia com idade e sexo, sendo tais dados importantes no diagnóstico diferencial. Embora na maioria dos casos a dor abdominal nas emergências pediátricas seja autolimitada, uma patologia cirúrgica pode estar presente em 20% dos casos.[5]

QUADRO 1 Causas clínicas e cirúrgicas mais prevalentes de dor abdominal aguda na população pediátrica

Causas clínicas mais prevalentes	Causas cirúrgicas mais prevalentes em menores de 1 ano	Causas cirúrgicas mais prevalentes em maiores de 1 ano
Infecção isolada do trato respiratório superior ou complicada por otite média ou sinusite (23,7%)	Hérnia inguinal encarcerada (45,1%)	Apendicite aguda (64%)
Dor abdominal aguda de etiologia incerta (15,4%)	Intussuscepção (41,9%)	Hérnia encarcerada (7,5%)
Gastroenterite (15,4%)		Trauma (16,3%)
Constipação (9,4%)		Intussuscepção (6,3%)
Infecção do trato urinário (8%)		Obstrução intestinal (1,3%)
		Torção ovariana (1,3%)

Fonte: Erkan et al.;[6] Tsen et al.[7]

FISIOPATOLOGIA

A fisiopatologia da dor abdominal aguda dependerá da etiologia e pode ser classificada como visceral, somatoparietal e dor referida, a depender dos receptores de dor envolvidos, que nortearão as características da dor abdominal aguda, auxiliando o diagnóstico etiológico destas.

Os receptores de dor somatoparietais estão localizados no peritônio parietal, no músculo e na pele. A dor resultante de inflamação, estiramento ou ruptura do peritônio parietal é transmitida através de fibras mielinizadas A-δ para gânglios específicos da raiz dorsal, sendo, dessa forma, a dor somatoparietal caracterizada por uma sensação aguda, mais intensa e mais localizada, que pode ser piorada pelo movimento, obrigando a criança a permanecer parada para seu alívio.[1,8]

A dor referida é bem localizada, mas sentida em áreas distantes do dermátomo cutâneo do órgão afetado, secundário ao nível compartilhado da medula espinal para neurônios aferentes de diferentes locais, o que permite que condições inflamatórias que afetam o diafragma, por exemplo, possam ser percebidas como dor no ombro ou na região inferior do pescoço.[1]

Curiosamente, a maior parte da dor abdominal está associada a receptores de dor visceral. As apresentações clássicas de apendicite, colecistite, pancreatite e diverticulite são o resultado da dupla inervação do abdome, tanto visceral quanto somática. Os nervos viscerais são sensíveis à distensão mecânica, à inflamação, à isquemia e à intensa contração do músculo liso observada na cólica.[8] A dor visceral geralmente acomete a linha média, é mal localizada e profunda.

A dor proveniente de estruturas embrionárias do intestino anterior (estômago, fígado, pâncreas e vesícula biliar) irradia para o epigástrio. Estruturas embrionariamente derivadas do intestino médio (intestino delgado e apêndice) têm sua dor irradiada para a área periumbilical, e estruturas embrionárias derivadas do intestino posterior (intestino grosso e reto) tendem a irradiar sua dor para a parte inferior do abdome. Os nervos sensoriais somáticos fornecem sensação ao peritônio parietal, sendo, portanto, a dor somática mais aguda e mais bem localizada. Vale lembrar que a dor somática sugere irritação peritoneal.[8]

ETIOLOGIA

As principais etiologias da dor abdominal aguda em pediatria, de acordo com a faixa etária, estão descritas no Quadro 2.

QUADRO 2 Principais etiologias da dor abdominal aguda em pediatria por faixa etária

Todas as idades	Apendicite, obstrução intestinal, abuso sexual, erro alimentar, doença da vesícula biliar, gastroenterite, síndrome hemolítico-urêmica, adenite mesentérica, SIM-P SARS-CoV2, pancreatite, doença falciforme, trauma, infecção do trato respiratório superior, infecção do trato urinário.
0-4 anos	Doença de Hirschprung, cólicas do lactente, hérnia inguinal, intussuscepção, intolerância à lactose, intoxicação por chumbo, má rotação intestinal, divertículo de Meckel.
5-11 anos	Migrânea, dor abdominal funcional, púrpura Henoch--Schonlein, intussuscepção, intoxicação por chumbo, mononucleose, volvo.
12-18 anos	Gravidez ectópica, dor abdominal funcional, doença inflamatória intestinal, síndrome do intestino irritável, cólica menstrual/endometriose, mononucleose, torção de testículo ou ovário, doença inflamatória pélvica, infecções sexualmente transmissíveis, infarto omental.

SIM-P SARS CoV2: síndrome inflamatória multissistêmica pediátrica pelo SARS-CoV2.
Fonte: Reust e Williams;[9] Theilen e Rolle.[10]

DIAGNÓSTICO

Avaliação clínica

Na avaliação de uma criança com dor abdominal aguda, os componentes mais importantes são anamnese cuidadosa e exame físico seriado. O uso de investigações laboratoriais e radiológicas pode ser necessários, e, ainda assim, o diagnóstico em quadros iniciais pode permanecer incerto, ressaltando-se que história clínica, exame físico e exames de laboratório são mais sensíveis para afastar condições urgentes, que requerem intervenção imediata, do que para definição do diagnóstico etiológico específico.[1,7]

O Quadro 3 sugere os questionamentos necessários para uma anamnese detalhada que auxiliará no diagnóstico etiológico da dor abdominal aguda.

O Quadro 4 mostra as principais alterações que podem ser observadas no exame físico de crianças com dor abdominal aguda em pediatria, a depender da etiologia.

A apendicite aguda é o motivo mais comum de dor abdominal aguda que requer tratamento cirúrgico na população pediátrica, sendo um desafio mesmo

QUADRO 3 Anamnese detalhada na investigação de dor abdominal aguda em pediatria

Anamnese	
Sintomas	Dor: como e quando iniciou, irradiação, progressão e natureza, o que faz melhorar ou piorar, se há relato de episódios anteriores.[1]
Pontos importantes	• Dor na linha média, sem vômitos e sem piora de intensidade ou progressão, sugerem dor abdominal de menor gravidade. • Dor localizada, grave e em cólica, de início agudo, sugere uma etiologia cirúrgica intra-abdominal, como intussuscepção.[5]
Sintomas associados	• Náuseas, vômitos (aspecto, momento em que acontece, sequência dor e vômito), diarreia, obstipação, hematoquezia, padrão de evacuação (o tipo e a quantidade das fezes), presença de tosse produtiva e dor de garganta, sintomas urinários.[1] • Meninas na puberdade: investigar história menstrual e a atividade sexual. Corrimento vaginal, com ou sem febre, manchas irregulares ou sangramento menstrual anormal com dor podem indicar doença inflamatória pélvica (DIP) ou IST.[11,12]
Condições predisponentes	Internações e cirurgias anteriores, patologias associadas, como anemia falciforme e porfiria. História de cirurgia anterior pode eliminar certos diagnósticos, mas também pode aumentar o risco de outros, como obstrução intestinal por aderências. O uso de medicamentos na família é fundamental para excluir possíveis ingestões\intoxicações em crianças.[11]

Fonte: Kim;[1] Hijaz;[5] Gans et al.;[11] WBHF.[12]

QUADRO 4 Exame físico nas crianças com dor abdominal aguda em pediatria

Exame físico: o exame abdominal deve ser realizado suavemente, sendo a inspeção cuidadosa sem intervenção manual o primeiro passo, devendo-se distrair a criança enquanto palpa-se seu abdome[5,12]	
Avaliação global	Aparência da criança, letargia, contato visual, conforto por membro da família e interação, estado de hidratação, cor, padrão respiratório e sinais vitais.
Demais sistemas	Garganta, ouvidos, aparelho respiratório, pele e órgãos genitais.

(continua)

QUADRO 4 Exame físico nas crianças com dor abdominal aguda em pediatria (*continuação*)

Sinais de alerta	• Taquicardia e hipotensão sugerem choque, que, se ocorrer em uma menina pós-menarca, deve-se suspeitar de gravidez ectópica ou síndrome do choque tóxico. • Respiração difícil, associada a desidratação e dor abdominal, pode indicar cetoacidose diabética. • Distensão abdominal, sinais de irritação peritoneal e ruídos intestinais anormais são sugestivos de abdome agudo cirúrgico.[12] • Taquicardia (pulso > 100 batimentos/min), descompressão brusca positiva são significativamente mais comuns em crianças com apendicite aguda.[5]

Fonte: Hijaz e Friesen;[5] WBHF.[12]

para cirurgiões pediátricos experientes. A taxa de erros no diagnóstico primário pode variar de 28 a 57% (crianças de 2 a 12 anos) e de quase 100% em menores de 2 anos. Objetivando-se nos últimos anos não apenas estabelecer o diagnóstico de apendicite aguda, mas também de distinguir no pré-operatório os casos de apendicite não complicados dos complicados,[13,14] têm sido utilizados alguns escores para auxiliar na avaliação clínica e reduzir a taxa de apendicectomias negativas. O Escore de Alvarado, o Escore de Apendicite Pediátrica (PAS) e o Escore de Resposta Inflamatória de Apendicite (AIR) têm sido mais comumente usados na população pediátrica, sendo este último criado não apenas para superar o Escore de Alvarado e o PAS, mas também para prever a gravidade da apendicite aguda e da apendicite perfurada, porém, de acordo com a literatura, nenhum dos sistemas de pontuação mencionados acima pode ser utilizado exclusivamente no estabelecimento do diagnóstico de apendicite aguda em pacientes pediátricos.[14,15] Os escores referidos podem ser visualizados no Quadro 5.

Avaliação laboratorial

Embora os testes laboratoriais de diagnóstico apropriados variem de acordo com a situação clínica, um hemograma completo, proteína C reativa (PCR) e urinálise podem ser considerados testes laboratoriais iniciais.[5] A PCR e a contagem de leucócitos por si sós são insuficientes para diferenciar condições urgentes de não urgentes, porém, quando a PCR está acima de 100 mg/L ou a

QUADRO 5 Escores de apendicite aguda validados em pediatria

Variáveis clínicas		Escore Alvarado	Escore PAS	Escore AIR
Dor migratória em fossa ilíaca direita (FID)		1	1	1
Anorexia		1	1	
Náuseas e vômitos		1	1	
Defesa em parede em quadrante inferior direito		2	2	1
Elevação da temperatura: 38°C		1	1	
Desvio à esquerda		1	1	
Tosse ou percussão que desencadeiam dor em FID			2	
Temperatura > 38,5°				1
Dor a descompressão brusca	Leve	1		1
	Moderada			2
	Grave			3
Leucócitos	> 10.000/mm^3	2	1	
	10.000-14.900/mm^3			1
	> 15.000 mm^3			2
Percentual de segmentados	70-84%			1
	> 85%			2
PCR	10-49 g/L			1
	> 50 g/L			2

Alvorado: < 4 baixo risco e não requer imagem; 4-8 risco intermediário; > 9 alto risco de apendicite.
PAS: < 4 baixo risco, não requer imagem; 4-7 risco intermediário; > 8 alto risco de apendicite aguda.
AIR: 0-4 baixa probabilidade; 5-8: moderada possibilidade; 9-12: alta probabilidade.
Fonte: Reust e Williams;[9] Bekiaridou.[13]

contagem de leucócitos está acima de 15 × 10^9/L, a suspeita de uma condição urgente aumenta e exames de imagem adicionais são necessários.[11]

A necessidade de outros exames laboratoriais pode ser determinada a partir da suspeita de um diagnóstico específico, conforme o Quadro 6.

Avaliação por exames de imagem

Se houver baixa suspeição sobre condição urgente cirúrgica, deve-se realizar reavaliação ambulatorial seriada desse paciente, enquanto alta suspeição de

QUADRO 6 Exames de laboratório sugeridos para definição da etiologia de dor abdominal aguda, de acordo com o sintoma associado

Dor epigástrica ou abdominal superior	Hemograma, PCR, amilase, lipase, TGO, TGP
Dor difusa ou periumbilical	Hemograma, PCR, eletrólitos, glicemia
Dor localizada no quadrante direito	Hemograma, PCR
Dor pélvica	Hemograma, PCR, urina rotina, ultrassonografia
Dor genital ou escrotal	Hemograma, PCR, ultrassonografia
Hematêmese	Hemograma, amilase, lipase, TGO, TGP
Hematoquezia	Hemograma, PCR, cultura de fezes e pesquisa de *Clostridium*, ultrassonografia
Dor suprapúbica ou hematúria	Hemograma, PCR, EAS, urocultura, ultrassonografia
Poliúria	Glicose, eletrólitos
Vômitos biliosos, cirurgia prévia ou letargia	Hemograma, PCR, eletrólitos, amilase, lipase, TGO, TGP e ultrassonografia
Distensão abdominal Irritação peritoneal Ruídos intestinais ausentes ou aumentados	Hemograma, PCR, eletrólitos, amilase, lipase, TGO, TGP e ultrassonografia β-hCG em meninas pós-menarca

β-hCG: gonadotrofina coriônica humana; EAS: elementos anormais do sedimento; PCR: proteína C reativa; TGO: transaminase glutâmico-oxalacética; TGP: transaminase glutâmico-pirúvica.
Fonte: Hijaz e Friesen.[5]

condição clínica urgente requer utilização de exames de imagem, uma vez que vários estudos demonstraram que a acurácia da avaliação clínica e laboratorial é insuficiente para o manejo adequado.[11,13]

- Radiografia abdominal: indicada em pacientes submetidos a cirurgia abdominal anterior, com ruídos intestinais anormais ou distensão abdominal, história de ingestão de corpo estranho radiopaco ou demonstre sinais peritoneais.
- Ultrassonografia abdominal: realizar se há preocupação com condição cirúrgica. Tem sensibilidade de 90 a 96%, especificidade de 94 a 98% e acurácia de 94% no diagnóstico de apendicite aguda em pacientes pediátricos.[13]
- Tomografia computadorizada (TC): devido à exposição à radiação, as diretrizes sugeridas pelo American College of Radiology e pelo American College of Emergency Physicians desencorajam o uso da TC na

avaliação de rotina de suspeita de apendicite em crianças, sendo indicada apenas naqueles com ultrassonografia negativa ou inconclusiva resultando na melhor sensibilidade e reduzindo a exposição à radiação em crianças. Tomografia abdominal sem realização prévia de ultrassonografia deve ser realizada apenas em pacientes gravemente enfermos. A TC é sugerida para avaliar complicações como necrose de pancreatite ou apendicite complicada, além de diagnosticar torção omental, identificar a etiologia de uma obstrução intestinal ou em pacientes com obesidade acentuada.[13,15]

- Ressonância magnética: não há lugar para a ressonância magnética na via diagnóstica da dor abdominal aguda em pediatria, uma vez que se trata de um exame demorado, caro, com necessidade de sedação, sendo recomendado em adolescentes gestantes com suspeita de causa urgente.[13]

GERENCIAMENTO DA DOR ABDOMINAL AGUDA NA EMERGÊNCIA PEDIÁTRICA

O tratamento deve ser direcionado à causa subjacente da dor abdominal aguda, com intervenção imediata para crianças prostradas e com aparência doente, que apresentam sinais de obstrução intestinal ou evidências de irritação peritoneal. As medidas iniciais de reanimação incluem correção da hipoxemia, reposição da perda de volume intravascular e correção de anormalidades metabólicas. A descompressão gástrica com sonda nasogástrica pode ser necessária se houver obstrução intestinal. Antibióticos intravenosos empíricos são frequentemente indicados quando há suspeita clínica de infecção intra-abdominal grave, além de jejum até a definição de necessidade cirúrgica.[1,16,17]

Os pacientes pediátricos em geral recebem analgesia inferior à ideal, em virtude de o médico assistente preocupar-se que o controle adequado da dor com uso de opioide, possa mascarar os sintomas e dificultar o diagnóstico etiológico. Vários estudos prospectivos e randomizados demonstraram que o uso criterioso de analgesia pode aumentar a precisão do diagnóstico, permitindo um exame físico mais completo, de forma que os opioides podem ser usados para tratar dor abdominal aguda em crianças sem atrasar o diagnóstico.[16,17]

Em pacientes com alta suspeita de condição cirúrgica, é obrigatória uma consulta urgente com o especialista: cirurgia, ginecologia ou urologia, enquanto o paciente está se estabilizando com hidratação adequada e controle da dor.[16]

Após a exclusão de condições médicas cirúrgicas e urgentes, a alta do pronto-socorro deve ser realizada se sinais vitais normais e controle adequado da dor, além de educação sobre sinais e sintomas de alarme (piora da dor ou novos sintomas) e seguimento clínico com reavaliações muito próximas e seriadas, até que a dor desapareça.[16]

CONSIDERAÇÕES FINAIS

A Figura 1 sugere uma abordagem objetiva da dor abdominal aguda na emergência pediátrica.

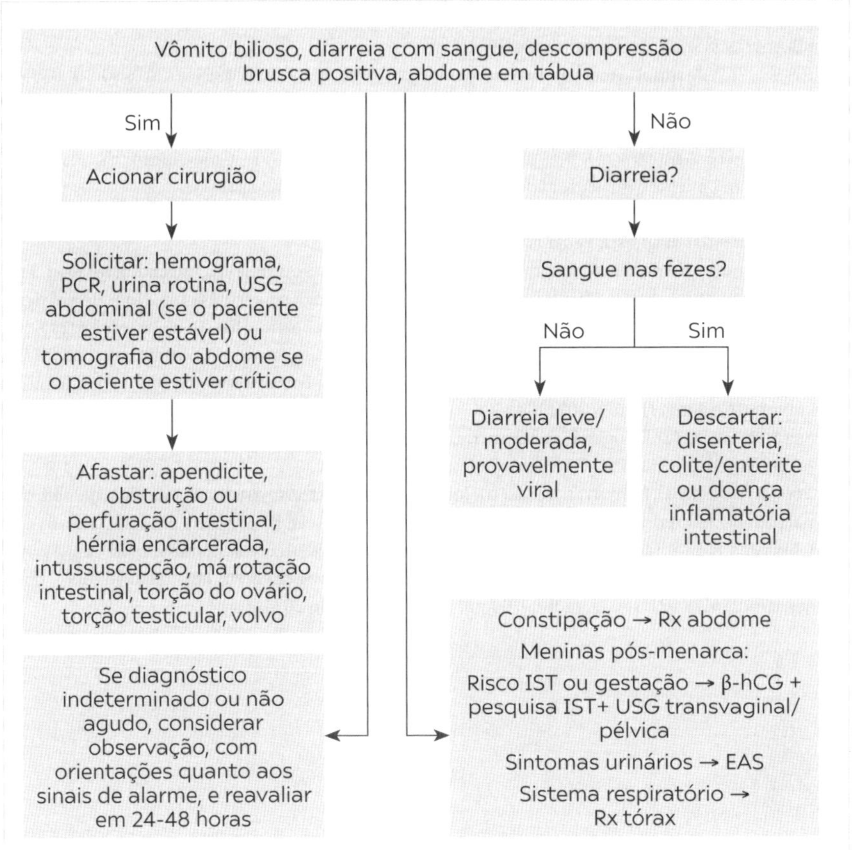

FIGURA 1 Fluxograma da abordagem da dor abdominal aguda em pediatria.
Fonte: Reust e Williams.[9]

REFERÊNCIAS

1. Kim JS. Acute abdominal pain in children. Pediatr Gastroenterol Hepatol Nutr. 2013;16(4):219-24.
2. El-Radhi AS. Management of abdominal pain in children. Br J Nurs. 2015;24(1):44-7.
3. Smith J, Fox SM. Pediatric abdominal pain: an emergency medicine perspective. Emerg Med Clin North Am. 2016;34(2):341-61.
4. The Royal Children's Hospital Melbourne. Clinical practice guideline. Abdominal pain: acute pain. April, 2024. Disponível em: https://www.rch.org.au/clinicalguide/guideline_index/Abdominal_pain/. Acesso em: maio 2024.
5. Hijaz NM, Friesen CA. Managing acute abdominal pain in pediatric patients: current perspectives. Pediatric Health Med Ther. 2017;8:83-91.
6. Erkan T, Cam H, Ozkan HC, Kiray E, Erginoz E, Kutlu T, et al. Clinical spectrum of acute abdominal pain in Turkish pediatric patients: a prospective study. Pediatr Int. 2004;46(3):325-9.
7. Tseng YC, Lee MS, Chang YJ, Wu HP. Acute abdomen in pediatric patients admitted to the pediatric emergency department. Pediatr Neonatol. 2008;49(4):126-34.
8. Patterson JW, Kashyap S, Dominique E. Acute Abdomen. 2023 Jul 10. In: StatPearls Treasure Island (FL): StatPearls Publishing; 2024 Jan. PMID: 29083722. Disponível em: https://pubmed.ncbi.nlm.nih.gov/29083722/ Acesso em: maio 2024.
9. Reust CE, Williams A. Acute abdominal pain in children. Am Fam Physician. 2016;93(10):830-6.
10. Theilen TM, Rolle U. The acute abdomen in children. Med Klin Intensivmed Notfmed. 2023;118(8):619-25.
11. Gans SL, Pols MA, Stoker J, Boermeester MA; expert steering group. Guideline for the diagnostic pathway in patients with acute abdominal pain. Dig Surg. 2015;32(1):23-31.
12. Walter Burshnel Healthcare Foundation (WBHF). Acute abdominal pain in childrens: evaluation and differential diagnosis; Pedia Flash. 2018;4:1
13. Bekiaridou K, Kambouri K, Giatromanolaki A, Foutzitzi S, Kouroupi M, Aggelidou M, et al. Predicting complicated appendicitis in children: pros and cons of a new score combining clinical signs, laboratory values, and ultrasound images (CLU Score). Diagnostics (Basel). 2023;13(13):2275.
14. Pogorelić Z, Mihanović J, Ninčević S, Lukšić B, Baloević SE, Polašek O. Validity of appendicitis inflammatory response score in distinguishing perforated from non-perforated appendicitis in children. Children (Basel). 2021;8(4):309.
15. Sag S, Basar D, Yurdadogan F, Pehlivan Y, Elemen, L. Comparison of appendicitis scoring systems in childhood appendicitis. Turk Arch Pediatr. 2022;57:532-7.
16. Poonai N, Paskar D, Konrad SL, Rieder M, Joubert G, Lim R, et al. Opioid analgesia for acute abdominal pain in children: a systematic review and meta-analysis. Acad Emerg Med. 2014;21(11):1183-92.
17. Children's Health Queensland Hospital and Health services. Acute abdominal pain: emergency management in children. 2022. Disponível em: https://www.childrens.health.qld.gov.au/__data/assets/pdf_file/0022/180193/gdl-00704.pdf. Acesso em: maio 2024.

32

Linfonodomegalias

Débora Garcia Gasperini
Manuella Pacífico de Freitas Segredo

DESTAQUES

- A linfonodomegalia é a condição caracterizada pelo aumento anormal dos linfonodos. Nos casos pediátricos, é uma queixa comum em consultas médicas e pode ter várias causas, desde processos infecciosos até doenças neoplásicas.
- A linfonodomegalia em crianças é frequentemente associada a infecções virais, bacterianas ou fúngicas. Além disso, reações imunológicas, como em doenças autoimunes, também podem levar ao aumento dos linfonodos.
- a linfonodomegalia também pode ser indicativa de condições neoplásicas, como linfomas e leucemias.
- A diferenciação entre causas benignas e malignas é um aspecto crucial na abordagem da linfonodomegalia pediátrica.

INTRODUÇÃO

Linfonodomegalia é o termo utilizado para descrever as condições nas quais os linfonodos ou gânglios linfáticos apresentam aumento no tamanho, podendo estar associado a alterações na consistência ou em número.[1,2] Geralmente a linfonodomegalia é resultado de um processo transitório, autolimitado, que se resolve sem sequelas. Pode ser causada por proliferação de células intrínsecas, como linfócitos, plasmócitos, monócitos ou histiócitos, ou por infiltração de células extrínsecas, como neutrófilos e células malignas.[3] É um cenário comum na infância, e nesse contexto a avaliação adequada da linfonodomegalia é fundamental para decidir quais casos são de risco para doença neoplásica ou doença sistêmica grave, que necessitam de rápida intervenção diagnóstica e terapêutica.[4]

A incidência anual das linfonodomegalias inexplicadas é de 0,6% na atenção primária, e somente 1,1% desses casos estão relacionados às malignidades.[5] Nos centros terciários, de referência, a prevalência de malignidade cresce para 17%, e alcança 40 a 60% nos pacientes com elevada suspeita de câncer.[1]

Este capítulo enfatiza as características malignas das linfonodomegalias e quando o pediatra deve pensar em câncer, bem como nortear sua abordagem preliminar.

EPIDEMIOLOGIA

A linfonodomegalia periférica representa situação comum na prática pediátrica. Na maioria das vezes constitui uma etapa de crescimento normal do tecido linfoide ou reação secundária às doenças benignas da infância, como mononucleose infeciosa ou doenças infecciosas sistêmicas como a tuberculose.[6-8]

As linfonodomegalias de etiologia maligna são secundárias a leucemias agudas, linfomas Hodgkin (LH) e não Hodgkin (LNH) ou por proliferação de células que infiltram ou determinam metástases, como no caso de diversos tumores sólidos, como neuroblastoma, rabdomiossarcoma, carcinoma de nasofaringe e carcinoma de tireoide.[9] A infecção pelo vírus Epstein-Barr em combinação com a deficiência imunológica é um fator de risco para o aumento da doença de Hodgkin, particularmente em países menos desenvolvidos e com baixas condições socioeconômicas.[7]

Apesar de a prevalência do diagnóstico de malignidade na população pediátrica com linfonodomegalia ser baixa (inferior a 1%), é importante estar ciente da relevância do diagnóstico precoce do câncer, considerando que, na faixa etária dos 5 aos 18 anos, a neoplasia maligna representa a primeira causa de óbitos, excetuando-se aqueles provenientes de causas externas (acidentes e violência).[1]

FISIOPATOLOGIA

Linfonodos

Os linfonodos são estruturas dinâmicas, que apresentam grande flutuação em seu tamanho, especialmente nas crianças, considerando que estão expostas a diversos vírus e bactérias.[10,11] É um órgão encapsulado do sistema linfático que se encontra amplamente espalhado pelo corpo, sempre ligado aos vasos linfáticos. São encontrados na axila, virilha, ao longo dos grandes vasos do pescoço e em grande quantidade no tórax e abdome, especialmente no mesentério. Sua função é realizar a drenagem de líquidos extravasados do sistema circulatório e excreções celulares, fazendo a depuração de antígenos provenientes dele, antes que a linfa retorne ao sistema circulatório sanguíneo. Além de manter e produzir os linfócitos B e alojar os linfócitos T, sendo considerado um órgão secundário do sistema imune.[1]

Um linfonodo de tamanho normal geralmente tem menos de 1 cm de diâmetro. Há exceções em linfonodos de diferentes regiões e em diferentes idades que têm tamanhos diferentes.[1] No período neonatal geralmente os linfonodos não são palpáveis, pois essa é uma fase em que há pouca estimulação antigênica. Na infância, a resposta hiperplásica do linfonodo tende a ser mais imediata e intensa que no adulto, mas à medida que a criança cresce os mecanismos de defesa tornam-se mais específicos e a reatividade ganglionar tende a ser menos intensa e, comumente, mais localizada.[10]

Padrões de drenagem

Os padrões de drenagem dos linfonodos podem auxiliar o raciocínio clínico e a investigação inicial, pois fornecem informações quanto à origem do câncer (Quadro 1).[6,9,10]

MANIFESTAÇÕES CLÍNICAS

Os sinais e sintomas são variados e comuns a uma ampla variedade de diagnósticos da infância e da adolescência. A linfonodomegalia pode estar associada a queixa de infecção respiratória superior, febre moderada a alta, faringite, fadiga, anemia, mal-estar, erupção cutânea, artralgia, fraqueza muscular, prurido, suores noturnos, perda de peso inexplicável (mais de 10% em menos de 6 meses), petéquias, púrpura, hepatomegalia e esplenomegalia.[1]

QUADRO 1 Localização das linfonodomegalias periféricas e centrais, áreas de drenagem e neoplasias malignas mais comumente associadas na criança e no adolescente

Localização da linfonodomegalia	Áreas de drenagem	Neoplasia maligna mais comumente associada
Pré-auricular	Couro cabeludo e pele	Neoplasia histiocitária, linfomas, câncer de pele
Submandibular	Cavidade oral	Linfomas, leucemias, sarcomas
Cervical	• Anterior: orofaringe, região anterior do pescoço. • Posterior: couro cabeludo, pescoço, pele da região torácica superior.	Linfomas, leucemias, rabdomiossarcomas, carcinoma de tireoide, neuroblastoma, carcinoma de nasofaringe, câncer de pele
Supraclavicular	• Trato gastrointestinal, trato geniturinário e pulmão. • À direita: drenam mediastino. • À esquerda: drenam abdome.	Leucemias, linfomas, tumores de células germinativas, neuroblastoma
Mediastinal e hilar	Pulmão e mediastino.	Linfomas, leucemias e neuroblastoma (mediastino posterior)
Axilar	Membros superiores, mamas e parede torácica.	Linfomas, leucemias, sarcomas de partes moles/sarcoma de Kaposi, câncer de pele
Epitroclear	Face ulnar do antebraço e mãos.	Linfomas, tumores das extremidades, câncer de pele
Inguinal	• Grupo horizontal (ao longo do ligamento inguinal): • pele ou parede abdominal anteroinferior, retroperitônio, escroto, vulva, vagina, glúteos, canal anal inferior e períneo. • Grupo vertical (ao longo da safena superior): pênis, escroto, glúteos e membros inferiores.	Linfomas, câncer de pele, sarcoma de partes moles/sarcoma de Kaposi, tumores de células germinativas, histiocitoses, tumores ósseos
Ilíaco	Pelve, genitália externa e bexiga.	Rabdomiossarcoma, tumores de células germinativas
Abdominal/pélvico	Extremidades inferiores, pelve e órgãos abdominais.	Linfomas, neuroblastoma

(continua)

QUADRO 1 Localização das linfonodomegalias periféricas e centrais, áreas de drenagem e neoplasias malignas mais comumente associadas na criança e no adolescente (*continuação*)

Localização da linfonodomegalia	Áreas de drenagem	Neoplasia maligna mais comumente associada
Poplíteo	Face posterior das coxas e joelhos.	Tumores das extremidades

Fonte: SBP;[6] Slap et al.;[9] Winneschhofer.[10]

Os sinais e sintomas associados podem ajudar muito no esclarecimento diagnóstico, uma vez que eles geralmente estão relacionados à causa da linfonodomegalia (Quadro 2).[12]

DIAGNÓSTICO

Para determinar a etiologia da linfonodomegalia é necessário basear-se nos fatores a seguir.

História clínica

A história clínica deve ser detalhada e incluir a idade, pois linfonodos pequenos em localização occipital e retroauricular podem ser palpados no primeiro ano de vida, mas se vistos em outras áreas devem chamar a atenção.

QUADRO 2 Sinais associados às causas mais prováveis de diagnóstico

Sinais associados	Causas mais prováveis
Exantema maculopapular	Rubéola, EBV, ARJ, Kawasaki, LES, farmacodermia
Exantema petequial	Enteroviroses, leucoses, farmacodermias
Angina pseudomembranosa	Difteria, EBV
Esplenomegalia leve a moderada aguda	EBV, Chagas, sífilis, listeriose, leucemia, listeriose
Esplenomegalia leve a moderada crônica	Aids, ARJ, calazar, TB, LES, leucose, paracoccidioidomicose
Esplenomegalia volumosa crônica	Calazar, histoplasmose disseminada, linfoma, doenças de depósito, histiocitose, leucoses

EBV: vírus Epstein-Barr; LES: lúpus eritematoso sistêmico; TB: tuberculose; ARJ: artrite reumatoide juvenil.
Fonte: Allen-Rohades et al.[12]

Os cânceres mais comuns em menores de 6 anos são leucemia, linfoma não Hodgkin, neuroblastoma e rabdomiossarcoma. Em crianças de 7 a 13 anos, as leucemias, os linfoma não Hodgkin e o linfoma Hodgkin são igualmente comuns, seguidos pelo rabdomiossarcoma; e para aqueles com mais de 13 anos o linfoma Hodgkin é o câncer mais comum.[1]

Também é preciso questionar quando foi o início dos sintomas e como é o crescimento do linfonodo. Linfonodomegalias persistentes e de aumento progressivo têm maior associação com malignidade.[2]

O Quadro 3 mostra os principais sinais e sintomas a serem questionados na história clínica.[1,2]

Duração

A linfonodomegalia pode ser aguda, quando a duração for menor que 2 semanas, subaguda, se persistir por 2 a 6 semanas e crônica, caso persista por mais de 6 semanas.[6] Linfonodomegalias subaguda e crônica têm maior associação com câncer.[2]

QUADRO 3 Principais sinais e sintomas a serem questionados na história clínica

- Idade.
- Início dos sintomas.
- Características da velocidade de crescimento.
- Febre.
- Perda de peso significativo, suores noturnos ou outros sintomas sistêmicos.
- Hábito alimentar – consumo de leite não pasteurizado.
- Infecção recente de trato respiratório superior.
- História de infecção recorrente e imunodeficiência.
- Dor de garganta.
- Lesões cutâneas.
- Vacinações.
- Medicações.
- Animais domésticos.
- Arranhões de gatos, picadas de roedores ou picadas de carrapatos.
- Artralgia.
- História sexual.
- História de transfusão.
- História de viagem recente.
- História familiar de doenças malignas.

Fonte: Mohseni et al.;[1] Bazemore e Smucker.[2]

Exame físico

Localização

É definida como localizada, quando há envolvimento de linfonodos de regiões anatômicas contíguas, e generalizada, quando há comprometimento de mais que duas cadeias não contíguas.[1,2,6,10] Cerca de 75% das linfonodomegalias periféricas são localizadas e mais de 50% são observadas na região de cabeça e pescoço e estão frequentemente associadas a uma doença específica dessa região e costumam não necessitar de investigações adicionais. Já as linfonodomegalias generalizadas representam 25% dos casos e estão geralmente relacionadas a uma doença de base (infecções, doenças autoimunes e neoplasias malignas).[1,6]

Geralmente o aumento de linfonodos tonsilares e inguinais é mais secundário à infecção localizada, e os linfonodos supraclaviculares e axilares têm maior probabilidade de ser de natureza grave ou maligna.[1]

Nos casos de aumento dos nódulos supraclaviculares é mandatória uma pesquisa completa de doença intratorácica ou intra-abdominal.[1,3-5]

Outras áreas suspeitas para malignidade são região pré-auricular, epitroclear e poplítea. Nessas áreas, se, além do aumento, houver outras características suspeitas, deve ser feita a investigação com biópsia.[1,6]

Há uma variedade de etiologias que podem levar à linfadenopatia localizada ou generalizada (Quadro 4).[1]

QUADRO 4 Diagnóstico diferencial de linfonodomegalia

	Linfonodomegalia localizada
Cervical	Infecção viral: infecções do trato respiratório superior, mononucleose, vírus do herpes, vírus coxsackie, citomegalovírus, HIV.
	Infecção bacteriana: *Staphylococcus aureus, Streptococcus pyogenes* (grupo A), micobactéria, abscesso dentário, doença da arranhadura do gato.
	Malignidade: doença de Hodgkin, linfoma não Hodgkin, câncer de tireoide, carcinoma espinocelular de cabeça e pescoço.
Supraclavicular	Malignidade: neoplasia abdominal/torácica, câncer de tireoide, doença de Hodgkin, linfoma não Hodgkin, carcinoma de mama.
	Infecções: micobacterianas, fúngicas.

(continua)

QUADRO 4 Diagnóstico diferencial de linfonodomegalia (*continuação*)

Axilar	Infecções: infecções cutâneas estafilocócicas e estreptocócicas, doença da arranhadura do gato, sarcoidose.
	Malignidade: câncer de mama, linfomas, leucemias.
Inguinal	Linfadenopatia reativa benigna.
	Infecções: doenças sexualmente transmissíveis, celulite.
	Malignidade: linfomas, carcinoma de células escamosas do pênis e vulva, melanoma metastático.
Linfanodomegalia generalizada	
Usar a sigla "CHICAGO" ajuda a considerar todas as causas.[1]	
C→ Cânceres	• Malignidades hematológicas: doença de Hodgkin, linfoma não Hodgkin, leucemia. • Metastático: tumor de mama, pulmão, rim, outros.
H → Síndromes de hipersensibilidade	Doença do soro, drogas.
I → Infecções	Virais (vírus Epstein-Barr, citomegalovírus, HIV), bacterianas (TB), fúngicas, protozoárias, rickettsias (tifo), sífilis, helmintos.
C → Distúrbios do tecido conjuntivo (autoimune)	Lúpus eritematoso sistêmico, artrite reumatoide, dermatomiosite, síndrome de Sjögren, sarcoidose.
A → Doenças linfoproliferativas atípicas	Doença de Castleman, Wegener.
G → Granulomatoso	Histoplasmose, infecções micobacterianas, *Cryptococcus*, beriliose, doença da arranhadura do gato, silicose.
O → Outros	• Doenças de armazenamento lipídico: doença de Gusher, Neiman-Peak. • Reações medicamentosas: fenitoína, alopurinol, atenolol.

HIV: vírus da imunodeficiência humana; TB: tuberculose.
Fonte: Mohseni et al.[1]

Tamanho

Na literatura não há um tamanho nodal uniforme que seja sugestivo de alteração, mas existe um consenso de que aquele linfonodo maior que 2 a 3 cm, com crescimento progressivo, parece ser o ponto de início apropriado para suspeita de malignidade.[13]

O Quadro 5 mostra a localização dos linfonodos e a partir de qual tamanho ele deve chamar a atenção para malignidade.[14]

QUADRO 5 Tamanho anormal da linfonodomegalia (LNM), conforme o local

Localização	Tamanho anormal
Região cervical e axilar	> 1 cm
Região inguinal	> 1,5 cm
Epitroclear e poplíteos	> 0,5 cm
Supraclaviculares	Devem ser considerados sempre anormais, independentemente do tamanho
LNM isolada em criança	> 1,5-2 cm
LNM em outras localizações	> 1 cm

LNM: linfonodomegalia.

Sensibilidade

Dor e sensibilidade em um linfonodo são achados inespecíficos. Geralmente é devido a uma infecção, na qual o linfonodo também apresenta eritema e calor local. Em causas malignas, os linfonodos geralmente são indolores, mas em raras ocasiões os linfonodos podem ser dolorosos e resultantes de hemorragia no centro necrótico de um nódulo neoplásico, ou pela pressão na cápsula do linfonodo determinada pela rápida expansão tumoral ou, ainda, por estimulação imunológica dos receptores da dor.[15]

Consistência

Em relação à consistência, os linfonodos endurecidos e firmes estão mais frequentemente associados ao câncer, apesar de as características qualitativas não serem capazes de predizer a malignidade com confiabilidade. A inflamação aguda por infiltração do nódulo pode torná-lo mais consistente. A inflamação crônica também leva a alterações fibróticas, tornando o nódulo duro à palpação.[16]

Mobilidade

Linfadenomegalias de caráter benigno são geralmente móveis e costumam ser resultantes de infecções e doenças vasculares do colágeno. Os nódulos associados à malignidade são frequentemente fixos na pele ou aos tecidos circundantes.[17]

Hepatoesplenomegalia

A organomegalia, especialmente a esplenomegalia, às vezes está associada à adenomegalias, como na mononucleose infecciosa, nas leucemias agudas, na doença de Hodgkin, no linfoma não Hodgkin e na sarcoidose.[18]

O Quadro 6 resume as características do linfonodo ao exame físico que sugerem caráter benigno ou maligno.[1-6,10,13-18]

EXAMES COMPLEMENTARES[3]

- Sangue: hemograma, velocidade de hemossedimentação (VHS), desidrogenase láctica (DHL), testes sorológicos específicos para vírus Epstein-Barr (EBV), *Bartonella henselae* (IFA), sífilis (VDRL), toxoplasmose, citomegalovírus (CMV), vírus da imunodeficiência humana (HIV), tularemia, brucelose, histoplasmose, coccidioidomicose.

QUADRO 6 Características do linfonodo que sugerem caráter benigno ou maligno[1-6,10,13-18]

Características	Benignas	Malignas
Localização	Localizada	• Generalizada. • Supraclavicular, pré-auricular, epitroclear, poplítea.
Tamanho		> 2-3 cm com crescimento progressivo.
Sensibilidade	Dolorido	Indolor.
Consistência	Fibroelástico	Endurecido.
Mobilidade	Móvel	Fixo, aderido ao plano profundo.
Hepatoesplenomegalia	Doença viral	• Doenças linfoproliferativas. • Malignas.

- Teste cutâneo para tuberculose.
- Cultura bacteriológica de lesões regionais.
- Imagem: radiografia, ultrassonografia com Doppler (US) e/ou tomografia computadorizada (TC). Existem alguns critérios para tentar fazer a distinção entre a natureza benigna ou maligna do linfonodo ao US (Quadro 7).[6]
- ECG e ecocardiograma se houver suspeita de doença de Kawasaki.
- Exame da medula óssea.[6]
- Biópsia do linfonodo: a biópsia excisional é o padrão ouro porque remove os linfonodos inteiros e, assim, fornece tecido suficiente para a elucidação diagnóstica.[19]

A biópsia realizada por punção com agulha fina (PAF) é uma técnica limitada, particularmente nas crianças, devido à alta taxa de diagnóstico falso

QUADRO 7 Critérios ultrassonográficos de linfonodomegalia benigna e neoplásica*

Parâmetro	Linfonodo benigno	Linfonodo maligno
Forma	Ovoide, elíptica, fusiforme ou alongada	Globosa, arredondada, em conglomerado
Contorno	Regular, liso, bem definido, com planos gordurosos adjacentes	Bocelado, irregular, espiculado, mal definido
Córtex	Afilado	Espesso, medindo mais que o dobro do eixo transversal do hilo
Índice L/C	Alto > 2	Baixo < 2
Ecogenicidade interna	Isoecoico, homogêneo	Hipoecoico, heterogêneo, com áreas de liquefação, microcalcificações
Hilo	Presente, central, hiperecoico	Excêntrico, fino ou ausente
IR	Baixo < 0,8	Alto > 0,8
IP	< 1,5	> 1,5
Distribuição do fluxo sanguíneo	Região hilar, vasos regulares, pouca vascularização	Periférica, na região subcapsular, desordenada, hipervascularizado, vasos irregulares, com *shunts* arteriovenosos

* Os dados do quadro são derivados de referências citadas no texto.
IP: índice de pulsatilidade; IR: índice de resistência vascular; L/C: eixo longo para eixo curto.
Fonte: SBP.[6]

negativo para o linfoma Hodgkin e à incompleta classificação para o linfoma não Hodgkin.[19]

Na suspeita de tumor sólido localizado em cabeça e pescoço e nos cânceres metastáticos, na maioria dos casos, a PAF ou *core*-biópsia é suficiente.[19]

Quando o linfonodo deve ser biopsiado?

As recomendações de consenso na literatura para realização de biópsia são:[10,11,19]

- Linfonodomegalia supraclavicular deve ser sempre biopsiada.
- Linfonodomegalia localizada em que a pesquisa clínica e laboratorial (incluindo aspirado de medula óssea) foi inconclusiva, e o linfonodo continue

aumentando de tamanho após 2 semanas de observação, ou não apresente regressão em 4 a 6 semanas.

- Linfonodomegalia sem sinais de involução após tratamento específico.
- Linfonodomegalia com características sugestivas de malignidade: linfonodo aderido a planos profundos ou à pele, de crescimento rápido, coalescente e endurecido.
- Linfonodomegalia em região cervical inferior ou supraclavicular e/ou associada a linfonodomegalia profunda.
- Linfonodomegalia associada a sintomas sugestivos de doença grave (presença de sinais/sintomas sistêmicos persistentes e inexplicados).
- Linfonodomegalia associada a anormalidades radiológicas ou alterações no hemograma inexplicadas pela avaliação de medula óssea.
- Linfonodomegalia generalizada associada a hepatomegalia e/ou esplenomegalia inexplicada.
- Caso o resultado do exame anatomopatológico seja inconclusivo, ou de hiperplasia reativa inespecífica, a biópsia deve ser repetida.

O algoritmo elaborado por Mohseni et al. pode orientar os médicos para uma avaliação mais aprofundada de pacientes com linfonodomegalias (Figura 1).[1]

TRATAMENTO

O tratamento será direcionado conforme o diagnóstico estabelecido.

A conduta pode ser expectante nas crianças e adolescentes que estejam em bom estado geral, com linfonodomegalia localizada, com características benignas (fibroelástico, móvel, indolor e não coalescente), sem outras alterações de exame físico e, caso tenham sido realizados exames laboratoriais iniciais, estejam normais. Nesse caso a linfonodomegalia é muito provavelmente de causa reacional e o pediatra pode acompanhar.

A utilização de antibiótico está indicada nos casos de linfadenite bacteriana em que a linfonodomegalia é localizada com presença de sinais flogísticos e febre. Caso haja um abscesso, também está indicada a drenagem cirúrgica. O tempo esperado para a regressão é de 14 dias após a instituição do tratamento correto. Sempre que houver suspeita de câncer, o paciente deve ser encaminhado, o mais rápido possível, para um centro de referência em oncologia pediátrica, objetivando agilizar o diagnóstico e iniciar o tratamento antineoplásico para melhor

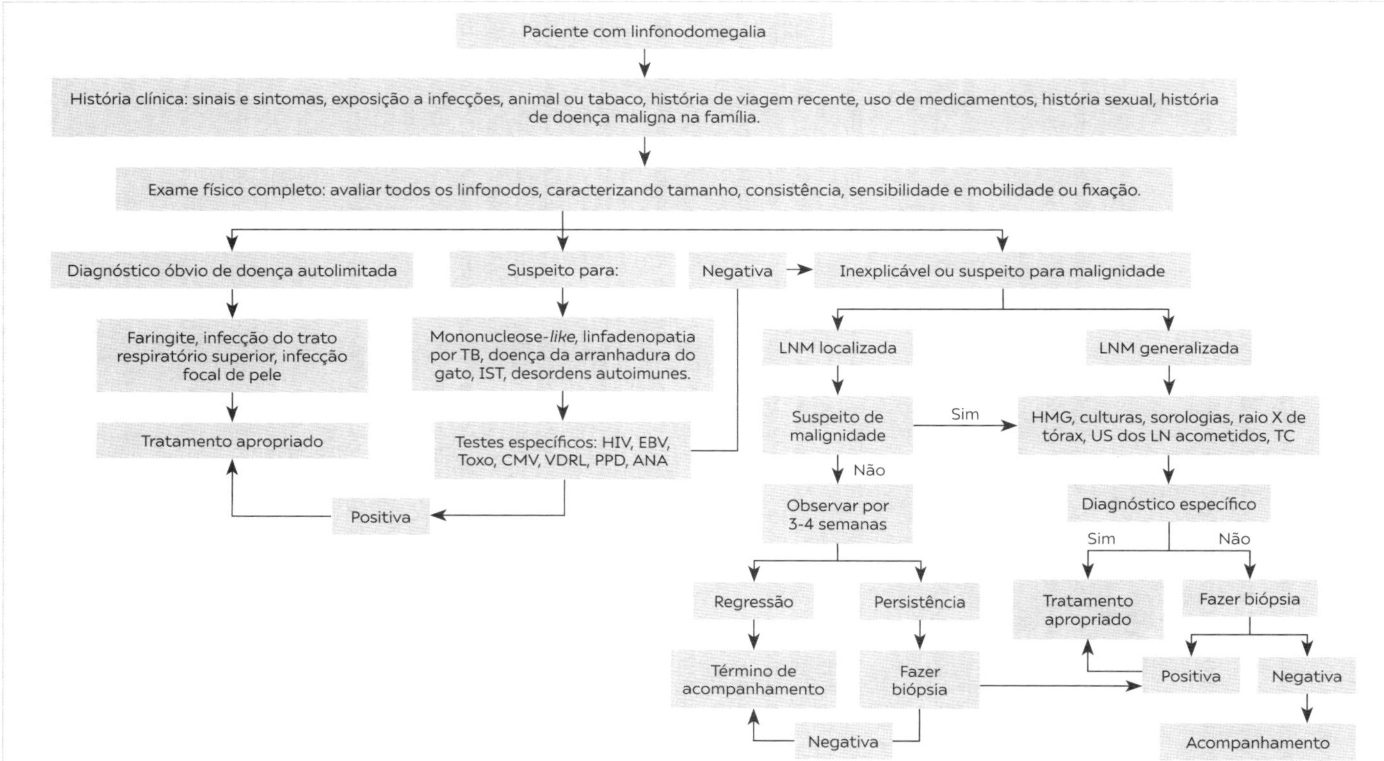

FIGURA 1 Algoritmo para abordagem das linfonodomegalias.

ANA: anticorpo antinuclear; CMV: citomegalovírus; EBV: vírus Epstein-Barr; HIV: vírus da imunodeficiência humana; HMG: hemograma; LN: linfonodo; LNM: linfonodomegalia; PPD: derivado proteico purificado; TB: tuberculose; Toxo: toxoplasmose; US: ultrassonografia; VDRL: pesquisa laboratorial de doença venérea.
Fonte: Mohseni et al.[1]

prognóstico da doença. Nesses pacientes, é imprescindível que o tratamento com corticosteroide não seja realizado antes que o diagnóstico definitivo esteja estabelecido, pois esse medicamento pode mascarar ou atrasar o diagnóstico histopatológico das leucemias e linfomas, além de determinar alocação desses pacientes para grupo de maior risco, com necessidade de terapêutica mais agressiva.[5,10,11]

REFERÊNCIAS

1. Mohseni S, Shojaiefard A, Khorgami Z, Alinejad S, Ghorbani A, Ghafouri A. Peripherical lymphadenopathy: approach and diagnostic tools. Iran J Med Sci Supplement. 2014;39(2):158-70.
2. Bazemore AW, Smucker DR. Lymphadenopathy and malignancy. Am Fam Physician. 2002;66(11):2103-10.
3. Lanzkowsky P, Lipton JM, Fish JD. Lymphadenopathy and diseases of the spleen. In: Lanzkowsky P. Lanzkowsky's manual of pediatric hematology and oncology. 6.ed. London: Elsevier; 2016.
4. Bodenstein L, Altman RP. Cervical lymphadenitis in infants and children. Semin Pediatr Surg. 1994;3:134-41.
5. Gaddey HL, Riegel AM. Unexplained lymphadenopathy: evaluation and differential diagnosis. Am Fam Physician. 2016;94(11):896-903.
6. Sociedade Brasileira de Pediatria (SBP). Departamento Científico de Oncologia (2016-2018). Linfonodomegalia periférica na criança e no adolescente: quando pensar em câncer. Disponível em: sbp.com.br/fileadmin/user_upload/_21978d-DC_Linfonodomegalia_periferica_na_crianca_e_no_adolescente.pdf. Acesso em: maio 2024.
7. Luzuriaga K, Sullivan JL. Infectious mononucleosis. N Engl J Med. 2010;362:1993-2000.
8. Thomas JO, Ladipo JK, Yawe T. Histopathology of lymphadenopathy in a tropical country. East Afr Med J. 1995;72:703-5.
9. Slap GB, Brooks JS, Schwartz JS. When to perform biopsies of enlarged peripheral lymph nodes in young patients. JAMA. 1984;252:13216.
10. Winneschhofer APF, Silva DB. Linfonodomegalias: quando pensar em câncer? In: Paes Jr AJO, Vieira AV (orgs.). Manual de terapêutica: pediatria. 4.ed. Rio de Janeiro: Elsevier; 2018.
11. Andrea MLM, Daudt LE, Silva DB. Linfonodomegalias. In: Burns DAR, Campos Júnior D, Silva LR, Borges WG (orgs.).Tratado de pediatria: Sociedade Brasileira de Pediatria. 4.ed. Barueri: Manole; 2017.
12. Allen-Rhoades W, Steuber CP. Clinical assessment and differential diagnosis of the child with suspected cancer. In: Pizzo PA, Poplack DG (eds.). Principles and practice of pediatric oncology. 8.ed. Philadelphia: Wolters Kluwer; 2016. p.101-12.
13. Aynur O, Karadeniz C, Temel EA, Citak EC, Okur FV. Evaluation of peripheral lymphadenopathy in children. Pediatr Hematol Oncol. 2006;23:549-61.
14. Morland B. Lymphadenopathy. Arch Dis Child. 1995;73:476-9.
15. Fijten GH, Blijham GH. Unexplained lymphadenopathy in family practice: an evaluation of the probability of malignant causes and the effectiveness of physicians' workup. J Fam Pract. 1988;27:373-6.
16. Ferrer R. Lymphadenopathy: differential diagnosis and evaluation. Am Fam Physician. 1998;58:1313-20.
17. Twist CJ, Link MP. Assessment of lymphadenopathy in children. Pediatr Clin North Am. 2002;49:1009-25.
18. Habermann TM, Steensma DP. Lymphadenopathy. Mayo Clin Proc. 2000;75:723-32.
19. Weinstock MS, Patel NA, Smith LP. Pediatric cervical lymphadenopathy. Pediatr Rev. 2018;39(9):433-43.

33

Afastando doença maligna na criança

Roberto Augusto Plaza Teixeira

DESTAQUES

- Crianças e adolescentes com câncer se apresentam com sinais e sintomas não específicos que mimetizam doenças comuns da infância.
- Deve-se pensar em câncer quando esses sinais e sintomas à apresentação persistem ou quando se associam, podendo alterar o comportamento da criança e levar a suspeição mais precisa da possibilidade de diagnóstico de uma neoplasia maligna.
- A raridade do câncer pediátrico, associada ao desconhecimento dos principais sinais, medo do diagnóstico, errada visão fatalista do prognóstico e má distribuição dos centros de excelência no tratamento do câncer pediátrico são as principais barreiras para um diagnóstico precoce do câncer pediátrico.
- O câncer infantil não é passível de prevenção primária, sendo a prevenção secundária através do diagnóstico precoce a maior aliada no sucesso e possibilidade superior a 85% de cura.

INTRODUÇÃO

As neoplasias malignas infantis são raras, mas representam a segunda principal causa de morte em crianças nos países desenvolvidos e em desenvolvimento, superadas apenas por mortes violentas.[1] A cura é altamente possível com diagnóstico precoce e tratamento adequado, mas o impacto do diagnóstico de câncer em crianças é devastador para as famílias.[2] Os cânceres infantis formam um grupo distinto dos adultos, sendo mais raros (3% dos cânceres totais), com uma taxa anual de incidência estimada entre 105 e 150 casos por milhão de crianças e um total de 400 mil casos novos diagnosticadas a cada ano.[1,3]

Diferentemente do adulto, em que predominam os carcinomas, nas crianças e adolescentes eles se originam predominantemente nas células sanguíneas (leucemias agudas), no sistema nervoso central, células de sustentação (sarcomas) e tecidos embrionários abdominais (neuroblastoma e nefroblastoma), como demonstrado na Figura 1.[3,4]

Esses cânceres não são preveníveis primariamente e tendem a ser mais agressivos, mas respondem melhor à quimioterapia devido à alta taxa de divisão celular, resultando em taxas de cura superiores a 80% com protocolos modernos multidisciplinares.[3] Diferentemente do câncer adulto, em que fatores como tabagismo e exposição solar são conhecidos, os fatores de risco para câncer infantil são menos definidos, com poucos estudos conclusivos identificando fatores ambientais específicos. Classicamente, a radiação ionizante está envolvida com

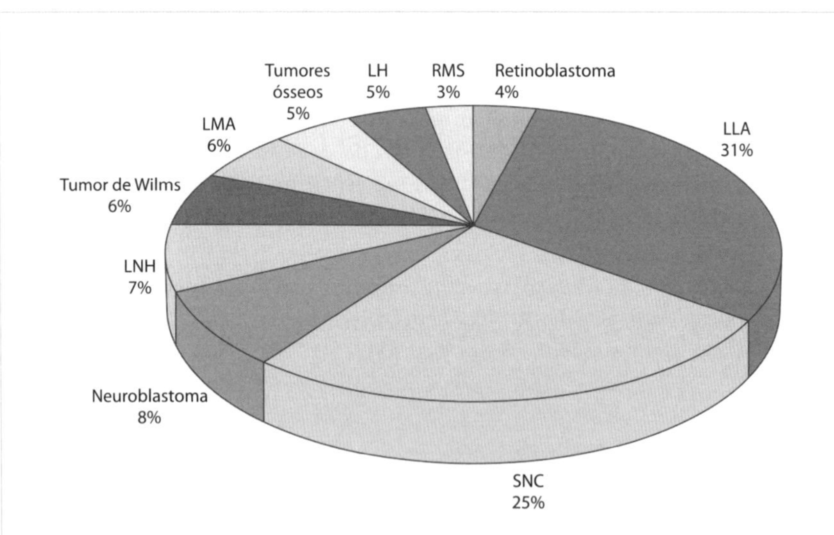

FIGURA 1 Principais neoplasias da infância entre 0 e 14 anos.

LLA: leucemia linfoide aguda; LMA: leucemia mieloide aguda; LNH: linfoma não Hodgkin; RMS: rabdomiossarcoma; SNC: sistema nervoso central.

Fonte: Ward et al.[5]

maior incidência de leucemias e tumores de sistema nervoso central.[1,3] Alguns fatores genéticos e gestacionais são reconhecidos, por exemplo, a maior incidência de hepatoblastoma (principal neoplasia maligna infantil a acometer o fígado) em crianças prematuras extremas ou com peso inferior a 1.500 g.[6] Por fim, avanços na genômica, principalmente nos estudos epigenéticos, estão melhorando o entendimento da predisposição e desenvolvimento do câncer em crianças.[3]

A identificação de mutações relacionadas a leucemias desde o período intrauterino e a maior incidência de leucemias em gêmeos idênticos reforçam a suspeita do envolvimento genético no desenvolvimento do câncer, influenciados ou não por fatores externos.[3] Algumas síndromes genéticas, alterações cromossômicas herdadas ou mutações somáticas novas, também se correlacionam com maior predisposição a determinadas patologias[3,7] (Quadro 1).

QUADRO 1 Principais síndromes associadas a um maior risco de câncer

Síndrome	Característica	Maior chance de tumor
Síndrome de Down	• Trissomia do crom. 21. • Fácies típico. • Hipotireoidismo, defeitos cardíacos. • Dobra única na palma da mão.	Leucemias agudas.
Neurofibromatose	• Manchas café com leite. • Neurofibromas. • Mutação do gene tp53.	• Neuroblastoma. • Leucemias. • Gliomas de nervo óptico.
Esclerose tuberosa	• Mutação patogênica nos genes TSC1 ou TSC2. • Angiofibroma na face (adenoma sebáceo). • Manchas cutâneas hipocrômicas (folhas de freixo).	• Astrocitomas subependimários de células gigantes (SEGA), rabdomioma cardíaco, angiomiolipomas.
Ataxia-telangiectasia	• Ataxia cerebelar. • Telangiectasia cutânea.	Leucemias agudas.
Síndrome de Bloom	• Eritema telangiectásico. • Sensibilidade à luz. • Déficit de crescimento.	• Linfoma não Hodgkin. • Leucemias agudas.
Wiskott-Aldrich	• Plaquetopenia. • Eczema. • Infecções. • Imunodeficiência primária grave.	Linfoma não Hodgkin, Leucemias agudas.

(continua)

QUADRO 1 Principais síndromes associadas a um maior risco de câncer (*continuação*)

Síndrome	Característica	Maior chance de tumor
Síndrome de Beckwith-Wiedemann	• Macroglossia. • Onfalocele. • Retardo mental. • Mutação no gene TW2 (11p15).	• Tumor de Wilms. • Hepatoblastoma. • Carcinoma de suprar-renal. • Neuroblastoma.
Retinoblastoma bilateral	• Mutação germinal do gene Rb.	• Retinoblastoma. • Osteossarcoma (em área irradiada)
Síndrome de Li-Fraumeni	• Mutação do gene TP53.	• Câncer de mama. • Sarcomas. • Carcinoma de adrenal em crianças (Sul do Brasil).
Síndrome de Peutz-Jeghers	• Doença com polipose intestinal precoce.	Carcinoma intestinal.
Síndrome de Turner	• Cariótipo 45X. • Disgenesia gonadal (ovário atrofiado). • Pescoço alado. • Ausência de desenvolvimento sexual.	Gonadoblastoma ovariano.
Polipose familiar	• Múltiplos pólipos intestinais.	• Carcinoma de cólon. • Hepatoblastoma. • Tumores desmoides.
Síndrome de von Hippel-Lindau	• Hemangioblastoma cerebral (retina). • Cistos renais e de pâncreas. • Mutação do gene VLH.	• Feocromocitoma. • Carcinoma renal. • Tumores de pâncreas.
Xeroderma pigmentar	• Autossômica recessiva. • Extrema sensibilidade à luz.	Câncer de pele (carcinoma e melanoma).
Síndrome de Kinsbourne	• *Opsoclonus*, ataxia e mioclonia.	Neuroblastoma.
Anemia de Fanconi	• Baixa estatura, manchas café com leite, malformações congênitas. • Anemia aplástica.	Leucemias agudas.

Fonte: adaptado de Teixeira.[12]

Os exames de rastreamento para detecção precoce de câncer infantil são limitados e específicos, tornando o conhecimento dos sinais e sintomas de alarme essencial para um diagnóstico precoce eficaz.[8] A maioria dos cânceres infantis apresenta sintomas que podem ser confundidos com doenças comuns na infância, o que dificulta o diagnóstico e pode atrasá-lo, impactando negativamente o prognóstico.[9] Além disso, em países como o Brasil, a distribuição desigual de centros especializados em câncer pediátrico complica ainda mais o acesso ao tratamento adequado, especialmente nas regiões mais carentes.[2]

Quando as manifestações clínicas são mais evidentes ou exuberantes e diretamente relacionadas a doença neoplásica, como tumores orbitários ou aumento do volume abdominal por massa visível, os diagnósticos são realizados mais precocemente. Por outro lado, em manifestações mais inespecíficas, como febre, perda de peso, cefaleias ou mesmo dores ósseas, costuma existir um atraso do diagnóstico do câncer, por serem muito comuns em outras doenças pediátricas, o que pode comprometer de certa forma o tratamento e prognóstico da criança.[1,3,4] Por isso, é fundamental que todos os médicos conheçam bem os sinais e sintomas de apresentação do câncer infantil e que a possibilidade de uma doença se tratar de uma neoplasia maligna passe a entrar no escopo de diagnósticos diferenciais, principalmente se essas queixas clínicas perdurarem, se intensificarem e não poderem ser justificadas por outros cenários clínicos menos graves que o de uma neoplasia maligna (Quadro 2).

QUADRO 2 Principais sinais e sintomas do câncer infantil e seu diagnóstico diferencial com outras doenças pediátricas

Sinais e sintomas	Patologias não neoplásicas	Tipos de neoplasia
Febre	• Infecções. • Doenças reumatológicas.	• Leucemias. • Linfomas. • Neuroblastoma.
Cefaleia, vômitos matutinos	• Sinusite. • Enxaqueca. • Meningite.	Tumores de sistema nervoso central.
Otorreia persistente	• Otite média aguda. • Corpo estranho.	• RMS. • Histiocitose.
Manchas brancas no olho	• Catarata congênita. • Síndrome de Coats.	Retinoblastoma.

(continua)

QUADRO 2 Principais sinais e sintomas do câncer infantil e seu diagnóstico diferencial com outras doenças pediátricas (*continuação*)

Sinais e sintomas	Patologias não neoplásicas	Tipos de neoplasia
Linfadenopatia	Infecções.	• Linfomas. • Leucemias. • Metástases de tumores sólidos (neuroblastoma, • RMS, tumor de Wilms).
Massa mediastinal	• Infecções. • Malformações.	• Linfomas. • Neuroblastomas.
Dores ósseas	• Infecções. • Traumas. • Dores do crescimento.	• Leucemia linfoide aguda. • Neuroblastoma. • Tumores ósseos.
Massa abdominal	• Cistos renais. • Alterações no trato gastrointestinal. • Bezoares.	• Neuroblastoma. • Tumor de Wilms. • Hepatoblastoma. • Linfoma não Hodgkin.
Citopenias	• Infecções (EBV, dengue). • PTI.	• Leucemias. • Neuroblastoma.
Sangramentos	• Distúrbios de coagulação • PTI	Leucemias.
Alterações testiculares	• Torção • Infecções.	• Leucemias. • Linfomas. • TCG. • RMS.
Hematúria	• Glomerulonefrite difusa aguda. • Infecção urinária. • Cálculos renais.	• Tumor de Wilms • Rabdomiossarcoma de bexiga.

PTI: trombocitopenia imune aguda; RMS: rabdomiossarcoma; TCG: tumor de células germinativas.
Fonte: elaborado pelo autor.

Uma boa história clínica, um exame físico minucioso e a reavaliação do paciente em um intervalo curto para ver se houve melhora ou piora da sintomatologia da criança, além da solicitação de exames de sangue ou imagem de acordo com as possibilidades diagnósticas, acabam por corroborar para que se consiga lograr um diagnóstico da doença mais rapidamente. Sabendo que 70% dos diagnósticos de câncer são feitos por médicos não oncologistas, estes devem ter o conhecimento total dos sinais e sintomas das enfermidades oncológicas, pois o oncologista é o primeiro médico a ser procurado e, muitas vezes, em toda a sua carreira irá presenciar poucos casos de neoplasia maligna acometendo crianças.

Uma vez que o adoecer de uma criança nem sempre leva a equipe de saúde e/ou os pais a pensarem em uma doença mais complexa e grave como o câncer, muitas vezes, mesmo que os sinais e sintomas apresentados justifiquem algo mais complexo, o diagnóstico é frequentemente, atrasado pela não cogitação de uma doença tão grave e tão estigmatizada, como será comentado mais à frente.[1,3]

Isso deve chamar a atenção do familiar e do médico da atenção primária. O importante é valorizar sempre as queixas das crianças e levá-los, regularmente, às consultas pediátricas. Quando uma criança adoece, na maioria das vezes se faz o diagnóstico de uma doença comum da infância, porém em algumas condições pode se tratar de uma doença mais séria como o câncer infantil.[1-3] No Quadro 3 estão apresentados os principais sintomas e sinais de alerta, que, ao persistirem, devem chamar a atenção para encaminhamento precoce ao pediatra para investigação rápida, ou, muitas vezes encaminhamento rápido para uma avaliação com o oncologista pediátrico.

QUADRO 3 Principais sinais e sintomas de alerta para suspeita de câncer infantojuvenil

Sinais e sintomas de alerta	Característica
Febre	• Quando a febre persistente altera o comportamento da criança, quase sempre associada a sintomas sistêmicos, como palidez cutânea, petéquias, hepatoesplenomegalia, linfoadenomegalias, dores ósseas, massas abdominais. • Lembrar que os cânceres infantis representam 6% dos casos de febre de origem indeterminada em pediatria (p. ex., leucemias agudas, linfomas, neuroblastomas, sarcoma de Ewing, tumor de Wilms, histiocitoses).

(continua)

QUADRO 3 Principais sinais e sintomas de alerta para suspeita de câncer infantojuvenil (*continuação*)

Sinais e sintomas de alerta	Característica
Emagrecimento	• O emagrecimento acentuado é, mais comumente, observado nos tumores sólidos mais agressivos, já metastáticos ao diagnóstico, como no neuroblastoma e nos mais diferentes tipos de sarcomas infantis (rabdomiossarcoma, sarcoma de Ewing, osteossarcoma), podendo resultar do próprio catabolismo exagerado provocado pelo câncer, da baixa ingesta e inapetência muitas vezes piorada pelo mal-estar generalizado, ou de dor intensa provocada pela presença de metástases ósseas ou mesmo de compressões, ou até mesmo obstruções do trato gastrointestinal que dificultam ou impedem a ingestão adequada de alimentos, contribuindo para o estado de consumo da doença. • Infelizmente, essa situação indesejada de apresentação da doença ainda é muito encontrada em crianças com câncer que vivem em países em desenvolvimento, como o Brasil, e de forma ainda mais significativa nos países mais pobres (subdesenvolvidos).
Palidez cutânea	O sinal de palidez cutânea e de mucosas é a principal manifestação clínica de um quadro de anemia, que, quando se manifestar de maneira abrupta e, principalmente, em associação com outros sinais e sintomas sistêmicos de aparecimento repentino, como fraqueza, manchas roxas no corpo, dores ósseas, deverá levar o médico a pensar na possibilidade de câncer (p. ex., leucemias agudas, linfomas, neuroblastomas).
Sangramentos	As manifestações cutâneas de sangramentos que aparecem, subitamente, como petéquias, equimoses, hematomas, epistaxes e mesmo gengivorragias, não associadas a traumatismos e frequentemente associadas a palidez cutânea ou outras manifestações incomuns, como linfoadenomegalias, devem ser muito valorizadas como uma indicação de que uma doença grave deve estar presente (p. ex., leucemias agudas, linfomas não Hodgkin, neuroblastomas, RMS).

(continua)

QUADRO 3 Principais sinais e sintomas de alerta para suspeita de câncer infantojuvenil (*continuação*)

Sinais e sintomas de alerta	Característica
Linfoadenomegalia	• Identificação de linfonodos aumentados em tamanho (> 2 cm) e número, com alterações de suas características habituais de consistência, passando a ser endurecidos, aderidos a planos profundos, coalescentes e de tamanho progressivamente maior, persistindo por mais de 4 a 6 semanas e aparecendo em regiões incomuns do corpo da criança. • Podem significar um sinal de alerta para uma doença mais grave, associado a febre, perda de peso, sudorese noturna (linfoma de Hodgkin), ou hepatoesplenomegalia (p ex., linfomas, leucemias agudas, histiocitoses, metástases de tumores sólidos – rabdomiossarcoma, neuroblastoma, tumor de Wilms, tumor de células germinativas, histiocitoses).
Cefaleia	Persistentes, progressivas, occipitais, acordam a criança, mais durante a manhã, alteram o comportamento da criança e podem estar associados a vômitos, náuseas, marcha desequilibrada, ou déficits neurológicos, estrabismo, crise convulsiva ou paralisia de nervos cranianos (p. ex., tumores do SNC).
Massa abdominal	Associada a anorexia, dor, febre, vômitos, hematúria ou hipertensão arterial, ou mesmo como achado em uma criança aparentemente bem (p. ex., nefroblastoma, neuroblastoma, linfoma não Hodgkin, hepatoblastoma, hepatocarcinoma, carcinoma de adrenal).
Dor óssea	• Manifesta-se como dores fortes e persistentes nos ossos, nas articulações ou mesmo na região lombar, que piora progressivamente, acorda a criança de madrugada, não responde aos analgésicos e altera o comportamento da criança. • Outros sinais associados à presença de dor, como edema ou mesmo tumoração na região onde a dor se faz presente em tumores ósseos; dores ósseas e musculoesqueléticas aparecem também nas leucemias linfoides agudas (25% dos casos) e nos casos de neuroblastoma avançado com metástase para osso; dor lombar que aparece principalmente em crianças abaixo de 4 anos pode representar um tumor de mediastino posterior comprimindo a medula espinal (p. ex., neuroblastoma, sarcoma de Ewing, linfomas).

(continua)

QUADRO 3 Principais sinais e sintomas de alerta para suspeita de câncer infantojuvenil (*continuação*)

Sinais e sintomas de alerta	Característica
Puberdade precoce	A presença de sinais de puberdade precoce com virilização em uma criança pequena, como pubarca e/ou telarca, associada à presença de fácies cushingoide e acne no rosto, é altamente suspeita de carcinoma de adrenal, podendo aparecer mais raramente em casos de hepatoblastoma, em tumores de estroma ovariano e alguns raros casos de tumores de SNC.
Alterações oculares	• Reflexo branco na pupila (menina dos olhos) que pode ser visível ao dia ou mesmo observado em uma fotografia, a chamada leucocoria ou reflexo do olho do gato presente no retinoblastoma). • Estrabismo que surge repentinamente (retinoblastoma e tumores SNC). • Protrusão do globo ocular com equimose palpebral e dor (neuroblastoma).
Massas testiculares	Não esquecer de palpar os genitais, pois muitas vezes podem ser encontrados tumores testiculares, p. ex., infiltração testicular nos linfomas não Hodgkin ou nas leucemias agudas, rabdomiossarcoma paratesticular e nos tumores de células germinativas testiculares.

Fonte: elaborado pelo autor com base nas referências n. 1, 3, 10, 11, 12 e 13.

Concluindo, todos os familiares, médicos e profissionais de saúde, diante de achado de qualquer um dos sinais e sintomas descritos, devem encaminhar imediatamente o paciente para um centro especializado no tratamento do câncer pediátrico com o objetivo de afastar o mais rapidamente possível a possibilidade de doença oncológica.[2,4]

Dentro desse contexto, as políticas de saúde têm a obrigação de assegurar o acesso adequado da criança e do adolescente a todos os serviços de saúde, proporcionando, além do atendimento médico de qualidade, exames complementares, disseminação de informação e conhecimento médico entre os pediatras, outros médicos, os profissionais de saúde e familiares, para que as suspeitas de câncer sejam reconhecidas e abordadas precocemente e o prognóstico possa alcançar os níveis alvissareiros e promissores acima de 85% de cura, como os encontrados em países desenvolvidos.[2,4,9]

CONSIDERAÇÕES FINAIS

O câncer infantil é raro e é a principal causa de óbito por doença nessa faixa etária.

Os sinais e sintomas do câncer pediátrico mimetizam os de outras doenças comuns da infância, o que acaba por ser um dos fatores que colaboram para o atraso do diagnóstico do câncer na criança.

Os principais sinais e sintomas do câncer infantil que podem ou não estar associados na apresentação são: febre de origem indeterminada, linfoadenomegalias persistentes, cefaleia progressiva associada a vômitos ou alteração da marcha, aparecimento súbito de sangramentos na criança (petéquias e/ou hematomas), palidez cutânea aguda, perda de peso inexplicável, dores ósseas progressivas, achado de massas abdominais ao exame físico, alterações oculares (leucocoria, protusão do globo ocular e estrabismo de aparecimento rápido), massas testiculares e sinais puberdade precoce nos genitais de crianças pequenas, principalmente se esses sinais e sintomas persistirem ou se agravarem

Conhecer esses sinais e sintomas associado s uma boa anamnese e um exame físico meticuloso são essenciais para um rápido diagnóstico e para que a criança ou o adolescente seja precocemente encaminhada para um hospital especializado no tratamento de excelência do câncer pediátrico

O diagnóstico precoce aumenta em muito a possibilidade não só de cura do câncer infantil, que pode ultrapassar 85%, mas também diminui em muito os efeitos colaterais e sequelas que possam aparecer em decorrência de tratamentos clínicos e/ou cirúrgicos mais intensos e agressivos.

REFERÊNCIAS

1. Fragkandrea J, Nixon JA, Panagopoulou P. Signs and symptoms of childhood cancer: a guide for early recognition. Am Fam Physician. 2013 Aug 1;88(3):185-92.
2. de Souza JA, Campos, JYFA, Santos Neto FT, Araujo MN. Câncer infantil e impactos emocionais para a família: uma revisão de literatura. Res Soc Dev. 2021;10(10):1-13.
3. Allen-Rhoades W, Steuber CH. Clinical assessment, and differential diagnosis of suspect childhood cancer. In: Pizzo PA, Poplack DG. Principles and pratices of pediatric oncology. 8.ed. Philadelphia: Lippincott Willians & Wilkins; 2021.
4. Gupta S, Howard SC, Hunger SP, Antillon FG, Metzger ML, Israels T, et al. Treating childhood cancer in low- and middle-income countries. In: Gelband H, Jha P, Sankaranarayanan R, Horton S (eds.). Cancer: disease control priorities. 3.ed. (v.3). Washington (DC): The International Bank for Reconstruction and Development/The World Bank; 2015 Nov 1. Chapter 7. 2015. Disponível em: https://www.ncbi.nlm.nih.gov/books/NBK343626/. Acesso em: 20 out. 2024.

5. Ward E, DeSantis C, Robbins A, Kohler B, Jemal A. Childhood and adolescent cancer statistics, 2014. Ca Cancer J Clin. 2014;64(2):83-103.
6. Maluf Jr PT. Tumores hepáticos: In: Porta G, Koda YKL (eds.). Gastroenterologia e hepatologia. Barueri: Manole; 2011. p.400-19.
7. Brodeur GM, Nichols KE, Plon SE, Schiffman JD, Malkin D. Pediatric cancer predisposition and surveillance: an overview, and a tribute to Alfred G. Knudson Jr. Clin Cancer Res. 2017;23(11):e1-e5.
8. Hiyama E, Iehara T, Sugimoto T, Fukuzawa M, Hayashi Y, Sasaki F, et al. Effectiveness of screening for neuroblastoma at 6 months of age: a retrospective population-based cohort study. The Lancet. 2008;371(9.619):1173-80.
9. Mullen CJ, Barr RD, Franco EI. Timeliness of diagnosis and treatment: the challenge of childhood cancers Br J Cancer 2021 Dec;125(12):1612-20.
10. Teixeira RAP, Viani K, Oliveira VC. Abordagem nutricional da criança com câncer. Efeitos adversos e impactos nutricionais. In: Delgado AF, Cardoso AL, Zamberlan P, Tumas R. Nutrologia. 2.ed. Coleção Pediatria do Instituto da Criança do Hospital das Clínicas. São Paulo: Manole; 2019. p. 206-14.
11. Cristofani LM. Leucemia linfoide aguda. In: Odone Filho V, Maluf Jr, PT, Cristofani ML, de Almeida MT, Teixeira RAP (eds.). Doenças neoplásicas da criança e do adolescente. Barueri: Manole; 2012. p.3-18.
12. Teixeira RAP. Massas abdominais. In: Logetto SR, Park MVF, Braga JAP (eds.). Oncologia para o pediatra. São Paulo: Atheneu; 2012. p.201-17.
13. Kobinger MEBA, Bricks LF. Adenomegalias. In: Sucupira ACSL, et al. Pediatria em consultório. 4.ed. São Paulo: Sarvier; 2000.

34

Problemas oncológicos mais comuns

Manuella Pacífico de Freitas Segredo
Débora Garcia Gasperini

DESTAQUES

- A síndrome da lise tumoral (SLT) é uma complicação metabólica grave que ocorre frequentemente após o tratamento de tumores de crescimento rápido, como leucemias e linfomas.
- A neutropenia febril é uma das complicações mais frequentes decorrente do uso de quimioterapia, e deve ser considerada como emergência em virtude do alto risco de mortalidade.
- A síndrome da veia cava superior ocorre quando um tumor, geralmente uma neoplasia hematológica como linfoma, comprime a veia cava superior, impedindo o retorno venoso do sangue para o coração.
- A hiperleucocitose é uma complicação hematológica frequentemente associada a leucemias agudas, especialmente leucemia mieloide aguda (LMA). A contagem excessiva de leucócitos no sangue pode levar a uma série de complicações, incluindo obstrução vascular, síndrome de leucostase e risco aumentado de trombose.

SÍNDROME DE LISE TUMORAL

A síndrome de lise tumoral (SLT) é uma síndrome metabólica causada pela lise das células neoplásicas. Foi descrita primeiramente em 1929, por Bedrna e Polcák, em pacientes com leucemia crônica tratados com radioterapia.

É caracterizada por um grupo de alterações metabólicas decorrentes da liberação rápida de metabólitos intracelulares, como ácido úrico, proteínas, fósforo e potássio, na corrente sanguínea. Esse processo pode causar hiperuricemia, hipercalemia, hiperfosfatemia e presença ou ausência de hipocalcemia. Esses distúrbios eletrolíticos e metabólitos podem causar insuficiência renal, arritmias, convulsões e morte. Assim, o diagnóstico da SLT deve ser rápido para que o tratamento seja instituído precocemente.

A SLT é mais frequentemente associada às neoplasias hematológicas, como linfoma não Hodgkin (Burkitt), leucemias, e a tumores com alta resposta ao tratamento.

A incidência e a gravidade da SLT estão relacionadas a fatores como: tamanho da massa tumoral, tipo de tumor, tipo e intensidade do tratamento, aumento da desidrogenase lática (DHL), tumores com alto índice de proliferação, sensibilidade das células tumorais ao tratamento e presença de condições preexistentes, como insuficiência renal, desidratação e hipotensão.

Os sintomas da SLT podem ocorrer espontaneamente, ou 12 a 72 horas após o início do tratamento do tumor. São eles: hematúria, dor em flanco, hipertensão, azotemia, acidose, edema, oligúria, anúria, letargia, sonolência, náuseas, vômito, diarreia, anorexia e síncopes, além de alterações eletrocardiográficas, como onda T apiculada, assistolia, taquicardia ventricular e fibrilação.

Quando há lise das células tumorais, há liberação, na corrente sanguínea, do conteúdo intracelular, incluindo potássio, fósforo, proteínas, ácido nucleico e citocinas, como mostra a Figura 1. A SLT ocorre quando há desbalanço entre o acúmulo desses metabólitos e suas excreções adequadas.

A presença de duas ou mais alterações laboratoriais, 3 dias antes ou 7 dias após o início da terapia, configura a SLT laboratorial, enquanto a SLT clínica requer a presença da SLT laboratorial somada ao aumento da creatinina, convulsões, arritmia cardíaca ou morte (Quadro 1). Se a lesão renal aguda está presente, o paciente tem SLT clínica.

Abordagem

O objetivo da abordagem da SLT é reconhecer os pacientes com risco de desenvolver a síndrome e utilizar medidas profiláticas para prevenir que ela ocorra, como mostram a Figura 2 e o Quadro 2.

São recomendadas medidas de suporte, como monitorização cardíaca antes e durante regimes citotóxicos, assim como durante a hidratação que se inicia 24 horas antes da terapia citotóxica. Hidratação adequada (2.500 a 3.000 mL/m^2/dia

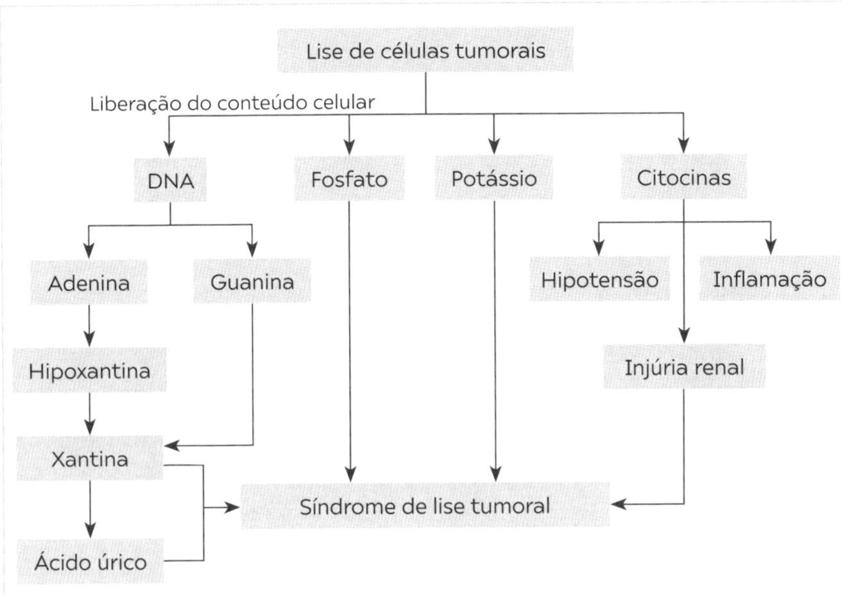

FIGURA 1 Algoritmo da síndrome de lise tumoral.
Fonte: adaptada de Howard et al. (2011).

QUADRO 1 Definição laboratorial e clínica de síndrome de lise tumoral

Anormalidades metabólicas	Critério de classificação laboratorial	Critério de classificação clínica
Hiperuricemia	Ácido úrico ≥ 8 mg/dL ou 25% basal	
Hiperfosfatemia	Fósforo ≥ 6,5 mg/dL (2,1 mmol/L) ou 25% basal	
Hipercalemia	Potássio ≥ 6 mg/dL ou 25% basal	Arritmia cardíaca ou morte súbita provável ou comprovada por hipercalemia
Hipocalcemia	Cálcio corrigido * ≤ 7 mg/dL (1,75 mmol/L) ou cálcio ionizável ≤ 1,12 (0,3 mmol/L)	Arritmia cardíaca, morte súbita, convulsões, irritabilidade neuromuscular, hipotensão ou falência cardíaca
Lesão renal aguda	Não aplicável	Aumento de creatinina sérica em 0,3 mg/dL ou presença de oligúria com diurese < 0,5 mL/kg/hora em 6 horas

* Fórmula do cálcio corrigido: Cálcio corrigido mg/dL = Ca sérico mg/dL + 0,8 x (4-albumina g/dL).
Fonte: adaptada de Cairo e Bishop (2004).

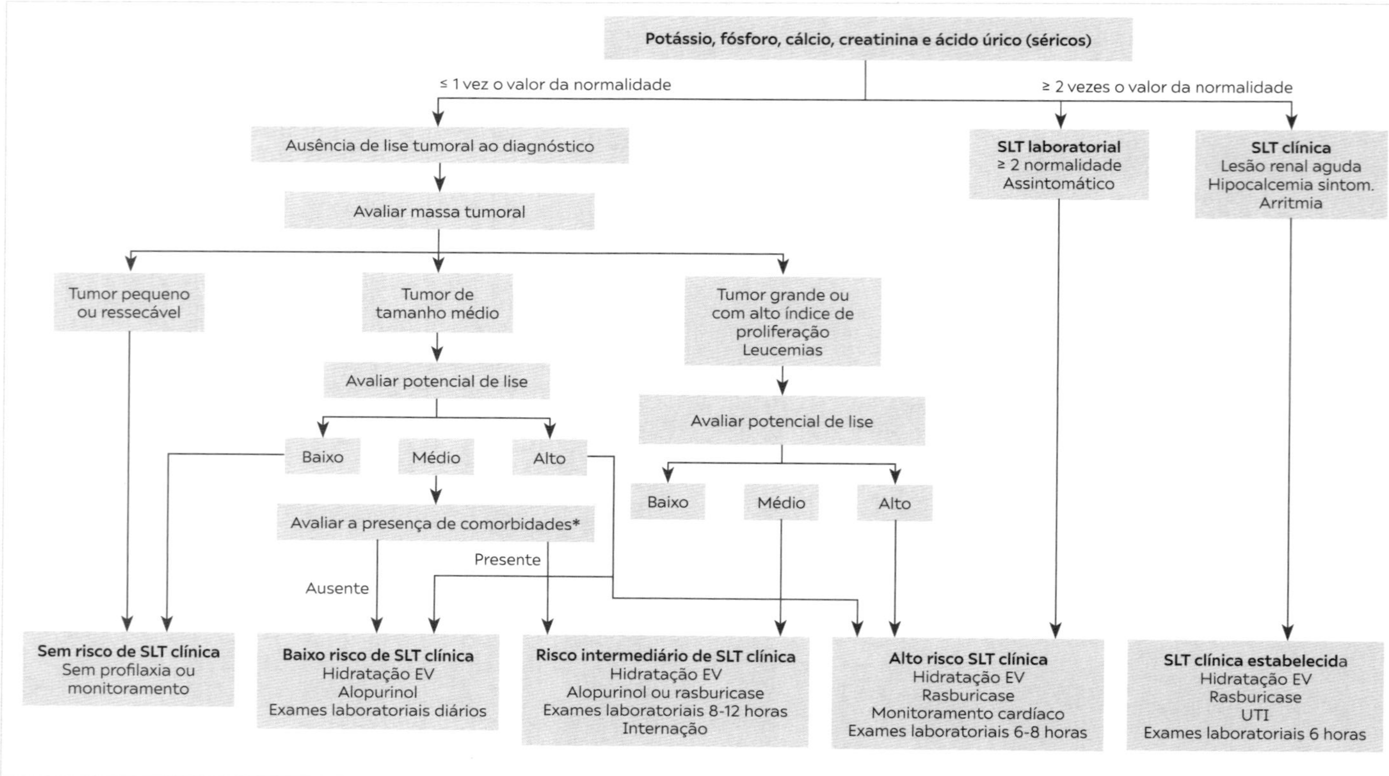

FIGURA 2 Manejo inicial da síndrome de lise tumoral.

EV: endovenoso; SLT: síndrome de lise tumoral; UTI: unidade de terapia intensiva.

* Nefropatia prévia, desidratação, acidose, hipotensão.

Fonte: adaptada de Howard et al. (2011).

em pacientes de alto risco) aumenta o fluxo urinário, promovendo a excreção de ácido úrico e fosfato. Diuréticos de alça podem ser utilizados para manter o débito urinário adequado (2 mL/kg/hora) se não houver evidências de uropatia obstrutiva ou hipovolemia.

Alcalinizar a urina com bicarbonato de sódio intravenoso era uma recomendação geral e prática frequente para prevenir e tratar a SLT. Entretanto, pela falta de evidências claras demonstrando eficácia, o uso de bicarbonato de sódio para alcalinizar urina não é mais recomendado.

Tratamento da hiperuricemia

Hiperuricemia é definida em presença de ácido úrico sérico ≥ 8 mg/dL ou 25% acima do valor da normalidade. O tratamento da hiperuricemia consiste em hidratação e uso de medicações hipouricêmicas, como alopurinol (a dose recomendada é de 300 a 450 mg/m²/dia) e rasburicase (dose recomendada é de 0,2 mg/kg/dia em 30 minutos).

QUADRO 2 Principais tumores e risco para síndrome de lise tumoral

Tipos de câncer	Risco		
	Alto	Intermediário	Baixo
Linfoma não Hodgkin (LNH)	Linfoma de Burkitt, LLA B	DLBCL	LNH indolente
Leucemia linfoide aguda (LLA)	Leucócitos ≥ 100.000	Leucócitos 50.000 a 100.000	Leucócitos ≤ 50.000
Leucemia mieloide aguda (LMA)	Leucócitos ≥ 50.000, monoblástica	Leucócitos 10.000 a 50.000	Leucócitos ≤ 10.000
Outras doenças hematológicas malignas e tumores sólidos		Proliferação rápida, com rápida resposta ao tratamento	Restante dos pacientes

DLBCL: linfoma difuso de grandes células B.
Fonte: adaptado de Cairo et al. (2010).

Tratamento da hipercalemia

Para pacientes assintomáticos e com potássio ≥ 6 mg/dL, recomenda-se eliminar potássio das soluções endovenosas e orais e administrar poliestirenossulfonato de cálcio, na dose de 1 g/kg via oral ou retal. Para pacientes com hipercalemia grave (≥ 7 mg/dL) e/ou sintomáticos, é recomendada, além do já exposto, uma intervenção mais intensiva, como:

- Bomba de insulina/glicose (0,1 U/kg insulina, com soro glicosado 25% 2 mL/kg).
- Bicarbonato de sódio (1 a 2 mEq/kg).
- Gluconato de cálcio 10% (100 a 200 mg/kg/dose) lento, com monitorização cardíaca, para tratar as arritmias. Em alguns casos, há indicação de diálise.

Tratamento da hiperfosfatemia

Para pacientes assintomáticos, deve-se inicialmente retirar fosfatos da dieta e de soluções endovenosas e administrar quelantes de fosfato. Para os pacientes sintomáticos: hidróxido de alumínio (50 a 150 mg/kg/dia via oral – VO –, a cada 6 ou 8 horas; limitar o uso para evitar toxicidade pelo alumínio); e carbonato de cálcio (1 a 4 g VO, durante as refeições). Para tratar a hiperfosfatemia grave, é indicada hemodiálise, diálise peritoneal ou hemofiltração venosa contínua.

Tratamento da hipocalcemia

Pelo risco de deposição de fosfato de cálcio, o tratamento da hipocalcemia nos casos assintomáticos não é recomendado. Em pacientes sintomáticos, recomenda-se a administração de gluconato de cálcio (50 a 100 mg/kg), com monitorização cardíaca.

NEUTROPENIA FEBRIL

A neutropenia febril é uma das complicações mais frequentes decorrentes do uso de quimioterapia em pacientes oncológicos e deve ser considerada como emergência em virtude do alto risco para mortalidade.

Em apenas 30% dos episódios de neutropenia febril pode-se identificar clinicamente a infecção, sendo os sítios mais comuns o trato gastrointestinal, os pulmões e a pele. A bacteremia pode ocorrer em 10 a 25% dos casos, mais comumente nos episódios de neutropenia febril grave prolongada.

Fisiopatologia

Classifica-se a neutropenia como a contagem do número de neutrófilos menor que 500 células/mm^3 ou menor que 1.000 células/mm^3 com possibilidade de queda para menos que 500 células/mm^3 em 48 horas. A neutropenia profunda é aquela cuja contagem de neutrófilos está menor do que 100 células/mm^3.

O paciente neutropênico febril é aquele que apresenta temperatura axilar superior a 37,5°C que persiste por mais de 1 hora ou uma medida isolada superior ou igual a 37,8°C, durante o período de neutropenia.

Na maior parte das vezes, a febre é causada por um processo infeccioso, mas também pode resultar da atividade da doença de base ou ser induzida pelo uso de medicamentos ou hemoderivados.

O diagnóstico e o tratamento precoce e adequado podem determinar a sobrevida do paciente. É importante a identificação do foco e do agente, quando possível, para direcionar o uso do antimicrobiano mais adequado.

Quadro clínico

Os locais mais frequentes de infecção são a pele (incluindo infecção nos locais de punção venosa e de medula óssea), os pulmões (pneumonia), os intestinos (tiflite), a corrente sanguínea e o trato urinário. Alguns quadros virais se apresentam com poucos sinais clínicos. Na presença de infecções pulmonares, seios da face e mucosa, deve-se descartar infecção fúngica.

De acordo com o tempo e a gravidade da neutropenia, além das condições clínicas apresentadas, costuma-se dividir os pacientes quanto ao risco de doença bacteriana invasiva, possibilitando, assim, direcionar o tratamento:

- Neutropenia febril de baixo risco de doença invasiva: paciente com neutropenia entre 100 e 500 células/mm^3, com resolução esperada da neutropenia em menos de 7 dias, sem comorbidades).
- Neutropenia febril de alto risco de doença invasiva: paciente com resolução esperada da neutropenia em mais de 7 dias, com neutropenia < 100, independentemente de comorbidades ou paciente com resolução esperada da neutropenia em mais de 7 dias, com neutropenia entre 100 e 500 células/mm^3 e com comorbidades.

QUADRO 3 Comorbidades

Comorbidades
Idade menor que 3 anos para terapia oral (crianças menores que 3 anos devem obrigatoriamente receber terapia endovenosa).
Doença de base em atividade com invasão medular (p. ex., leucemias, linfomas IV, neuroblastoma IV).
Presença de vômitos, diarreia importante ou mucosite graus 3 e 4 (conforme National Cancer Institute – CTC 2.0) (p. ex., falar ou comer com muita dificuldade ou limitação). Presença de hipotensão ou hipotensão ortostática com necessidade de reposição de líquidos intravenoso.
História de quimioterapia intensiva recente que produz potencial toxicidade para a mucosa do trato digestivo (mucosite fibrinosa confluente, dor, ulcerações ou necrose e hemorragia). P. ex., altas doses de citarabina (≥ 1 g/m^2/sem), 5-fluorouracil ou metotrexate.
Evidência de sepse, incluindo choque, hipotensão, hipotermia, confusão mental, calafrios, êmbolos sépticos, desconforto respiratório, hipoxemia ou perfusão periférica ruim, alteração metabólica.
Infecção sugestiva ou relacionada ao cateter ou partes moles ou aparecimento de calafrios (bacteremia) relacionado à manipulação do cateter.
Suspeita de meningite incluindo infecção de derivações.
Evidência ou suspeita forte de pneumonia.
Dor abdominal grave ou distensão abdominal importante ou achados radiológicos sugestivos de tiflite ou presença de lesão perianal suspeita (abscesso).

IV: intravenoso.

Diagnóstico

Deve-se atentar e obter uma história clínica detalhada e um exame físico minucioso a fim de obter o maior número de dados necessários para identificação do foco infeccioso.

O interrogatório complementar deve conter:

- Doença de base e fase da doença.
- Quimioterapia recebida e intervalo de quimioterapia (ΔQT).
- Tempo esperado de neutropenia.
- Antecedentes epidemiológicos familiares de infecção.
- Episódios infecciosos prévios: antibioticoterapia utilizada, microrganismos identificados, contato com microrganismos multirresistentes, uso de profilaxia antimicrobiana, internação em unidade de terapia intensiva (UTI) etc.

Exame físico

O exame físico do paciente neutropênico febril com câncer deve ser cuidadoso, exaustivo e minucioso na tentativa de identificar algum foco de infecção, uma vez que esses pacientes não conseguem focar a infecção, devido à neutropenia.

Exames laboratoriais

- Hemograma completo na admissão e a cada 48 horas se o paciente mantiver febre.
- Provas de função renal e hepática na admissão.
- Proteína C reativa quantitativa sérica (PCR): forte correlação com risco de infecção bacteriana invasiva.

Culturas

- Coletar dois frascos de hemocultura periféricas, se o paciente não tiver cateter central.
- Coletar uma hemocultura periférica e uma de cateter central se o paciente estiver com esse dispositivo. Em casos de cateter de duplo lúmen, colher uma hemocultura de cada via.
- Cultura de urina.
- Cultura de qualquer lesão suspeita de estar infectada.
- Culturas de vigilância devem ser realizadas nos casos recomendados pelo setor de infecção hospitalar.

Deve-se solicitar coprocultura e coprograma em pacientes com diarreia (uma amostra) e pesquisa de toxinas A e B para *Clostridium difficile,* de *Campylobacter,* de *Criptosporidium* e Rotavírus.

Outros exames

- Líquor: em toda criança com suspeita de infecção do SNC.

Exames de imagem

- Raio X de tórax: baixa sensibilidade em crianças neutropênicas. Indicado no início do episódio de neutropenia febril.
- Tomografia (TC) de tórax: exame de escolha para diagnóstico de infecções do trato respiratório inferior. Deve ser solicitada em pacientes neutropênicos de alto risco para doença fúngica invasiva (LMA, LLA recidivada ou refratária).
- TC de abdome: suspeita de tiflite, candidíase hepatoesplênica.

Tratamento antimicrobiano empírico inicial

Baixo risco de apresentar doença bacteriana invasiva.

Tratamento ambulatorial

Utiliza-se amoxicilina + clavulanato e moxifloxacina (oral). Alto risco de apresentar doença bacteriana invasiva.

Tratamento hospitalar

A maioria do tratamento é empírica. Utiliza-se cefepime como monoterapia (intravenosa). Deve-se iniciar a primeira dose dentro da primeira hora após a chegada do paciente ao serviço ou do episódio febril.

Modificações no esquema do tratamento antimicrobiano empírico

No tratamento da neutropenia febril existe a possibilidade de adição e/ou substituição com as seguintes drogas:

- Vancomicina.
- Meropenem ou imipenem.
- Metronidazol ou clindamicina.
- Anfotericina B ou fluconazol.
- Aciclovir.

Quando iniciar ou indicar o uso de vancomicina

A administração de glicopeptídeos (vancomicina e teicoplanina) deve ser limitada a indicações específicas, devido à emergência de microrganismos resistentes como *Enterococcus* spp. Além de:

- Instabilidade hemodinâmica, ou outra evidência de sepse grave.
- Suspeita de infecção de cateter.
- Infecção de pele e partes moles.
- Pneumonia.
- Alto risco de infecção por *Streptococcus viridans.*
- Hemocultura com crescimento de CG+ até o resultado do antibiograma.

Indicações para o uso de meropenem

No início do episódio febril

- Pacientes com história recente (últimas 2 semanas) de infecção por microrganismo só sensível a esse agente.
- Internação recente (últimas 72 horas) na qual tenha sido feito uso de cefepime por tempo prolongado (> 10 dias).
- Em infecções documentadas por agente somente sensível a esses antimicrobianos.

Durante o tratamento do episódio febril

- Ausência de resposta ao tratamento inicial do episódio de neutropenia febril após 7 a 10 dias do uso deste.
- Piora clínica importante com o uso do esquema inicial de neutropenia febril.
- Dor abdominal grave com evidência de sepse, incluindo choque, hipotensão, calafrios, êmbolos sépticos, hipoxemia, insuficiência respiratória ou perfusão periférica ruim.

Suspeita ou evidência de infecção por *Bacillus cereus.*

Indicações para o uso da micafungina ou anfotericina B

Em qualquer momento do tratamento do episódio de neutropenia.

- Piora clínica evidente; ou
- Isolamento de levedura ou fungo filamentoso em sítio estéril; ou
- Suspeita de infecção fúngica sistêmica (p. ex., dor retroesternal).
- Presença de lesão pulmonar sugestiva de fungo (infiltrado intersticial ou nodular).

Obs.: a terapia empírica antifúngica inicial de escolha é a micafungina, porém, se a levedura isolada for *Candida albicans,* o antifúngico de escolha inicial é a anfotericina B.

Indicações para o uso do metronidazol

- Suspeita forte ou confirmação de colite pseudomembranosa com pesquisa de toxina; ou
- Presença ou suspeita forte de abscesso perineal; ou
- Infecções intra-abdominais, por exemplo, tiflite, apendicite.

Obs.: quando o paciente faz uso de meropenem ou imipenem para essas infecções, o metronidazol não necessita ser associado.

Indicações para o uso de antivirais

O tratamento deve ser de acordo com a clínica e o vírus documentado.

QUADRO 4 Posologias recomendadas

Medicação	Dose	Posologia
Amoxicilina + clavulanato	50-100 mg/kg/dia (máximo 6 g/dia)	8/8 horas VO
Cefepime	150 mg/kg/dia (máximo 6 g/dia)	2 ou 3 vezes ao dia IV
Vancomicina	60 mg/kg/dia	4 vezes ao dia IV
Meropenem	60-120 mg/kg/dia (máximo 6 g/dia)	3 vezes ao dia IV
Micafungina	2-4 mg/kg/dia (máx. 100 mg/dia)	1 vez ao dia IV
Metronidazol	30 mg/kg/dia (máx. 4 g/dia)	3 vezes ao dia IV
Anfotericina B complexo lipídico	1-2 mg/kg/dia	1 vez ao dia IV
Aciclovir	1.500 mg/m^2/dia	3 vezes ao dia IV

IV: intravenoso; VO: via oral.
Fonte: elaborada pelas autoras.

Os antimicrobianos usados para o tratamento empírico do episódio de neutropenia febril podem ser suspensos quando:

- O paciente tiver usado o esquema empírico inicial por tempo superior ou igual a 3 dias e
- Afebril a tempo superior a 48 horas e
- Contagem absoluta de neutrófilos maior ou igual 500 células/mm^3 e

- Culturas negativas (hemocultura e urocultura)
- Sem foco infeccioso definido.

Os casos de infecção biológica e clinicamente documentada devem ser tratados pelo tempo correspondente ao agente e ao sítio do processo infeccioso.

SÍNDROME DA VEIA CAVA SUPERIOR E DO MEDIASTINO SUPERIOR

A síndrome da veia cava superior (SVCS) refere-se ao conjunto de sinais e sintomas causados pela oclusão ou trombose da veia cava superior (VCS).

Denomina-se síndrome do mediastino superior (SMS) se, além dos sinais e sintomas da SVCS, há compressão traqueal.

A SVCS e a SMS podem ser causadas por compressão extrínseca, como em neoplasias, ou intrínseca, como em tromboses provocadas pelo uso de cateteres. Das neoplasias as mais comuns são: leucemias, linfomas, neuroblastomas, tumores de células germinativas e sarcomas.

Os sinais e sintomas são: edema, pletora e cianose de face, pescoço e extremidades superiores, ingurgitamento venoso em região cervicotorácica, edema conjuntival, respiração ruidosa, sibilos e estridor. Outros sinais como pulso paradoxal, hipertensão e papiledema podem ser observados. Derrames pleural e pericárdico podem coexistir. Dispneia, disfagia, tosse, rouquidão, dor torácica, ortopneia, ansiedade, confusão mental, cefaleia, letargia, alterações visuais e síncope. Esses sintomas podem ser agravados em posição supina.

Os exames complementares necessários para o diagnóstico são:

- Radiografia de tórax: mostra massa mediastinal geralmente em região anterossuperior, associada ou não a desvio de traqueia e derrame pleural ou pericárdico;
- TC de tórax: define as alterações anatômicas e auxilia no diagnóstico etiológico.
- Venografia ou RM também podem ser úteis.

O diagnóstico etiológico é necessário para o tratamento direcionado à doença causadora SVS e envolve:

- Obtenção para avaliação anatomopatológica para diagnóstico de massas torácicas, porém o procedimento deve ser minimamente invasivo, pois os pacientes com SVCS ou SMS apresentam baixa tolerância à sedação ou anestesia geral. Preferencialmente utilizar anestesia local para obter aspirado de medula óssea, pleurocentese, pericardiocentese e biópsia percutâneas guiadas por ultrassonografia ou TC.
- O hemograma pode auxiliar no diagnóstico etiológico, quando se trata da suspeita de leucemia.

Obs.: evitar puncionar acessos venosos em membros superiores pelo risco de sangramento por pressão intravascular elevada; quando não houver evidência de massa mediastinal, deve ser investigada a possibilidade de trombose venosa associada a cateter venoso central.

A conduta inicial visa à estabilização do paciente, pois este pode a qualquer momento evoluir para insuficiência respiratória. As principais estratégias de terapia são:

- Radioterapia: tratamento empírico em pacientes instáveis.
- Corticosteroide: ameniza edema pós-radioterapia e tratamento da própria neoplasia.
- Quimioterápicos: ciclofosfamida, antracíclicos e vincristina.
- Ressecção cirúrgica: em tumores pouco responsivos às terapêuticas mencionadas.
- Anticoagulantes: na trombose venosa associada a cateter.

A síndrome da veia cava superior gera grande repercussão no desenvolvimento de curto e longo prazo nos pacientes pediátricos. Por isso, é de extrema importância seu diagnóstico precoce para que a instituição do tratamento seja realizada de maneira rápida e oportuna.

EMERGÊNCIA HEMATOLÓGICA: HIPERLEUCOCITOSE

É definida quando leucócitos > 50 × 10 9/L (50.000/microL). A definição de leucostase se refere à hiperleucocitose sintomática.

Mais comumente ocorre nas leucemias mieloides agudas e na leucemia mieloide crônica na fase de crise blástica.

As causas da leucostase ainda não são claras. As seguintes teorias foram aventadas: a viscosidade sanguínea, e não a deformação dos blastos, levaria à oclusão da microcirculação; e uma possível interação dos blastos com o endotélio, determinando o recrutamento dos blastos para determinadas regiões.

Geralmente os sintomas são evidenciados com o acometimento da microcirculação pulmonar (30%) e cerebral (40%) e, mais tardiamente, por hemorragias cerebrais.

Os principais sinais e sintomas são:

- Pulmonar: dispneia, taquidispneia e hipoxemia.
- Neurológico: confusão, cefaleia, zumbido, turvação visual, sonolência, *delirium*, ataxia e coma.

O diagnóstico de leucostase é feito quando um paciente com leucemia e hiperleucocitose manifesta os sintomas neurológicos ou respiratórios.

O princípio para a abordagem de um paciente com leucostase é similar ao usado na hiperleucocitose. O tratamento deve ser prontamente instituído, a fim de reduzir o número de blastos leucêmicos de maneira controlada, o que é essencial para prevenir a leucostase e/ou parar sua progressão e estabilizá-la.

Deve-se realizar a citorredução. A leucoaférese é usada para reduzir o número de leucócitos. Além disso, deve-se atentar para as medidas de prevenção e/ou tratamento da síndrome de lise tumoral.

REFERÊNCIAS

1. Araujo KSF, Esmeraldo AG, Trévia GHO, Linhares GWC, Sousa IS, Azevedo MF, et al. A importância do diagnóstico e da intervenção precoce na síndrome da veia cava superior em pacientes pediátricos. Hematol Transf Cell Ther. 2023;45:S971-S972.
2. Arif T, Sutcliffe R, Hewitt M. G239 validation of two risk stratification guidelines in a one year cohort of febrile admissions in paediatric oncology patients in a UK centre. Arch Dis Child. 2014;99:A103.
3. Bedrna J, Polcák J. Akutar Harnleiterverschluss nach Bertrahlung chronischer Leukamien mit Rontgenstrahlen. Medizinische Klinik. 1929;25:1700-1.
4. Cairo MS, Bishop M. Tumour lysis syndrome: new therapeutic strategies and classification. Br J Haematol. 2004;127:3-11.
5. Cairo MS, Coiffier B, Reiter A, Younes A. Recommendations for the evaluation of risk and prophylaxis of tumour lysis syndrome (TLS) in adults and children with malignant diseases: an expert TLS panel consensus. Br J Haematol. 2010;149:578-86.
6. Galardy PJ, Hochberg J, Perkins SI, Harrison L, Goldman S, Cairo MS. Rasburicase in the prevention of laboratory/clinical tumour lysis syndrome in children with advanced mature B-NHL: a Children's Oncology Group Report. Br J Haematol. 2013;163:365-72.

7. Howard SC, Jones DP, Pui CH. The tumor lysis syndrome. N Engl J Med. 2011;364(19):1844-54.
8. Jones GL, Will A, Jackson GH, Webb N, Rule S. Guidelines for the management of tumour lysis syndrome in adults and children with haematological malignancies on behalf of the British Committee for Standards in Haematology. Br J Haematol. 2015;169(5):661-71.
9. Lehrnbecher T, Phillips R, Alexander S, Fisher B, Patel P, Phillips R, et al. Guideline for the management of fever and neutropenia in children with cancer and/or undergoing hematopoietic stem-cell transplantation. J Clin Oncol. 2012;30:4427-38.
10. Lehrnbecher T, Robinson P, Fisher B, Alexander S, Ammann RA, Beauchemin M, et al. Guideline for the management of fever and neutropenia in children with cancer and hematopoietic stem-cell transplantation recipients: 2017 update. J Clin Oncol. 2017;35:2082-94.
11. Melaragno R. Emergências em oncologia pediátrica. In: Oncologia pediátrica: diagnóstico e tratamento. Melaragno R; de Camargo B. São Paulo: Atheneu; 2013. p.79-88.
12. Mendes, LP. Neutropenia febril no paciente oncológico. In: Rugolo, LMSS. Pediatria do recém-nascido ao adolescente. Rio de Janeiro: Atheneu; 2020. p.402-4.
13. Miedema KG, de Bont ES, Oude Nijhuis CS, an Vliet D, Kamps WA, Tissing WE. Validation of a new risk assessment model for predicting adverse events in children with fever and chemotherapy--induced neutropenia. J Clin Oncol. 2011;29:e182-e184.
14. Miedema KG, Tissing WJ, Abbink FC, Ball LM, Michiels EMC, van Vliet MJ, et al. Risk-adapted approach for fever and neutropenia in paediatric cancer patients: a national multicentre study. Eur J Cancer. 2016;53:16-24.
15. Pi J, Kang Y, Smith M, Earl M, Norigian Z, McBride A. A review in the treatment of oncologic emergencies. J Oncol Pharm Pract. 2016;22(4):625-38.
16. Sanar Medicina. Emergências oncológicas. Colunistas. Disponível em: anarmed.com/emergencias--oncologicas-colunistas/. Acesso em: maio 2024.

35

Sequência rápida de intubação

Paulo Ramos David João
Jesuino Ramos Filho

DESTAQUES

- Preparo de material para intubação.
- Avaliação da via aérea.
- Manejo pré-intubação.
- Famacocinética e farmacodinâmica das medicações utilizadas.
- Seleção das medicações de acordo com o quadro clínico do paciente.

INTRODUÇÃO

Sequência rápida de intubação (SRI) é uma técnica usada para realizar uma intubação rápida e segura e evitar complicações como aspiração e hipóxia. É a técnica de escolha para intubar pacientes em unidade de terapia intensiva (UTI), conscientes e com estômago cheio. Medicações são usadas para prover analgesia, sedação e paralisia muscular, eliminando a ventilação espontânea e os reflexos protetores da via aérea, facilitando assim a intubação. As medicações devem ser usadas de acordo com a situação do paciente, levando em consideração seus efeitos colaterais.

A SRI mostrou trazer grandes benefícios para os pacientes que serão intubados, porque, além de ser um procedimento bastante doloroso, a intubação sem essa técnica induz a muitas complicações, como hipóxia, hipertensão arterial, trauma de vias aéreas.[1,2]

Não há contraindicações absolutas para a SRI; apenas não é necessário ser utilizada em pacientes em coma profundo e em parada cardiorrespiratória. Existem situações que tornam o acesso à via aérea muito difícil e a SRI não consegue facilitar a intubação, sendo necessárias técnicas mais avançadas com fibrolaringoscopia e intervenções cirúrgicas. As classificações de Mallampati e Cormack/Lehane de acordo com a fenda glótica antecipam uma intubação difícil. Nos pacientes com trauma importante e malformação de face e trauma de via aérea superior a intubação endotraqueal deve ser bem analisada (Figura 1). Outras condições que tornam difícil a intubação são: obstrução de via aérea superior, limitadas mobilidade do pescoço e abertura da boca, curto espaço tireomental, grave hipoxemia e coma.[3]

Alguns passos devem ser seguidos para realizar a SRI, como será descrito a seguir.

PREPARAÇÃO

A avaliação da via aérea, incluindo história anterior do paciente, pode ser realizada incluindo o mnemônico SAMPLE:[1,5,6]

S – sinais e sintomas.
A – alergias.
M – medicações.
P – história passada.
L – última refeição (*last meal*).
E – eventos que levaram à intubação.

A etapa de preparação inclui a avaliação de todo o material a ser usado, como laringoscópio, lâminas, cânulas e dispositivos de oxigenação que devem ser previamente testados e de tamanho adequado para não haver problemas no momento da intubação. A equipe que fará o procedimento deve ser bem treinada e o ideal é haver um profissional que fará a intubação, outro que fará as medicações e um terceiro que fará a manobra de Sellick, a ser discutida posteriormente.

O paciente deve ter um acesso venoso adequado, estar monitorizado ao menos com frequência cardíaca e dosimetria de pulso.

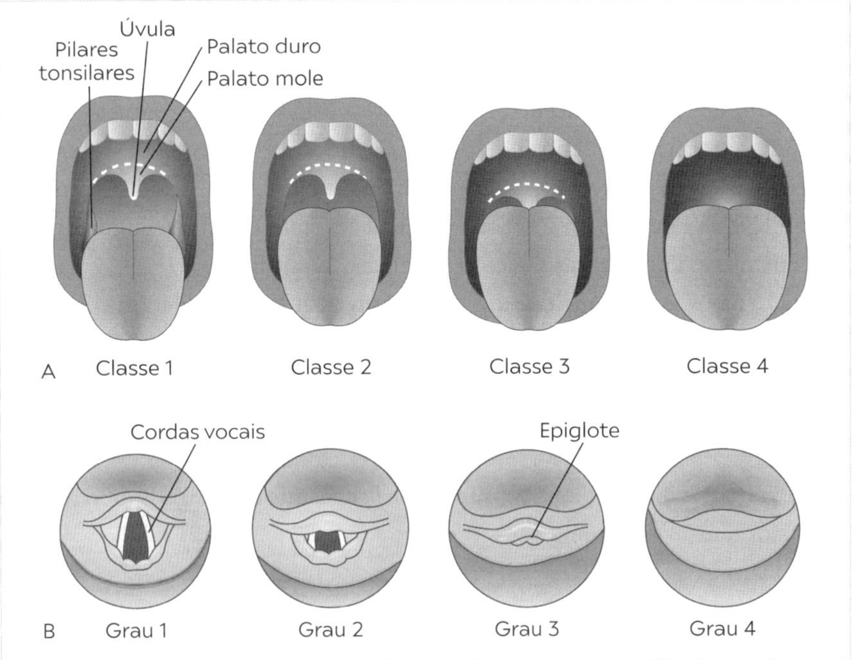

FIGURA 1 A: classificação de Mallampati. B: classificação de Cormack/Lehane.
Fonte: Kumar et al.[4]

PRÉ-OXIGENAÇÃO

A oxigenação deve ser iniciada com oxigênio a 100% por 1 a 3 minutos para lavar o nitrogênio alveolar.[1,5] Isso garante um período de apneia de 2 a 3 minutos sem que ocorra dessaturação. Em pacientes conscientes deve ser realizada com máscara não reinalante, e nos pacientes inconscientes e com hipóxia grave com bolsa-máscara e realizada a manobra de Sellick para evitar distensão gástrica. Nas crianças menores e lactentes, a pré-oxigenação é de fundamental importância, porque apresenta um consumo maior de oxigênio e menor capacidade residual funcional.

PRÉ-MEDICAÇÃO

A laringoscopia e a colocação do tubo endotraqueal podem causar várias respostas fisiológicas, como bradicardia, assistolia, aumento da pressão arterial sistêmica e da pressão arterial pulmonar e aumento da resistência das vias aéreas.[1,5] Alguns medicamentos utilizados como pré-medicação podem minimizar esses efeitos.

A atropina tem o efeito de bloquear a resposta vagal, que é mais pronunciada em lactentes pequenos e pode causar bradicardia grave. Deve ser utilizada em crianças menores de 1 ano, entre aqueles com 1 a 5 anos em uso de succinilcolina e em maiores de 5 anos que necessitam de uma segunda dose de succinilcolina. Pode causar dilatação pupilar e taquicardia.

Há controvérsias quanto à utilização universal da atropina antes da intubação, de nem sempre ser efetiva para evitar bradicardia e ter um tempo para iniciar seu efeito de 15 a 30 minutos. Sua utilização deve ser reservada para os casos em que ocorre bradicardia prévia.

- Dose: 0,01 a 0,02 mg/kg EV (mínimo 0,1 mg e máximo 1 g). Tempo de ação maior que 30 segundos.[1,7]

A lidocaína pode atenuar a resposta adrenérgica durante a laringoscopia e a intubação, ocorrendo menos taquicardia e hipotensão. Em altas doses causa depressão do miocárdio e depressão do sistema nervoso central. Diminui a pressão intracraniana, sendo útil em pacientes com hipertensão intracraniana. Hipotensão ocorre infrequentemente.[8]

- Dose: 1 a 2 mg/kg EV. Tempo de ação: 30 minutos.

MEDICAMENTOS

A escolha de medicações para a SRI deve ser individualizada em todos os pacientes, dependendo de sua condição clínica. Não existe uma técnica ideal para utilizar medicamentos na SRI.[1,5]

SEDATIVOS

O midazolam é o sedativo mais utilizado por ter ação rápida e meia-vida mais curta. Causa sedação, amnésia e tem efeito anticonvulsivante. Não tem efeito analgésico. Como efeito colateral, causa hipotensão e leve depressão miocárdica, não devendo ser utilizado em pacientes hemodinamicamente instáveis.

- Dose: 0,1 a 0,3 mg/kg (máximo 4 mg). Tempo de ação 1 a 2 horas.

O diazepam e o lorazepam têm maior tempo de duração, mas são menos utilizados.[1,9,10]

A cetamina é um agente dissociativo que produz sedação, analgesia e amnésia, com preservação dos reflexos protetores de vias aéreas. Atua liberando catecolaminas, causando taquicardia, aumento da pressão arterial e do débito cardíaco. É a droga de escolha em pacientes hemodinamicamente instáveis. Até pouco tempo se achava que cursava com aumento da pressão intracraniana, mas evidências atuais não sustentam essa afirmação, podendo ser utilizada inclusive em pacientes com trauma de crânio. Tem efeito broncodilatador, sendo de escolha em pacientes com broncoespasmo. Hipotensão ocorre com pouca frequência e tem contraindicação absoluta em menores de 3 meses por causar obstrução respiratória por espasmo de laringe. Pode causar alucinações e aumento de secreção nas vias aéreas.[1,5,9,10]

- Dose: 1 a 2 mg/kg EV. Tempo de ação: 30 a 60 minutos.

O tiopental é um barbitúrico de ação rápida e curto tempo de duração. Tem grande efeito anestésico e anticonvulsivante. Reduz a pressão intracraniana e o fluxo sanguíneo cerebral. Tem efeito inotrópico negativo e frequentemente causa hipotensão por vasodilatação. Mais utilizado em casos de hipertensão intracraniana.[1,5,9,10]

- Dose: 2 a 5 mg/kg. Tempo de ação: 10 minutos.

O etomidato é um sedativo hipnótico e não barbitúrico de ação curta. Não tem propriedades analgésicas e reduz o metabolismo cerebral e a pressão intracraniana. Inibe a enzima 11 beta-hidroxilase, causando redução da produção do cortisol e androsterona. Esse efeito não é significativo em pacientes com função adrenal adequada e não deve ser usado em pacientes chocados. Pode causar depressão respiratória e tem mínimos efeitos cardiovasculares.[1,10,11]

- Dose: 0,2 a 0,4 mg/kg. Tempo de ação: 5 a 15 minutos.

O propofol é um sedativo e hipnótico, não barbitúrico e não opioide. Pode causar hipotensão, especialmente em pacientes hipovolêmicos, dor no local da aplicação e acidose metabólica. Reduz a pressão intracraniana, tem efeito antiemético e é altamente lipossolúvel. Causa menor reatividade de vias aéreas que os barbitúricos.[1,10,12]

- Dose: 2 mg/kg EV. Tempo de ação: 3 a 5 minutos.
- Antídoto dos benzodiazepínicos: flumazenil 0,01 mg/kg, pode ser repetido por ter meia-vida menor que o midazolam.

ANALGÉSICOS

O fentanil é um analgésico opioide de ação curta. Muito utilizado na SRI junto com o midazolam, tem mínimo efeito sedativo. Pode causar depressão respiratória, bradicardia, hipotensão e rigidez da parede torácica com doses maiores que 5 mcg/kg e a infusão deve ser em torno de 2 minutos.[1,7,10]

- Dose: 2 a 4 mcg/kg EV. Tempo de ação: 30 a 60 minutos.

A morfina tem 60 a 100 vezes menos efeito analgésico que o fentanil e, por ter mais efeitos cardiovasculares e de depressão do sistema nervoso central, não é usada de rotina na SRI, assim como o remifentanil, que tem ação muito rápida, mas tende a causar hipertensão intracraniana. A morfina deve ser evitada em pacientes com asma porque causa liberação de histamina.[1,7,10,12]

- Doses: morfina 0,1 mg/kg. Tempo de ação: 2 a 4 horas. Remifentanil 0,5 a 1 mcg/kg. Tempo de ação: 10 a 20 minutos.

Antídoto dos opioides: naloxona 0,01 mg/kg EV, podendo ser repetido, pois seu efeito é mais rápido do que o dos opioides.

BLOQUEADORES NEUROMUSCULARES (BNM)

Os bloqueadores musculares provocam paralisia com relaxamento muscular completo, facilitando a intubação.[1,5,6] Como não tem efeito analgésico nem sedativo, sempre devem ser utilizados com um desses agentes. São divididos em dois grupos, despolarizantes e não despolarizantes, distinguidos por sua ação nos receptores da junção neuromuscular.

Os despolarizantes se ligam aos receptores pós-sinápticos da junção neuromuscular, levando a uma despolarização não sincronizada da membrana pós-sináptica, causando inicialmente fasciculação com posterior paralisia. O principal representante desse grupo é a succinilcolina. Por ter ação rápida e meia-vida curta, teoricamente seria o bloqueador ideal. Complicações ocorrem em 0,3 a 1% dos casos. Pode causar bradicardia, assistolia, hipertermia maligna e contração do masseter com obstrução de vias aéreas. Hipertensão intracraniana e trauma ocular como efeito colateral não apresentaram evidências. Normalmente causa elevação de 0,5 a 1 mEq de potássio, mas pode produzir significante hipercalemia em pacientes com situações de risco como queimados, com lesão de nervos periféricos, insuficiência renal e rabdomiólise. Nesses casos, assume maior importância. A utilização de bloqueadores não despolarizantes precedendo a succinilcolina para evitar efeitos colaterais não há consenso e pode gerar necessidade de aumentar a dose da succinilcolina. Como atualmente há bloqueadores não despolarizantes de ação rápida, a succinilcolina tem sido menos utilizada.

- Dose: 1,5 a 2 mg/kg EV. Tempo de ação: 3 a 5 minutos.

Os não despolarizantes ligam-se aos receptores pós-sinápticos da junção neuromuscular sem causar despolarização pós-sináptica e transmissão neuromuscular, não causando despolarização e fasciculação. Em relação à succinilcolina, tem início de ação mais lento e meia-vida maior. Na eventualidade de não conseguir intubar, é necessário haver material adequado para acesso à via aérea.

O rocurônio e o vecurônio podem causar poucos efeitos cardiovasculares, sendo o principal a taquicardia. O rocurônio tem início de ação em 30 a 60 segundos e tempo de ação de 30 a 45 minutos. O vecurônio tem início de ação mais lento e tempo de ação mais prolongado. Ambos têm a vantagem de menos efeitos colaterais que a succinilcolina.

- Doses: rocurônio 0,6 a 1,2 mg/kg. Vecurônio 0,1 a 0,2 mg/kg.

Outros bloqueadores musculares não despolarizantes que podem ser usados na SRI são o atracúrio e o cisatracúrio. Podem causar leve liberação de histamina e são metabolizados por hidrólise plasmática. Evitar em pacientes com asma. O cisatracúrio pode ser usado em infusão contínua por ter tempo de ação mais curto.

- Doses: atracúrio 0,5 mg/kg EV. Tempo de ação: 30 a 40 minutos. Cisatracúrio 0,1 a 0,2 mg/kg EV Tempo de ação: 20 a 30 minutos.

MANOBRA DE SELLICK

Manobra de Sellick ou compressão cricoide é utilizada para comprimir o esôfago contra a coluna para melhor visualizar a traqueia, para prevenir refluxo do estômago para o esôfago e aspiração e distensão gástrica durante a ventilação com pressão positiva.[1,11,13] Apesar de ser ainda muito utilizada, há controvérsias quanto a sua utilização. A American Heart Association não a recomenda na reanimação cardiopulmonar. Há trabalhos que mostram que não comprime adequadamente o esôfago (podendo ainda deslocá-lo lateralmente), não evita aspiração e pode causar refluxo gastroesofágico. Sua indicação é controversa em pacientes com doenças da laringe e coluna cervical. É contraindicada em pacientes com tosse e vômitos.

SEQUÊNCIA RÁPIDA DE INTUBAÇÃO EM RECÉM-NASCIDOS

Apesar de vários relatos na literatura, muitos neonatologistas não têm o hábito de fazer analgesia e sedação em recém-nascidos (RN) normais ou prematuros. Além de ser um procedimento muito doloroso e com várias complicações como apneia, vômitos, laringoespasmo, hipóxia, taquicardia, hipertensão arterial, lesão supraglótica e de traqueia, além de hemorragia cerebral e leucomalácia periventricular em prematuros, a SRI não é rotina em UTI neonatais e emergências, mesmo em RN ativos. Desde 2010 a Academia Americana de Pediatria recomenda o uso de medidas farmacológicas e não farmacológicas para prevenir dor na intubação. Existem poucos relatos da segurança e efeitos colaterais das drogas nos RN, e algumas devem ser evitadas como midazolam sem analgesia e morfina pelos efeitos colaterais importantes cardiocirculatórios e depressão do sistema nervoso central.[4,14-16]

Vários estudos têm demonstrado que o uso de pré-medicação para a intubação de RN melhora significativamente as condições de intubação, diminuindo o tempo e o número de tentativas para realizar o procedimento e minimiza o potencial trauma nas vias aéreas. O International Evidenced-Group for Neonatal Pain recomenda não fazer SRI somente para intubação na sala de parto e em condições com risco de vida e sem acesso venoso. Questionário realizado em 2015 pela escola de Medicina Sunny Downstate entre neonatologistas americanas concluiu que, embora 72% acreditem na pré-medicação, apenas 34% a fazem de rotina.[14-16]

A utilização de SRI para intubar RN é realizada de maneira muito heterogênea em vários países. Um estudo na França mostrou que 63% dos RN foram intubados em SRI, enquanto outro estudo no Reino Unido mostrou que 94% foram intubados com SRI e a droga mais usada foi a morfina. Não há motivo para que essa técnica não seja realizada de rotina em RN.[15,16]

COMPLICAÇÕES DA SEQUÊNCIA RÁPIDA DE INTUBAÇÃO

As complicações de realizar a SRI em crianças, seguindo todos os passos indicados e usando as medicações conforme a condição clínica de cada paciente, são poucas.

Um estudo realizado de Neuhas et al. analisou 1.001 pacientes que receberam SRI para intubação, realizada de maneira adequada, conforme o estado clínico dos pacientes. Eram 34 RN e pacientes de 1 mês até 18 anos, com variadas situações clínicas. Encontraram como complicações: hipoxemia moderada (SpO_2 80 a 89%) em 5 pacientes (0,5%), hipoxemia severa (SpO_2 < 80%) em 3 pacientes (0,3%). Esses pacientes tinham idade média de 0,8 mês (1 mês a 13 anos), sendo que nenhum desses pacientes desenvolveu bradicardia e hipotensão. Um paciente (0,1%) fez regurgitação gástrica, mas não teve broncoaspiração. Intubação difícil foi documentada em 2 pacientes (0,2%) com expectativa e em 3 pacientes (0,3%) sem expectativa. Concluíram que realizar SRI com ventilação gentil com bolsa-máscara antes da intubação sustenta condição cardiorrespiratória estável para assegurar uma adequada via aérea, mesmo em pacientes com estômago cheio.[17]

Em outro estudo, Gencorelli et al., na cidade de Filadélfia, avaliaram as complicações de realizar a SRI em 1.070 crianças com idades entre 3 e 12 anos que foram submetidas à anestesia geral, em um período de 5 anos. Eram cirurgias de vários tipos (geral, oftalmológica, ortopédica, neurocirurgia). Vinte pacientes (1,9% desenvolveram hipoxemia moderada (SpO_2 80 a 89%) e 18 (1,7%) hipoxemia severa (SpO_2 < 80%); 5 (0,5%) desenvolveram bradicardia (FC < 60 bpm) e 3 (0,3%) desenvolveram hipotensão (pressão sistólica < 70 mmHg). Um paciente vomitou, mas não aspirou e não teve hipoxemia. Dezoito pacientes (1,7%) necessitaram de mais de uma tentativa de intubação. Nenhum paciente deixou de ser intubado. Hipoxemia foi mais frequente em crianças com peso entre 10 e 10 kg. Não houve nenhuma relação com o bloqueador neuromuscular escolhido.[18]

A prática do uso de medicações varia de acordo com a experiência de cada serviço.

Biesi et al.[19] realizaram um estudo que teve como objetivo caracterizar as práticas relacionadas à medicação durante e imediatamente após intubação de sequência rápida em unidades de atendimento pediátrico nos EUA e para avaliar eventos adversos a medicamentos, e incluíram UTI neonatal e pediátrica. Foi estudado um total de 172 pacientes de 13 instituições geograficamente diversas. No geral, 24, 69 e 50% receberam pré-indução, indução e bloqueio neuromuscular, respectivamente. Indução e o uso de agente bloqueador neuromuscular foi baixo em pacientes da UTI neonatal (52 e 23%, respectivamente), enquanto quase todos os pacientes intubados fora da UTI neonatal receberam ambos (98 e 95%, respectivamente).

Pacientes da UTI neonatal que receberam medicamentos para SRI eram mais velhos e pesavam mais. Apesar do uso pouco frequente de atropina (21%), apenas 3 pacientes desenvolveram bradicardia após SRI. Dos 119 pacientes que receberam um agente de indução, fentanil (67%) e midazolam (34%) foram administrados com maior frequência. Ocorreu hipotensão e hipertensão em 23 e 24% dos pacientes, respectivamente, mas não foram associados a um único agente de indução. O uso de etomidato foi baixo e não associado ao desenvolvimento de insuficiência adrenal. O rocurônio foi o BNM mais utilizado (78%). O uso de succinilcolina foi baixo (11%), administrada apesar da hipercalemia em 2 pacientes. A sedação e a analgesia pós-intubação não foram utilizadas ou foram inadequadas com base no momento do início em muitos pacientes que receberam BNM.

Concluíram que as práticas de medicação em torno da SRI pediátrica variam nos EUA e podem ser influenciadas pela localização, idade e peso do paciente

CONCLUSÃO

A SRI é um procedimento que deve ser realizado em todos os pacientes antes de intubar, excetuando as contraindicações citadas. Além de evitar complicações na via aérea e sistêmicas como hipoxemia e hipertensão causadas pela dor e agitação, facilita a intubação e diminui o tempo e as tentativas. Não há evidências de que não deva ser utilizada a SRI em qualquer faixa etária.

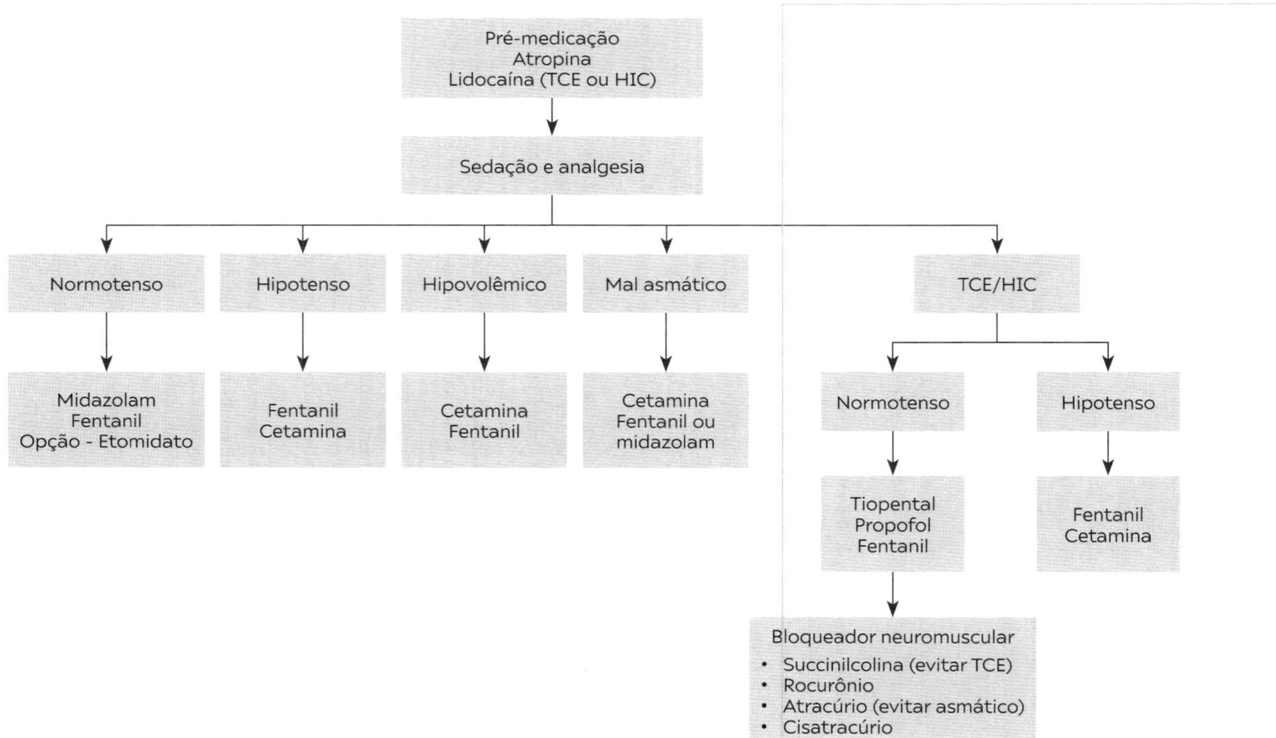

FIGURA 2 Organograma com sugestões de medicações para SRI.
HIC: hipertensão intracraniana; SRI: sequência rápida de intubação; TCE: traumatismo cranioencefálico.
Fonte: Cave et al.;[1] Fioretto et al.[10]

REFERÊNCIAS

1. Cave D, Duff JP, Caen A, Hazinski MR. Airway management. In: Nichols DG, Shaffner DH. Roger' textbook of pediatric intensive care medicine. 5.ed. Wolters Kluwer; 2016. Chapter 24. p.305-28.
2. Irwin VW, Berg KT, Ruttan TK, Wilkinson MH, Yver SS. Initiative to improve posintubation sedation in a pediatric emergency department. J Healthc Qual. 2022;44(1):31-9.
3. Nowakowski M, Williams S, Gallant J, Ruel M, Robitaille A. Predictors of difficult intubation with the bonfils rigid fiberscope. Anesth Analg. 2016;122(6):1901-6.
4. Kumar P, Denson SE, Mancuso TJ. American Academy of Pediatrics Clinical report: premedication for nonemergency tracheal intubation in the neonate. Pediatrics. 2010;125:608-15.
5. Muller H, Trotta EA, Piva JP. Em Piva & Celiny medicina intensiva pediátrica. 2.ed. Revinter; 2014. 2:13-34
6. Martinon CMD, Duracher CMD, Blanot SMD. Emergence tracheal intubation of severely head injuries children: changing daily practice after implementation of national guidelines. Ped Crit Care Med. 2011;12:65-70.
7. Kojima T, Harwayne-Gidansky I, Shenoi AN, Owen EB, Napolitano N, Rehder KJ, et al. Cricoid pressure during induction for tracheal intubation in critically ill children: a report from national emergency airway registry for children. Ped Crit Care Med. 2018;19(6):528-37.
8. Qi DY, Wang H, Zhang H, Du BX, Xu FY, Wang L, et al. The efficacy on intravenous lidocaine versus placebo on attenuatinon cardiovascular response to laringoscopy and tracheal intubation: a systematic review of randomized controlled trials. Minerva Anestesiol. 2013;79(12):1423-35.
9. Tarquinio KM, Howell JD, Montgomery V, Turner DA, Hsing DD, Parker MM, et al. Current medication practice and tracheal intubation outcomes from a prospective multicenter observational cohort study. Ped Crit Care Med. 2015;16:210-8.
10. Fioretto JR, João PRD. Sedação e analgesia. In: Campos Jr D, Burns DAR, Lopez FA. Tratado de pediatria da Sociedade Brasileira de Pediatria. 5.ed. Barueri: Manole; 2022; Seção 31 10:909-17.
11. Braun P, Paal P. Beware of etomidate and cricoid pressure during rapid sequence of induction. Intens Care Med. 2010;36(12):2160.
12. Dewhirst E, Tobias JD, Martin MD. Propofol and remifentanil for rapid sequence intubation in a pediatric patient of at risk for aspiration with elevated intracranial pressure. Ped Emerg Care. 2013;29(13):1201-3.
13. de Caen AR, Berg MD, Chameides L, Gooden CK, Hickey RW, Scott HF, et al. Part 12: Pediatric Advanced Life Support: 2015 American Heart Association Guidelines Update for Cardiopulmonary Resuscitation and Emergency Cardiovascular Care. Circulation. 2015;132:S526-S542.
14. Muniraman HK, Yaari J, Hand I. Premedication use before noemergent intubation in the newborn infant. Am J Perinatol. 2015;32(9):821-4.
15. Durrmeyer X MD, Daoud P MD, Decobert F, Boileau P, Renolleau S, Zana-Taieb E, et al. Premedication for neonatal endotracheal intubation: results form the epidemiology of procedural pain in neonates study. Ped Crit Care Med. 2013;14:e169-e175.
16. Biban P, Gaffuri M. Premedication for tracheal intubation: any good reason for treating neonates infants differently? Ped Crit Care Med. 2013;14:441-2.
17. Neuhas D, Schimtz A, Gerber A, Weiss M. Controlled rapid induction and intubation: an analysis of 1001 children. Pediatr Anesth. 2013;23:734-40.
18. Gencorelli FG, Fields RG, Litman RS. Complications of rapid sequence induction of anestesia in children: a benchmark study. Pediatr Anesth. 2010:20:421-4.
19. Biesi AS, Stauber SD, Hutchinson DJ, Acquisto NM. Current practices and safety of medication use during pediatric rapid sequence intubation. J Pediatr Pharmacol Ther. 2024;29(1):66-75.

36

Anafilaxia e choque anafilático

Fabiana Andrade Nunes Oliveira
Gustavo Falbo Wandalsen
Dirceu Solé

DESTAQUES

- Anafilaxia é a apresentação clínica mais grave das reações alérgicas sistêmicas agudas.
- Diagnóstico é clínico e baseado em critérios padronizados.
- A quantificação da triptase sérica durante o episódio agudo é uma ferramenta confirmatória importante.
- Adrenalina intramuscular é o tratamento de primeira linha.

DEFINIÇÃO: ANAFILAXIA × CHOQUE ANAFILÁTICO

Reações alérgicas graves, tanto anafilaxia quanto choque anafilático, são termos comumente mencionados, embora tenham diferenças significativas. É importante ressaltar que todo choque anafilático é uma forma de anafilaxia, porém nem toda anafilaxia culmina no estado de choque. Este último é caracterizado pela queda significativa da pressão arterial, resultando em diminuição crítica do fluxo sanguíneo para os órgãos vitais. Em resumo, a anafilaxia refere-se à reação alérgica aguda e grave e o choque anafilático é uma forma particularmente mais grave de anafilaxia, associada a risco significativo de morte se não for tratado imediatamente. No entanto, é crucial salientar que, embora o tratamento inicial para ambas as condições seja semelhante, quando o choque está associado ao quadro de anafilaxia, intervenções adicionais são necessárias, concentradas especificamente na gestão do choque.[1-3]

DADOS EPIDEMIOLÓGICOS

A disponibilidade de dados epidemiológicos sobre anafilaxia em crianças é limitada, especialmente em relação à população brasileira.[4] Estudo recente revelou ampla variação na prevalência de anafilaxia em crianças de diversas partes do mundo, variando de 1 a 761 casos por 100 mil pessoas por ano.[5]

A taxa de recorrência da anafilaxia tem ampla variação, oscilando entre 26,5 e 54% ao longo de períodos de acompanhamento que variam de 1,5 a 25 anos.[6] No contexto brasileiro, estudo recente em um hospital pediátrico em São Paulo revelou incidência de casos prováveis de anafilaxia de 0,013% entre os atendimentos de pronto-socorro nos anos de 2016 a 2019.[7]

Casos de óbitos por anafilaxia são raros, mesmo quando o tratamento não é ideal.[3] A anafilaxia fatal representa menos de 1% do risco total de mortalidade nos Estados Unidos da América do Norte (EUA), mesmo entre pacientes com alergias conhecidas a alimentos ou picadas de insetos.[8] Embora a taxa de mortalidade por anafilaxia seja baixa, dados publicados em 2022 nos EUA indicam aumento significativo nas visitas ao pronto-socorro devido à anafilaxia ao longo dos anos.[9]

ETIOLOGIA E FISIOPATOLOGIA

Ao abordar as causas da anafilaxia em crianças, é fundamental compreender a complexidade dos fatores e mecanismos envolvidos nessa reação alérgica grave. A anafilaxia pode ser desencadeada por diversos mecanismos fisiopatológicos, cada qual com suas características específicas.[1,3]

Anafilaxia IgE-dependente

Anafilaxia mediada por imunoglobulina E (IgE) é considerada um mecanismo clássico de anafilaxia e está associada à exposição a alimentos, venenos de insetos e medicamentos. Nesse mecanismo o processo é desencadeado pela interação entre um alérgeno, geralmente uma proteína, com IgE específica a ele direcionada. A IgE se liga ao receptor de alta afinidade (FCeRI) na superfície de células efetoras como mastócitos e basófilos; ao interagirem com o alérgeno em questão, induz desgranulação e liberação de mediadores pré-formados, como a histamina, e síntese de mediadores novos, deflagrando o quadro clínico.[1]

Anafilaxia não IgE-dependente

A anafilaxia não mediada por IgE pode ser imunológica ou não imunológica. Os mecanismos imunológicos não mediados por IgE podem envolver a ativação do sistema complemento e da coagulação ou ser mediada por imunoglobulina G (IgG), embora esses mecanismos sejam menos comuns.[1]

Além dos mecanismos imunológicos, a anafilaxia pode ser desencadeada por processos não imunológicos, como a liberação direta de mediadores de mastócitos e basófilos por medicamentos ou fatores físicos, como exercício ou exposição à luz solar. Apesar de esses mecanismos ainda não serem completamente compreendidos, é reconhecido que eles podem desencadear respostas inflamatórias agudas semelhantes à anafilaxia imunomediada.[1]

Anafilaxia idiopática

Por fim, há casos em que a causa específica da anafilaxia não pode ser identificada, mesmo após investigação detalhada. Essa condição é conhecida como anafilaxia idiopática e representa um desafio diagnóstico. Embora seja uma ocorrência menos comum, é importante considerar a possibilidade de alérgenos não reconhecidos ou distúrbios envolvendo os mastócitos.[1,3]

Na anafilaxia, os desencadeantes variam conforme idade, localização geográfica e hábitos de vida. Globalmente, os mais comuns são alimentos, venenos de insetos e medicamentos. Em crianças e lactentes, os alimentos predominam como desencadeantes principais, enquanto em adolescentes, além dos alimentos, as picadas de insetos também são relevantes.[1]

QUADRO CLÍNICO

Na apresentação clínica da anafilaxia, os sinais e sintomas podem ser diversos. A maioria dos casos manifesta-se com sintomas cutâneos, mas há situações em que estes não estão presentes, o que torna o diagnóstico mais desafiador. Os sinais e sintomas, segmentados de acordo com os sistemas afetados, estão detalhados no Quadro 2.[1,3]

QUADRO 1 Principais desencadeantes de anafilaxia em crianças e adolescentes

	Desencadeante
Alimentos	Leite de vaca, ovo, castanhas, amendoim, trigo, soja, peixe, crustáceos.
Medicamentos	Antibióticos (betalactâmicos), anti-inflamatórios não esteroidais (Aine), anestésicos, bloqueadores neuromusculares.
Vacinas	Potencial raro para anafilaxia; reações comumente por excipientes.
Látex	Principal desencadeador perioperatório; risco maior após múltiplas cirurgias.
Veneno de insetos	Picadas de insetos da ordem *Hymenoptera* (abelhas, vespas e formigas).
Outros	Meios de radiocontraste, corantes, aeroalérgenos e fatores físicos.

Fonte: adaptado de Cardona et al.[1]

QUADRO 2 Sinais e sintomas de anafilaxia

Pele e mucosa	PA reduzida ou sintomas associados à disfunção de órgão-alvo
Urticas e angioedema Rubor ou *flushing* Prurido	Hipotonia (colapso) Síncope Incontinência
Respiratório	**Gastrointestinal**
Dispneia Tosse Sibilância/broncoespasmo Estridor PFE reduzido Hipoxemia	Dor abdominal intensa Vômitos

PA: pressão arterial; PFE: pico de fluxo expiratório.
Fonte: adaptado de Cardona et al.[1]

DIAGNÓSTICO

O diagnóstico de anafilaxia em crianças é desafiador devido a obstáculos que dificultam sua identificação. Por exemplo, bebês têm limitações na linguagem e podem apresentar sinais que são comuns em episódios de anafilaxia, como rubor e incontinência, mas que podem ocorrer em outras situações.[3]

O diagnóstico de anafilaxia é clínico, feito pelo reconhecimento de padrões típicos na história clínica e preenchimento de critérios clínicos padronizados (Quadro 3).[1,10]

QUADRO 3 Critérios alterados para diagnóstico de anafilaxia

1. **Início súbito** (minutos a algumas horas) de sintomas envolvendo **pele**, **mucosa** ou ambos **E** pelo menos um dos seguintes:
a. Comprometimento respiratório.
b. PA reduzida ou sintomas associados a disfunção de órgão-alvo.*
c. Sintomas gastrointestinais graves, especialmente após a exposição a desencadeantes não alimentares.
2. **Início súbito** (minutos a algumas horas) de **hipotensão*** ou **broncoespasmo** ou **envolvimento laríngeo**** após a exposição a um desencadeante conhecido ou altamente provável para aquele paciente, mesmo na ausência de envolvimento cutâneo típico.

* A hipotensão para adultos é definida por pressão arterial sistólica menor que 90 mmHg ou por queda maior ou igual a 30% da linha de base; e para lactentes e crianças é considerada quando há queda de pressão arterial sistólica maior ou igual a 30% da linha de base para a idade.
** Envolvimento laríngeo: estridor, alteração da voz, odinofagia.
PA: pressão arterial.
Fonte: adaptado de Cardona et al.[1]

O diagnóstico diferencial da anafilaxia abrange uma variedade de condições, incluindo: crises de asma, síncope, crises de ansiedade ou ataques de pânico, urticária aguda, aspiração de corpo estranho, eventos neurológicos como convulsões e eventos cardiovasculares como infarto do miocárdio e embolia pulmonar. É importante notar que, embora sejam diagnósticos diferenciais, os sintomas agudos de asma, urticária ou sintomas de infarto do miocárdio também podem surgir durante um episódio de anafilaxia. Outros diagnósticos diferenciais incluem intoxicação alimentar, mastocitose, síndrome carcinoide, episódios psicossomáticos, angioedema hereditário e síndromes pós-prandiais.[1]

EXAMES COMPLEMENTARES

Apesar de o diagnóstico de anafilaxia ser clínico, testes laboratoriais podem ser importantes ferramentas confirmatórias. Durante o episódio agudo, o principal exame laboratorial disponível é a quantificação da triptase sérica. Geralmente os níveis de triptase sérica aumentam dentro de um intervalo de 15 minutos a 3 horas após o início dos sintomas, alcançando seu pico entre 1 e 2 horas. Portanto, é aconselhável realizar as medições entre 30 e 120 minutos após o início dos sintomas, e novamente após 24 horas da resolução do quadro, quando possível. Aumento significativo no nível de triptase durante a fase aguda [(1,2 × triptase basal) + 2 ng/mL] sugere o diagnóstico de anafilaxia. No entanto, é importante observar que mesmo níveis normais de triptase não excluem o diagnóstico, especialmente em casos que envolvam crianças e desencadeantes alimentares, já que a triptase sérica nem sempre está elevada nessas situações. É crucial correlacionar os níveis elevados de triptase com a história clínica, pois em outras condições, como traumas e síndrome de morte súbita infantil, os níveis de triptase também podem estar elevados.[1,3,11]

TRATAMENTO

A anafilaxia é uma emergência médica, sendo a avaliação rápida, a abordagem sistemática e o tratamento imediato de suma importância.[3] Com isso, é essencial o preparo prévio e protocolo escrito de emergência. Diante de um quadro de anafilaxia deve-se seguir as etapas demonstradas na Figura 1.[1,3]

A adrenalina IM é o tratamento de primeira linha e deve ser administrada precocemente, assim que os sintomas de anafilaxia forem reconhecidos ou suspeitados.[1-3,12,13] Outros tratamentos de segunda linha podem ser realizados de acordo com a necessidade de cada paciente (Quadro 4).[1,3]

Se os sintomas da anafilaxia persistirem ou não melhorarem significativamente após a administração inicial de adrenalina, uma segunda dose pode ser administrada após cerca de 5 a 15 minutos, e assim por diante.[1,3] Em situações graves, pode ser necessário administrar várias doses para estabilizar o paciente até a obtenção de cuidados médicos mais avançados. Na anafilaxia refratária ao tratamento inicial com adrenalina, recomenda-se uma infusão de bólus de fluido intravenoso (cristaloide) como um adjuvante para melhorar a distribuição do medicamento. Se os sintomas respiratórios e/ou cardiovasculares persistirem, pode ser considerada a infusão intravenosa de adrenalina em baixas doses.[12]

A observação hospitalar, mesmo após a resolução inicial dos sintomas, é fundamental devido à possibilidade de reações bifásicas. Esse fenômeno, caracterizado pelo retorno dos sintomas de anafilaxia após uma aparente me-

1. Ter um protocolo de emergência por escrito.
2. Remoção do fator desencadeante, quando necessário.
3. Avaliação rápida: circulação/via aérea/respiração/consciência/pele e estimar o peso do paciente.
4. Chamar por ajuda: equipe de reanimação, em ambiente hospitalar, e o serviço médico de emergência, em outros ambientes.
5. Aplicar adrenalina intramuscular (IM) na região vasto-lateral da coxa, com dose de acordo com o peso estimado.
6. Posicionar o paciente: de preferência em decúbito dorsal com membros inferiores elevados (posição de Trendelenburg) ou em posição confortável.
7. Quando necessário, administrar oxigênio suplementar em alto fluxo.
8. Realizar expansão endovenosa, se necessário.
9. Se indicado, a qualquer momento, iniciar manobras de ressuscitação cardiopulmonar
10. Monitorar pressão arterial, frequência e ritmo cardíacos, padrão respiratório e oxigenação em intervalos frequentes ou, se possível, continuamente.

FIGURA 1 Etapas na abordagem inicial da anafilaxia.
* Os passos 4, 5 e 6 devem ser realizados simultaneamente.
Fonte: adaptado de Cardona et al.[1]

lhora inicial, geralmente ocorre nas primeiras 6 a 12 horas.[1] A recorrência dos sintomas de anafilaxia após a resolução inicial pode ser uma reação “bifásica”, mas também pode representar uma anafilaxia prolongada com uma resposta transitória à adrenalina, ou no caso de reações induzidas por alimentos, uma absorção adicional de alérgenos pelo trato gastrointestinal. Recomenda-se um tempo mínimo de observação para pacientes com anafilaxia, conforme indicado no Quadro 5.[12]

QUADRO 4 Tratamentos de primeira e segunda linha na anafilaxia

Tratamento de primeira linha	
Adrenalina	A dose recomendada é de 0,01 mg/kg de peso corporal da solução de 1:1000 (1 mg/mL), com dose máxima de 0,5 mg em adultos e 0,3 mg em crianças, realizada preferencialmente de forma IM em região anterolateral da coxa, podendo ser repetida a cada 5 a 15 minutos.[1,3,12,13]
Intervenções adicionais	
Oxigênio	Para os pacientes com dificuldade respiratória deve ser oferecido oxigênio por máscara facial ou cânula orotraqueal, em alto fluxo (6-8 L/min).[1,3]
Expansão endovenosa	Em pacientes com instabilidade cardiovascular, deve-se administrar preferencialmente solução cristaloide (isotônica) por acesso intravenoso com cateter de alto calibre, em bólus de 10 mL/kg (máximo de 500 mL por bólus) e repetido conforme necessário.[1-3]
Ressuscitação cardiopulmonar	As compressões torácicas devem ter profundidade maior ou igual a um terço do diâmetro torácico anteroposterior e velocidade de 100-120/minuto, para adultos e 100 compressões/minuto, para crianças. A relação compressão/ventilação é 30:2 (um socorrista) ou 15:2 (dois socorristas), sempre iniciando com as compressões torácicas.[3]
Tratamento de segunda linha	
Beta-2 agonista	Os beta-2 adrenérgicos inalados, como o salbutamol, podem ser utilizados como tratamento adicional nos casos de anafilaxia com obstrução brônquica predominante.[1,2]
Adrenalina inalatória	Nos casos de suspeita de edema laríngeo e/ou faríngeo, a administração de adrenalina por nebulizador com oxigênio é recomendada como terapia suplementar.[2]
Anti-histamínico	Tem uso limitado na anafilaxia; pode auxiliar no alívio dos sintomas cutâneos, porém tem início de ação lenta e os disponíveis para uso parenteral são de primeira geração, tendo o efeito colateral indesejado de sedação.[1,12]
Corticosteroide sistêmico	Embora frequentemente utilizados como terapia adjuvante para anafilaxia, especialmente nos quadros com sintomas respiratórios, faltam evidências para apoiar benefícios clínicos.[1,12,13]
Glucagon parenteral	A aplicação de glucagon por via parenteral pode ser considerada nos casos sem resposta satisfatória à adrenalina, especialmente em pacientes em uso de betabloqueadores, embora haja evidências muito limitadas.[1]

IM: intramuscular.

QUADRO 5 Recomendações de tempo de observação hospitalar e seus critérios

Tempo de observação recomendado
Mínimo de 2 horas de observação após resolução da anafilaxia:
Boa resposta (dentro de 5-10 minutos) a uma dose única de adrenalina.
O paciente possui adrenalina autoinjetável (AI) e foi treinado para utilizá-la.
Supervisão adequada após a alta.
Mínimo de 6 horas de observação após resolução da anafilaxia:
2 doses de adrenalina IM necessárias para tratar a reação.
Reação bifásica anterior.
Observação por pelo menos 12 horas após a resolução da anafilaxia se ocorrer algum dos seguintes:
Reação grave que requer mais de 2 doses de adrenalina.
O paciente tem asma grave ou reação que envolve comprometimento respiratório grave.
Possibilidade de absorção contínua de alérgenos, por exemplo, medicamentos de liberação lenta.
O paciente chega tarde da noite ou pode não ser capaz de responder a qualquer deterioração.
Pacientes em áreas onde o acesso aos cuidados de emergência é difícil.

IM: intramuscular.
Fonte: adaptado de Dodd et al.[12]

TRATAMENTO APÓS ALTA E SEGUIMENTO

O tratamento da anafilaxia não termina com a resolução do quadro agudo. Pacientes e familiares devem ser preparados para tratar a recorrência do quadro, durante o mesmo episódio ou futuros. Todos os pacientes devem receber na alta hospitalar a prescrição de adrenalina autoinjetável (AI) e orientados do uso apropriado do dispositivo. No caso dos dispositivos autoinjetores, recomenda-se a prescrição do dispositivo de 0,15 mg para crianças de 7,5 kg a 25-30 kg e do dispositivo de 0,3 mg para crianças de 25-30 kg, sendo o dispositivo de 0,5 mg recomendado para adolescentes e adultos. As famílias devem também receber um plano de ação por escrito para emergência e serem orientadas sobre os sinais e sintomas para identificação de um novo episódio de anafilaxia.[2,9] Adicionalmente, devem ser encaminhadas a um especialista para investigação do fator causal e, eventualmente, tratamento preventivo.[1,3]

CONSIDERAÇÕES FINAIS

Anafilaxia é a forma mais grave de reações alérgicas sistêmicas agudas, podendo levar ao estado crítico de choque anafilático, caracterizado por queda significativa da pressão arterial e comprometimento dos órgãos vitais.[1-3] O diagnóstico baseia-se em critérios clínicos padronizados (ver Quadro 3), sendo a determinação dos níveis de triptase sérica uma ferramenta confirmatória importante.[1,10] O tratamento de primeira linha consiste na administração precoce de adrenalina intramuscular ao reconhecer ou suspeitar dos sintomas.[1-3,12,13] Intervenções adicionais, como oxigênio e expansão endovenosa, podem ser necessárias, juntamente com tratamentos de segunda linha, como beta-2 agonistas.[1,3] Após a resolução inicial dos sintomas, é essencial manter o paciente em observação hospitalar adequada devido à possibilidade de reações bifásicas.[1,3,12] Pacientes e familiares devem receber orientações detalhadas sobre o acompanhamento após a alta, incluindo a prescrição de adrenalina autoinjetável e um plano de ação por escrito para emergências, além de encaminhamento a um especialista para investigação e tratamento preventivo.[1-3,9]

REFERÊNCIAS

1. Cardona V, Ansotegui IJ, Ebisawa M, El-Gamal Y, Fernandez Rivas M, Fineman S, et al. World Allergy Organization Anaphylaxis Guidance 2020. World Allergy Organ J. 2020;13(10):100472.
2. Muraro A, Worm M, Alviani C, Cardona V, DunnGalvin A, Garvey LH, et al. EAACI guidelines: anaphylaxis (2021 update). Allergy. 2022;77(2):357-77.
3. Simons FER, Ardusso LRF, Bilò MB, El-Gamal YM, Ledford DK, Ring J, et al. World Allergy Organization Guidelines for the Assessment and Management of Anaphylaxis. World Allergy Organ J. 2011;4(2):13-37.
4. Tanno LK, Demoly P. Anaphylaxis in children. Marseglia GL (org.). Pediatr Allergy Immunol. 2020;31(S26):8-10.
5. Wang Y, Allen KJ, Suaini NHA, McWilliam V, Peters RL, Koplin JJ. The global incidence and prevalence of anaphylaxis in children in the general population: a systematic review. Allergy. 2019;74(6):1063-80.
6. Tejedor-Alonso M A, Moro-Moro M, Múgica-García MV. Epidemiology of anaphylaxis: contributions from the last 10 years. J Investig Allergol Clin Immunol. 2015;25(3):163-75.
7. Nunes FA, Zanini F, Braga CDS, Da Silva AL, Fernandes FR, Solé D, et al. Incidence, triggering factors, symptoms, and treatment of anaphylaxis in a pediatric hospital. World Allergy Organ J. 2022;15(9):100689.
8. Turner PJ, Jerschow E, Umasunthar T, Lin R, Campbell DE, Boyle RJ. Fatal anaphylaxis: mortality rate and risk factors. J Allergy Clin Immunol Pract. 2017;5(5):1169-78.
9. Robinson LB, Arroyo AC, Faridi MK, Rudders S, Camargo CA. Trends in US emergency department visits for anaphylaxis among infants and toddlers: 2006-2015. J Allergy Clin Immunol Pract. 2021;9(5):1931-1938.e2.

10. Golden DBK, Wang J, Waserman S, Akin C, Campbell RL, et al. Anaphylaxis: a 2023 practice parameter update. Ann Allergy Asthma Immunol. 2024;132:124-76.
11. Muraro A, De Silva D, Halken S, Worm M, Khaleva E, Arasi S, et al. Managing food allergy: GA-2LEN guideline 2022. World Allergy Organ J. 2022;15(9):100687.
12. Dodd A, Hughes A, Sargant N, Whyte AF, Soar J, Turner PJ. Evidence update for the treatment of anaphylaxis. Resuscitation. Published online April 23, 2021.
13. Shaker MS, Wallace DV, Golden DBK, Oppenheimer J, Bernstein JA, Campbell RL, et al. Anaphylaxis-a 2020 practice parameter update, systematic review, and Grading of Recommendations, Assessment, Development and Evaluation (Grade) analysis. J Allergy Clin Immunol. 2020;145(4):1082-123.

37

Reações graves a medicamentos

Fátima Rodrigues Fernandes

DESTAQUES

- Reações cutâneas graves a medicamentos (RCGM) são doenças raras desencadeadas por medicamentos.
- Identificar e descontinuar a medicação responsável é essencial para a abordagem de todas as RCGM. Terapias adicionais e cuidados de suporte são frequentemente incluídos com base na extensão da doença.
- Em média, a Dress (reação a droga com eosinofilia e sintomas sistêmicos) se manifesta em 2 a 6 semanas, a síndrome de Stevens-Johnson (SSJ)/necrólise epidérmica tóxica (NET) em 1 a 2 semanas e a pustulose exantemática generalizada aguda (Pega) dentro de dias após a administração da medicação implicada.
- A mortalidade de todas as RCGM varia de menos de 5% para Pega, 2 a 10% para Dress e até 50% para SSJ/NET.

INTRODUÇÃO

As reações alérgicas a medicamentos (RAM) afetam mais de 7% da população e são uma preocupação para médicos e pacientes. A pele é o órgão mais frequentemente envolvido, com inúmeros tipos de reação com diferentes morfologias, cronologias e mecanismos. As reações podem ser divididas em imediatas ou tardias. As reações imediatas compreendem os quadros de urticária, angioedema e/ou anafilaxia, ocorrendo quase sempre na primeira hora, e podem aparecer em até 6 horas. As reações tardias ou não imediatas ocorrem após 6 horas de exposição ao medicamento, principalmente após 24 horas e em alguns casos após várias semanas.[1] Existe uma predisposição genética para as RCGM associada ao sistema antígeno leucocitário humano (HLA), que varia de acordo com o fármaco e a etnia.[1-3]

EPIDEMIOLOGIA

As RAM variam de acordo com a idade, classe do medicamento, populações e hábitos de prescrição de medicamentos. Em crianças hospitalizadas a incidência de reações a medicamentos pode chegar a 16%. Embora a urticária e as erupções maculopapulares sejam as manifestações mais frequentes e benignas de RAM, há muitas apresentações clínicas mais graves, com risco de vida, que requerem ou prolongam a hospitalização e implicam mudanças na prescrição de medicamentos. Essas reações tardias envolvem a participação de linfócitos T e citocinas específicas e estão relacionadas principalmente a drogas de meia-vida longa. Entre essas reações tardias estão as reações cutâneas graves a medicamentos (RCGM), que incluem: Pega (pustulose exantemática generalizada aguda), Dress (reação a droga com eosinofilia e sintomas sistêmicos), EFDBG (erupção fixa a droga bolhosa e generalizada), SSJ (síndrome de Stevens-Johnson) e NET (necrólise epidérmica tóxica), além do exantema maculopapular e do SDRIFE (exantema intertriginoso e flexural simétrico relacionado a droga), estas últimas classificadas como reações tardias benignas[1-3] (Figura 1).

A incidência das RCGM é estimada em 1 a 7 casos por milhão de habitantes ou 1,8 caso por mil pacientes hospitalizados, com taxas de mortalidade de até 48%, de acordo com a gravidade do comprometimento[2,3] (Quadro 1).

QUADRO CLÍNICO

As manifestações clínicas são variadas e muitas vezes se sobrepõem. No Quadro 2 se descrevem as principais características clínicas das reações, medicamentos mais comumente implicados.[1] Diante da suspeita de reação de hipersensibilidade a medicamentos, alguns sinais de alerta indicam a neces-

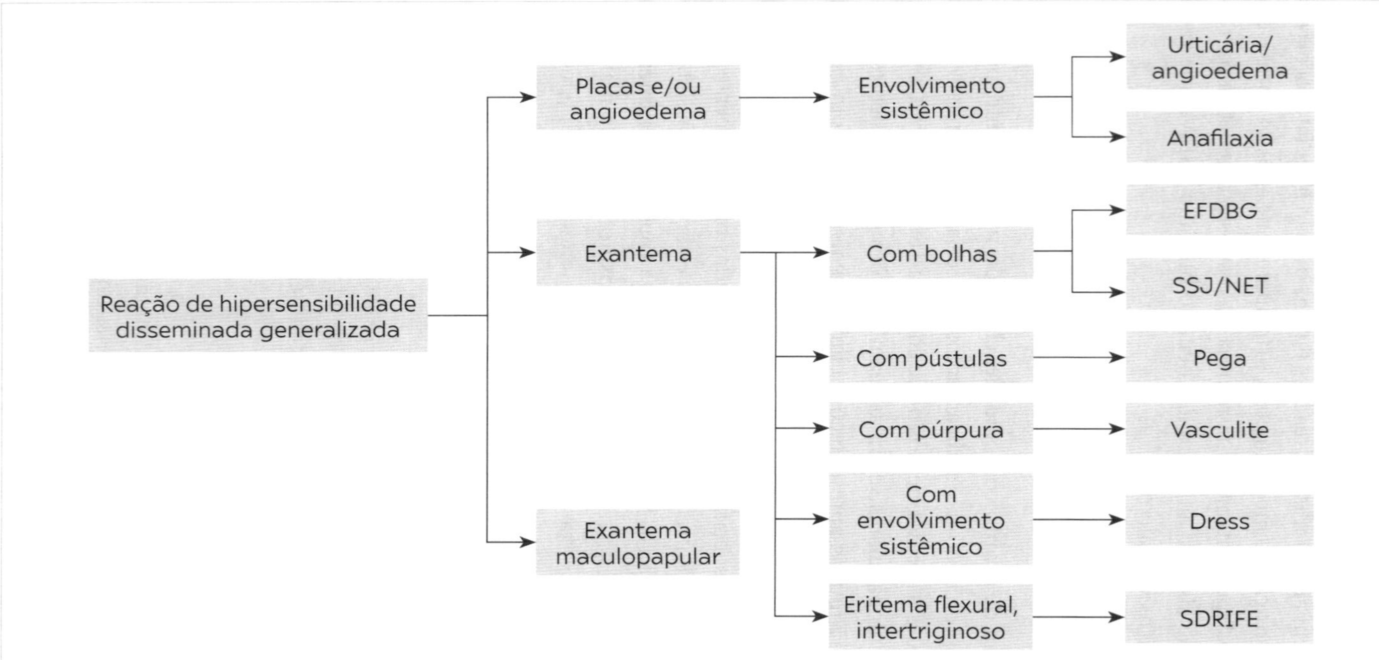

FIGURA 1 **Tipos de reações de hipersensibilidade a medicamentos com comprometimento cutâneo, com destaque para as reações cutâneas graves a medicamentos.**

Dress: reação a droga com eosinofilia e sintomas sistêmicos; EFDBG: erupção fixa a droga bolhosa e generalizada; NET: necrólise epidérmica tóxica; Pega: pustulose exantemática generalizada aguda; RCGM: reação cutânea grave a medicamentos; SDRIFE: exantema intertriginoso e flexural simétrico relacionado a droga; SSJ: síndrome de Stevens-Johnson.

Fonte: Brockow et al.[1]

QUADRO 1 Classificação das reações tardias quanto à gravidade

Fenótipo	Acrônimo	Gravidade	Mortalidade
Exantema maculopapular	EMP	Benigna	–
Erupção fixa a droga	EFD	Benigna	–
Síndrome de Stevens-Johnson	SSJ	Grave	9%
Necrólise epidérmica tóxica	NET	Grave	48%
Reação a droga com eosinofilia e sintomas sistêmicos	Dress	Grave	2-6%
Pustulose exantemática generalizada aguda	Pega	Grave	4%
Exantema intertriginoso flexural simétrico relacionado a droga	SDRIFE	Benigna	–
Erupção fixa bolhosa generalizada	EFDBG	Grave	Inferior a 22%

Dress: reação a droga com eosinofilia e sintomas sistêmicos; EFD: eritema fixo a droga; EFDBG: erupção fixa a droga bolhosa e generalizada; EMP: exantema maculopapular; SSJ: síndrome de Stevens-Johnson; NET: necrólise epidérmica tóxica; Pega: pustulose exantemática generalizada aguda; RCGM: reação cutânea grave a medicamentos; SDRIFE: exantema intertriginoso e flexural simétrico relacionado a droga.

sidade de acompanhamento mais cuidadoso (Quadro 3). Além das altas taxas de mortalidade, essas síndromes podem ocasionar sequelas em longo prazo (Quadro 4).[4]

PRINCIPAIS SÍNDROMES DE REAÇÕES CUTÂNEAS GRAVES A MEDICAMENTOS

Erupção a droga com eosinofilia e sintomas sistêmicos (Dress, do inglês *drug rash with eosinophilia and systemic symptoms*)

Definição

A erupção a drogas com eosinofilia e sintomas sistêmicos é uma farmacodermia rara marcada pelo risco de morte em até 10% dos casos, além de sequelas de longo prazo. Requer alto índice de suspeição pelo longo período de latência e diversidade de manifestações clínicas. Subdiagnosticada, está classicamente mais relacionada a um subgrupo de medicamentos e polimorfismos em genes que codificam as enzimas metabolizadoras de alguns fármacos e ale-

QUADRO 2 Etiologia e manifestações clínicas e laboratoriais das reações de hipersensibilidade tardia, incluindo RCGM

Tipo de reação	Características da erupção	Período de latência, drogas implicadas	Sintomas sistêmicos	Histopatologia e laboratório	Diagnóstico diferencial
EMP	Máculas e pápulas arredondadas ou ovais, confluentes e generalizadas, < 50% superfície corpórea, persistem por vários dias.	• 4-14 dias. • Antibióticos, antiepilépticos, alopurinol, Aine.	• Febre baixa. • Prurido.	Eosinofilia leve.	• Exantema viral. • Início da Dress ou SSJ/NET.
SSJ/NET	• Eritema macular doloroso, lesões purpúricas em alvo, bolhas, destacamento (sinal de Nikolsky), eritema palmoplantar. • Mucosite erosiva em ≥ 2 superfícies.	• 4-28 dias. • Anticonvulsivantes, alopurinol, sulfas, nevirapina, oxicans, drogas antituberculose.	Sintomas gripais, febre alta, mal-estar, sintomas respiratórios.	Bolhas subepidérmicas e necrose de toda espessura da epiderme e imunofluorescência negativa.	• Eritema multiforme. • Síndrome da pele escaldada estafilocócica. • EFD bolhosa. • Dress.
Dress	Lesões cutâneas variáveis: exantema pruriginoso, purpúrico ou maculopapular, eritrodermia, pústulas, vesículas, eczema, mucosite não erosiva, > 50% da superfície corpórea.	• 2-8 semanas. • Anticonvulsivantes, alopurinol, dapsona, sulfas, vancomicina, minociclina.	Febre, edema linfoadenopatia, hepatite, nefrite, miocardite, pneumonite, serosite, tireoidite e artrite.	• Eosinofilia, linfocitose atípica. • Infiltrado linfocítico perivascular na derme papilar, com eosinófilos e linfócitos atípicos e, às vezes, com espongiose e queratinócitos apoptóticos.	• Exantema viral (HHV, EBV, CMV) ou por drogas. • Início de SSJ/TEM. • Síndrome de Sézary. • Eczema/psoríase grave.

(continua)

QUADRO 2 Etiologia e manifestações clínicas e laboratoriais das reações de hipersensibilidade tardia, incluindo RCGM (*continuação*)

Tipo de reação	Características da erupção	Período de latência, drogas implicadas	Sintomas sistêmicos	Histopatologia e laboratório	Diagnóstico diferencial
EFD/ EFDBG	• Mácula ou placa, única ou múltiplas hiperpigmentadas, arredondadas, bem delimitadas, pruriginosas ou dolorosas, às vezes bolhosas. • Pode haver mucosite. • Recorrência rápida com a reexposição ao medicamento.	• 1-14 dias. • Aine, sulfas, tetraciclina, antimaláricos, quinolonas, penicilinas, barbitúricos.	Ausente.	Dermatite liquenoide, incontinência pigmentar.	• Eritema multiforme. • Penfigoide bolhoso. • SSJ/NET nas formas bolhosas.
Pega	Pústulas estéreis em fundo eritematoso, mais acentuada nas áreas flexurais.	• 1-12 dias. • Antibióticos (betalactâmicos, tetraciclina, pristinamicina), diltiazem, terbinafina, cloroquina, hidroxicloroquina, oxicans.	Febre alta, edema.	• Neutrofilia, eosinofilia, alteração renal transitória. • Dermatite espongiótica com pústulas estéreis subcorneais, eosinófilos, edema dérmico, queratinócitos necróticos esparsos.	• Psoríase pustular. • Impetigo bolhoso. • Dress.

(continua)

QUADRO 2 Etiologia e manifestações clínicas e laboratoriais das reações de hipersensibilidade tardia, incluindo RCGM (*continuação*)

Tipo de reação	Características da erupção	Período de latência, drogas implicadas	Sintomas sistêmicos	Histopatologia e laboratório	Diagnóstico diferencial
SDRIFE	Eritema flexural simétrico e intertriginoso.	• < 7 dias. • Betalactâmicos. • Quimioterápicos. • Contraste iodado.	Ausente.	Infiltrado linfo-histiocítico perivascular superficial, com neutrófilos, eosinófilos ou mastócitos e espongiose epidérmica.	• *Tinea corporis*. • Dermatite de contato. • Psoríase invertida. • Síndrome da pele escaldada estafilocócica.

Aine: anti-inflamatórios não esteroides; CMV: citomegalovírus; Dress: reação a droga com eosinofilia e sintomas sistêmicos; EBV: vírus Epstein-Barr; EFD: eritema fixo a droga; EFDBG: erupção fixa a droga bolhosa e generalizada; EMP: exantema maculopapular; HVM: herpes-vírus humano; NET: necrólise epidérmica tóxica; PEGA: pustulose exantemática generalizada aguda; RCGM: reações cutâneas graves a medicamentos; SDRIFE: exantema intertriginoso e flexural simétrico relacionado a droga; SSJ: síndrome de Stevens-Johnson.

QUADRO 3 Aspectos clínicos e laboratoriais de alerta nas diferentes síndromes

Clínica e laboratório	Síndrome
Eritrodermia	Dress, SSJ/NET
Comprometimento de mucosas	SSJ/NET
Lesões cutaneomucosas dolorosas	SSJ/NET
Lesões em alvo atípicas	SSJ/NET
Lesões bolhosas, destacamento cutâneo	SSJ/NET
Pústulas superficiais	Pega
Queda do estado geral	Dress, Pega, SSJ/NET
Edema facial	Dress, Pega
Linfadenopatia, hepatoesplenomegalia	Dress
Febre	Dress, Pega, SSJ/NET
Alteração da função hepática e renal	Dress
Linfocitose com atipia	Dress, SSJ/NET
Leucocitose com neutrofilia	Pega

Dress: reação a droga com eosinofilia e sintomas sistêmicos; EFDBG: erupção fixa a droga bolhosa e generalizada; NET: necrólise epidérmica tóxica; Pega: pustulose exantemática generalizada aguda; RCGM: reação cutânea grave a medicamentos; SDRIFE: exantema intertriginoso e flexural simétrico relacionado a droga; SSJ: síndrome de Stevens-Johnson.

QUADRO 4 Sequelas de longo prazo das RCGM e requisitos de acompanhamento

Tipo de reação	Sequelas de longo prazo
EMP	Nenhuma.
SSJ/NET	**Cutâneas:** despigmentação, nevos, distrofia ungueal, alopecia, cicatrizes, ossificação heterotópica. **Oculares:** xeroftalmia, triquíase, vascularização da córnea, cicatrizes da córnea, simbléfaro, ceratite, cegueira. **Oral:** xerostomia, sinéquias, gengivite crônica, cárie dentária, doença periodontal, alterações do paladar, desenvolvimento dentário anormal em crianças, candidíase. **Digestivo:** pancreatite, necrose do cólon, estenose esofágica, microstomia, úlceras intestinais persistentes. **Geniturinário:** estenose vaginal, fusão labial, hidrocolpos, hematocolpos, dispareunia, secura vaginal, estenose uretral. **Respiratório:** bronquite obstrutiva crônica e bronquiolite, bronquiectasias, cicatrizes faríngeas e laríngeas. **Autoimune:** síndrome de Sjögren, lúpus eritematoso sistêmico, tireoidite autoimune. **Psiquiátrico:** ansiedade, depressão.

(continua)

QUADRO 4 Sequelas de longo prazo das RCGM e requisitos de acompanhamento (*continuação*)

Tipo de reação	Sequelas de longo prazo
Dress	**Cutâneas:** despigmentação, xerose. **Autoimune:** alopecia *areata*, diabetes *mellitus* tipo 1, anemia hemolítica autoimune, autoanticorpos (> 50%), doença de Graves, lúpus eritematoso sistêmico. **Geniturinário:** aumento progressivo do risco de insuficiência renal. **Psiquiátrico:** transtorno de estresse pós-traumático, ansiedade, depressão.
EFD	Hiperpigmentação pós-inflamatória.
Pega	Nenhuma.

Dress: reação a droga com eosinofilia e sintomas sistêmicos; EFD: eritema fixo a droga; NET: necrólise epidérmica tóxica; Pega: pustulose exantemática generalizada aguda; RCGM: reação cutânea grave a medicamentos; SSJ: síndrome de Stevens-Johnson.

los específicos do HLA que não são nem fundamentais nem suficientes para que a reação ocorra, havendo elos ainda não identificados para que a reação seja concluída.[5]

Epidemiologia

Estima-se prevalência de 10 casos por milhão de habitantes por ano. Outros autores utilizam como estimativa da incidência dados da síndrome de hipersensibilidade a anticonvulsivantes, dos quais ocorre 1 caso a cada 1.000 – 10.000 pacientes expostos.[2,3]

Quadro clínico e diagnóstico

O diagnóstico da Dress é eminentemente clínico. A doença inicia abruptamente com exantema maculopapular morbiliforme com febre ≥ 38°C, geralmente 3 a 3 semanas após a introdução do medicamento implicado, podendo chegar a 8 semanas. Pode haver pródromos semelhantes a uma infecção das vias aéreas superiores, e sugere-se que infecções virais podem ser um possível gatilho para essa síndrome.

A apresentação cutânea envolve várias morfologias das lesões, sendo a mais característica o exantema maculopapular (Figura 2). Também podem ocorrer outras morfologias, como máculas eritematosas irregulares, lesões pustulares,

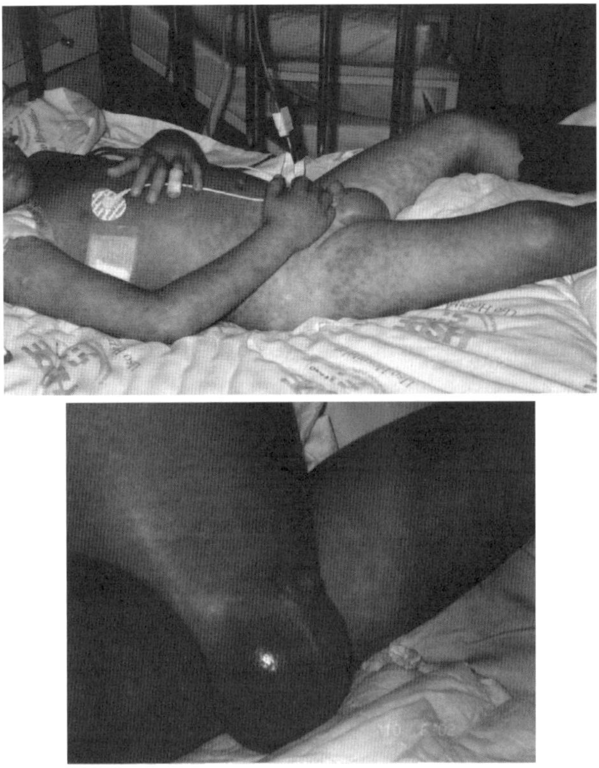

FIGURA 2 Dress por fenobarbital com hepatite e polisserosite.
Dress: reação a droga com eosinofilia e sintomas sistêmicos.
Fonte: Arquivo HSPE-SP.

purpúricas, em alvo ou semelhantes a eczema, que podem tornar-se confluentes e com surgimento de bolhas (ver Quadro 2).[1,3,5]

Acompanhando o quadro cutâneo, ocorre envolvimento visceral, alterações hematológicas, febre e linfadenopatia. O envolvimento sistêmico ocorre em diferentes órgãos, como fígado, rins, pulmões, coração, serosas, tireoide e outros (ver Quadro 2). Paradoxalmente, mesmo após a suspensão da medicação implicada, pode ocorrer piora do quadro, o que pode ser confundido com infecção e determinar o uso desnecessário de antibióticos.

Essas terapias empíricas podem aumentar o risco de desenvolver reações medicamentosas adicionais, porque os pacientes com Dress podem apresentar reatividade cruzada a vários medicamentos com estruturas diferentes, incluindo aqueles usados após o início dos sintomas. Portanto, os pacientes com Dress devem ser aconselhados a evitar não apenas os medicamentos causadores, mas também antibióticos e antipiréticos, a menos que haja evidência de infecção. As recaídas ou surtos desses sintomas frequentemente ocorrem dias ou semanas após a retirada do medicamento causador original.[3]

Os achados laboratoriais incluem leucocitose com linfócitos atípicos e eosinofilia de vários graus, característicos da fase inicial de Dress, embora a leucopenia possa, ocasionalmente, preceder a leucocitose. Elevação das enzimas hepáticas ocorre em até 70% dos pacientes com Dress na fase aguda.

O desenvolvimento de hepatite grave com icterícia aumenta o risco de mortalidade, e a necrose hepática está relacionada à mortalidade por coagulopatia e sepse. O comprometimento dos diferentes órgãos também guarda correlação com o medicamento implicado. Por exemplo, para fenitoína, comprometimento hepático é o mais relevante, enquanto com o alopurinol há maior acometimento renal, e com a minociclina ocorre mais pneumonite (Quadro 5).[3,5,6]

QUADRO 5 Classificação do espectro SSJ/NET, segundo o grau de comprometimento

Classificação	SSJ	Sobreposição SSJ/NET	NET
Descolamento da área corpórea	< 10%	10-30%	> 30%
Comprometimento de mucosas	Sim	Sim	Sim
Gravidade	Moderada	Moderada a grave	Grave
Relação com medicamentos	Frequente	Frequente	Alta

NET: necrólise epidérmica tóxica; SSJ: síndrome de Stevens-Johnson.

A diversidade de manifestações clínicas na Dress expõe os desafios para o diagnóstico diferencial e motivaram a elaboração de critérios diagnósticos por diversos grupos de estudo. Existem vários escores que buscam definir o quadro. O mais utilizado é o do grupo europeu RegiSCAR (*European Registry of Severe Cutaneous Adverse Reaction*), que criou critérios para diagnóstico, com um escore composto por dados clínicos e laboratoriais (de 0 a > 5), que implicam a reação como definida, provável, possível e não definida[7] (Quadro 6). Esae escore deve ser utilizado em diferentes momentos da evolução, pois pode haver progressão dos sintomas com o envolvimento de órgãos. Muitas vezes o diagnóstico definitivo só é possível com o acompanhamento da evolução do quadro e descarte de outras doenças sistêmicas.[8]

QUADRO 6 Escore para diagnóstico clínico-laboratorial da Dress, segundo o RegiSCAR

Score		-1	0	1	2
Febre ≥ 38,5°C		Ø ou ?	Sim		
Aumento de linfonodos			Ø ou ?	Sim	
Eosinofilia	Eosinófilos (mm^3)			700-1.499	≥ 1.500
	Eosinófilos (%), se leucócitos < 4.000/mm^3			10-19%	≥ 20%
Linfócitos atípicos			Ø ou ?	Sim	
Pele	*Rash* (% SAC)		Ø ou ?	> 50%	
	Rash sugestivo		?	Sim	
	Biópsia sugestiva	Ø	Sim ou ?		
Órgãos	Fígado, coração, rins, tireoide, pâncreas, outros		Ø ou ?	Sim (1 órgão)	Sim (≥ 2 órgãos)
Resolução ≥ 15 dias		Ø ou ?	Sim		
Descarte de outras causas	FAN, sorologias hepatite, hemocultura, clamídia e micoplasma			Sim	

Pontuação: < 2: caso não definido; 2-3: caso possível; 4-5: caso provável; > 5: caso definido.
Dress: reação a droga com eosinofilia e sintomas sistêmicos; RegiSCAR: European Registry of Severe Cutaneous Adverse Reaction; FAN: fator antinuclear.

O diagnóstico etiológico da reação é um desafio, sobretudo quando o paciente utiliza vários fármacos. Após o quadro agudo, os testes de contato podem ser úteis na definição da droga implicada. Entretanto, ainda não há uma padronização definitiva, e a sensibilidade varia de acordo com as diferentes classes de drogas e a apresentação clínica. Testes laboratoriais (Teste de Transformação Linfoblástica – TTL) não estão ainda disponíveis na prática clínica.

Tratamento e evolução

O reconhecimento precoce da síndrome e a retirada da droga suspeita são as principais medidas para controlar sua progressão. A recuperação após a interrupção do medicamento frequentemente é completa, mas os sintomas podem persistir por semanas ou meses. As possíveis complicações na fase aguda, que ocasionam morbidade e mortalidade significativas, incluem miocardite, pneumonia, sepse e sangramento gastrointestinal, principalmente em pacientes não diagnosticados e não tratados.[2,6,7]

O prognóstico da Dress, em curto ou longo prazo, é altamente variável e imprevisível. Pacientes com suspeita de Dress devem ser hospitalizados até que os parâmetros inflamatórios e o comprometimento sistêmico sejam resolvidos.

Os corticosteroides sistêmicos são geralmente recomendados quando há envolvimento de órgãos internos com risco de vida, independentemente da reativação viral.[6,7] Os corticosteroides sistêmicos são considerados o padrão ouro para o tratamento da Dress na fase aguda, pois ocasionam a melhora da erupção cutânea e da febre após alguns dias. A dose usual de prednisolona é de 40 a 50 mg/dia ou 0,5 a 1 mg/kg/dia, quando houver envolvimento de órgãos. Em casos de comprometimento sistêmico grave, a dose pode ser aumentada até 2 mg/kg/dia. Os corticosteroides sistêmicos, no entanto, precisam ser reduzidos gradualmente ao longo de 6 a 8 semanas para evitar a recidiva da síndrome, mesmo após a resolução das manifestações clínicas.[4,5,8,9]

Apesar da possível ocorrência de reativação viral, a eficácia do tratamento antiviral, como o ganciclovir, não foi demonstrada e pode até ser deletéria. Outros agentes imunossupressores (ciclofosfamida, ciclosporina) são sugeridos por alguns autores, em casos resistentes ao corticosteroide. Para prevenir recorrências, é essencial evitar a medicação suspeita, incluindo drogas de reação cruzada. Como as reações cruzadas entre os anticonvulsivantes mais antigos são frequentes, as alternativas são os antiepilépticos não aromáticos, como valproato, gabapentina ou benzodiazepínicos.[5,9]

Alguns imunomoduladores sistêmicos, como a imunoglobulina intravenosa em altas doses, têm sido usados na Dress. Entretanto, deve-se ter cautela devido à falta de evidências que apoiem essa prática. Outros estudos apontam para o uso de imunobiológicos com ação inibitória sobre a IL-5 com bons resultados.[9,10] O acompanhamento de longo prazo é necessário para monitorar sequelas sistêmicas e autoimunes (ver Quadro 4).[6] Outra medida essencial é a orientação ao paciente e membros da família sobre o tipo de hipersensibilidade, o nome da droga implicada e daquelas com reatividade cruzada, além do registro documentado e da notificação à agência regulatória.

Síndrome de Stevens-Johnson e necrólise epidérmica tóxica

Definição

Síndrome de Stevens-Johnson/necrólise epidérmica tóxica (SSJ/NET) são variantes de gravidade de uma reação de hipersensibilidade não imediata que envolve pele e mucosas. Apesar de rara, pode ser fatal ou deixar sequelas graves. Sua etiologia, na maioria dos casos, envolve diferentes classes de medicamentos, contudo causas infecciosas também podem desencadear essa síndrome, sobretudo na infância. A SSJ/NET se caracteriza pela apoptose difusa de queratinócitos mediada pelo linfócito T citotóxico e células NK que ativam as caspases pela ação de perforinas, granzimas, granulosimas e mecanismo FAS/FASL. O envolvimento mucocutâneo é seu aspecto mais dramático, podendo levar ao óbito decorrente, em geral, de infecção pela perda da barreira cutânea.[11,12]

Epidemiologia

A incidência relatada é de 1 a 2 casos por milhão de habitantes, e a taxa de mortalidade é de aproximadamente 30%, sendo mais alta na NET.[2,3]

Quadro clínico

As manifestações clínicas no início do quadro, em geral, incluem sinais prodrômicos de febre, mal-estar, tosse, rinorreia, sensibilidade e dor na pele, com posterior surgimento das lesões cutaneomucosas. A erupção cutânea inicial caracteriza-se por lesões papuloeritematosas disseminadas ou purpúricas que rapidamente confluem, surgindo vesículas, bolhas e erosões mucosas com necrose explosiva da pele e desprendimento de grandes retalhos cutâneos, conferindo ao doente o clássico aspecto de um grande queimado (Figura 3).

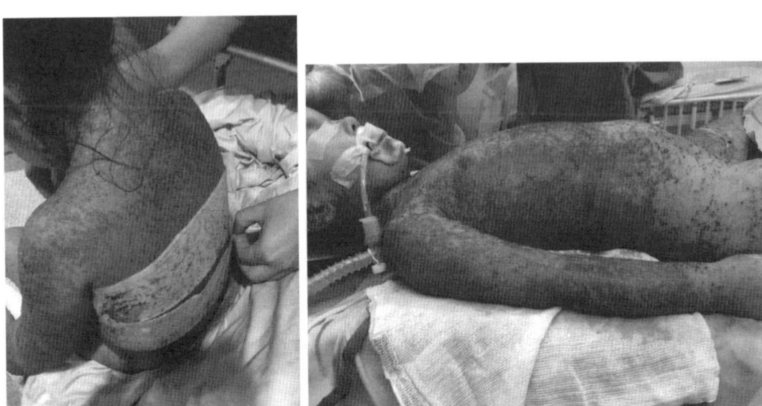

FIGURA 3 NET por amoxicilina com extenso comprometimento cutâneo.
Fonte: Sabará Hospital Infantil.
NET: necrólise epidérmica tóxica.

O sinal de Nikolsky pode estar presente, e é caracterizado pelo descolamento da epiderme por compressão digital nas proximidades das bolhas. O prognóstico depende da extensão da necrose cutânea. As lesões podem acometer diferentes mucosas: ocular, oral, intestinal, urogenital, são muito dolorosas e podem deixar sequelas graves. Concomitantemente, pode haver febre alta, toxemia intensa e acometimento de outros órgãos. A SSJ/TEN geralmente tem progressão limitada em 1 semana, seguida de reepitelização em 2 a 3 semanas, se o paciente sobreviver às complicações.[2,3,13]

A diferenciação entre a SSJ e a NET envolve o acometimento mucoso e a extensão da superfície corpórea comprometida (ver Quadro 5). Na fase aguda, as possíveis complicações são anormalidades metabólicas, acometimento renal (necrose tubular, insuficiência renal aguda), gastrointestinal (hemorragias), respiratório (embolia pulmonar) e falência multiorgânica. Anemia, plaquetopenia e linfopenia são comuns, e neutropenia é um sinal de prognóstico reservado. Pode ocorrer também pneumonite intersticial difusa, mesmo na ausência de alterações radiológicas evidentes, ocasionando dispneia, taquipneia e hipoxemia, que podem levar a sequelas crônicas e debilitantes que afetam permanentemente a qualidade de vida.[13]

Diagnóstico

Durante a fase aguda, o diagnóstico da SSJ/NET é fundamentalmente clínico, e deve-se tentar estabelecer uma relação causal cronológica com os medicamentos em uso e o tipo de lesão para inferir a droga implicada e proceder à suspensão desta. Quanto à confirmação do medicamento implicado, os estudos que utilizaram o teste de contato encontraram resultados decepcionantes, com baixa sensibilidade na SSJ/NET.[12,14] Os testes de provocação são de alto risco e estão contraindicados nessa síndrome. O ensaio de linfoproliferação de linfócitos incubados com a droga *in vitro* podem ser realizados apenas para pesquisa, pois não são disponíveis na prática clínica.[14]

Tratamento

O tratamento da SSJ/NET deve ser realizado por equipe multiprofissional e envolve a retirada de medicamentos não essenciais, com substituição por outras sem reatividade cruzada, isolamento do paciente, monitorização em unidade de cuidados intensivos, proteção gástrica e anticoagulação para prevenir fenômenos tromboembólicos.[12-15] Na NET, o paciente deve ser tratado como um grande queimado, considerando o controle da temperatura e da dor, a manutenção do equilíbrio hidroeletrolítico e o aporte nutricional adequado como medidas de suporte importantes para a recuperação.[14,15]

Os cuidados locais com a pele, com desbridamento de tecidos desvitalizados e cobertura com antibióticos, quando necessário, também são fundamentais. A principal causa de óbito é a sepse, e, em função do alto risco de complicações, deve-se manter o paciente em unidade de terapia intensiva (UTI) ou unidade de queimados.[2,3,14] As lesões oculares são preocupantes devido ao alto risco de progressão e sequelas incapacitantes. O enxerto de membrana amniótica (ou aplicação com um anel simbléfaro) na fase aguda provavelmente diminui a gravidade das sequelas em caso de defeitos epiteliais conjuntivais.[2,3,14]

Após a fase aguda, os pacientes devem continuar o seguimento para monitoramento de complicações ou sequelas (ver Quadro 4). Considerando a imunopatologia da SSJ/NET com o envolvimento de células T citotóxicas e liberação de citocinas, diversos tratamentos com imunomoduladores têm sido propostos para interromper sua progressão. Entretanto, o tratamento específico da SSJ/NET ainda não alcançou os padrões de aceitação baseados em evidências.

O grupo de Roujeau et al.[16] propôs um escore para estadiamento da doença, SCORTEN, a fim de permitir estudos comparativos multicêntricos quanto à eficácia dos tratamentos (ver Quadro 7). Até o momento, o tratamento com te-

QUADRO 7 Estadiamento e risco de morte em pacientes com NET pelo SCORTEN

Variáveis clínicas	Pontos
Idade > 40 anos	1
Acometimento inicial > 10% da ASC	1
Presença de malignidade	1
Taquicardia (> 120 batimentos/minuto)	1
Ureia sérica aumentada (> 10 mmol/L)	1
Glicemia aumentada (> 14 mmol/L)	1
Bicarbonato sérico < 20 mmol/L	1

Scorten	Risco de morte (%)
0-1	3,2
2	12,1
3	35,3
4	58,3
5-7	90

ASC: área de superfície corpórea; SCORTEN: escore preditivo de mortalidade para NET.
Fonte: Bastuji-Garin et al.[16]

rapias sistêmicas, como corticosteroides, imunoglobulina humana intravenosa (IVIG) e ciclosporina, permanece controverso, e os resultados dessas intervenções carecem de evidências definitivas.[17] Os corticosteroides sistêmicos são a alternativa terapêutica mais frequentemente utilizada. Quando indicados, deverão ser utilizados por curto período, nas primeiras 48 horas.

Estudos sugeriram aumento das taxas de infecção e hospitalização prolongada com o uso de corticosteroides sistêmicos, embora estudos mais recentes sugiram algum benefício. O emprego de imunoglobulina humana em altas doses no início da NET, sugerido por alguns pesquisadores, poderia controlar a evolução do descolamento cutâneo e diminuir a taxa de mortalidade. O resultado depende da dose utilizada (1 a 3 g/kg) e da indicação precoce do medicamento.[18,19]

A ciclosporina A é considerada uma alternativa terapêutica, pois age inibindo os mecanismos citotóxicos CD8+, levando a efeito antiapoptótico. Revisão sistemática com metanálise avaliou a eficácia das terapias com imunomoduladores sistêmicos: corticosteroides, IVIG, ciclosporina, plasmaférese, talidomida, ciclofosfamida e inibidores de TNF-alfa (fator de necrose tumoral alfa) e GM-CSF (do inglês *granulocyte-macrophage colony-stimulating factor*). Verificou-se que os corticosteroides e a ciclosporina foram as terapias imunomoduladoras sistêmicas mais promissoras para SSJ/NET, porém são necessários mais estudos prospectivos que aumentem o poder dessas evidências.[17]

Novos imunomoduladores sistêmicos têm sido propostos para o tratamento da SSJ/NET. Acredita-se que o TNF-alfa seja um mediador importante para a apoptose de células epiteliais em SSJ/NET, indicando um alvo potencial para terapia e controle da doença. Vários casos de tratamento bem-sucedido de NET com infliximabe ou monoterapia com etanercepte foram relatados em pacientes adultos e pediátricos.[18,19] Recentemente, outra revisão comparou o tratamento de pacientes com SSJ/NET que receberam cuidados de suporte apenas ou em combinação com drogas imunomoduladoras: corticosteroides, ciclosporina, etanercepte, IVIG ou uma combinação de corticosteroide com IVIG. A análise de metarregressão indicou que a ciclosporina e a combinação IVIG e corticosteroide foram as terapêuticas associadas a menor letalidade do que as previstas pelo SCORTEN.[20] Portanto, apesar desses resultados, novos ensaios clínicos prospectivos, randomizados e controlados são necessários para consolidar as evidências para aplicação desses tratamentos.

Pustulose exantemática generalizada aguda (Pega)

Definição

A pustulose exantemática generalizada aguda (Pega) é uma reação cutânea rara caracterizada por erupção cutânea febril e neutrofilia, geralmente causada por reação de hipersensibilidade a fármacos - em mais de 90% dos casos. Antibióticos, especialmente aminopenicilinas e macrolídeos, são as principais classes envolvidas, além de fluoroquinolonas, sulfonamidas e clindamicina. Outros grupos também relacionados são: o antimalárico (hidroxi)cloroquina, antifúngicos imidazólicos (fluconazol e cetoconazol) e terbinafina e diltiazen. Outras causas envolvidas são microrganismos e alérgenos de contato.

Seu prognóstico é favorável, e o tratamento inclui a suspensão imediata da droga, emolientes e corticoterapia tópica. Raramente evolui com gravidade e a corticoterapia sistêmica pode ser discutida, entretanto não há evidências de que altere a evolução da doença. A mortalidade de 5%, quando ocorre, geralmente é por disfunção de múltiplos órgãos e/ou por coagulação intravascular disseminada.[2,3]

Epidemiologia

Com incidência estimada de 1 a 5 pacientes por milhão de habitantes, acomete principalmente mulheres com média de idade de 56 anos. Em geral, o período de latência é de 1 a 5 dias e tende a ser menor com os antibióticos do que com outros medicamentos, com medianas de 1 e 11 dias respectivamente.[3,4,21,22]

Quadro clínico

As manifestações clínicas da Pega são de erupção cutânea, com aparecimento súbito de dezenas a centenas de diminutas pústulas não foliculares menores que 5 mm, em base eritematoedematosa, que acometem preferencialmente flexuras e evoluem em menos de 15 dias com descamação, após a suspensão da droga (Figura 4). As lesões cutâneas são acompanhadas de febre superior a 38ºC, leucocitose superior a 10.000/mm^3, neutrofilia superior a 7.000/mm^3 e sensação de prurido e/ou queimação.[2,3] Lesões em mucosas são incomuns, mas podem ocorrer em até 20% dos casos, principalmente na mucosa oral. Pode haver eosinofilia discreta em até 30% dos pacientes e, mais raramente, envolvimento de órgãos.[21]

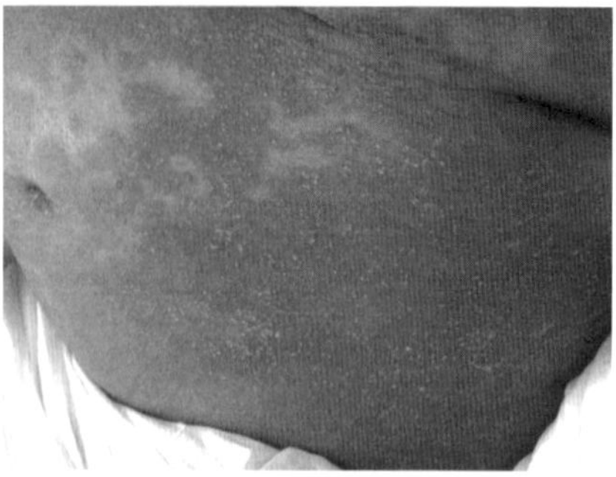

FIGURA 4 Lesões características de Pega em adolescente por vancomicina.
Pega: pustulose exantemática generalizada aguda.

O espectro de reações cutâneas graves pode trazer verdadeiros desafios diagnósticos. Algumas vezes as características clínicas e laboratoriais podem se sobrepor em casos de pacientes com Pega que apresentavam sinal de Nikolsky e descolamento sugerindo NET, casos de Pega revelando eosinofilia e acometimento de órgãos sugerindo Dress e casos de Dress que apresentaram (20%) pústulas estéreis sugerindo Pega.[23] O diagnóstico etiológico pode ser feito pelo teste de contato com medicamento(s) suspeito(s) com sensibilidade de até 58%.[22] Os testes *in vitro* apesar de boa sensibilidade e especificidade não estão disponíveis em nosso meio.[23]

Diagnóstico diferencial

O diagnóstico diferencial deve ser feito com foliculites e dermatoses neutrofílicas como síndrome de Sweet, eritema multiforme pustular, pustulose subcórnea (síndrome de Sneddon-Wilkinson) e com as outras farmacodermias graves SSJ/NET e Dress.[22,23] Entretanto, o principal diagnóstico diferencial deve ser feito com a psoríase pustular, por apresentar muitas semelhanças tanto clínicas quanto histopatológicas. As principais pistas para diferenciá-las são início abrupto, história de psoríase nem sempre presente, boa evolução e resolução espontânea com a suspensão de medicamentos envolvidos e ausência de recorrência na Pega.

Tratamento

A suspensão do medicamento suspeito e o tratamento tópico com emolientes, corticosteroides tópicos para reduzir a inflamação e antissépticos para prevenir infecção secundária geralmente são suficientes. Antibióticos sistêmicos só devem ser utilizados se houver infecção secundária, e corticoterapia sistêmica só é necessária em casos mais graves.[21,22]

CONSIDERAÇÕES FINAIS

- As reações cutâneas graves a medicamentos (RCGM) ocorrem por mecanismo de hipersensibilidade tardia, têm risco elevado de morte e sequelas, envolvem o tipo IV de hipersensibilidade de Gell e Coombs e podem ocorrer já no primeiro contato com a droga pela interação direta do fármaco com células do sistema imune.
- As manifestações clínicas das RCGM envolvem erupção cutânea extensa e morfologicamente distintas e compromentimento sistêmico variável, de acordo com a síndrome. Também pode haver acomentimento de mucosas.
- O diagnóstico das RCGM na fase aguda é baseado em aspectos clínicos e laboratoriais, estruturados em escores, porém não existe um biomarcador disponível na prática clínica. Testes *in vivo* ou *in vitro* podem contribuir para o diagnóstico etiológico da droga implicada, entretanto têm baixa sensibilidade. Os testes de provocação oral não devem ser realizados para diagnóstico dessas síndromes.
- Dress é uma reação adversa induzida por medicamentos, com período de latência prolongado desde o início da droga (até 8 semanas), potencialmente fatal, com mortalidade estimada em 10%. O achado cutâneo mais frequentemente encontrado é erupção maculopapular. O envolvimento sistêmico inclui anormalidades hematológicas, hepáticas, renais, pulmonares, cardíacas, neurológicas, gastrointestinais e endócrinas. Há risco aumentado de evolução para autoimunidade por desregulação do sistema imunológico. O reconhecimento precoce, seguido pela retirada imediata do medicamento culpado, é a etapa mais decisiva para evitar a progressão da doença. O uso de corticosteroides sistêmicos é indicado, e sua retirada deve ser lenta e gradual.
- A SSJ e a NET são reconhecidas atualmente como a mesma entidade nosológica com espectros e gravidade diferentes. A taxa de mortalidade é de aproximadamente 30%, sendo mais alta na NET, em função de maior extensão de acometimento cutâneo, com risco aumentado de sepse. O tratamento da SSJ/NET deve ser multiprofissional e envolve medidas de suporte, de

cuidados com a pele lesada e também a possibilidade de imunomodulação com diferentes esquemas. Até o momento não há um consenso definitivo sobre o melhor tratamento imunomodulador, e o uso de corticosteroides, IVIG e ciclosporina são as terapêuticas com mais evidências.

- A Pega é uma rara reação de hipersensibilidade tipo IVd causada por drogas. A erupção febril aguda com pústulas não foliculares tem morfologia e distribuição típicas. Tem bom prognóstico, mas raramente evolui com gravidade e pode ser fatal. O diagnóstico é clínico e histopatológico. A droga suspeita pode ser investigada por testes de contato, mas se negativos não afastam a causalidade.

REFERÊNCIAS

1. Brockow K, Ardern-Jones MR, Mockenhaupt M, Aberer W, Barbaud A, Caubet J-C, et al. EAACI position paper on how to classify cutaneous manifestations of drug hypersensitivity. Allergy. 2019;74:14-27.
2. Shear NH, Dodiuk-Gad RP (eds.) Advances in diagnosis and management of cutaneous adverse drug reactions. Current and Future Trends. Springer Nature Singapore Pte; 2019.
3. Baldo BA, Pham NH. Drug allergy: clinical aspects, diagnosis, mechanisms, structure-activity relationships. 2.ed. Springer Nature Switzerland AG; 2021.
4. Peter JG, Lehloenya R, Dlamini S, Risma K, White KD, Konvinse KC, et al. Severe delayed cutaneous and systemic reactions to drugs: a global perspective on the science and art of current practice. J Allergy Clin Immunol Pract. 2017;5(3):547-63.
5. Costa DLC, Monteiro DMA, Faria TC, Camargos AFF, Pereira VAR, Andrade MEB, et al. Drug reaction with eosinophilia and systemic symptoms (Dress): a diagnostic and treatment challenge. Arq Asma Alerg Imunol. 2023;7(2):163-70.
6. Pichler WJ. Immune pathomechanism and classification of drug hypersensitivity. Allergy. 2019;74:1457-71.
7. Kardaun SH, Sekula P, Valeyrie-Allanore L, Liss Y, Chu CY, Creamer D, et al. Drug reaction with eosinophilia and systemic symptoms (Dress): an original multisystem adverse drug reaction: results from the prospective RegiSCAR study. Br J Dermatol. 2013;169:1071-80.
8. Ramirez GA, Ripa M, Burastero S, Benanti G, Bagnasco D, Nannipieri S, et al. Drug reaction with eosinophilia and systemic symptoms (Dress): focus on the pathophysiological and diagnostic role of viruses. Microorganisms. 2023;11(2):346.
9. Shiohara T, Mizukawa Y. Drug-induced hypersensitivity syndrome (DiHS) / drug reaction with eosinophilia and systemic symptoms (Dress): an update in 2019. Allergol Int. 2019;68:301-8.
10. Gschwend A, Helbling A, Feldmeyer L, Mani-Weber U, Meincke C, Heidemeyer K, et al. Treatment with IL5-/IL-5 receptor antagonists in drug reaction with eosinophilia and systemic symptoms (Dress). Allergo J Int. 2022 Aug 23:1-8.
11. Gomes ER, Brockow K, Kuyucu S. Drug hypersensitivity in children: report from the pediatric task force of the EAACI Drug Allergy Interest Group. Allergy. 2016;71:149-61.
12. Monteiro DMA, Costa DLC, Araujo CA, Andrade MEB, Fernandes FR. Severe cutaneous adverse reactions in children: how do they behave? Arq Asma Alerg Imunol. 2021;5(2):142-50.
13. Ensina LFC, Fernandes FR, Di Gesu G, Malaman MF, Chavarria ML, Bernd LA. Reações de hipersensibilidade a medicamentos – Parte III. Rev Bras Alerg Imunopatol. 2009;32(5):178-*83.

14. Schwartz RA, McDonough PH, Lee BW. Toxic epidermal necrolysis – part II. Prognosis, sequelae, diagnosis, differential diagnosis, prevention, and treatment. J Am Acad Dermatol. 2013;69:187. e1-16.
15. Saito Y, Abe R. New insights into the diagnosis and management of Stevens-Johnson syndrome and toxic epidermal necrolysis. Curr Op Allergy Clin Immunol. 2023;23(4):271-8.
16. Bastuji-Garin S, Fouchard N, Bertocchi M, Roujeau J-C, Revuz J, Wolkenstein P. Scorten: a severity-of-illness score for toxic epidermal necrolysis. J Invest Dermatol. 2000;115:149-53.
17. Zimmermann S, Sekula P, Venhoff M, Motschall E, Knaus J, Schumacher M, et al. Systemic immunomodulating therapies for Stevens-Johnson syndrome and toxic epidermal necrolysis: a systematic review and meta-analysis. JAMA Dermatol. 2017;153(6):514-22.
18. Nguyen QBD, Starling CT, Hebert AA. The use of TNFα inhibitors in treating pediatric skin disorders. Pediatr Drugs. 2020;22:311-9.
19. Zhang S, Tang S, Li S, Pan Y, Ding Y. Biologic TNF-alpha inhibitors in the treatment of Stevens-Johnson syndrome and toxic epidermal necrolysis: a systemic review. J Dermatol Treat. 2020;31(1):66-73.
20. Torres-Navarro I, Briz-Redón Á, Botella-Estrada R. Systemic therapies for Stevens-Johnson syndrome and toxic epidermal necrolysis: a Scorten-based systematic review and meta-analysis. J Eur Acad Dermatol Venereol. 2020 Jun 17.
21. Parisi R, Shah H, Navarini AA, Muehleisen B, Ziv M, Shear NH, et al. Acute generalized exanthematous pustulosis: clinical features, differential diagnosis, and management. Am J Clin Dermatol. 2023;24(4):557-75.
22. Stadler PC, Oschmann A, Kerl-French K, Maul JT, Oppel EM, Meier-Schiesser B, et al. Acute generalized exanthematous pustulosis: clinical characteristics, pathogenesis, and management. Dermatology. 2023;239(3):328-33.
23. Mayorga C, Ebo DG, Lang DM, Pichler WJ, Sabato V, Park MA, et al. Controversies in drug allergy: in vitro testing. J Allergy Clin Immunol. 2019;143(1):56-65.

38

Dermatite atópica grave com infecção disseminada

Jandrei Rogerio Markus
Vânia Oliveira de Carvalho

DESTAQUES

- As infecções bacterianas são as mais frequentes em pacientes com dermatite atópica.
- Sua abordagem deve incluir o tratamento da infecção, a restauração da barreira cutânea e a redução do processo inflamatório.

APRESENTAÇÃO CLÍNICA DA DERMATITE ATÓPICA

A lesão que caracteriza a dermatite atópica (DA) é o eczema, e o prurido é um sintoma necessário para o diagnóstico e presente em todas as crianças. Esteja o paciente ou não com infecção, haverá placas eritêmato-descamativas nas localizações típicas conforme a idade. As manifestações clínicas de pacientes com DA grave infectada serão mais extensas, pois os sinais e sintomas se agravam. Ao longo da vida a localização das lesões de DA varia, conforme descrito a seguir.[1,2]

Dermatite do lactente – até os 2 anos de vida

As lesões se iniciam entre 2 e 6 meses de vida e acometem face (bochechas – poupando a região central), couro cabeludo, tronco e superfície extensora dos membros. No eczema agudo há eritema, vesículas, exsudação, escoriações e crostas. A xerose ocorre em quase metade dos pacientes.[1,3]

Dermatite da criança (fase pré-puberal - 2 a 12 anos)

As flexuras cubitais e poplíteas são as mais acometidas. Pode haver lesões nos punhos e extremidades (mãos e pés). As lesões passam a ter aspecto subagudo, tornam-se mais descamativas e com o passar do tempo e a cronicidade das crises ocorre liquenificação (espessamento da pele com acentuação das linhas naturais) pela coçadura crônica, representado na Figura 1.[3,4]

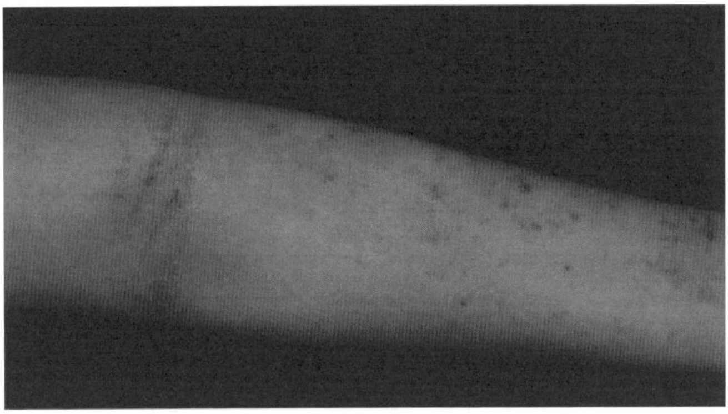

FIGURA 1 Placas eritematosas escoriadas na prega cubital e punhos.
Fonte: arquivo da Dermatologia Pediátrica CHC-UFPR.

Dermatite do adolescente

As lesões tornam-se mais disseminadas. As flexuras continuam acometidas, e há lesões na cabeça (principalmente área periocular e perioral), pescoço e extremidades (punhos, tornozelos, mãos e pés). A xerose se agrava. As lesões são ainda mais crônicas e liquenificadas (Figura 2).[3]

APRESENTAÇÃO CLÍNICA DA DERMATITE ATÓPICA COM INFECÇÃO BACTERIANA SECUNDÁRIA

Na presença de infecção bacteriana secundária as lesões de eczema ficam inicialmente mais exsudativas (Figura 3), e na sequência são recobertas por

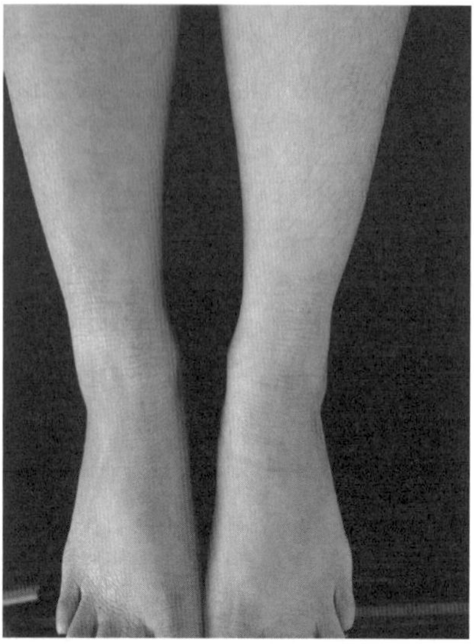

FIGURA 2 Placa eritematosa liquenificada nos tornozelos.
Fonte: arquivo da Dermatologia Pediátrica CHC-UFPR.

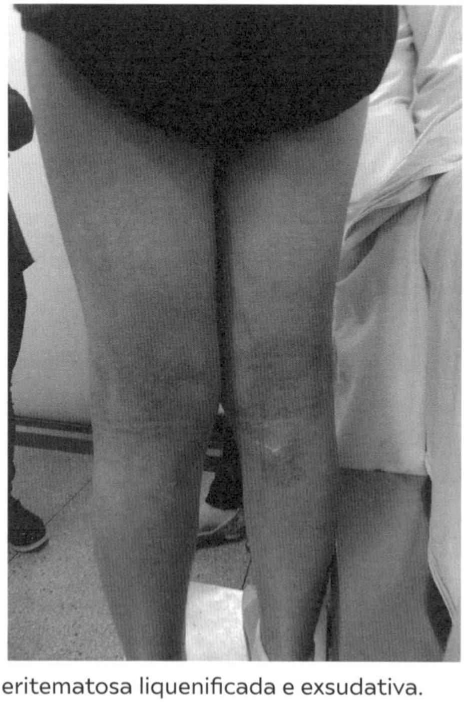

FIGURA 3 Placa eritematosa liquenificada e exsudativa.
Fonte: arquivo da Dermatologia Pediátrica CHC-UFPR.

crostas amareladas denominadas melicéricas (cor de mel). O estafilococo tem ação de superantígeno, o que gera crises agudas com maior extensão de lesões, em um ciclo vicioso de coçadura – piora do eczema e agravamento da infecção.[2]

Na Figura 4 é apresentada uma lesão de eczema com sinais de infecção secundária no adolescente; na Figura 5, em um lactente, e na Figura 6, em um escolar.

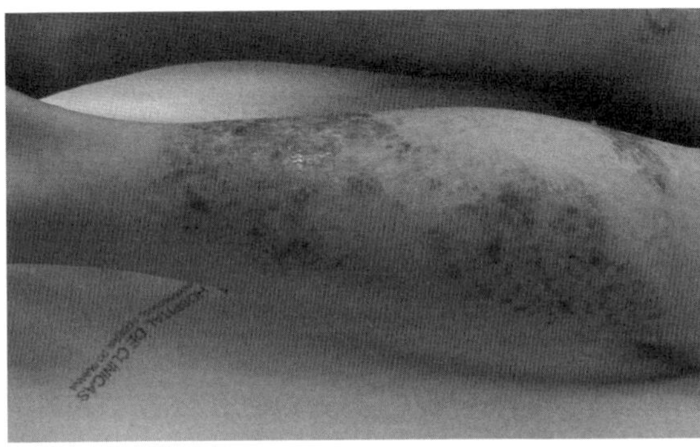

FIGURA 4 Placas eritematosas exsudativas e recobertas por crostas melicéricas na panturrilha.
Fonte: arquivo da Dermatologia Pediátrica CHC-UFPR.

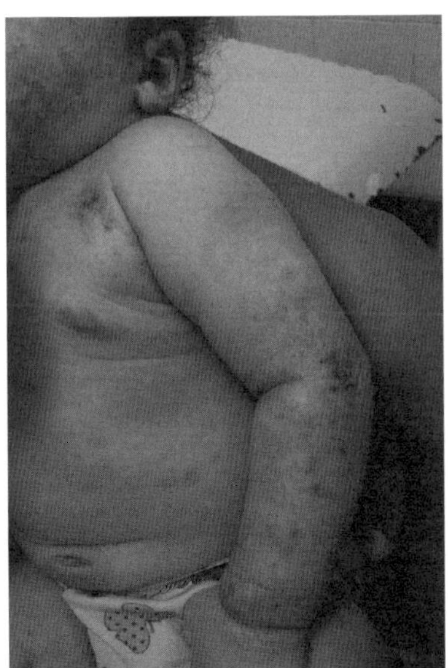

FIGURA 5 Placas eritematosas escoriadas, com erosões e crostas melicéricas no cotovelo, tronco anterior e na região malar.
Fonte: arquivo da Dermatologia Pediátrica CHC-UFPR.

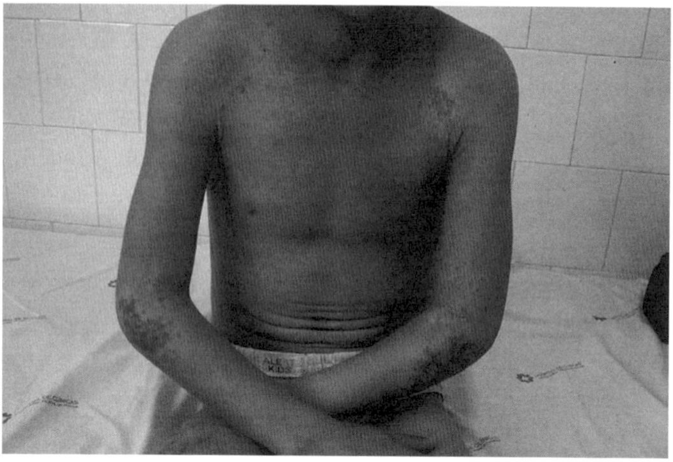

FIGURA 6 Placas eritêmato-descamativas com crostas melicéricas em um escolar.
Fonte: arquivo da Dermatologia Pediátrica CHC-UFPR.

Com a cronicidade e infecções de repetição, as lesões ficam edemaciadas, mais escoriadas e com sinais de exulcerações (Figura 7).

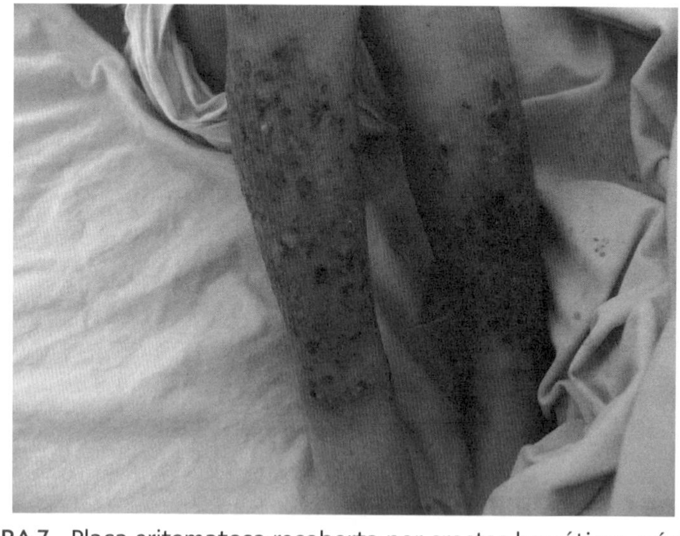

FIGURA 7 Placa eritematosa recoberta por crostas hemáticas, pústulas e escoriações.
Fonte: arquivo da Dermatologia Pediátrica CHC-UFPR.

EPIDEMIOLOGIA E TRATAMENTO DAS LESÕES INFECTADAS

Além do constante trauma da pele pelo prurido e escoriações, os pacientes com dermatite atópica são mais colonizados por *Staphylococcus aureus*, que é o agente mais encontrado nas infecções de pele nos humanos. Dentro dos hospitais, principalmente em grandes centros, é comum o surgimento de cepas de *Staphylococcus aureus* com resistência à oxacilina/meticilina. Porém, desde a década de 1990, houve um aumento considerável de casos de infecção por *Staphylococcus* com resistência à oxacilina/meticilina em populações que não apresentavam internação em hospitais, sendo mais tarde essas cepas denominadas *Staphylococcus* resistente à metacilina adquirido na comunidade (CA-MRSA).

Vários países observaram também um aumento no número das infecções de pele em toda a população, associado a um acréscimo de prevalência de CA-MRSA. Além de ter ocorrido um aumento no número de casos de infecções de pele, ocorreu um acréscimo nas complicações, com maior número de abscessos com necessidade de drenagem e disseminação com evolução para infecções sistêmicas associadas a pneumonias. Nos últimos anos, vários hospitais e clínicas alteraram seus protocolos terapêuticos, pois apresentavam prevalência nas culturas das infecções de pele da comunidade entre 75 e 80% com esse novo agente. Na Argentina, desde 2009 uma mudança epidemiológica do CA-MRSA, com o surgimento de um complexo clonal 30 (CC30) que substituiu os outros clones tanto na comunidade como em hospitais, e apresenta também maior virulência.[5-8]

Embora as infecções pelos CA-MRSA e os *Staphylococcus* resistente à metacilina hospitalares (MRSA) tenham suas semelhanças e dificuldades de diferenciação, existem alguns padrões característicos das infecções por CA-MRSA, como acometer pacientes jovens e saudáveis sem fatores de risco e a ocorrência de um mecanismo de resistência produzido pela via SCCmec IVa. Essa resistência ainda produz uma citotoxina denominada leucocidina de Panton-Valentine (PVL), que é responsável por destruição tecidual com casos graves e ainda pneumonias necrosantes. Além disso, o MRSA hospitalar pode apresentar resistência a outras classes de antibióticos, além dos betalactâmicos, o que o CA-MRSA em geral não apresenta.[9]

No Brasil, existem relatos de casos de infecção pela bactéria CA-MRSA, mas há poucos estudos epidemiológicos robustos no país e menos ainda sobre o número de infecções cutâneas. Foi demonstrado que as infecções por MRSA no Brasil são mais de 50% das vezes não causadas por CA-MRSA, porém essa realidade apresenta um potencial grande de mudança como observado em outros países, onde a cepa CA-MRSA se torna a mais frequente mesmo em ambientes hospitalares. Os relatos de cepas CA-MRSA foram identificados, principalmente no Rio Grande do Sul, São Paulo e no Rio de Janeiro até o momento, tanto hospitalar como comunitárias. Os médicos devem ficar atentos para a possibilidade desse agente em infecções de pele com evolução grave e mesmo a associação com pneumonias necrotizantes e infecções de pele.[10-12]

O tratamento das infecções de pele em pacientes com DA é semelhante aos pacientes sem a doença, e para decisão terapêutica deve ser avaliada a extensão das lesões e sua localização. Em regiões como a face e cervical, assim como lesões muito extensas ou com alteração do estado geral, deve-se internar o paciente e iniciar o tratamento endovenoso com uma penicilina resistente à penicilinase (oxacilina 100 a 200 mg/kg 6 em 6 horas) ou cefalosporinas de primeira geração. Os casos graves ou que apresentem sinais de sepse devem receber um betalactâmico como a oxacilina combinado com um antibiótico eficaz contra MRSA, como a vancomicina. Clindamicina ou sulfametoxazol podem ser boas opções em casos leves a moderados. Estudo realizado no Brasil demonstrou que mais de 30% das *Staphylococcus* sensíveis à oxacilina/meticilina são resistentes à clindamicina, mantendo sensibilidade a sulfametoxazol e trimetropim.[12]

Recomenda-se, sempre que possível, a coleta de cultura do local nos pacientes que são internados. A cultura deve ser feita a partir de um aspirado com agulha fina, evitando a coleta de *swabs* de secreção por baixa representatividade com o agente etiológico da infecção e contaminação com germes do local da ferida, que podem ser apenas colonizadores. A realização de hemocultura demonstrou ter baixa positividade em casos de infecção de pele e mesmo com formação de abscessos, observando em trabalho realizado apenas duas amostras positivas em 445 casos coletados. O mesmo trabalho demonstrou positividade da cultura da ferida em 66,2% das amostras colhidas.[13]

Em pacientes que apresentam celulite associado a formação de abscesso, recomenda-se a drenagem quando esta é possível, além da avaliação para uso de antibióticos contra MRSA, conforme a epidemiologia local.[1,7,14,15]

Quando se opta pelo tratamento ambulatorial, as melhores opções são a cefalexina (50 a 100 mg/kg de 6 em 6 horas por 7 dias) e amoxicilina associado a ácido clavulânico (50 mg/kg de amoxicilina de 12 em 12 horas por 7 dias). Trabalhos de farmacocinética com cefalexina em crianças demonstraram que doses de 75 mg/kg/dia tomadas 3 vezes ao dia ou 90 mg/kg/dia em duas tomadas diárias são suficientes para o tratamento de infecções graves como osteomielites e artrites para a maioria das cepas de *Staphylococcus aureus* sensíveis à meticilina/oxacilina, atingindo concentrações de 2 mg/L na corrente sanguínea.[16] A Sociedade de Doenças Infeciosas Americana recomenda o uso de clindamicina, tanto na internação quanto ambulatorial, devido à alta prevalência do CA-MRSA. No Brasil esta seria uma segunda opção em casos de falha após terapêutica adequada, pneumonias necrotizantes associadas a infecção de pele ou conforme resultado da cultura coletada na admissão.[1,5-7,10,14,15,17,18]

Outra situação importante é o uso de *swab* nasal para avaliação da presença de MRSA como colonizante do paciente. Em uma coorte de 165 crianças hospitalizadas com suspeita de infecção, apenas um paciente com *swab* negativo para MRSA desenvolveu infecção por essa bactéria em 30 dias, sendo recomendado o uso dessa ferramenta como avaliação na prática médica de pacientes que são internados com infecção cutânea.[19]

HIPOCLORITO DE SÓDIO E SEU USO NA DERMATITE ATÓPICA

Nos pacientes com DA moderada a grave com infecções bacterianas cutâneas de repetição, os banhos com hipoclorito de sódio constituem uma técnica antisséptica para reduzir o risco de novos surtos de infecção.[2]

O hipoclorito de sódio apresenta ação antiestafilocócica, e isso inclui o *Staphylococcus aureus* resistente à meticilina. Está indicado tanto na presença de infecção cutânea quanto para a prevenção de infecções cutâneas. O efeito antimicrobiano ocorre por sua capacidade de se agregar de forma irreversível a proteínas bacterianas,[20] e foi demonstrado que melhora a função da barreira cutânea. Indica-se formular hipoclorito de sódio 5% e colocar 100 mL na água do banho, em uma banheira de 100 litros. Banhar durante 10 minutos, enxaguar, e aplicar hidratantes. É indicado realizá-lo em 3 dias da semana, por um período mínimo de 3 meses.[2] Idealmente, deve ser associado ao uso de mupirocina nasal 2 vezes ao dia durante 5 dias na criança com DA e nos familiares. Isso poderá ser utilizado nos primeiros dias do mês durante 3 meses.[1]

Wet wrap therapy

Esta técnica só pode ser utilizada depois de tratada a infecção bacteriana cutânea.[2] A *wet wrap therapy* (WWT) ou técnica das bandagens úmidas ajuda no tratamento das crises por permitir restaurar a barreira cutânea. Utilizada nos pacientes refratários e graves, trata-se da aplicação, depois do banho, de hidratantes em camadas generosas em toda a pele, associados ou não a corticosteroides nas áreas com lesões ativas.[2] Depois da pele toda hidratada é aplicada uma bandagem úmida e a seguir uma bandagem seca. A WWT pode permanecer por um período de 2 a 10 horas diariamente durante até 14 dias. Ajuda a hidratar a pele, reduz o prurido e permite estabelecer uma barreira física, o que dificulta a escoriação da pele.[1]

TRATAMENTO CONCOMITANTE DA CRISE DE DERMATITE ATÓPICA

É importante salientar que, diante da infecção bacteriana, os medicamentos utilizados para tratar as crises devem ser mantidos, ou pelo menos retomados assim que o paciente tolerar seu uso, como corticoesteroides tópicos, imunomoduladores tópicos e hidratantes e os medicamentos sistêmicos, como ciclosporina e metotrexate.[1,3] Diante de infeções graves e exsudativas, muitas vezes o paciente não irá tolerar o uso dos produtos tópicos, mas assim que possível, em geral no prazo de 3 a 5 dias, será possível retomar o tratamento.[2]

REFERÊNCIAS

1. Paller AS, Mancini AJ. Hurwitz clinical pediatric dermatology: a textbook of skin disorders of childhood and adolescence. Elsevier Health Sciences; New York, 2011.
2. Wollenberg A, Kinberger M, Arents B, Aszodi N, Avila Valle G, Barbarot S, et al. European guideline (EuroGuiDerm) on atopic eczema – part II: non-systemic treatments and treatment recommendations for special AE patient populations. J Eur Acad Dermatol Venereol. 2022;36(11):1904-26.
3. Wollenberg A, Kinberger M, Arents B, Aszodi N, Avila Valle G, Barbarot S, et al. European guideline (EuroGuiDerm) on atopic eczema: part I – systemic therapy. J Eur Acad Dermatol Venereol. 2022;36(9):1409-31.
4. Ramirez-Marin HA, Silverberg JI. Differences between pediatric and adult atopic dermatitis. Pediatr Dermatol. 2022;39(3):345-53.
5. Mistry RD, Shapiro DJ, Goyal MK, Zaoutis TE, Gerber JS, Liu C, et al. Clinical management of skin and soft tissue infections in the u.s. Emergency departments. West J Emerg Med. 2014;15(4):491-8.
6. Lopez MA, Cruz AT, Kowalkowski MA, Raphael JL. Trends in resource utilization for hospitalized children with skin and soft tissue infections. Pediatrics. 2013;131(3):e718-25.

7. Infecciones de piel y partes blandas en pediatría: consenso sobre diagnóstico y tratamiento. Arch Arg Pediatr. 2014;112:96-102.
8. Di Gregorio S, Haim MS, Vielma Vallenilla J, Cohen V, Rago L, Gulone L, et al. Genomic Epidemiology of CC30 Methicillin-Resistant Staphylococcus aureus Strains from Argentina Reveals Four Major Clades with Distinctive Genetic Features. mSphere. 2021;6(2).
9. Marques SA, Abbade LPF. Severe bacterial skin infections. An Bras Dermatol. 2020;95(4):407-17.
10. Correal JCD ME, Guilherme WL, Leão RS, Damasco PV. Infecções por Staphylococcus aureus: mudança do perfil epidemiológico no Hospital Universitário Pedro Ernesto. Rev Hosp Univ Pedro Ernesto. 2013;12(3):31-46.
11. dos Santos SCG, Baroni LN, Neta MRdAA, Leal-Balbino TC, Andrade-Figueiredo M. Molecular epidemiology of Staphylococcus aureus in Brazil: high frequency of international epidemic|pandemic clones, CA-MRSA and perspectives. Braz J Develop. 2021;7(4):35734-51.
12. Fassbind DA, Rezende RQ, Dias CAG, Motta F. Community-acquired and healthcare-associated Staphylococcus aureus infections in a pediatric hospital in southern Brazil over 8 years: how common is MRSA? Front Pediatr. 2023;11:1212239.
13. Trenchs V, Hernandez-Bou S, Bianchi C, Arnan M, Gene A, Luaces C. Blood cultures are not useful in the evaluation of children with uncomplicated superficial skin and soft tissue infections. Pediatr Infect Dis J. 2015;34(9):924-7.
14. Saleh EA, Schroeder DR, Hanson AC, Banerjee R. Guideline-concordant antibiotic prescribing for pediatric outpatients with otitis media, community-acquired pneumonia, and skin and soft tissue infections in a large multispecialty healthcare system. Clin Res Infect Dis. 2015;2(1):1010.
15. Schrock JW. Emergency department management of acute bacterial skin and soft tissue infections. Curr Emerg Hosp Med Rep. 2018;6(4):162-5.
16. Gwee A, Autmizguine J, Curtis N, Duffull SB. Twice- and thrice-daily cephalexin dosing for Staphylococcus aureus infections in children. Pediatr Infect Dis J. 2020;39(6):519-22.
17. Wilder JR, Wegener DT, David MZ, Macal C, Daum R, Lauderdale DS. A national survey of skin infections, care behaviors and MRSA knowledge in the United States. PloS one. 2014;9(8):e104277.
18. Williams DJ, Cooper WO, Kaltenbach LA, Dudley JA, Kirschke DL, Jones TF, et al. Comparative effectiveness of antibiotic treatment strategies for pediatric skin and soft-tissue infections. Pediatrics. 2011;128(3):e479-87.
19. Diseroad ER, Tamma PD, Same RG, Hsu AJ. The Clinical Utility of MRSA Nasal Surveillance Swabs in Ruling-Out MRSA Infections in Children. J Pediatr Dis Soc. 2023;12(3):184-7.
20. Chopra R, Vakharia PP, Sacotte R, Silverberg JI. Efficacy of bleach baths in reducing severity of atopic dermatitis: a systematic review and meta-analysis. Ann Allergy Asthma Immunol. 2017;119(5):435-40.

39

Angioedema mediado por bradicinina

Herberto José Chong Neto

DESTAQUES

- Angioedema adquirido e hereditário são mediados por bradicinina, raros e devem ser reconhecidos pelo pediatra.
- Sinais de alerta como hereditariedade, angioedema recorrente e dores abdominais, ausência de urticas, ausência de resposta aos anti-histamínicos, associação com estrogênio e dosagem sérica de C4 baixo chamam a atenção para o diagnóstico de angioedema hereditário (AEH).
- AEH pode ter desfecho fatal por edema de vias aéreas superiores.
- O tratamento das crises de angioedema hereditário em crianças com edema de vias aéreas superiores deve ser feito com inibidor de C1 derivado de plasma ou icatibanto.

INTRODUÇÃO

As crises de angioedema são causas comuns de atendimentos nas emergências, e devido ao potencial de gravidade é importante que os profissionais que atuam nesses serviços conheçam suas causas e abordagem. Os mecanismos envolvidos no angioedema sem urticas podem ser histaminérgicos ou mediados por bradicinina. As causas mais comuns de angioedema mediado por histamina são alimentos, medicamentos, ferroada de insetos e idiopática. Quando o mediador é a bradicinina, podem ser adquiridos, desencadeados por inibidores da enzima conversora de angiotensina (iECA) e fatores relacionados ao angioedema adquirido (AAE) com deficiência do inibidor de C1 ou angioedema hereditário (AEH), que são menos comuns, mas muito importantes pela possibilidade de desfecho fatal.[1,2]

O AEH é uma doença rara, caracterizada por crises de edema que acometem o tecido subcutâneo e mucosas de vários órgãos, manifestando-se principalmente por crises de angioedema e dor abdominal. Esse tipo de angioedema não responde ao tratamento usual com adrenalina, anti-histamínicos e corticosteroides. Assim, se não identificados e tratados adequadamente, esses pacientes têm risco de morte por edema de laringe estimado em 25 a 40%.[1,2]

O tratamento do AEH mudou drasticamente nos últimos anos, com o desenvolvimento de novos e eficientes fármacos para as crises: inibidor de C1 derivado de plasma, inibidor de C1 recombinante humano, antagonista do receptor B2 da bradicinina (icatibanto) e inibidor da calicreína (ecalantide). No Brasil, até o momento, estão liberados para uso o inibidor de C1 derivado de plasma e o icatibanto. O manejo correto desses pacientes na emergência evita cirurgias desnecessárias e, principalmente, desfechos fatais.[3]

EPIDEMIOLOGIA

Recente classificação das síndromes de angioedema demonstra que os mediados por bradicinina podem ser adquiridos ou hereditários, estes por mutação no gene SERPING. Mutações nos genes de fator XII (FXII), plasminogênio (PLG) ou cininogênio (KNG) ativam a via de contato. Nos AEH e AAE ocorre uma deficiência da proteína inibidor de C1 esterase quantitativa ou qualitativa.[4]

O angioedema adquirido por deficiência no inibidor de C1-esterase (AAE-C1-INH) é uma doença rara, com prevalência que varia entre 1:100.000 e 1:500.000. As causas mais frequentemente relacionadas ao AAE-C1-INH são as doenças linfoproliferativas e autoimunes, levando a um consumo excessivo do C1-INH ou produção de anticorpos anti-C1-INH, respectivamente. Consequentemente, ocorre ativação do sistema calicreína, com aumento da produção de bradicinina, que é o principal mediador desse tipo de angioedema. No entanto, em cerca de 30% dos casos não existe

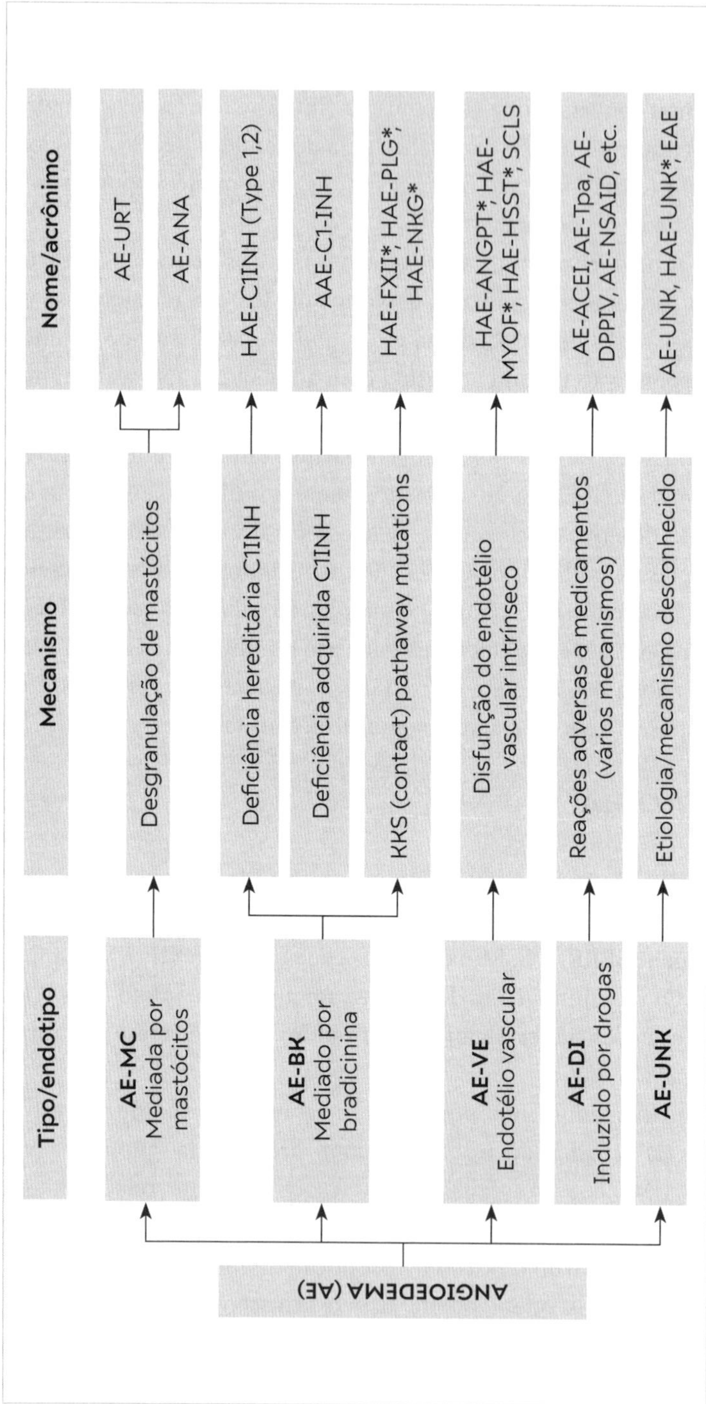

FIGURA 1 Nova classificação da síndrome de angioedema.

* Também designado Normal C1INH angioedema (HAE-Nc1INH).

Fonte: Avner et al.[4]

associação clara com outras doenças. O AEH com deficiência de inibidor de C1-esterase apresenta prevalência de 1:50.000, e suas manifestações clínicas iniciam na segunda década de vida.[1,2]

MANIFESTAÇÕES CLÍNICAS

As crises de AEH podem ser espontâneas ou desencadeadas por fatores identificados por meio de história clínica detalhada. São descritos como desencadeantes: trauma, estresse, infecção, procedimento cirúrgico e dentário, menstruação, gestação, consumo de bebida alcoólica, mudança extrema de temperatura, exercício físico, uso de iECA, exposição ao estrógeno, entre outros. A identificação do fator desencadeante pode contribuir para o diagnóstico e seguimento futuro.[2]

No AEH, a maioria dos pacientes inicia os sintomas na primeira ou segunda décadas de vida, com aparecimento variável. Mesmo que os sintomas iniciem na infância, não são comuns na fase pré-púbere. No AEE as manifestações são semelhantes às do angioedema hereditário, exceto pela ausência de história familiar e início geralmente mais tardio, a partir da quarta década de vida.[1,2]

As principais manifestações clínicas são edema de extremidades (mãos e pés), face (pálpebras e lábios), genitália, dores abdominais e edema de vias aéreas superiores. Eritema serpiginoso, que é um pródromo das crises, pode ser confundido com urticas (Figura 2).

Estudo realizado no Brasil envolvendo 95 crianças e adolescentes (54% meninos) com média de idade de 7 anos, acompanhadas em 17 centros de referência, demonstrou que 73,5% apresentaram crise em extremidades, 57% gastrintestinal, 50% de face, 42,5% de lábios, 23,7% de pálpebras, 23,7% de genitália, 10% de vias aéreas superiores e 6,3% de língua.[5] A história da família estava presente em 84% dos pacientes, e o atraso médio no diagnóstico foi de 3,9 anos[5] (Figura 3).

No Reino Unido, 6,3% das crianças com AEH tiveram crises de edema com risco de vida relatado pelos pediatras.[6] Crises fatais são raras nas crianças, e, em uma série de 70 óbitos, três foram abaixo de 21 anos.[7]

Em uma avaliação com pediatras, especialistas ou não em alergia e imunologia, verificou-se que o conhecimento sobre a doença é insatisfatório. O AEH é uma doença rara, amplamente desconhecida entre os médicos, e ações de alerta podem levar a melhora no diagnóstico e tratamento.[8]

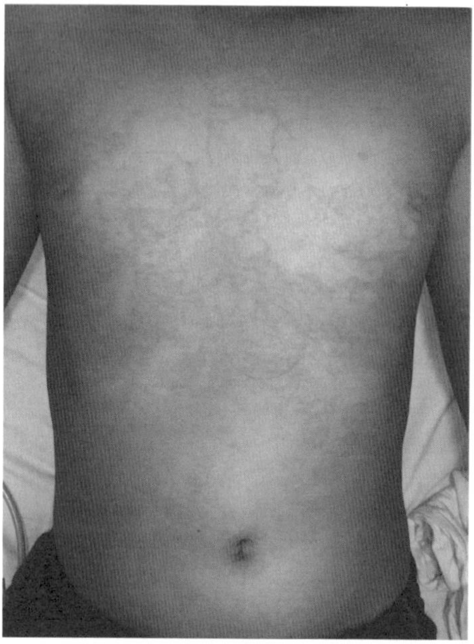

FIGURA 2 Eritema serpiginoso em criança precedendo a crise de angioedema hereditário.

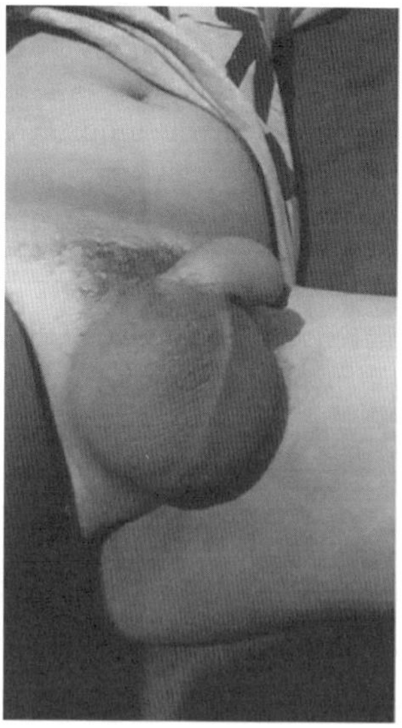

FIGURA 3 Edema de genitália em adolescente em crise de angioedema hereditário.

DIAGNÓSTICO

Foram desenvolvidos sinais de alerta para AEH que podem auxiliar o pediatra no diagnóstico (Figura 4).

O diagnóstico é confirmado por níveis diminuídos de C4, C1-INH quantitativo e qualitativo e C1q. Este último é o que diferencia o C1-INH-AAE do AEH.[1]

TRATAMENTO

O primeiro passo da abordagem ao paciente em crise de AEH acometendo as vias aéreas, língua e/ou úvula é manter a via aérea pérvia. Em pacientes instáveis, com risco iminente de asfixia, não se deve postergar a intubação orotraqueal (IOT). É importante ressaltar que, na fase inicial de obstrução das vias aéreas, não se observa queda da saturação de oxigênio. A monitorização em sala de

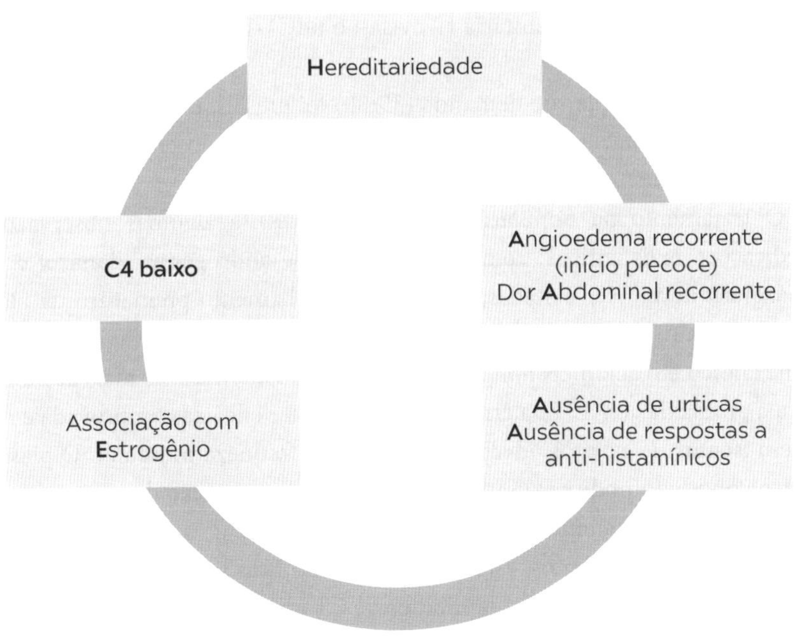

FIGURA 4 Sinais de alerta para o diagnóstico de AE-C1-INH.
HAAAAE: hereditariedade, angioedema recorrente, dor abdominal recorrente, ausência de urticas, ausência de resposta a anti-histamínicos, associação com estrogênio.
Fonte: adaptada de Giavina-Bianchi et al.

emergência está indicada, e, em casos de hipotensão ou desidratação, a reposição de fluidos deve ser aplicada. Não se observa queda da saturação de oxigênio. A monitorização em sala de emergência está indicada e, em casos de hipotensão ou desidratação, a reposição de fluidos deve ser aplicada. Na Figura 5 é apresentado um algoritmo de abordagem do angioedema agudo na emergência.[2]

O tratamento da crise no paciente com diagnóstico de AEH pode variar com a gravidade e a localização da crise e envolve o uso de medicamentos que atuam impedindo a ação da bradicinina nas células endoteliais ou aumentando os níveis do C1-INH, e, consequentemente, reduzindo os níveis de bradicinina.[2]

O tratamento medicamentoso mudou drasticamente nos últimos anos, com novos e eficientes fármacos para o manejo das crises. Há quatro grupos de drogas disponíveis: concentrado do inibidor de C1 derivado de plasma (pd C1-INH), inibidor de C1 recombinante humano, (Rh C1-INH), antagonista do receptor B2 da bradicinina (icatibanto) e inibidor da calicreína (ecalantide). No Brasil, até o momento, há dois produtos aprovados pela Agência Nacional de Vigilância Sanitária (Anvisa): o pdC1-INH (Berinert®) e o icatibanto (Firazyr®).[1,2]

No Brasil, a terapia sob demanda (35/80) foi prescrita: icatibanto em 7/35, plasma fresco congelado em 16/35, C1-INH derivados do plasma em 11/35 e ácido tranexâmico em 12/35 pacientes.[5]

O tratamento na população pediátrica necessita algumas observações. Medicações mais antigas, como as derivadas de andrógenos (danazol e estanazolol), devem ser evitadas, pois causam fechamento prematuro da placa de crescimento com diminuição da estatura. Antifibrinolíticos como o ácido tranexâmico e o ácido épsilon-aminocaproico são alternativas mais aceitáveis para a profilaxia ao AEH na criança, apesar não ter eficácia comprovada e não serem isentos de eventos adversos, como dor e fraqueza muscular. O plasma fresco congelado pode ser usado nas crises ou na prevenção de sintomas previamente a procedimentos cirúrgicos e odontológicos.[1-3]

Dos novos tratamentos, estão disponíveis no Brasil o icatibanto (inibidor do receptor de bradicinina) e o inibidor de C1 esterase purificado do plasma, aprovados para tratamento da crise a partir de 2 anos. O icatibanto na dose de 0,4 mg/kg via subcutânea e o inibidor de C1 esterase purificado do plasma na dose de 20 UI/kg intravenoso. No Quadro 1 são apresentadas características das formulações disponíveis no Brasil.[2]

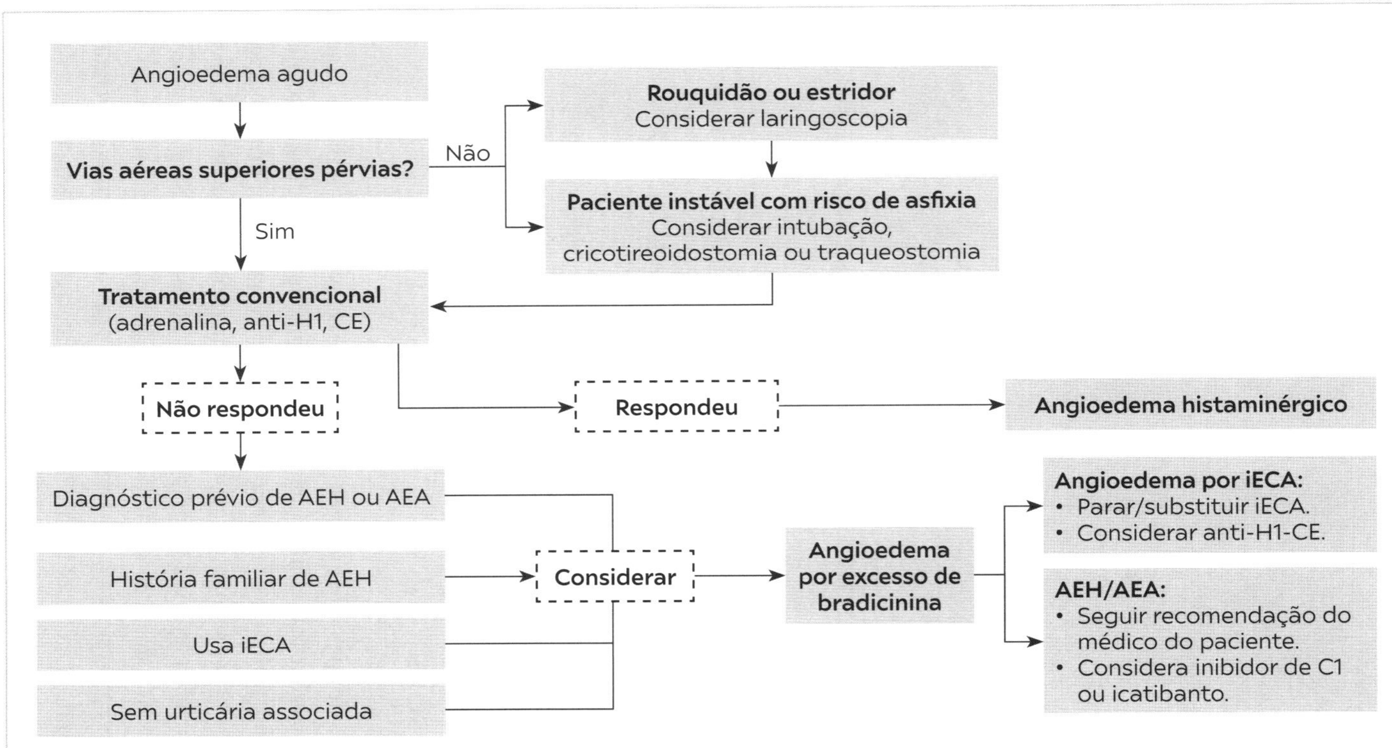

FIGURA 5 **Algoritmo para abordagem do angioedema agudo no serviço de emergência.**
AEA: angioedema adquirido; AEH: angioedema hereditário; Anti-H1: anti-histamínico; CE: corticoesteroide; iECA: inibidor de enzima conversora de angiotensina.

QUADRO 1 Características e orientações para os medicamentos disponíveis para crise no Brasil

Características/ orientações	Medicamento	
	Icatibanto (Firazyr®)	Concentrado C1-INH (Berinert®)
Faixa etária	> 2 anos	Sem limite de idade
Apresentação	10 mg/mL de icatibanto (seringa com 3 mL da solução)	500 UI de C1-INH em pó liofilizado
Dose	0,4 mg/kg até 18 anos 30 mg acima de 18 anos	20 UI/kg
Via de administração	Subcutânea, lentamente Preferencialmente na região abdominal	Intravenosa lenta ou infusão (4 mL/minuto)
Aspecto da solução	Incolor e clara	Incolor e límpida
Temperatura de armazenamento	2 a 8°C	2 a 8°C
Armazenamento após uso de dose fracionada ou reconstituição	Não recomendado Abaixo de 18 anos e de 65 kg, o volume não utilizado deverá ser desprezado	Após reconstituição, exclusivamente no frasco ampola
Tempo de armazenamento	Não recomendado	Máximo 8 horas em temperatura ambiente

Fonte: Brasil. Ministério da Saúde. Agência Nacional de Vigilância Sanitária (Anvisa). Bulário eletrônico. Firazyr: solução injetável. Bula profissional do medicamento. Brasília (DF): Anvisa; 2019 (citado 2020 Jan. 22). Disponível em: https://consultas.anvisa.gov.br/#bulario/q/?nomeProduto-FIRAZYR; Brasil. Ministério da Saúde. Agência Nacional de Vigilância Sanitária (Anvisa). Bulário eletrônico. Berinert: pó liofilizado para solução injetável. Bula profissional do medicamento. Brasília (DF): C1-INH: inibidor de C1.

CONCLUSÕES

As crises de angioedema hereditário são causas pouco comuns de angioedema na emergência. O conhecimento restrito sobre o angioedema hereditário por parte dos pediatras pode levar ao diagnóstico incorreto, principalmente quando essas crises se manifestam em órgãos internos. Apesar de raro, devido a seu potencial de gravidade, os pediatras que atuam na emergência devem estar atentos aos sinais de alerta do angioedema hereditário, principalmente quando não há resposta ao tratamento com drogas usuais, como adrenalina, anti-histamínicos e corticosteroides. O manejo correto e imediato desses pacientes evita cirurgias desnecessárias e, principalmente, desfechos fatais.

REFERÊNCIAS

1. Campos RA, Serpa FS, Mansour E, Alonso MLO, Arruda, LK, Aun MV, et al. Diretrizes brasileiras do angioedema hereditário 2022 – Parte 1: definição, classificação e diagnóstico. Arq Asma Alerg Imunol. 2022;6:151-69.
2. Serpa FS, Mansour E, Aun MV, Giavina-Bianchi P, Chong-Neto HJ, Arruda LK, et al. Angioedema hereditário: como abordar na emergência. Einstein. 2021;19:1-10.
3. Campos RA, Serpa FS, Mansour E, Alonso MLO, Arruda, LK, Aun MV, et al. Diretrizes brasileiras do angioedema hereditário 2022 – Parte 2: terapêutica. Arq Asma Alerg Imunol. 2022;6:170-96.
4. Avner R, Buttgereit T, Betschel SD, Caballero T, Farkas H, Grumach AS, et al. The definition, acronyms, nomenclature, and classification of angioedema: AAAAI, ACAAI, ACARE, and APAA-CI DANCE Consensus. J Allergy Clin Immunol 2024, 24 April.
5. Araújo-Simões J, Boanova AGP, Constantino-Silva RN, Fragnan NTML, Pinto JA, Minafra FG, et al. The challenges in the follow-up and treatment of brazilian children with hereditary angioedema. Int Arch Allergy Immunol. 2021 Jan 28:1-7.
6. Read N, Lim E, Tarzi MD, Hildick-Smith P, Burns S, Fidler KJ. Paediatric hereditary angioedema: a survey of UK service provision and patient experience. Clin Exp Immunol. 2014;178:483-8.
7. Bork K, Hardt J, Witzke G. Fatal laryngeal attacks and mortality in hereditary angioedema due to C1-INH deficiency. J Allergy Clin Immunol. 2012;130:692-7.
8. Chong-Neto HJ, Aroni BP, Mansour E, Toledo E, Serpa FS, Arruda LK, et al. Are pediatricians familiar with hereditary angioedema? World Allergy Organ J. 2023;16:100783.

Índice remissivo

B

C

D

F

G

H

I

L

P

Q

R

T

U

V

W

X

Z